道教と医学 論文集 第一巻

『漢方の臨床』誌掲載

吉元 昭治

たにぐち書店

緒　言

『漢方の臨床』に掲載の論文集、それ以外の道教医学の論文集、及びそれに関連した論文集をまとめてみた。『漢方の臨床』以外は殆んどが『東洋医学』誌で一部、『中医臨床』誌にのせたものである。現在、『東洋医学』は廃刊しているし、何にしろこの論文は三十年も前に発表したものである。よってここでは今日的に見て訂正、加筆が必要であった。しかし今読み返してみると少しも古さを失わず、三十年以上も前によくこれだけ書いたかと自分でも今更驚いている。この後、『日本の神話・伝承の旅』『日本の神話・伝承を歩く』等の出版のため、全国都道府県を全て歩いた期間があり、一時この方面の研究がおろそかになった。筆者の「足の反射療法」紹介と共に大きなテーマであったわけで、これらも一段落し再び研究を始め、『図説 道教医学』が出版された。併せてお読みいただければ嬉しく思っている。『道教と不老長寿の医学』（平成元年、一九八九）以後の研究成果をまとめてある。

論文集というのは研究のつみ重ねで、その研究の成果、航跡をうかがうのには好適と思っている。お読みいただければ幸いこれにすぎるものはない。なおこれら以外にも論文があるが省略したが、日本医史学会総会抄録集（一～三十六回）を附録としている。これらを「道教」と「医学」のほぼ全体にわたるサマリーとしてお読みいただきたいと思っている。

「道教と医学」論文集は、次のような構成になっている

第一巻

一　『漢方と臨床』誌に約三十年以上掲載された「中国医学と道教」に関する論文集である。

第二巻

二　『漢方と臨床』誌以外の、「中国伝統医学と道教」について書いた論文をまとめている。

（漢方・鍼灸等については「業績集」を参照されたい）

三　日本医史学会総会で発表した抄録を集めてある。テーマはやはり「中国医学と道教」である。

四　『チャクラ・丹田・奇経八脈と禅』。

第三巻

五　「業績集」。今まで、いつ、どのような発表をしたのか、不明であったので一覧にしたものである。

六　今まで出版した「著作一覧」をつけた。単著・共著・訳者を併せて六十四冊を算える。

七　『内経・神農本草経分析』。

これらをご覧になって、何か参考になるものでもあれば、ぜひお読みいただけたら、望外の喜びとするところである。

（著者九十二歳の記念出版でもある）

目次

（道教と医学 論文集 第一巻）

中国医学の源流と、東西交流及び道教との関係（1）

吉元医院
吉元昭治

一　はじめに

小論の標題は長くて三大咄めいている。これらの相互関係があることを述べたいのであるが、浅学非才、どの程度まで御理解戴けるか危惧するものであり、御指摘を願えれば幸甚に思うものである。

伝統医学が、今日まで残っているところは、主としてインドと中国である。インドではいわゆる「アユール、ヴェーダ」としてその形はとどめているが、その範囲はあくまでインドそれ自体にとどまっている。これに対し、中国伝統医学は中国のみならず、日本、韓国、東南アジアにも強い影響力を及ぼし、今日また世界的に脚光をあびているのは周知のとおりである。

中国医学のルーツを考えるとき、医学はそれ自体のみで存在、発展したのではなく、歴史、社会、経済、文化、宗教等あらゆる要素を考察すべきで、医学もその一部として存在し、生長し、互に影響し、吸収しあっていたと考えるべきである。筆者はこの態度で、中国医学のルーツを考えてみたい。

二　シャーマニズムと巫医

原始社会にあっては、森羅万象みな神が宿っているというアニミズム（祖霊主義）があって宗教のはじまりともなっている。天の神、地の神等の考えも生まれ、天地相関の自然観もおこるようになる。また、東北、中央アジアではシャーマニズムという民間信仰があった。この司祭ともいえるものは、シャーマンといい、呪術師でもあり、呪医（Mediciman）でもあった。中国では巫、または巫覡《フゲキ》[1]ともいい、降神、解夢、予言、祈雨、占星等とともに、医療も行っていた。この事情は、「毉」という字でもわかる。この巫は更に祝由でもあり、『素問移精変気論』にもみられる。

るようになる。巫の姿は、『山海経、海内西経』に、「開明の東に巫彭、巫抵、巫陽、巫履、巫凡、巫相あり、窫窳《アツユ》[2]の尸を夾み、みな不死の薬を操りもってこれを距る」とあり、『大荒西経』に、「大荒の中、霊山あり、巫咸、巫即、巫彭、巫姑、巫真、巫礼、巫抵、巫謝、巫羅十巫、ここより升降し、百薬ここにあり」とある。郭璞《カクハク》[3]の注釈によると、これらはみな神医であるとしている。巫咸、巫彭は医師のはじまりともいわれる。巫咸の名はなお『淮南子、荘子、楚辞』にもみられる。ここで注目したいのは、これら巫医が『大荒、海内西経』という「西経系」にいるということである。この巫医の存在は甲骨文からもうかがいしれるが、当時の原始的医学は、宗教的色彩が濃いものであったろう。

この「巫医」の、「医」的方面は、中国医学に、「巫」的方面は道教医学[4]に吸収され、巫と医は分離し、医は「醫」という字があてられるようになる。この間の事情及び道教医学については他でのべるので、ここでは深くは立ち入らないことにする。

三 神仙説

中国医学のルーツをさぐるのに、一つのヒントとなるのは、神仙説だとおもう。神仙説は戦国時代末より斉、燕（現在の山東及び、河北省地方）の方士（方術を行う人。『漢書芸文志方技略』に医経、経方という医学部門とともに神僊[5]、房中がある。これらはのちの道教のカテゴリーの一部をなしている。つまり方士とは見方によれば、後ちの道士でもあり、医師ともいえよう）が説いたものとされる。秦の始皇帝や、漢の武帝が不老長生のおもいを託したものであり、後世の錬丹術[6]を初めたのも彼等である。錬丹術は薬学とすれば医学であり、不老長生の手段とすれば道教にくみ入れられる。つまり神仙説は中国医学にも、道教医学にも接点を有する重要な要素となっている。しかも中国のながい歴史で、文学や伝説、社会風俗におとした影は大きい。

神仙説[7]は山東半島の海岸地方で、海市（蜃気楼）がみられ、海中に蓬莱《ホウライ》、方丈《ホウジョウ》、瀛州《エイシュウ》という三神山があって、そこに神仙がいる。宮殿はすべて金銀でつくられ、住んでいる鳥や動物はみな白色でここに不老不死の薬があるというのである。こういうことを当時の斉や燕の方士等は主張したのである。『列子』では三神山でなく五神山（岱輿、員嶠、方壺、瀛洲、蓬莱）としている。いずれにしろ三神山の伝説は、山岳信仰のあらわれではないだろうか。『荘子』は藐姑山《バッコヤ》[8]に神人がいるとし、『淮南子、韓非子、呂氏春秋、戦国策、山海経』等にも不死のことがしるされている。

ここで疑問に思うのは、海市がみられるのを山東地方としていることである。蜃気楼は山東半島のみ特有なのであろうか。現在でもそうであろうか。蜃気楼は砂漠でみられるものではなかろうか。この海市といい、三神山といい、西方指向ではないのだろうか。崑崙山は西方にあるとする山であり、西王母も西方伝説である（東王父というのもあったが）。五嶽信仰は漢代に初まったとさ

れる。秦山（東嶽、山東省）、嵩山（中嶽、河南省）、灊山（南嶽、安徽省、後ちに衡山、湖南省）、華山（西嶽、陝西省）、恒山（北嶽、河北省、後ちに恒山、山西省渾源県）をいう。三神山より新らしいものである。

神仙説が起った斉という国の由来をみてみよう。周[9]が殷（または商）を破って、姫姓である周は、姜姓である斉を、同族の魯の後見役として東方に派遣して建国させたのである。山東地方は特異な地勢で、太古は島でそれが大陸とつながって半島ができたといわれる。その住民は海洋的な性格を有していて、漁業や、塩業を営み、豊かな生活を営んでいた。また、その海洋の流れから江南地方、更には南方とも関係があり、広くは環太平洋文化といわれるものにも接触があったであろう。ここに占領軍的性格乃至統治者として西方より姜姓の人々がやって来て、混合した文化をつくりあげたとも考えられる（姜とは羊と関係し遊牧的な意味ももっている）すなわち、海市や三神山をのべた方士の神仙説は、従来からあった海洋的な物語りに、西方的な山岳神仰や、不死の観念等が重なりあってできたものとおもう。元来、人間の帰巣性や、回帰性には強いものがある。

例えば外国に移住した日系人や華僑が母国の人々以上に習俗習慣をもちつづけていることはよく知られていることである。斉の人々は時代がたっても、西方由来のかずかずの物語りを受け継いでいたであろう。戦国時代の諸氏百家のうちにこれをうらずけるものがあるのをみてうなずけるところである。

元来、中国人は海洋的民族ではない。それをうたった神話、伝説、更に歴史にとぼしい。

明の鄭和[10]は海外にのりだしたが、大船団をくんでの貿易的なものであり、冒険とか、探検とかいったものでもない。海という字は晦いというイメージがあり、玄海灘の玄とはくろいという意味である。中国人にとっては、海はくらい、おそろしい、はてしない処であった。『山海経、海外東経』には、「大人[11]の国がその北にあり、人大にして、坐して舟をあやつる」といっている。前述したように、方士が海にのりだしたという神仙説に類似している。「燕」という国はこれに反して北方（匈奴——スキタイ）の影響が強かったのではなかろうか。

先述した『山海経』中の巫咸、巫彭等の、「上下して、ここに百薬がある」という処は、『太平経』中に「崑崙[12]の墟に真人がいて上り下りしている」というのや、『神仙伝』中の赤松子が「自分で体をやいて天にのぼり、崑崙山へ行ったりきたり、また天に上ったり下りたりした」というのにも似ている。

すなわち、神仙説——崑崙山——巫医、真人、仙人——飛天、昇天——白日昇天などという類似パターンがにじみでている。

『春秋左氏伝』[13]では、晋侯が病気になったとき、秦より医和、医緩という名医が派遣されている。扁鵲も秦で殺されている。秦は西方の国で、当時名医がいたということは、最新の医療技術が

あったということである。『素問異方方宣論』では、「薬物は西よりやってきた」とあるから、中国医学の起源発達には、西方の影響を無視しえないのである。

神仙説について、聞一多氏は『神仙考』[14]のなかで、興味ある点を指摘している。「西方人々は、古代不死の観念があり、病気で死ぬより、戦いで死ぬ方がよいとした。これは体の中には霊魂があって、戦いで死ねばその傷の切り口から霊魂は天に登ることができるが、病気で死ぬと、霊魂の出る処がなく、霊魂不死とはならない。そこで彼等は進んで戦いで死ぬことを願った。この霊魂不死の観念が西方よりやってきて、中国ではいつとはなく肉体不死の観念、すなわち不老不死の考えとなり、空に飛ぶ神仙説のもとになった」といい、神仙説の起源は明らかに西方のものだと考えていたのである。『墨子』[15]や、『博物志』『列子』では、「秦の西の儀渠の国では、人が死ぬと親籍の人々が集って遺骸をやき、その煙が天に昇るのをみて登煆したと考えた。」としるされている。『素問』の初めをかざる『上古天真論』でも黄帝が天に登ったことをのべている。

天にのぼり、飛びかうには、体が軽くなくてはならない。このため道教徒は「軽身」になる努力をした。本草のなかにも、薬草について、「軽身作用」の有無にしるされているものがある。道教ではこのため、修業の手段として辟穀、服餌、導引等が重視されるようになる。

（『漢方の臨床』29巻4号〔昭和57年4月〕）

中国医学の源流と、東西交流及び道教との関係（2）

吉元医院
吉元昭治

四　金、黄帝、黄帝内経素問

漢の武帝は季少君[17]という方士から、長生きをしたいのなら、金でつくった飲食器を用いることをすすめられた。匈奴は、「金人」という奇怪な像を拝んでいたともいう。一般に古代中国では、金より玉の方を貴重とした。玉は中国西部より産出し、これとの交易があったと思われ、匈奴が金を重視したのは、スキタイ文化の影響があったと考えられる。いわゆるステップロードを通じて、シルクロードより以前から東西交流があったのである。

トーテムの視点からすると、黄河上流のオルドス地方では、熊や虎をモチーフとする。

黄熊・黄龍というのもあり、いわゆる黄帝族のシンボルとも考えられる。ここは、考古学的には綏遠青銅文化[18]と重なる処でもある。『山海経大荒西経』では、「北斉の国は姜姓で、豹、熊、羆を使う」とか、『大荒西経』では、「西周の国は姫姓である」といっている。周は姫姓、黄帝も姫姓である。周の人は髪が黄色かったともいわれている。南懐瑾氏は、『禅と道教』[19]のなかで、「中国の黄河中心流域の東方文化は書経（尚書）系統文化で、孔子がその祖である。更にそれより古く、中国文明の始まりは、西北方高原文化であって、易経系統、その祖は黄帝軒轅氏である」とのべている。

「黄帝」という字のつく書名を『漢書芸文志』よりみると、道家、陰陽家、五行家、占家、医経、経方、神僊、房中（後四者は方伎略）にわたり、道教と医学のカテゴリーがオーバラップしている。この両者の関係がわかる。『黄帝内経』（現在の『内経素問』とは異なるが）は医経の中にふくまれている。『唐書芸文志』あたりになると『黄庭』[20]という字のつく書名をみるが、これは道教的書名となっている。

『黄帝内経素問』は、唐の王冰（砯）により、今日我々が接しえる姿となっている。彼は初校正本といわれる全（金）元起注本の第九篇を、第一篇上古天真論としたのである。ここに彼の主張があり、『素問』の総論的位置づけをしたのである。そこにみる思想は一口にいえば養生思想ともいえよう。彼は更に五運六気説（運気説）でかざった数篇を追加したので後世非難をうけるようになる。しかし、今日我々が、『素問』をよむことができるのは少なくとも彼のお蔭である。（全元起注本は今では佚している。）

道教の教典大集成で、仏教の『大蔵経』に相当するものに、『道蔵』がある。この中に、『素問』、『霊枢』、『八十一難経』をはじめ、『千金方』、『肘後備急方』、『衍義本草』がそのままおさめられている。このことにより中国医学を理解をするのに、道教が極めて重要な位置を占めていることがわかる。葛洪、皇甫謐、陶弘景、孫思邈、董奉[21]（杏林の名の由来の人物）季時珍等は著名な医師でもあり、道教徒か、これに近い人々であった。

王冰が道教徒であったという確実性については、彼がすごした時代―唐は、道教が国教とされていたくらい盛んで、彼は時の役人でもあったということは重視すべき背景で、彼の撰になる、『黄帝内経素問』はその故に残りえたともいえよう。この王冰序に、「玄珠」という言葉がでてくる。「玄珠」とは道教でいう、道の本体とでもいうことである。彼はここで、「自分は若い頃より道をしたい。早くより養生を好み、別に玄珠を撰した」とある。「玄珠」とはここでは、『玄珠密語』または、『素問六気玄珠密語』といわれるもので、これもまた、『道蔵』の中にみられる。この『玄珠密語』の序をみると、「玄珠子（彼の師名）よりひそかに口授されたので『玄珠密語』と名づけた。また自分の号を啓元子としたのは、玄珠子に啓問したというのでこうよぶ。この書は素問の奥ふかくかくれた言葉を理解するためであって、「このようにすれば百二十才まで生きることができる」とかかれている。

百二十才[22]とは考えられる人生最大の長寿年限をいうもので上寿ともいう。王泳はこのような立場から、『素問』という論文集を編纂したと考えられる。なお『霊枢』も一名、『鍼経』とか、『九霊経』とかいわれていたのを、一説によれば、やはり王冰が、『霊枢』と変名したともいわれる。『霊枢』という名からして道教臭がある。霊とは、『説文』では、「巫」であるとしている。

（『漢方の臨床』29巻5号（昭和57年5月））

中国医学の源流と、東西交流及び道教との関係（3）

吉元医院
吉元昭治

五　『太平経』と中国医学

『太平経』は後漢、干（于）吉が、感得した、『太平清領書』と関係があるとされ、その後、張角が、「太平道」をおこし、張陵等の「五斗米道」と共に道教の基をきづいた。その際の教典集のようなものが、『太平経』であるという。当時は、世相が乱れ、戦乱にあけくれ、疫病、飢餓がひろまり人々は苦しい日夜を送っていた。『太平経』のおしえは、ユートピアの願いと、メシアの実現の期待ともいえよう。現在のいわゆる新宗教でもそうであるように、病に悩める人々の救済を布教手段とした。符水をのませるとか、九節の杖というマジック的方法を行うとか、病人を静かな室に入れて自省さすとか等の方法を行ったが、実際に効果があり、帰衣するものが多く、[23]黄巾の乱の原動力となったのである。

『太平経』の内容は、気を重視し、陰陽五行説にのっとり、天地人の三位一体を強調し、『素問』などと類似している。その実際的方法も、[24]本草や、針灸等の中国伝統医学にも言及し、神祝、導引、調息や却穀や善行を行うことが、長生きのもとになるといっている。また、守一を行うことをすすめ、錬丹についての、記述はまだみられないが、符呪はみられる。このように、『太平経』は、道教の最古のものだけではなく、医学についてのべる処があるのは注目すべきである。

『太平経』の中に、「万二千国始火始気訣」という篇がある。「月日はめぐり照り、万二千国に及ぶが、その明るさは国じではない。道徳のある国では、その政治は清白で、静かで邪気がないから三光（日月星）は大きく明るくて、邪気や陰気はかくれようがない。しかし無道の国では逆である」といった概要である。その他、各所に、「万二千」という言葉がでてくる。

古代ペルシャの宗教である、ゾロアスター教（拝火教、火妖教）

では、「明と暗」、「善と悪」の戦いがあって、ついには明と善がかつという教えがあり、一万二千年後には世界の終末がやって来て世が改まるというのである。ゾロアスター教では拝火教の名のとおり火を最も神聖視した。一方、『太平経』では、人体で最も重要なのは、心であり、物質的には火であるとしている。

五行説では、心＝火である。『道蔵』中には、『度人経』[25]類のマニ教々典が収められているが、マニ教は、ゾロアスター教の宗教改革とも考えられるので、道教々典中に、ゾロアスター教的要素があっても不思議ではない。ゾロアスター教はササン朝ペルシャまでは盛んであったが、イスラム侵攻でおとろえ、現在ではパキスタン西部に信者がいるにすぎない。道教とゾロアスター教の関係が認められれば、東西交流の一つの証《アカシ》としても重要な意義がある。

六　ヘロドトスの『歴史』

西側世界より東方をみたものに、ギリシャのヘロドトスの著わした、『歴史』がある。B.C.四八四年頃の作とされる。

そのなかで、「スキタイ人はヘスティアという竈の神を祀るとある。」竈の神とは火の神であり、現在中国でも民間信仰のなかで生きている。「スキタイ人には占い師がいて柳の枝で占っている。」中国では現在の筮竹[26]《ゼイチク》が行われ、そのもとは、蓍《メドキ》を用いていた。『易経』でもしられるが、『漢書』芸文志、雑占家の項では、『黄帝柳占夢、甘徳長柳占』等の書名をみる。「裁判は竈の神の前でした。また、スキタイ人は大麻の蒸風呂に入り上機嫌となる。」大麻は古代よりスキタイ地方より中国まで分布し、その発生源は中東地方だという。後漢時代、華陀は麻沸散を用いて手術をしたとあるが、大阪市立大の井本英一氏[27]によると、華陀（字は元化）はその発音からして、古代ペルシャ系の人であったという。まだゾロアスター教徒は、ソーマ酒というのをのんで夢幻の境にひたったともいわれる。なおまた、「スキタイ人は体をきよめるのに、地上に三本の棒を立て、これに毛氈をかけ、この中に入った。また、たらいの中に人を入れ、火でやいて赤熱した石を入れて体をあたためた。」ともいう。江上波夫氏[28]の『騎馬民族国家』、林幹氏の『匈奴史』をみるど、匈奴は地をうがって、穴とし、火をおいて体を温め、また病気の処をナイフをあてて瀉血したとかかれている。この医術を行ったのは、いわゆるシャーマンの呪医達であったという。また、烏桓《ウガン》、鮮卑《センピ》族も灸や、焼石で身をこがし、また地をほってその上に臥させ、蒸熱を加えたり、ナイフで血管をきって瀉血する方法をとり、天地山川の神に祈禱するのを併用したとされている。その実例として、『漢書蘇武伝』では、蘇武は匈奴にとらわれ、巫医の治療をうけている。『素問異才方宜論』では灸は北方系の治療とされている。

「スキタイ人は、敵の頭蓋骨で酒をのんだ」というが、『資治通鑑』や、『戦国策』では、趙の武霊王も同じようなことを行った

し、彼は胡服といわれるのをまとい、馬にのったという。

「スキタイ人の王が死ぬと、死骸の四方に従者を殺してかけて祀った」というが、中国でも犬を四方にはりつけて神を祀ったし、四方神の考えもあった（この四方神の中央に神をおいて五方神となる）。

このようにみると、スキタイ、匈奴及び中国古代の事情は全くよく似ているといえる。この間、東西交流があったのは確かであり、医学（医術の段階であろうが）の交流もあったといえよう。秦に医和、医緩がいたり、名医扁鵲が秦で殺されたのは、まさにこのことを証明しているといってよいのではなかろうか。

（『漢方の臨床』29巻6号〔昭和57年6月〕）

中国医学の源流と、東西交流及び道教との関係（4）

吉元医院
吉元昭治

七　周の穆王

周の穆王《ボクオウ》（昭王の子）が西征し、犬戎と戦ったことは史実であるが、晋の汲家より出たという『穆天子伝』に記されている伝説があり、更に『列子』にも登場している。彼は西王母にまみえ、崑扁山に到り、そこには黄帝の宮殿があり、不死の薬を授ったという。また、[29]錕鋙の劔と、火浣の布を犬戎より献ぜられた。

『列子湯問』では、穆王が中国に帰る途中、偃師《エンシ》という工人に会う。偃師は穆王に、自分の作った人形をみせると、人形は歌をうたいあるく。彼は本当の人間とおもい、妻妾女官をまねいて共にみると、その人形が婦人達に目くばせしたので怒り、偃師を殺そうとする。偃師は驚いて人形をこわし（割散）王にみせると、全く人工的なもので、内に肝胆、心肺、脾腎、腸胃があり、外には筋骨、関節、皮毛、歯髪が備っていたが、ほんものではなく、組立てるともとのようになった。その心をとれば口がきこえず、肝をとるとその目はみえず、腎をとると歩けなくなってしまう。そこで王は感嘆し、その偃師を車にのせて帰国するというのである。この物語りには、

(一) 西方との関係を示している。
(二) 技術がある。
(三) 医学的な解剖的所見がある。
(四) 五行説でいう、心＝舌、肝＝目、腎＝肢に一致している。

という極めて興味がある処を示している。『列子』それ自体実在か否かも問題となる処であるが、少なくとも内容は示唆にとむ。

八　「三」「五」「七」等について

中国の古い書物には数字がでる頻度が多い。その数字のなかに、物事を集約、包含し、対比し、あるいは代表させたり、ある

概念を与えたりする。我々の身近にある、『素問』『霊枢』のなかから、まず数字のつく言葉をえらんでみよう。偶数より奇数の数が多いので、奇数のみあげることにする。

三陰三陽。三而成天、三而成地、三而成人、三而三、合則為九、九分為九野、九為九臓。五臓。五味。五宮。五星。五気。五行。五色。五脉。五音。五穀。五菓。五菜。五蓄。五入。五精。五病。五悪。五液。五禁。五癸。五乱。五邪。五主。五労。五形。五法。五逆。五奪。五態。五走。五拝。五形之人而二十五人。九州九竅。九針。一而応之、故以立九野、九而応之、九九八十一以起黄鍾。等がある。

更に、天、地、人の相関や、三位一体をとくところがある。

人以九九制会、天以六六為節、地以九九制会。一者天、二者地、三者人。三部者各有天地人。上工、中工、下工、天有宿度、地有経水、人有経時。地以候地、天以候天、人以候人、調之中府以定三部。一天、二地、三人、四時、五音、六律、七星、八風、九野、故曰九針。人九竅三百六十五絡応野。天地、地気人気。上知天文、下知地理、人知人事、可以長久。天気、地気、命気。明、神、工。上合、六合之内、不離千五、人亦応之。天地相思、与四時相副人参天地。一以法天、二以法律、七以法星、八以法風、九以法野。人与天地相参也、与日月相応也。等がある。

[30]M・エリアーデ氏の『シャーマン』によると、七本の大枝のある宇宙木が七惑星の天と同一視されるのは、起源的にメソポタミアからの影響によることは確かである。……周知のように、数学の「三」の宗教的価値——三の宇宙域を象徴しているもの——は数字の「七」の価値に先行していた。また九天（あるいは九神、宇宙木の九本の枝など）というのもあるが、この九という神秘的な数は恐らく、（三×三）として説明可能であろうし、したがってこれはメソポタミア起源の七という数によるシンボリズムよりも、もっと古代のものと考えられる。ウラル、アルタイ地方のシャーマンは木に、（七）とか（九）のきざみ目をつけた木にのぼり天に到るとした。」としるしている。

[31]松本清張氏編の、『正倉院への道』では、「七」は聖数のシンボルで古代バビロニア起源であろうとしている。更に[32]同氏の『謎の源流』によると、ゾロアスター教では、アフラ、マズダ、ミスラ、アナーヒターという三神の三位一体があったという。また、三、五、七の奇数に関して、中国の陰陽五行説、三、五、七を尊重するのは西アジア起源的であり、奇数文化圏であり、これに対して、偶数を尊重するのは、インド起源的な偶数文化圏であるとしている。[33]吉田光邦氏も『中国科学技術史論集』のなかで、道教とゾロアスター教の関係について言及している。[34]杉山二郎氏等の『毒の文化史』では、周礼に、「毒薬をあつめ、以て医事に供す。これ医師の役目なり。凡そ瘍を療するに五毒を以て之をせむ」とあるが、この五毒とは全部強烈な鉱物性の毒であったという。

[35]柳存仁氏の、『唐以前火妖教和摩尼教中国之遺痕』（唐以前にお

けるゾロアスター教とマニ教の遺痕）によれば、北魏時代に、すでに中国でゾロアスター教が認められた。そして、九、九十、九百、九千、九万等の九という字が、教典中に多くでてくるが、道教徒が後ちに九を五に改めたりした。『道蔵』中の『度人経』では、「其宮皆五億五万五千五百五十五億万、其中神仙官寮有九万九千九百九十九万衆、此皆死者有功徳之塊……」となり「九」と「五」が混ってしまうようになってしまったとのべている。更に弥勒《ミロク》教徒は白い着物をきた。元来、中国では白色は葬儀に用いるので忌んだが、彼等は喜んで着たという。この弥勒教はマニ教と関係がある。

教祖マニは自分はバビロンの医師であるといったそうである。更に絵をかき、その復製は五世紀後半には中国にもたらされ、道経を撰する人々に新らしい啓発を与えた可能性があるとかいている。『太平経』には、「五臓神図」といって、肺、肝、脾、腎、胆臓神の図をかいて存思、存想する方法がしるされているが、或いはこのマニ教からの影響ではなかろうか。

最後につき加えるならば、古くは、大正末期から昭和初期にかけての、飯島忠夫氏と新城新蔵氏の「暦」に関する東西起源の論争、更には陰陽五行説についての所論はやはり注目すべきである。なお、考古学的にはいわゆる彩陶土器の西方起源の論も医学の交流に無関係ではないとおもう。

（『漢方の臨床』29巻8号〔昭和57年8月〕）

中国医学の源流と、東西交流及び道教との関係（5）

吉元医院　吉元昭治

九　むすび

以上のべた処を総括すると次のようになる。

(一) 原始社会では、アニミズムがあって、宗教のもととなり、東北、中央アジアでは、シャーマニズムといわれる民間信仰があり、シャーマンは呪医として、医療も行っていた。中国のシャーマンは、巫または巫覡といい、医療を司っていた。すなわち巫医(毉)である。巫と医の分離は、一応戦国時代(扁鵲のいう、病気が治らない六つの原因として、巫を信じて、医を信じないという言葉)とも考えられるが、実際には、はるか後世(その実例として、祝由科の存在が元代にまであった)である。

(二) 神仙説をとりあげ、その由来が、西方起源と考えられ、また中国医学と、道教との接点となるものである。その証明は、『漢書芸文志方技略』を詳細に検討することによりわかる。斉という国の起源、中国人の海洋的性格の有無、西方指向型伝説(西王母、崑扁山、黄帝、周穆王、楚辞あるいは山海経等)などについて考えた。

(三) 金と玉について、それらはやはり西方産出であり交易があった。トーテム、考古学的からも、中国伝記、神話における黄帝の意味をみた。目録学的に、黄帝のつく書名を抽出し、黄帝内経素問につき考えた。なおその編者である王冰は道教徒であって、中国の著名な医師で、道教徒が多いことをのべた。

(四) 道教々典の最古のものとされる『太平経』についてのべ、当時の時代背景からして、布教に医療手段を用いたことは、明瞭で、同書のなかに、医学的方面についてのべるところを紹介した。なお、ゾロアスター教の教義に類似している処があることを指摘した。

(五) 西方世界からみた、ヘロドトスの「歴史」について、スキ

タイ人と、中国の習俗の類似性についてのべた。竈の神、柳の枝の占い、大麻の使用（華陀の麻沸散、ゾロアスター教のソーマ酒）、匈奴の治療法について中国でも同じようなことがみられた。

（六）周の穆王伝説について、特に『列子』湯問より偃師の故事をひいた。そこに西との交流、技術、医学及び五行の関係をみることができる。

（七）中国古書には、数字をもってある概念を包含するような傾向がある。『素問』『霊枢』より数字のついた言葉を抽出整理してみた。偶数より奇数が多く、その中でも「五」の字が最も多かった。なお、天、地、人等の三位一体的表現が多かった。このような奇数を尊重するのは、西アジア起源の奇数文化圏だという説を紹介し、シャーマンは七を聖数とした。また、道教々典の、『度人経』にも、「九」「五」の字がみられ、これらが、ゾロアスター教と関係があるとする説をひいた。ゾロアスター教の宗教改革ともいえるマニ教では白を重視し、（五行説でも白は西方をさす）弥勒教と関係する。教祖マニは絵をかき、これが、中国にも招来され、道経の編者に、刺激を与えたという。『太平経』にみる、「五臓神図」に、にているともいえよう。しかし、時代的順序は、判っきりしない。ゾロアスターが中国に到ったのは北魏時代だという。

（八）以上の諸点から、中国医学には、東西交流による西方の影響があり、更に中国医学は道教と密接な関係があり、道教のなかにも西方の影をみることができるといえる。

（本論文は昭和五十七年度、文部省綜合科学研究「道教と科学」研究による）

【参考文献及び注】

（1）巫覡《フゲキ》…女性の巫人を巫、男性を覡という。

（2）窫窳《アツコ》…『山海経海内西経』に窫窳は蛇身人面、弐負《シフ》の臣が殺した、とある。

（3）郭璞《カクハク》…二七六〜三二四年。晋の聞喜（山西省）の人。字は景純。東晋記室参軍。山海経、爾雅、穆天子伝等の注がある。

（4）道教医学…筆者は、『道蔵』等にある医書及び医学に関係する部分を分類して、道教医学を次のように考えている。つまり三つの同心円を考えその中心層（第一層）は、素問、霊枢、八十一難経、千金方、衍義本草等が『道蔵』のなかにみられるので、中国医学と同じ基盤にたつものとする。中間層（第二層）は、導引、調息、服餌、房中、却穀等の、養生的、自力的傾向のある、狭義の道教医学とする。最外層（第三層）は、符、呪、咒、斎、籤等のマジック的、他力的傾向のあるものとする。これらをひっくるめて、道教医学と考えたいので、中国伝統医学の概念より更に広いものとなる。道教は哲学・倫理・医術・方術の四つの部門に大別され、そのなかで医学部門が最も大きな部門を占める。

（5）神僊、房中…僊は仙であり、神僊、房中は、道教の部門でもある。

（6）錬丹術…中国の錬丹術は、魏伯陽の『周易参同契』、葛洪の『抱朴子』を初めとする、不老長生のためのもので、西洋の「錬金術」とは異る。錬丹術は鉱物（主に水銀）による不老長生のくすり（いわゆる丹）をつくる外丹術と、人間の体で、体を爐にたとえてつくり出そうとする、精神的、肉体的修練に重きをおいた内丹術とに

わかれ、後者の内丹術が主流をおさめるようになる。

（7）神仙説は、『史記、秦始皇本記』に、斉人の徐市《ジョフツ》らが始皇帝に上書したとある。始皇帝は自分のことを真人といい不死の薬をえようとねがった。また『同封禅書』にもみえる。

（8）藐姑山…『荘子、逍遙遊篇』にみる、『山海経、海内西経』に、「列姑射は海の島の中にあり、姑射の国は海中にあり、蓬莢山は海中にあり、大人の市（蜃気楼？）は海中にあり」とある。

（9）周の始祖、大公望呂尚は姜姓、周は姫姓、秦は嬴姓《えいせい》である。

（10）鄭和…生没年不明、前後八回、インド、アラビア、アフリカに遠征した。

（11）原文、「在其比、為人大、坐而削船」。郝懿行は、削船とは操舟であるという。

（12）崑崙の墟…原文、「崑崙之墟有真人、上下有常。真人主有録籍之人、姓名相次」『太平経合校、巻一百十二』より。

（13）『春秋左氏伝、昭公元年』の項にみる。

（14）聞一多、『聞一多全集』第一巻、『神仙考』一五三頁、開明書店

（15）『博物志、巻二、異俗』『墨子、節葬』

（16）例えば近代になっても、清の鄒潤安の『本経疏証』がある。そのなかに一例として、茵蔯の項をひくと、「久服軽身益気耐老」とある。

（17）『史記、孝武本記』にみる、季少君はこの他、祠竈、（竈をまって福を招く、現代でも行われている）、穀道（却穀、穀だち、道教の修養の一つとなる）、卻老（不老の術）等を上奏している。

（18）綏遠地方（甘粛省）で発達した遊牧民族の青銅文化。

（19）南懐瑾、『禅与道概論』考古文化事業公司、民団十七年十一月。

（20）『黄庭陰符経』『黄庭遁甲経』『黄庭内、外景経』等がある。

（21）董奉は、いわゆる「杏林」の故事として名医とされているが、一方、『太平経』の継承者としても重要な人物で、陶弘景にもつながりをもつ。

（22）『太平経合校』の「解承負訣」や、「経文却数所応訣」などにみる、上寿百二十才、中寿八十、下寿六十、とか、上寿百二十才、地寿百才、人寿八十才、覇寿六十才といっている。

（23）黄巾の乱の主謀者、張角は河北省、鉅鹿の人。「蒼天巳死（後漢のこと）、黄天当立、歳は甲子にあり、天下大吉」といって、乱をおこす。『三国志演義』にもでてくる。五斗米道とともに道教のもとをひらいたことに重要な意義をもっ。

（24）『太平経』に、『草本方訣、生物方訣、冬刺訣、神祝文訣、斎戒思神救死訣』等がある。

（25）例えば『道蔵』中の、『元始旡（無）度人上品妙経四注』では、「五帝五嶽諸真人及諸地神仙巳得道者其宮皆五億五万五千五百五十五億万重、其中神仙官寮有九万九千九百九十九万衆、」とある。

（26）筮竹、蓍萩の茎等で占いをするのは、中国に起源をみとめられるだけでなく、蒙古、中央アジア、カスピ海、黒海、及びヨーロッパでもみられるという。ゾロアスター教徒でも行っていたらしい。（相馬隆、流沙海西古代論考、一五九頁参照）

（27）井本英一、『古代の日本とイラン』十一頁、学生社、昭五十五年二月。

（28）江上波夫、『騎馬民族国家』七三、一二九頁、中央公論、昭四十二年十一月。

林幹、『匈奴史』内蒙古人民出版社、一四六頁、一九七七年一月。

（29）『列子湯問』に、「周穆王大征西戒、西戒戯錕鋙之剣、火烷之布」とある。その他『准南子、博物志、抱朴子』等にもみられる。

（30）M・エリアーデ、堀一郎訳、『シャーマニズム』三四八頁、冬樹社、昭四十九年十一月。

（31）松本清張編、『正倉院への道』七五、七八、九五頁、日本放送協会、昭五十六年十一月。

（32）松本清張、『謎の源流』四二、五一、五三、九三、角川書店、昭

五十六年七月。

(33) 吉田光邦、『中国科学技術史論集』二一一頁、日本放送協会出版、昭四十七年十月。

(34) 杉山二郎、他、『毒の文化史』五十頁、講談社、昭五十六年五月。

(35) 柳存仁、「唐前火妖教和摩尼教在中国之遺痕」三六頁、『世界宗教研究』一九八一年、第三集、中国社会科学出版社、一九八一年九月。

(『漢方の臨床』29巻9号〔昭和57年9月〕)

中国伝統医学の底面と側面

吉元医院
吉元昭治

一

さきに、筆者は、「中国の源流と東西交流、及び道教との関係」についての小論を発表したが、今回は、中国伝統医学といわれるものの意義と、その底面と側面にあるものについていささかの考えをのべてみたい。

今日隆盛をみている漢方や針灸といった治療法は中国より伝来したいわゆる中国伝統医学であることはいうまでもない。

東洋で伝統医学といわれるものに、他にインド伝統医学である「アユール、ヴェーダ」がある。この点、東洋医学という言葉が、即、中国医学であると解釈されているのはおかしい。中国からみて東洋とは方向からして日本をさすことになるのである。

これら伝統医学が今日までつづいているということは、長い歴史があるわけであるが、そこにはこれをになって今日までもちこたえた人々、中国医学でいえば中国人、すなわち漢民族がいたことを第一に考えなくてはならない。この点からいえば、中国伝統医学とは、中国民族医学（Volks Medizine）、漢民族の医学ともいえよう。

しかし、よく考えてみれば、中国伝統医学は現在では、民族医学のわくをこえて、日本、朝鮮、東南アジア辺りにもその影響を及ぼし、更にはグローバルのものにと成長している。

本稿においては、これらを勘案して、中国伝統医学のなりたち、理念、何故今日、こうであるのかといった点についてのべたいとおもう。

二

伝統医学は医師を中心としてつたえられたものであるが、他方、一般庶民がになってきた民間療法といわれるものがある。こ

の民間療法も長い歴史を有しているものがあるが、この民間療法のなかから伝統医学に昇華していったものも少なくないはずである。これらは口承的なものもあったろうし、師伝的な、あるいは秘術的なものもあったろう。しかし医学というよりはむしろ医術の段階に留っていたのである。

しかし一方、はなくそを丸めてのませても、うどんこをのませても、おまじないをしても病気が治ってしまう場合がある。「病は気から」ともいわれる所以である。このような効果をプラセボ効果という。このプラセボ効果はすべての治療法に多少ともみられるものである。現在新しく開発される新薬の効果判定には、このプラセボ効果を考えて二重盲検法がとられていることは周知の通りである。このプラセボ効果は針治療にもみられるとされ、針麻酔でさえ、この効果があるという人もあるのである。しかし余りこのプラセボ効果を強調しすぎると治療理論の基盤をゆるがせないわけにはいかない。

三

中国伝統医学の起源は、紀元前にまでさかのぼることができるが、それが現在まで生きつづいていることは驚くべきことでもある。それは何故なのであろうか? この理由として先にものべたように、一つには民族医学のにないてとなっていた人々——単に医師といわれる人達だけではない——があったわけで、中国人（漢民族）の民族性、環境、風習、社会、経済等にも目を向けなくてはならない。これらと共に筆者は宗教を重視したい。キリストや、シャカの伝記のなかに医療的奇蹟があることはよく知られていることである。また、仏教伝来とともに中国医学が、キリスト教伝来とともに南蛮医学が我が国にもたらされた。つまり、宗教と医学はセットとなって伝播形式をとるのである。このことについては更に後ちにのべることにする。

四

動物は草をかんだり傷をなめたり、なでたりして病をなおしたりしたが、古代の人間の治療法も多分それに近かったであろう。そのうち人間は、火を発見し、道具を発明し、集団で生活するようになる。こうして他の動物とは卓絶した能力を有するようになり、狩猟生活より牧畜生活、または農耕生活に入り定着、安定した生活をおくるようになる。また人々は絵をかくことを覚え、これより記号、更に文字——象形文字——をつくり、物事を記録できるようになった。物事を記録することは経験した事実をつづり、のこすことができることである。医学についてもこのような経過があり、この記録も、経験の集積であり、試行錯誤のくりかえしのつみかさねであった。現在、我々のみることができる古典は宋代になって印刷術が発明されてから一段と数が多くなり、この時代古典の補註、増補が行われたのである。この十二世紀とい

う時代は何事にも重要な時でもあった。

中国伝統医学はまさにこの経験医学であり、長い歴史のある中国医学は、伝統性としては一貫性はあるが、ゆらぎがみられるのは、経験的な基礎理論が時代々々によってちがいがあるからである。例えば隋唐医学、金元医学、または明清医学とある程度の時代区分が可能なのである。

もう一つ中国伝統医学の特色は、体表医学であるということである。いわゆる、望、聞、問、切という診断法があり、脈診、舌診、腹診という特徴ある方法をとる。体表医学としての更に重要な意義は、経穴や経絡という概念をうむ。そこには気、血が流れ、それらの疎通性の障害が病気だという。これらの体表からえた情報をフィードバックして、診断し、「証」をつかんで、診断即治療というパターンが中国医学の特殊性でもある。

このようなわけで、中国医学は遂に体内にふかく立ち入ることはなかった。『霊枢』にもみられるように解剖はあるにはあったが、あくまで解剖にとどまり、ついに現在のような病理学に昇華することはなかった。

また基礎理論の特徴として、自然観、哲学観のうらづけがあることである。現代のように、寒ければ暖房、暑ければ冷房といった、環境を人為的に都合よく変化させることもできず、農業も四季に関係なく温室栽培とか、牧畜も多量に飼育しコントロールするようなこともできなかった。自然の驚異にうちかつことはできず、気象の変化にも対応しえなかった。自然に順応し、生活することが重要なことであった。四季の変化、日や時間のリズムが大切で、環境、気候の動きが病をもたらすと考えた。このようなわけで、古代中国では、殊に天文学、占星学が発達し、これらが易の思想のもととなり、陰陽思想、五行思想をつくり出し、この自然哲学観があらゆる分野にとり入れられた医学もその例外ではなく、今日までつづいているのである。こうして、天と人との関連、大宇宙と小宇宙の対比、天人合一や、天地人の三位一体観が、うみだされるようになったのである。

中国医学では健康な正常の人を平人、正常な脈を平脈、腹診で正常の腹部所見を平腹というが、この「平」ということは、陰陽のバランスにのっているのが健康であり、平衡こそが物事の中心であるという事情をよく物語っている。中華、中庸の「中」という字とともに中国人のバランス感覚がよみとられるのである。

五

中国医学が伝統医学となりえたもう一つの原因として、中国人（漢民族）の民族性という特殊事情を考慮すべきであろう。

古くからおめでたい言葉として、「福禄寿」というのがある。これこそが端的に中国人の理想で最大の願いをあらわしている。福とは子孫が繁栄して家名があがり幸福であること、禄とは金持ちになること、寿とは長生きをすることを意味している。

また、『書経』という儒教系の書物にも、「五福、六極」という言葉がでてくる。五福とは長寿、富、安らぎ、善徳を修めて名誉をえ、年老いて天寿を全うすることをいう。六極とはこの反対にわるいことを意味している。すなわち、幼児、未成年、結婚しないうちに死んでしまう。病気、心配なこと、貧乏、醜いこと、体が虚弱であること等である。現世利益、不老長寿を願ったのは、後でのべる道教にもあるが、儒教系の書でもこのようなことがしるされていることは、古くから中国人が何を願い、何を忌みきらっていたかがよくわかる。かように彼等は現実的、楽天的でもあったのである。

六

中国に仏教が伝わり、一般民衆のものとなるまでには、さきにのべたような情況にあったわけである。この現世利益の追求がつよいため、余り死後の世界という考えはなかった。死んでも現世と同じ生活をしたいとおもい、生への執着、生命の延長ということから、更に無限の生――永生をねがった。仏教の最終目的は仏となることで、輪廻思想というのがあり死後の世界をおしえた。他方この無限の生を追求したのが、秦漢時代、神仙説をとなえた方士達である（方士とは方術を行う人々、後ちの道教徒または道士と同じカテゴリーに入る、秦の始皇帝、漢の武帝の事蹟をみればわかる）。この神仙説と後ちにのべる養生思想がかみあって道教の大きな支えとなるのである。仏教での仏になるというのは同じく、道教での最大の願いは、仙人になることで、仙人になると無限の生を与えられ、自由に天を飛昇することができるようになる。この仙人になるため涙ぐましい努力と犠牲が長い歴史の間払われていたのである。文学、詩、詞、戯曲等をみてもうなづけるところである。

この延年益寿、長年不老のための目的手段は全く医学と合致するのは当然で、中国伝統医学は一面このような性格があることを知らなくてはならない。つまり道教の理念と、中国医学とは表裏の関係にあるといっても過言ではなかろう。ここに道教医学というものの存在を明確に規定しておかねばならないだろう。

蛇足だが、仏教について一言すれば、仏教は中国人にとってはインドよりやってきた、外来宗教であり、我が国にもたらされた仏教はインド仏教そのものではなく、中国的乃至中国製仏教ともいうべきで、仏典も漢訳仏典と考えた方がよい。中国で芽ばえた仏教といえば、浄土宗や禅宗等であろう。

七

医学を大別すれば治療医学と予防医学とに分けられよう。我が国でもそうであったが、中国では（極く最近まで）病気になったら、充分な医療を受けるわけには行かなかった。（交通も不全であったし、医師の数も少なかった）。現在のような福祉社会でもなか

ったし、勿論、保険制度もなかったから誰れもが均等、充分な医療はうけられず、病気になれば重篤となるか、死んでしまうしかなかった。そこで当然、病気になるより、ならないような心掛けが重視された。ここに養生思想のめばえがあるのである。『黄帝内経素問』の書頭をかざる一文は、まさにこの養生思想をのべているのである。この疾病予防思想――養生思想はさきにのべたように神仙説とともに道教の大きな要素となっているのである。「上医は未病を治す」とはこのようなことをいうのである。

『神農本草経』にみられる上薬には礦物質がみられるが、これは一方では養生思想の具現化、神仙思想の具体化のためであるともいえよう。下薬は疾病を治す今日でいう薬物療法の主役であり、長くのむと毒であるとかかれている。この意味では現在の開発された新薬が副作用を反面に秘めているということにも符合している。

八

中国伝統医学及びその辺様を分類してみると、まず湯液（漢方）療法は現在の内科的療法に相当する。針灸は外科的であり、按摩、マッサージ、等は理学的療法といった処であろうか。また最近中国で盛んとなっている気功、太極拳、更にヨーガなどは運動療法であり、また気功の一部分や、瞑想、内観、坐禅といったものは呼吸法を主体とした心理的療法ともいえよう。

一方、道教医学を分類すると、服餌、導引、胎息、却穀、と房中の五つに分けられる。こうみると道教医学と中国医学とが近いというか、一致するものがあるといえる。

すなわち、服餌とは、『本草経』などでいう、上薬の服用で、導引とは今日の気功や運動療法、胎息（調息）は呼吸療法である。却穀とは、仙人になるための修行法としてのいわゆる「こく絶ち」であり、穀物を一切とらない。こうして体内を清浄にし、かすをとりのぞくのである。こうすると体は軽くなり（軽身）、仙人となって自由に空を飛びかい、永生の願いが達せられるというのである。中国本草書には、この軽身作用や、延年益寿があるとされる薬物についての解説が多くみられる。なお、「却穀」は今日の食餌療法、自然食療法とか食養とかいったものにも共通するところがある。

房中とはいわゆるセックス術のことで、その目的は還脳補精によりいつまでも若さを失なわないようにするのである。

中国医学では、気、血、精（又は水）の三要素を重視するが、このうち精を先天の精と後天の精とを分けて考え、両側ある腎臓の一方を泌尿器の作用として、他方を生殖作用があると考えた。また、精を精力とか精気という意味があるように人間の活動の源であると考えていた。さきにものべたが、中国人は子孫の繁栄を祈願するが、このためにも房中術はただのセックス問題にとどまらず、真面目な問題でもあった。道教の教典集大成である『道

蔵』のなかにもこの房中を真摯な態度でのべられている。後世の人々はこの点をとらえて、「道教」を土俗宗教とか邪教とかいうのは全くあたっていない。有名な貝原益軒の『養生訓』も全く道教医学といってよいだろう。

　子孫繁栄を願うのは何も中国人に限ったことではないが、彼等はこのことに強い意欲と信念をもちつづけてきたのである。現中国でさえ、人口問題が大きな課題となっているのはこのことを考えてみる必要がある。

　中国人は自分の現世利益や家運をまもることについて、特異な運命観をもっている。易や占星術とむすんで、独特な風水説をうみ、家相、墓相とか、個人については面相、手相とかいったものが現在でも重視されている。今でも中国人の間では、「貴方の相をみるに富貴にとみ、きっと長生きされるでしょう」というのが最大の儀礼と尊敬をあらわしている挨拶でもある。

　さきにのべた気、血、精は、中国医学でも大きな要素であるといったが、道教ではこの三つを「三宝」といっている。

　精についてはのべたので、気について一言しておこう。呼吸法――現在でいう気功――はこの気に関する道教の修練法であるが、初め道教では、葛洪の『抱朴子』にもみられるように、不老長生の目的には、金丹の服用が必須の条件とされ、いわゆる錬丹術の研究がなされた。これは一つには科学――化学の発展にも寄与はしたが、この服用による弊害は目にあまるものがあった。例えば唐朝の皇帝のうち七人までこの服用で命をおとし、『鍼灸甲乙経』の筆者、皇甫謐はこのためひどい苦しみを味わなければならなかった。

　このように金丹の服用（外丹という）が、副作用が強いことから、体を丹をつくる鑪鼎にたとえて、体内で、金丹をつくろうとする、呼吸法を主とした内丹の方法がとられるようになる。これが胎息、調息とか、小周天、大周天とかいわれるものである。導引があくまで動であるのに対し、胎息等はあくまで静でもあり禅宗にも近いわけである。この後、道教では、性命双（雙）修といって、身体と精神の二つの面から鍛練、修養がとられるようになるのである。

九

　養生思想が予防医学思想であり、道教医学でも大きなウエイトを占めていることをのべておいたが、一つの事例だけをあげておこう。中国南北朝時代に陶弘景という人がいた。彼は『真誥』『登真隠訳』という書物をかいた華陽隠居といわれる著名な道教徒でもあり、山中宰相という政治家でもあった。また『名医別録』という本草書を補註、増補し、『肘後百一方』という医書を著わした医師でもあった。彼の著に『養生延命録』といわれる、いわゆる養生書がある。数多い養生書のなかでもすぐれた内容を有している。このなかで、彼は、養生して長生きをするには、ま

ず、少思、少念、少欲、少事、少語、少笑、少愁、少楽、少喜、少怒、少好、少悪という十二少をあげ、また養生の大要として、嗇神、愛気、養形、導引、言語、飲食、房室、反俗、医薬、禁忌があるとしている。これらをみると今までのべていたことがすべて集約されていることがわかる。

陶弘景以外に、道教徒で医師である人をあげると、皇甫謐、葛洪、巣元方、王冰、孫思邈、董奉等の名があり、中国医学の発展にも実際に寄与したのである。

十

養生とはまたいいかえれば、自然のリズムにのって、無理をせず、ありのままに生きるということでもある。中国人の現実的な生き方と、楽天的な側面をみる。

仏教が入ってきて、仏教の教祖としてのシャカの存在をしった道教を奉ずる人々にとって、道教にも教祖をたてる必要を感ずるようになった。そこで彼等は教祖として老子をもってきた。老子のとくところは、無為自然、恬談無欲という思想であり、風にふかれてしなやかにたわむ木の枝であり、水の流れのように剛をひめた柔の力でもある。一つには、黄老思想、老荘思想、道家の思想とかいわれ、元来は道家と道教とは区別されるべきでもある。道教の最高神はしかし時代とともに変り現在では玉皇大帝がこの位置にあり、ヒエラルキー的に諸神を統率している。

十一

それでは、中国伝統医学は現在の姿でのこっているが、道教医学はどうなっているのだろうか。道教は今では中国本土では殆んど壊滅状態で筆者も北京や上海でもついに道教寺院——観、廟又は宮という——をみることができなかった。台湾では福建省出身の後裔が多い関係で南方系道教がのこり、もう一方では儒、仏道等と混肴して新しい民間信仰の形をとっている。これと共に道教医学も民間療法の姿でみられるようになった。例えば薬籤、童乱、文鸞等がそれらを代表している。この点についてまた機会をみてのべるつもりである。

十二

どこの国でもそうであろうが、西洋近代医学（近々二百年の歴史があるにすぎない。パストゥール、コッホ、ウィルヒョウ等がそのパイオニアである）の恩恵が普遍的にうけられるようになるまで、人々は充分な医療をうける機会に乏しかった。各自が自分及び、家族や極く限られた人々の健康に留意し、自分で自分の健康を守らなくてはならなかった。つまり自分の健康に関心をもち、またもたざるを得なかったともいえよう。ここに民間療法——このなかから伝統医学に引きつがれていたものも数多くあったであろう——や伝統医学をうみ、そだて、そして守ってきた人々の歴史が

うまれる素地があったともおもわれる。

ジョセフ・ニーダム氏も、「西洋近代医学がうまれるまで、中国と西洋の医療水準は、公平にみて中国の方が高い」というような意味のことをのべている。

現在日本は福祉社会国家であり、万人等しく医療保険のもとに医療がうけられるようになった。このお蔭で平均寿命が世界のトップクラスとなった。中国人は人間の最高寿命を百二十歳ともおもっていたから、現在でも人間は百二十歳才位まで生きられる可能性があるとおもわれる。

一方、最近の世界的経済不況にあって、この社会医療制度のみなおしがおこってきた。一台何千万円、億単位の医療器械がぞくぞくうまれてきた現況では、医療費の高騰はさけられない。そこで医療費の抑制という方向がもち出され、老人保険制度が発足した。いつの時代でも医療と経済という問題はきりはなすことができない。

高い医療費を節約し、抑制する有効な手段は、病気になってから高い医療費を消費するより、病気にかからぬ努力をした方がよいことになる。つまりここに予防医学が脚光をあびてくる。いってみれば養生思想でもあるわけである。各自が自分の健康に関心をもつようになっていわゆる健康産業が急成長しているのもうなづけよう。

ここに中国伝統医学の強みがある。また我々が真面目に追究しなくてはならない時でもあろう。それには中国伝統医学の理念とか、なりたち、それを支えてきた中国人（漢民族）の民族性とか、性格、歴史といったものまでも深く考えてみるべきである。何故今日、中国伝統医学が注目されているのか、その側面観をのべたのがこの小論の目的でもある。


（『漢方の臨床』30巻2号（昭和58年2月））

中国医学と道教 ―その流れ― 薬籤について

吉元医院
吉元昭治

はじめに

宗教はその教えの伝播に、医療という手段をもって行っていたことは、洋の東西、古今をとわずみられるところである。今日のいわゆる新興宗教というものにさえ、その片鱗をみることができる。生と死、医療と宗教はここに共存しているともいえよう。

筆者は、「道教と中国医学」について、今迄のべる機会があったが、今回は現在にのこる道教医学の一つとして、中国伝統医学とも密接な関係にある「薬籤」についてのべたい。

仏教医学が、仏教教典のなかにあって、古代インド医学、アユールベーダといわれるものを側面としているのと同じく、道教医学も道教教典のうちにみられ、しかも中国医学をその側面としている。

道教は不老長生、成仏をその究極の目的とするから、医学的部門は当然、重要で大きな割合をしめることになる。いわゆる、福禄寿を理念とする中国民衆の願いは、道教の教えにも合致し、その具現性に手をかした医学（現在のいわゆる医学という定義からすれば、はみだしてしまうが…）の一形態が道教医学といえよう。

しかし、道教はその歴史のなかで、唐、金、元の国家的保護をうけた時代より、明、清時代になると、民衆のなかにとけこみ、さらに、儒、仏両教と混淆して、現在のような、民間信仰のかたちとなってのこるようになった。一方、道教医学も、隋唐、金元医学にのこる巫術的な面が、明清時代になって今日の中医学理論が確立されるに及んで、中医学と、巫術的な面とは完全に袂別し、道教が民間信仰のうちに埋没したように、道教医学も巫術的傾向の面をさらにつよめて、民間療法のかたちとなって、また民間信仰の具現性に力をかすようになった。

道教は現在、さきにのべたように民間信仰のなかにあって混然

としているから、道教部門だけを分離することは難かしく、その存在も台湾を初めとして、東南アジア、その他、華僑社会にその姿をみることができる。

この点について、つとに増田福太郎氏[1]は図1のように台湾における民間信仰のパターンを示されているが、これをみても道教部門が最も大きいことがわかる。

現在、筆者は道教医学を次のように考えている。図2のように

図1

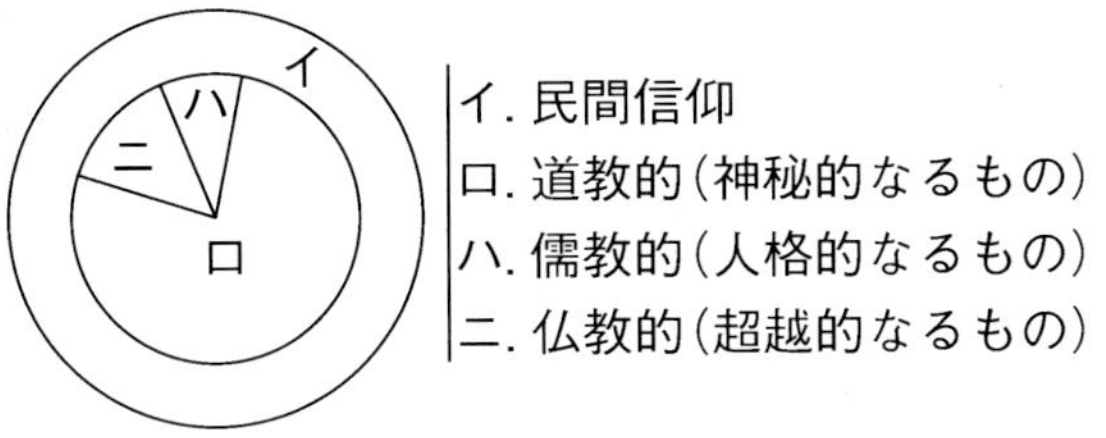

図2　道教医学

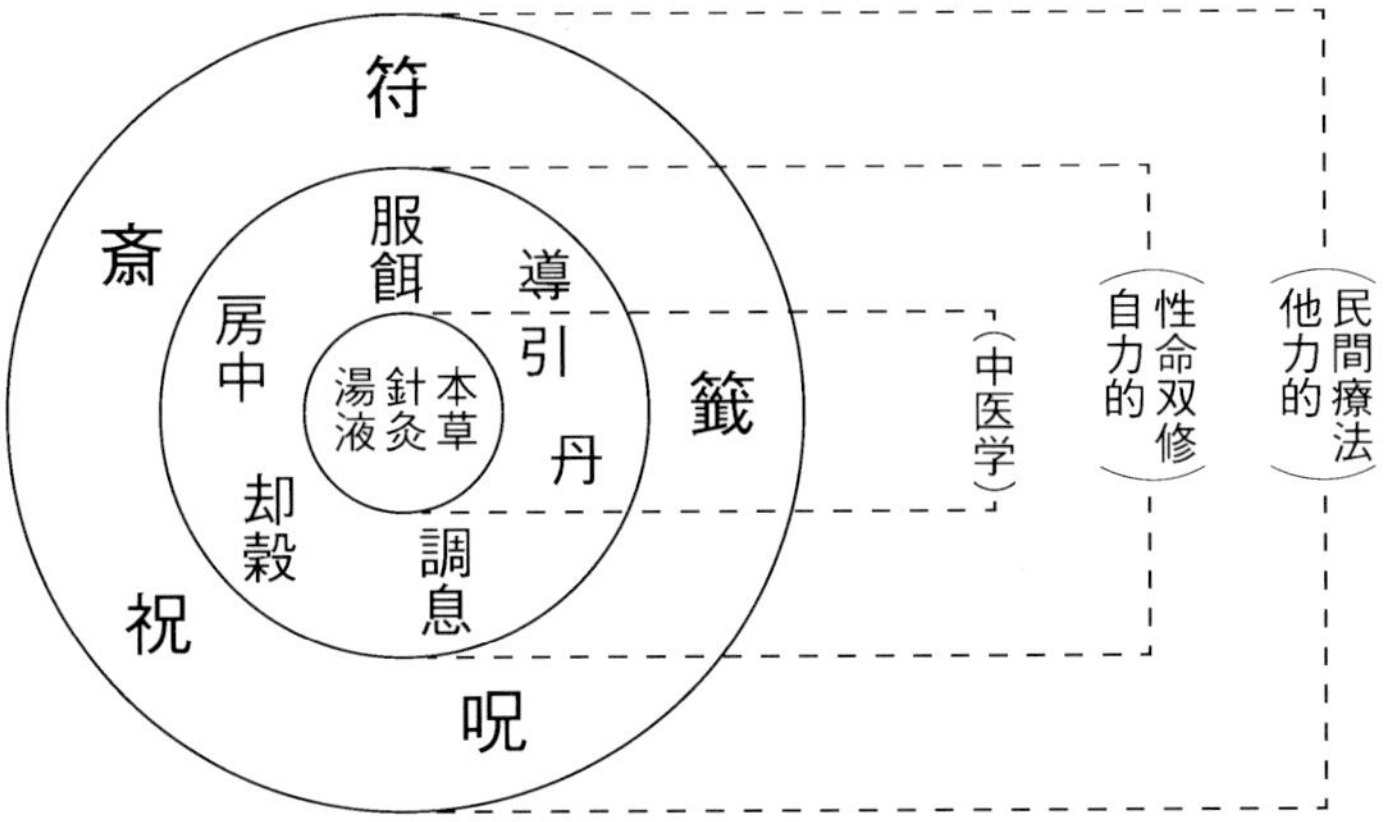

三層に分ける。

(一) 中心層（第一層）…湯液、本草、針灸等中国医学と同じ基盤に立つもの。

(二) 中間層（第二層）…服餌、身中、却穀、調息、導引等がふくまれる。このうち服餌は第一層とも関連し、錬丹術は、外丹と内丹と分けるとやはり同じ傾向を有している。この部分は自力的傾向が強く、性令双（雙）修といわれるものでもあり、今日の気功、太極拳にその流れがあり、運動体育療法、呼吸健康法といった予防医学的色彩のつよい、また養生思想の具体的方法ともいえよう。

(三) 最外層（第三層）…符、斎、祝、呪、咒、唸、籤等でマジック的要素のつよい、他力的傾向のものである。今日のまつり、おふだ、おまもり、おいのり、うらない、おみくじ等が相当し、民間療法、ひいては道教医学の色あいが濃いものであり、薬籤もこのなかに入る。心理的な療法ともいえよう。

以上の分類は、おもに『道蔵』（道教教典の集大成したもの）よりなされたものであるが、籤や薬籤は、道蔵には見当らないので、正式には正統年間（正統道蔵完成は一四四五年）以降にあらわれたものと考えられる。

薬籤の紹介とその朮籤法（附　筶《ポエ》について）

元来、薬籤については、民俗、風俗、慣習あるいは宗教等といった方面から断片的に紹介され、医学的にこれを分類、研究した

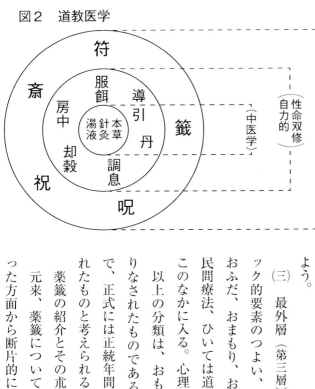

ものはない。

今迄、薬籤について紹介した人に、片岡[2]（大正十年）、滝沢[3]（昭和七年）、増田[4]（昭和十一年）、吉田[5]（昭和四十二年）、難波[6]（昭和五十二年）、董[7]（民国六十四年）、李[10]（民国六十七年）等の諸氏がいる。

薬籤は、廟、宮、観等といわれる一般的に道教の非を主粋とするところにあるか、仏教（台湾では観音信仰がつよい）寺院にもみられる。台湾北部より中、南部にかけての方が多いようである。

薬籤は、薬名、薬量がかいてある処方籤である。薬籤筒から、病人またはその代理者が、願いをこめてふり、その突出した一本をとり（抽籤）、その番号に相当した薬籤をいただき、漢方薬店、あるいは市場にある青草店におもむき調合してのむのである。勿論、薬草に対する智識がある場合は自分でつくる場合もありうる。

ところが、その薬籤が真に神が授け給うたものか、正しく病状に合致しているかは、擲珓を行う。

これには筶（筊、盃珓、杯珓、珓）という半月状、あるいはバナナ状をした木製の一方が平面（仰）（陽）、他方が凸面（俯）（陰）で、それぞれ陰陽をあらわしているものがあって、二個一組となっている。額の上に二個もち地上になげ、地面におちた陰陽でうらなうのである。そのさまが陰陽ならば聖筶（有筶）で、神の嘉納をあらわし、この薬籤番号でよいことになる。陰陰ならば伏筶といって神の不機嫌、怒り（凶）であり、陽陽は笑筶で、神の冷笑、拒否、無効をあらわす。後二者の場合は再度やりなおし、聖筶まで抽籤するのである。単純には三回に一回は聖筶がでるわけであるが、それがでるまで行うから祈りの時間も長く、真面目である。あまり聖筶がでない時は、更に捧げ物をふやして祈るが、他日改めて行うことにする。つまり神の許し給うた処方内容まで何回も行うわけで、決して一回で決めるわけはないのである。

[8][9]この筶のふり方も、筆者の見聞したのは右のようなわけであるが、文献によると、三度つづけてふって、「聖、聖、陰」が最もよく、「陰、陰、聖」はふりなおし、「聖、聖、聖」が第二の吉で、「聖、陰、陰」は判っきりしないのでやりなおす。凶を意味するのは、「聖、笑、笑」、「聖、笑、聖」「陰、笑、聖」、「陰、陰、陰」である。聖筶が三回たてつづけてでると、それこそ吉中の吉であるとするのもある。

この筶も大きさもいろいろで、殆んど今では木製であるが、昔は蛤の殻で行っていた。さらにその後は竹製となる。筆者が、鹿港民俗文物館でみたのは、竹製で約五十cmもあり表面に七つの凹面があったし、澎湖島武聖廟のは約三十cmでやはり四つの凹面があり実際に使用されていた。しかし最も多いのは、赤くぬった十乃至二十cmの木製である。

梁[9]の『荊楚歳時記』には、「秋社擬教於神。以占来豊倹」とあり、その註に、「教以桐為之。形如小蛤、言教教令也。其擲法則以半俯半仰吉也」とあり、秋の村祭に神前で盃珓なげて、来年が

豊作か否かを占ったのが初めてであろうとしている。さらに唐代に入ると教の代りに珓の字を用いるようになる。韓愈の、「謁衡嶽廟。遂宿嶽寺題門楼」という詩に、「手持环珓導我擲」というのがある。時代が宋になると、「木盃珓」とか、「竹盃珓」という言葉があり、葉夢得の『石林燕語』には、「一俯二仰為聖筶」という言葉がある。

このようにして薬籤をえるには捧物をし、線香（必ず三本か五本の奇数で長い）をさし正式には、三跪九拝を行い、終ってから紙銭をやく、日本のお賽銭に相当するのは香油銭という。

文献上にみる薬籤

現在までえられた文献にのっている薬籤を列挙すると次のようなものがあるが、いずれも後ちにのべる筆者が収集したものに相当するものはないので、別系統のものと考えられる。

○[3]大連天后宮　霊応薬王仙方　第五十一籤婦科　康徳四年八月（昭和十二年）

雙展龍飛養性天　半丸痴棗却煩難
身雖有恙終無患　須防心地恐為牽
茯苓　沢蘭各二銭　大棗三銭　益母草　赤芍
　甘草各一銭　竹葉十五片　灯心一子　（註一銭は約三g一子は一枝）　二剤見切

○[4]奉天呂祖廟（昭和十八年）　呂祖廟第四十八籤　婦科

蘆花濁様渡蘋洲　多少佳人内中游
浮災浮恙皆易治　清心一剤古江頭
　茯神　陳皮　延胡索　帰尾各二銭
　香附　大草各一銭　生木香八分　葦根一把　五剤即安

○[1]台湾台北文山郡指南宮　男科第七十九首

病癘脾傷　中風反強　半身不遂　切要提防。
　防風　川附　天毛各一銭　羚羊四分　棗仁　姜活各銭半　甘草八分　和竹瀝水一湯匙　爐丹一包　化単合水一碗四煎七分渣一碗二煎六分

○[5]台湾台北行天宮（他に五首あげている）男科　第五首

汗後煩渇　病在上焦　欲飲冷水　胃火未消。
　猪苓　沢舎　白朮　白苓　桂枝　微涼服之。水碗二煎六分渣一碗煎五分。

○[2]台湾宜蘭城隍廟　男科　第二首

服薬須静坐　不可費心機　三七還爾復　一剤可行駆
　白芍二銭　甘刈　蒼朮　酸棗仁各一銭　金銀花二銭
　甘草八分　引黄土一塊　燈心一束　忌五辛

○[2]台湾台南岳帯廟　東岳殿天医真人　第二十三首　小児半服

麦芽　麦文冬各一匁　蟬退　柿蒂　淡竹葉一匁半　水碗二煎五分

第百〇三首　小児半服

竹茄　槐花　木賦一匁　川蓮　白芷各四分　胆草七分

鳳凰退七箇　水一碗煎五分

○呂帝[10][11]霊籤仙方（博済仙方詳解　度人仙方）これは一冊本になっていて、別表のように各科一〇〇首がある。蔡懋棠氏[12]によれば、本書はいわゆる善書の一つであり、民国七年、中国広東市で刊行されたが、氏が民国六十三年、古書店より見出し、季福山医師がこれに詳解を加えた。処方に相当した病状について書いてある。出版に際し、米国人留学生をふくむ十二名が資金を出したという。

以上の諸文献からみると、処方の前に籤詩的なものがのっているのがあるが、これは比較的古いものと考えられる。現行台湾のものにはすべて、籤詩的なものはついていない。薬籤は戦前には満洲（現中国東北地方）にも存在していたことがわかる。

収集した薬籤について

筆者がこの数年間、フィールドサイエンス的に台湾で現在まで収集しえた薬籤の、収集場所、分類、その数は別表一のようなものである。大体、四つに分けられ、第五群は多分第一群と同じであろう。前項のものは第六群に入っている。

これでみると、第一群のものが最も多く、第三群のものは、薬籤が、乾、兌、離、震、巽、坎、艮、坤に大別されそのおのおのに八首あるので総計六十四首となる。薬籤の番号の下に、首とか方などの字がついて順序を示している。薬籤を薬簽としているのもある。

今ここに全ての薬籤をあげることは紙数の関係もあり、またその内容の註解をすることも同じく不可能であるので、各群の代表として、大人科（男科、内科に相当）の第一首をあげてみる。

○第一群

灶心土　鳳凰退各一銭　風葱一枝　什心七個　水一碗煎五分

この群のなかでも、薬量を示してないものや、灯心を什心としているもの、風葱を一枝や三支（枝）とするもの、鳳凰退を鳳凰あるいは鶏蛋売としているものもある。

○第二群

当帰　白芍各銭半　川芎一銭　黄芪八分　京芥八分

厚朴　川貝各七分　免絲銭半　兄売七分　恙活六分　甘草五分

恙片三片

○第三群　乾一

洋参一、白朮一、茯苓一、炙草一、姜二片　棗三粒　水煎服

○第四群

勿薬有喜　福寿綿遠　戒殺放生　自然安寧。この第一首には薬方がかかれていない。この意味は、「人は多くのよいことをして、陰徳をつみ、殺生を戒め、善行を行って、悪行をしるぞけて、自然に心身を安んじていれば薬などのまなくても病は治る」。といったようなもので、善行していれば病気になっていても治るはずであるといっている。一体にこの呂帝仙方には、符がのっていた

り、第一首のように薬方を欽いて籤詩だけのものがあったりして、巫術的な傾向もある。

薬籤中にみられる薬名について

薬籤中の薬名は、あて字、誤字、台湾土産のもの、草根木皮の他に、鉱物、動物等のものがふくまれて、難解のものも少なくない。ここでは第一群の大人科一二〇首、小児科六十首、眼科八十四首について薬名の別名、あるいは慣用名をあげる。（ ）内にそれを示す。①とは第一首、以下番号順である。

○大人科

①灯心（灯心草） 灶心土（伏龍肝） ②白述（白朮） 土伏（土茯苓） ③金英（金桜子） ④淮七（川牛膝） 馬尾絲（馬尾松） ⑤淮膝（牛膝） ⑥別甲（鼈甲） 石松（伸筋草） 鳳凰（鳳凰退） ⑦白楣（白薇） ⑧金蟬（蟬退） 神売（神釉） ⑨麦文（麦冬） ⑩土茯（土茯苓） 帰中（帰身） ⑪刈根（葛根） ⑬支子（枝子） 淡竹（淡竹葉） ⑭山甲（穿山甲） 皂莿（皂角刺） ⑮牛七（牛膝） ⑯酒軍（酒大黄） ㉑六味（六味丸） ㉔烏豆（黒豆） ㉕黒姜（炮姜） ㉖只売（枳穀） 鳳凰衣（鳳凰退） ㉗帰全（金当帰） ㉙甘菊（白菊花） ㉚谷精（谷精草） ㉛黄金散（黄柏 粉甘草） 油虫（蜚蠊） ㉜伏龍干（灶心黄土） 卜荷（薄荷） 烏糖（黄糖） ㉝川蓮（川黄連） 胆草（龍胆草） ㉟黒文（炒黒山梔子） 茅心（白茅〔草〕根） ㊱赤茯（赤茯苓） 川烏（烏頭） ㊲青石松（石松根） 防豊（防風） ㊳白古月（白胡椒） 白菓子（白菓） 紅棗（大棗） 烏棗（黒棗） ㊴連子（蓮子） ㊶連召（連翹） ㊷柳支黄（柳支） ㊸黄色売（罌粟穀） ㊼石松干（石松根） ㊿金色銀糯米（糯米） 青仁烏豆（黒大豆） (51)生地（生地黄） (53)烏糖（紅糖） (56)氷糖（甘蔗汁凝塊） (58)山香（山楂子） 風葱（葱の一種） (59)四神粉（四物湯去地黄加炮姜） 松花（松樹花粉） (60)帰中（当帰身） 油桂（肉桂） 洋参（西洋参） 腰内肉（豚の腰部肉） (61)川連（四川黄連） (63)炒薏仁（炒薏苡仁） (66)正双寄生（桑寄生） (68)香茹（香薷） (69)中白（人中白） 中黄（人中黄） (70)角沉（沈香釉） 朱珀（珠砂様琥珀） (72)春花（芋夷花） 小茴（小茴香） (74)珀末（琥珀粉） (81)金沸（旋覆花） 水梨（梨） (82)菖蓉（蓯蓉） (84)猪肚（豚胃） (87)甘菊（甘菊花） 粉草（甘草） 絞銀（銀幣） (93)広木（香木） (94)天花（天花粉） (95)仙査（山楂子） (96)史君（使君子） (102)九層塔（羅勒） (104)連肉（蓮子肉） (105)姜棗（生姜、大棗） (106)莿猬（刺猬皮） 蒺藜（白蒺藜） (107)福員肉（内仁肉） (108)莱復子（莱菔子） (109)赤売粟（罌粟穀） (111)宋陳（陳皮） 蘇薄（蘇薄花） (113)金匱丸（附桂地黄丸または腎気丸） (115)青黛（大青葉） (116)地骨（地骨皮） 黒支（黒山枝） (117)金蝎（全蝎） 牙皂（猪牙皂） (118)地龍（蚯蚓） 乙厘（白蒺藜） 青代（青黛）

○小児科

①黒母（牽牛子） 白母（牽牛子） ②白叩（白蔻子） ③正古連（正黄連） 水粉（軽粉、水銀粉） ⑥神売（神釉） ⑦卜荷（薄荷） 麦文（麦門冬） 枝子（山枝子） 釣陳（釣藤） ⑫天文（天門冬）

射香（麝香）⑰折貝（折貝母）㉒茯香（藿香）大茯皮（大腹皮）㉔香付（香附子）㉖炙芪（炙黄芪）㉗浩石（滑石）生芪（生黄芪）双白（桑白皮）㉘連召（連翹）千防（防豊、防風）牛房（牛蒡子）割根（葛根）元参（玄参）㉙薄卜（薛薄荷）㉚京芥（荊芥）大刀（牛蒡子）㉜枝子（黄梔子）㊲石羔（石膏）㊳古連（雲南省古勇山の黄連）姜蚕（僵蠶）板藍根（板藍）㊶蘆根（蘆葦根）㊽瓜蔞（瓜蔞殻）㊾結紅（桔紅）(57)知苓（猪苓）注桂（肉桂）

○眼科

①帰尾（当帰尾）篇蓄（篇蓄）③草梢（甘草梢）⑦夏枯（夏枯草）谷精（穀精）⑩古本（藁本）萬京（蔓荊子）⑪乙令（欝金）⑫生地（生地黄）⑱胆草（龍胆草）⑭京芥（荊芥）⑮蒙花（密蒙花）条苓（黄苓）⑯油桂（肉桂）⑱支子（枝子）㉔古銭（古文銭、古代の銭幣）㉕緑谷売（緑豆皮）㉖望月（望月沙）㉗砂菀子（破菀子）石决（石决明）㉛明矾（明礬）㉟伏盆（覆盆子）免糸（免絲子）㊳糸瓜洛（絲瓜洛）桑皮（桑白皮）㊵製甘石（爐甘石）煆砰砂（硼砂）海螵蛸（烏賊）雲射香（麝香）㊶砂苑（砂苑子）㊷珍珠（真珠）石蟹（石類の一種）砰砂（硼砂）雲碧（碧玉散?）甘石（爐甘石）梅片（梅花冰片）㊹茯神（茯苓）㊻山甲（穿山甲）㊼知苓（猪苓）㊾川朴（原朴）㊿草決（草決明）(51)吧戟（巴戟天）菖羊（肉蓯菖）五味（五味子）(56)朱黄（朱砂）(57)黄蚋（蚋魚?）(59)白眉（白薇）榴皮（石榴皮）(60)青塩（甘粛省寧夏県産の塩）棗仁（酸棗仁）(61)竹黄（天竹黄）(62)玄精石（寒水石）(65)中白（人中白）望月（望月沙）夜明（夜明沙）(68)正五烏鮑魚（石決明）(70)羊腰（羊胃）(73)炙芪（炙黄芪）(74)赤売米（赤色穀の秫米）(75)小八味（八味地黄丸去附子加五味子）(80)炙仙（炙仙茅根）(81)烏豆（黒大豆）(84)川烏（烏頭）蚕衣（蠶蛻、老蠶）

さらに特殊な薬名について追加すると、灶心土（伏龍肝、かまどの土）鳳凰退（鳳凰衣、鶏卵のから）不見水猪肺（水で洗っていない豚肺、補肺、肺虚、咳嗽を治す）人中風（便器に附着している人尿結品）。人中黄（人間の大便。竹筒に甘草をつめ、大便器中にひたし、内容を乾燥したもの。）莿猬（はりねずみの皮）地龍（みみず）大茯皮（大根）望月沙（うさぎの糞）明月沙（こうもりの糞）石決明（あわび）桑螵蛸（蟷螂が桑樹上にうみつけた卵蛸の乾燥品）

薬籤の二、三についての解説

二、三の薬籤をえらんで解説をしてみたい。

まずさきにあげた、第一群男科第一首は、脾胃虚寒、嘔吐、胃腸型感冒が適応する。

次に第二群第一首は、急性炎症で発熱、疼痛のある場合によい。

○大人科第五十首

第一群…金色銀糯米一銭　青仁烏豆二銭　紅棗七粒　白古月二粒　水不拘煎服。

胃寒吐瀉とか体虚、浮腫、自汗、盗汗が適応となる。

第二群…川連銭半　白芍銭半　赤芍銭半　連召銭半　桔梗銭半　卜荷八分　黒支銭半　防風八分　万京銭半　雙白銭半　瓜蔞皮銭半　発熱　咳嗽　喀痰などがある場合、鎮咳、解熱を目的とする処方である。

第四群…干葛柴胡苓与蘇　檳榔酒草及青蒿秤準加燈草発表除燕勿憚労。

乾葛根　柴胡　黄芩　紫蘇　檳榔　甘草　青蒿　灯草等よりなるもので、感冒で表邪があり、暑熱表熱の証に適応する。
○小児科第五首
第一群…正古連二銭半　水粉一銭　水蝦龍骨一銭　共為末和茶露敷患処
五彩龍骨を煆龍骨としたり、老連、川連、正古連ともしてあるのもある。水粉（水銀粉）とともに茶あるいは米酒にまぜて、患処にはる外用薬である。瘡瘍　疥癬　化膿性感染性皮膚疾患に用いられる。

第四群…中焦有湿、胎毒未消、神方服下、此恙立平。

紅花半銭　草梢防風赤芍各一銭　泡末八分　陳皮五分煎服。

前半に籤詩的な適応症がしるされ、後半に処方がある。水毒性疾患で、いわゆる胎毒が未だなくならないとか、食慾不振、腹部や皮膚の異常のある場合、去湿解毒の目的に使用される内容である。

○限科第十首
第一群…古本、万京　元参　白芍各一銭　生地　帰全各二銭　川芎　姜活　京荊　柴胡各八分　白芷　甘草各四分　水碗半煎七分
種類により古本　果本　藁本とか、萬京、蔓京、京芥、蔓荊とか、帰全、当帰とするものがある。いずれも急性結膜炎や角膜炎に用いるものである。
第四群：火少臓寒　寒気上翳
泡朮　兎絲子各三銭　女貞子　蕤仁各二銭　故紙銭半　水煎服
肝腎虚寒による視力障碍に用いられる。
○外科
第一群の中からみてみる。興済宮のもので最も長い内容のある第五十七首は、
下腹痛用烏豆煎湯。服稍念或軽即好。試之妙用。姜銭一片安在臍上灸三壮、後用生艾心一虎口、烏豆一少抱共槌。幼用気酒。炒焼在胸上椎三次、至薬略冷将薬縛臍上、候気下即念。不下将薬再換一服。
下腹痛には烏豆湯のようなものでもよいが、臍上の灸でもよく、その後に虎口（すなわち合谷穴。手の陽明胃経）にもしてよいといった意味の内容である。
第四群の第五十七首。

気滞毒難発　升堤俾易出　内治即外調服食莫軽忽
防手　防党　銀花　貝母各二銭　升麻八分　角刺一銭
甘草　柴胡各銭半　水煎服

気滞して気がめぐらず毒気が外に洩出できず、体内が消耗するので消炎解毒作用がある薬物で升提作用をはかろうとするものである。

○婦人科（第四群のみ）

第五十一首

去歳端午符　茶中晴化元　密与病人服。邪凶立刻離

この符は現在用いられていないので改めて求籤する。

第六十八首

運限　阻滞　多誦経文　暫停服薬　且待縁因、うまくいかないときは、経文を何回もよみなおし、まず精神の安定をはかり、服薬は一時中止し機が熟するまで待つのがよいとの意味

第七十四首

血少有怔忡　不須重薬攻　六味丸可服　重用更奇効。心悸亢進や動悸があって健忘、不眠、脈象の弦なるときは、六味丸（熟地黄、山薬、山茱萸、茯苓、沢瀉、牡丹皮、腎陰虚症のくすり）がよい。このくすりは心腎不交、心虚証、精神の過労等に用いられる。補陰作用により陰虚火旺の状態の患者に対応するが、他の薬剤と併用してはいけないとかかれている。

おわりに

道教医学は巫医が生きていた時代から初まり、中国伝統医学と密接な関係を有し、道教的教義で装をほどこされ、いろいろな内容を有し、現在までつづき、その姿は民間療法のなかにみることができるものである。台湾でこれをみることができるのは、中国本土から移住した人々が、福建、広東地方の南方系であったことから、その道教も南方道教である正一教、すなわち符録派であった関係上、巫術的な傾向を有するものであったことが大きな理由であるとおもわれる。

薬籤の曲来、現況について、二、三の廟にたずねたところ次のような答えがよせられた。

保生大帝（医術の道教神）を祀るある廟では、「薬籤の効果はだいたい良好であり、一部の人々はなお病気のたびにやってくる。経験者の話しでは薬籤の量は少ないけれど、それは効力がある。保生大帝は医術の神であるからこの薬籤は信頼され、また奇蹟をうむ」といい、北港朝天宮では、「現在でも、求籤の人は多い。薬籤の歴史はこの媽祖廟（主神は媽祖という女神）の建廟間もない頃に初まったのであろうが、判っきりしない。薬籤を求める人は日にふえているがこれは信心が厚いからである」といっていた。受甲鎮慈済宮では、「一日の求籤者は二〇名位で、薬籤は中薬であるからその使用法は西洋薬にくらべて不便であるので少な

表　薬籤の首数

	大人科	小児科	眼科	外科	産婦人科
◯第一群					
雲林県北港朝天宮	120	60	84		
台南県南鯤朝廟	120	60	91		
台南県山西宮	120	60	83		
台南県慈済宮	120				
台南市興済宮	112	60	90	60	
台南県開霊宮	118				
台南県保生宮	120				
高雄市関帝廟	100				
◯第二群					
苗栗県慈裕宮	101				
◯第三群					
台南県真護宮	64				
台南県観音亭	64				
◯第四群					
呂帝仙方	100	100	100	100	100
◯第五群					
台北市保安宮	120	36			
◯第六群					
戦前の文献					

くなってゆく傾向がある。その由来も判っきりしないが、伝えられるところでは、その昔、地方の名医達が本宮に集まって各疾患毎に、番号順に薬名と薬量を相談し、最後に保生大帝の神前にお伺いして決定した」といっており、さらに台南興済宮でも、求籤者を一日数十名やってきて、漢方薬店とか、青草店に行って調合しているとのべていた。しかし一方、ある廟では、「薬籤はすでに医療法に適合していないので現在ではおいていない。弊害があるからである」ともいっていた。

　いずれにしろ、薬籤は種々の事情と、現在では、台湾でも西洋近代医学が主流となっている関係から少なくなってゆくことだろう。しかし、過去においては、薬籤は医療体系のうちで大きなパートを占めていたことは確かであり、現在でもなおこれ信じ、これにより治療をうけている人々がいることも忘れてはならない。台湾でも北部より中、南部、都市部よりも地方部のほうが多く存在している。

　薬籤は、薬名、薬量を記した処方箋でもあり、中国医学の一部ともいえ、その存在と、求籤方法が、道教的な民間信仰のかたちが強いから、道教医学が今日にのこる一つのあかしといえよう。中国医学と道教のはざまにあって現在まで存続している貴重な事実である。さらに研究がのぞまれる所以である。

　なお、台湾の民間療法は他に、童乩、扶鸞、青草先、あるいは善青によるもの等があるがこれらについては、さらに稿を改めてのべるつもりである。

　稿を終るにあたり、広西中医学院駱復成教授、台北医学院顔焜熒教授、中華民国中央研究院劉救萬教授の御助言、御協力に厚く感謝致します。なお本論文の要旨は、第八十四回日本医史学会総会で発表した。

〔参考文献〕
（1）台湾本島人の宗教　増田福太郎　昭十、九三頁、明治聖徳記念学会。
（2）台湾風俗誌　片岡巌　大十年、八九七頁、台湾日日新聞社。
（3）満洲の街村信仰　滝沢俊亮　昭七、八八頁、満洲事情案内所。
（4）中国の俗信と法思想　増田福太郎　昭四十一、二四頁、三和書房。
（5）台湾の薬籤とその薬方　吉田一郎　昭四十四、和漢薬一八九号、七四二頁、内田商店。
（6）世界の民間療法（Ⅱ）難波恒雄　昭五十二、和漢薬二八七号、七八〇頁、内田商店。
（7）台湾民間宗教信仰　董芳苑　民国六十四年、五七頁、長青文化事業。
（8）筶（占具）中村哲　民俗台湾四（六）十九頁、昭十九、東都書籍。
（9）盃珓考　黄得時　民俗台湾四（九）一頁、昭十九、東都書籍。
（10）呂帝霊籤仙方　孚佑帝君　民国六十六年、竹林書局。
（11）持済仙方註解　季福山　民国六十七年、文化書局。
（12）台湾語言民俗雑俎　蔡懋棠　民国六十九年、五八頁、開山書店。

（『漢方の臨床』30巻12号、31巻1号合併号〔昭和58・59年〕）

軽身と軽身薬について

〈『中医薬学報』一九九〇年第一期、十八〜二〇頁〉

南京中医学院　華　青
〈訳　者〉吉元昭治

「軽身」という言葉は、従来から多くの『本草書』にも記載されている。訳者はこれが、道教の究極でもある、神仙となって永久の命を得て、自由に空をとびたいという願いが秘められているのではないかと、拙著『道教と不老長寿の医学』の中にすでに触れておいた。この華青氏の論文はこの点にも触れ、さらに現在問題となっている老年者、肥満症にも及んでいるので、御参考になればと思って、あえて訳させていただいた。

一、現在における軽身の認識

古い『本草書』の中に「軽身」という言葉は、薬物の作用、効能の説明として高い割合に出てくる術語である。しかし「軽身」ということについて、今なお判っきりとした見解がなく、論争もされている有様である。すなわち、「軽身」作用がある薬物の応用と、その影響は充分尽くされていない。最近、老年病医学、肥満症についての研究が進むにつれて、薬物の「軽身」作用ということが、研究者の注意をひくようになった。そこで、「軽身」薬物の効果、および臨床的疾病予防効果ならびに本草学的な研究はひとしく現実的な意義をおびてくるようになった。

現在のところ、「軽身」ということについては、次の三つの解釈があるようである。

一、「軽身」とは、本草学書の中にみられる道教学説からみて、これは道教の一つの典形的思想である「登仙」を追求したものであると郭氏はのべている。

二、また、「軽身」には、体重減少と体が敏捷に動くという意味があると、忻氏、林氏は言っている。

三、また「軽身」とは体が健康で、軽やか、体は充実してはいるが、これは外界の刺激にてきぱきした判断をすることができるので、一つには抗老衰作用のあらわれだと倪氏は考え、陳氏も

「軽身」とは、抗老衰作用の一つの指標になるといっている。

筆者はこれらの説はみな理にかなっているが、一方に片よっていると思い、ここに一つの考えを提示し、読者の御批判をあおぎたいと思っている。

二、「軽身」と道教との関係

周知のように方士の術、すなわち方術は、秦漢時代から初まり魏晋南北朝には盛んとなってきた。薬をのんだり、丹を煉り、長生不死を追求し、道を得て、昇天することは、道教の究極の姿でもあった。道士（道教徒）は薬物について深く研究し、医師あるいは薬学家となっていった。たとえば葛洪とか陶弘景といった人々である。

このようなわけで、道士の思想が本草書の中にみられることは当然といえる。従って『神農本草経』や『名医別録』に少なからず「軽身不老延年」とか「辟穀不飢」などといった道士の考えが反映している。道教はでたらめで理窟にあわないものだともいう人がいる。しかし、筆者はどうしても「軽身」ということが理窟にあわないものとは考えていない。このようないいぶんは弁証的唯物主義の「一を分けて二となる」（註：物事の発展の課程では、対立と分裂は避けられないということ）にも合致しないと思っている。

まず、道教の歴史からみると、道教は秦、西漢時代にようやく芽がふき、正式には、東漢末、順帝のとき、琅邪《ろうや》郡の宮崇というものが、その師于吉が著した『太平清領書』（のちに『太平経』という）を、順帝に献じたことに始まる。しかし帝はこの書に関心を示さず、しまってしまった。このことは当時まだ道教の影響はさして大きくなかったことを示している。

『神農本草経』の成立年代は一般に東漢時代とされているが、本草学家の尚志鈞先生の最近の説によれば、『神農本草経』の主要部分はすでに西漢時代に選せられたものであろうという。もしこの説のとおりとすれば、西漢時代にやっと道教学説が芽ばえた情勢だから、『神農本草経』中の大量の「軽身」作用がある薬物の記載が道士の影響だと簡単に言いきれないことにもなる。そのうえ、『神農本草経』は、一人の著者が、一時期に作ったものだとは考えられないから、これらの多くの編者がすべて道士であったともいいきれない。『神農本草経』中の「軽身」についての記載は、東漢時代の人か、あるいは、陶弘景が改修したものであろうという人もいる。しかし、陶弘景は『本草経集注』をあらわしたとき、朱と墨の大文字で、『神農本草経』と『名医別録』の原文をわけ、自分の注釈は小文字で書いている。つまり彼は『本草』と『別録』の内容に少しも筆を加えることなしに、厳しくもとの原文を保持したのである。従って、この内容が東漢時代の人が行ったかという確証もないことになる。

ついで、「軽身」薬についてみると、『神農本草経』以後、歴

代医家の著は増えている。すなわち、筆者は、『本草綱目』（劉衡如校正、人民衛生出版社、一九八二年版）について、「軽身」という言葉と、わずかではあるが、「軽捷」とか「身軽」という言葉が出現する薬物の統計をとってみた。その結果は、『本草』一二〇味、『別録』六二味、『食療本草』『海薬本草』『図経本草』各六味、『新修本草』『本草拾遺』各五味、『本草経集注』『薬性論』『日華子本草』『本草綱目』各二味、『呉普本草』『開宝本草』『抱朴子』『丹台録』『蜀本草』『証類本草』『西陽雑俎』等各一味（上記のもののうち、若干重複するものがある）があった。『本草』『別録』が道教興隆期の影響を受けたものとすれば、なぜ、後世道教が漸衰していった経過のなかで、逆に多くの本草書のなかに「軽身」と記された薬物が増えていたのであろうか。

また、道士のいう「軽身」にしても、どの薬物に軽身効果があるかを決めようとしたとき、盲目的ではなく選択的に人に何等かの薬をのませ、身体が軽くなったり、元気になったり、敏捷となり、また体重が減少するような感じを与える薬を選ぶはずである。

「軽身」とはこのように、実際的意味があるのであって、全く道教のたわごとといえず、筆者は「軽身」とは道教の影響によるものとはいえ、全く荒唐無稽とはいいがたく、実際的意味がある術語と思っている。

三、軽身と体重減り

「軽身」ということの意味の一つとして、体重減少作用ということについて考えてみよう。

筆者がこの十五年間に集めた発刊雑誌中で、中医薬を使用した単純性肥満症について発表された論文は四十二篇をかぞえた。その中で使われている薬物の種類と頻度とを分析した結果、これらの四十二篇中、使用されている薬材は一三〇味であった。中医学院で使用されている第五版『中薬学』教材による分類法に従うと、解表、清熱、瀉下、祛　風湿、芳香化湿、利水滲湿、化痰止咳平喘、平肝息風、活血祛瘀、理気、消食、駆虫、補虚、収斂、外用およびその他の十六種の薬物に分類することができた。これらのうち、「軽身」作用があるとされている薬物は四十八味、三七％を占めていた。このうち五回以上出現したものは、沢瀉、茯苓、川芎、白朮、山楂、甘草、半夏、大黄、陳皮、荷葉、柴胡、白芍、当帰、生地、桂枝、薏苡仁、茵蔯、蒼朮、枳殻、防已、草決明、大腹皮、芒硝、黄芪等二十四味があった。さらにこのうち、本草書のなかで「軽身」効果があるとされているものに、沢瀉、白朮、甘草、柴胡、生地、桂枝、薏苡仁、茵蔯、蒼朮、枳穀、草決明、芒硝等の十二味、五〇％があった。これらはみな、日常臨床的に肥満症に用いられる肥満に対する薬物で、このうち「軽身」薬が占める割合が比較的に多く、さらに使用頻度が高い

薬物では、「軽身」薬の占める割合はさらに高いことがわかった。

また、臨床的な実際的な例として、たとえば枸杞は『神農本草経』では、「久服すれば筋骨は堅く、軽身となり不老となる」とあり、『図経本草』では「茎、葉、および種子を服用すれば軽身益気作用がある」とされているが、これは代表的な「軽身」薬の一つといえよう。ある報告では、五例の肥満症の患者に枸杞のみで治療したところ、一ヶ月で二・六kgから三kg体重は減り、四ヶ月でみな正常範囲にもどったという。また漏芦は『神農本草経』には、「久服されれば軽身益気作用がある」と記されているが、ある報告によると、漏芦を主とした処方で多くの肥満症を治療して満足すべき結果を得たという。

現代医学的研究所では、枸杞には血清コレステロールを低下させ、燐脂質を増す作用があるという。また漏芦の煎剤は食餌による高脂血症に有効で血清コレステロールを低下させ、脂肪蛋白を下げ、血清中の過酸化脂質を正常に戻す働きがあるとのことである。このうちの有効成分の一つであるケトステロイドはラットの血中脂質を下げ、肝臓、胆嚢におけるコレステロール合成を抑制する作用があると認められた。このように臨床成績、および基礎的実験でも「軽身」作用薬物は、脂質代謝と体重減少に関係することが判明した。

しかし、「軽身」がただちに体重減少に結びつくというのは早捷というべきである。歴代『本草書』に記載されている二〇〇余種のうち、現在、実際に臨床的に使用されているのはわずかに五〇味にすぎない。この点からして、「軽身」薬については、なお研究を進めなくてはならない。さらに、「軽身」薬とされるものがすべて体重減少作用があるとは限らないことを知るべきである。たとえば、丹砂、霊砂等は『別録』『証類本草』中には、「久服すれば神明不老となり、軽身となり神仙となる」といっているが、この両者はともに水銀性の有毒物であって、古代の迷信にまどわされた人々が亡くなったのもまたはかりしれないものがあった。それで、李時珍は『本草綱目』のうち、数例のこれら丹剤を服用して死亡したことを記録して、後世の人を「久服してはいけない」と戒めている。このようなわけで、「軽身」だけで肥満についていうこともむずかしい。

筆者は「軽身」と体重減少との関係は、「軽身」という言葉のうちには体重減少ということもあるにはあるが、すべてではないといいたい。臨床的に肥満症に対して薬物を選ぶ場合、「軽身」作用とは、参考にとどめておくぐらいがよいと思っている。

四、「軽身」と抗老衰作用

中医学では、老衰とか、臓腑機能の減退は、精・気・神の不足。または、気滞、血瘀、痰濁、水湿、虫邪等が関係するものとしている。伝統的な抗老衰薬物とか方剤の効果は主として、補益または祛病の働きで、直接あるいは間接に老人の体質を強め、身

体と精神活動を刺激して、体の内・外の環境を平衡状態にたもつよう調節し、病邪の侵害を防ぎ、生命の衰退過程を遅らせることによるのである。「軽身」の薬物には、補益類も祛邪類もあるので、これらの服用により、身体が軽やかに、すこやかに、反応が敏捷となり、老衰のために体が重く、行動が鈍くなったり、あるいは反応がぼけることを防ぐことになる。

「軽身」薬物は、他の抗老衰薬物とこのように似ているという他に、体重減少の効果が抗老衰性ということに影響することも無視できない。単純性肥満症は各年齢層にみられるが、老・中年層にさらに多くみられ、一般には老年病のうちに入っている。この肥満症は容易に、糖尿病、高血圧、高脂血症、心臓病等を合併しやすい。従って肥満症を予防することは、いろいろな老年病の発生を防ぎ、抗老衰の働きに結びつくことになる。すなわち、このように体重減少をもたらす薬物は一定度の抗老衰作用があるものと言えよう。

五、むすび

「軽身」という言葉の意味するところに触れてみた。筆者は「軽身」とは道教の影響があることを認め、まんざら全くのでたらめではなく、ある程度の実際的意義を認めるものである。すなわち、「軽身」の意味するところは複雑で、体重減少ということも含まれているが、なお補益作用とか、祛邪作用などもある。さらに薬を用いて、体が軽捷となり、力強くなるということも一つの抗老衰作用の目標となる。すなわち「軽身」には、体重減少の意義もあって、これは抗老衰性の助けともなっている。

「軽身」については、なお完全に究明されたわけではないので、今後さらに研究していく必要があると思っている。

（『漢方の臨床』37巻6号〔平成2年〕）

「道教医学」の提唱

小平市・吉元医院
吉元昭治

一

筆者がある道教医学についての論文を書いたところ、関西某大学教授で道教を研究している某氏から強いアピールがあった。その主旨は「自分は道教医学という言葉は使わない。それは儒教医学と同じことではないか。中国哲学大家（停官退職されている）の追随にすぎない」というものであった。

筆者はその高名な大家にお目にかかったことや、話も聞いたことはなく、全く何の影響をうけてはいない。筆者はこの関西某教授が編集した文部省研究費による研究業績集が本となり出版され、その書評を求められ、むしろ好意的に推薦さえしている。読者に道教医学について理解していただきたくその答えも含めて書くこととした。

二

一歩ゆずって道教医学という言葉がないとすれば（もちろん、儒教医学についてはなお問題があろうが）仏教医学という言葉はどうなるのであろうか。周知のように仏教医学についての書は数多い。その一例を挙げれば、福永勝美氏は『仏教医学詳説』（雄山閣、昭和四七年）『仏教医学事典』（同、昭和五五年）のなかで「仏教医学はインド医学という縦糸に対して、仏教教理を横糸として織りなされた多彩な布である。従ってその織り初めは、遠く古代インド医学史をもって初まる」と記している。

また最近注目されて来た「チベット医学」や「蒙古医学」はラマ教の教義と、インド医学や土俗的医学とが結ばれたものであるといえる。

筆者は現在「道教医学とは道教経典を背景とした中国医学とい

えるが、中世以後に、道教が一部流派を除いて、三教同源（三教とは儒・仏・道教をいう）の気運の亢りの影響もあって民間信仰のなかに埋没していったと同じく、道教医学も民間療法や信仰療法の形態をとるようになった」と考えている。

三

世界の医学はどこにあっても、巫医から初まっている。中国では殷時代には巫覡（巫は女巫、覡は男巫）というシャーマンが祭政一致の立場から祭祀、魔術、医療行為をしていた。

戦国時代になると神仙説、陰陽五行説を説いた方士は方術（『漢書』芸文志では、方術を方技と術数とに分け、前者には医経、経方、房中、神仙を、後者には天文、暦譜、五行、蓍亀、雑占、形法が分類されている。これはのちの道教医学を考えるのにヒントとなる）を行い、東漢時代に道教が成立するに及んで道士という姿となっていく。従って道教に巫的要素、方術的色彩が濃いことは当然といえる。

道教は中国固有の宗教であり、不老長寿を願い、究極には仙人になって不死となることが目的で、仏教のいう来世の追及より現世の願いの実現に努力したから、現世利益を重んじる中国の人々に大きく迎えられた。

一方、中国医学も、隋唐医学ではなお、巫的・方術的な面を残していたが、金元四大家が出現し医学の理論化、体系化が進み（金元医学）、明清時代に伝統医学としての形態を確立し（明清医学）、現在の中医学の基礎をつくった。

道教の方でも不老長寿を支えるものは医学であるから、この力を借りて布教に力を入れていくようになる。

しかし、中国医学の中でも、伝統医学にとり残された部分は、先に述べたように道教医学が民間療法あるいは信仰療法に変化していく過程で大きな力となっていった。そして一般の人々の身近にあって容易に機能し受け入れられ、歓迎される。医学のシステムの中にあって、低級な医師とされた民間医などはこの担当者で、串鈴医、鈴医、走医、行医、草医といわれた人々で、さらに道教や仏教または民間信仰の範囲にある人々が多い。すなわち尼僧、仏僧、道士またはいわゆる三姑六婆等が医療をも行っていた。この三姑とは尼僧たちで、お経や宝巻の説教と共に薬を与えたりしていた。六婆とは薬や灸さらに占いまでもする老婆たちをいう。

このような事実は明清時代の小説（『金瓶梅』『紅楼夢』『老残遊記』などの章回小説）を見ても明らかである。つまりこれらの人々が雑多に混在し、その境界がはっきりしていない。すなわち、道教医学が民間療法、信仰療法のかたちになっていったことを物語っている。これらの経過を別表にしておくから参考にして戴きたい。

表

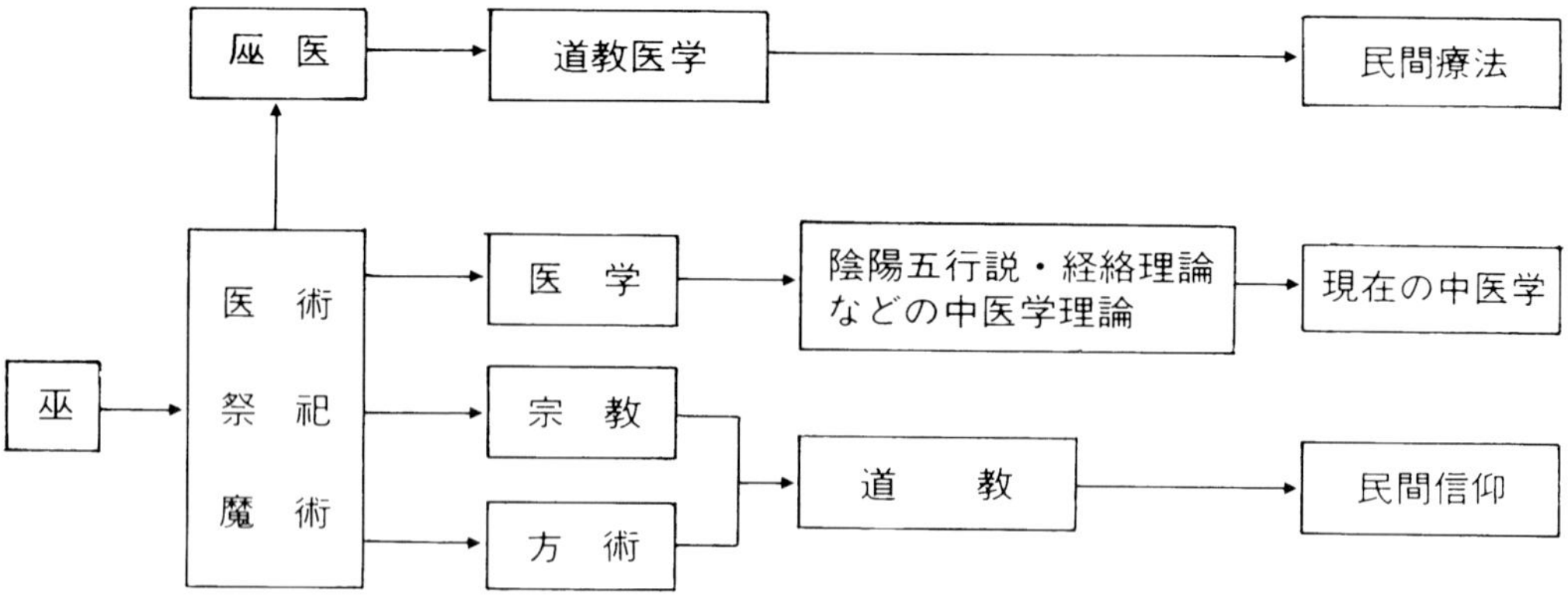

四

つぎに、筆者のいう道教医学の定義と分析に入りたい。

道教経典の集大成である『正統道蔵』『雲笈七籤』、さらに『道蔵輯要』を通覧すると、如何に道教と中医学とが密接なものがあるかということが分る。例えば我々が医書として理解している『素問』『霊枢』『八十一難経』『千金要方』『本草衍義』『急救仙方』『仙伝外科秘方』などが収められている。さらに部分的に収められている医学的部分を抽出、整理してみるとその量は驚くべきものがあり、道教が宗教である性格である教義、祭祀、戒律、伝記などと比べても決して少ないとはいえず、いかにこの方面の研究がおくれていたかが痛感される。

道教あるいは道教医学と中医学とは密接なものがあり、それは中国人は表は儒教や仏教、裏では道教というのに等しく、それには魯迅の「中国を理解するには道教を理解すべきだ」という言葉が重要な鍵を与えてくれる。

このような事情をふまえて、筆者は別図のように道教経典から道教医学的部分を三つのカテゴリーに分類した。（別図参照）

○カテゴリーⅠ（中心円）　現在の中国医学とほぼ同じ内容で、湯液、本草、鍼灸などがふくまれ、両者が最も近い部分といえる。また道教の一つの特色である外丹術もこれに用いられる鉱物類が「本草学」の範囲に入るからここに入れた。

図　道教医学

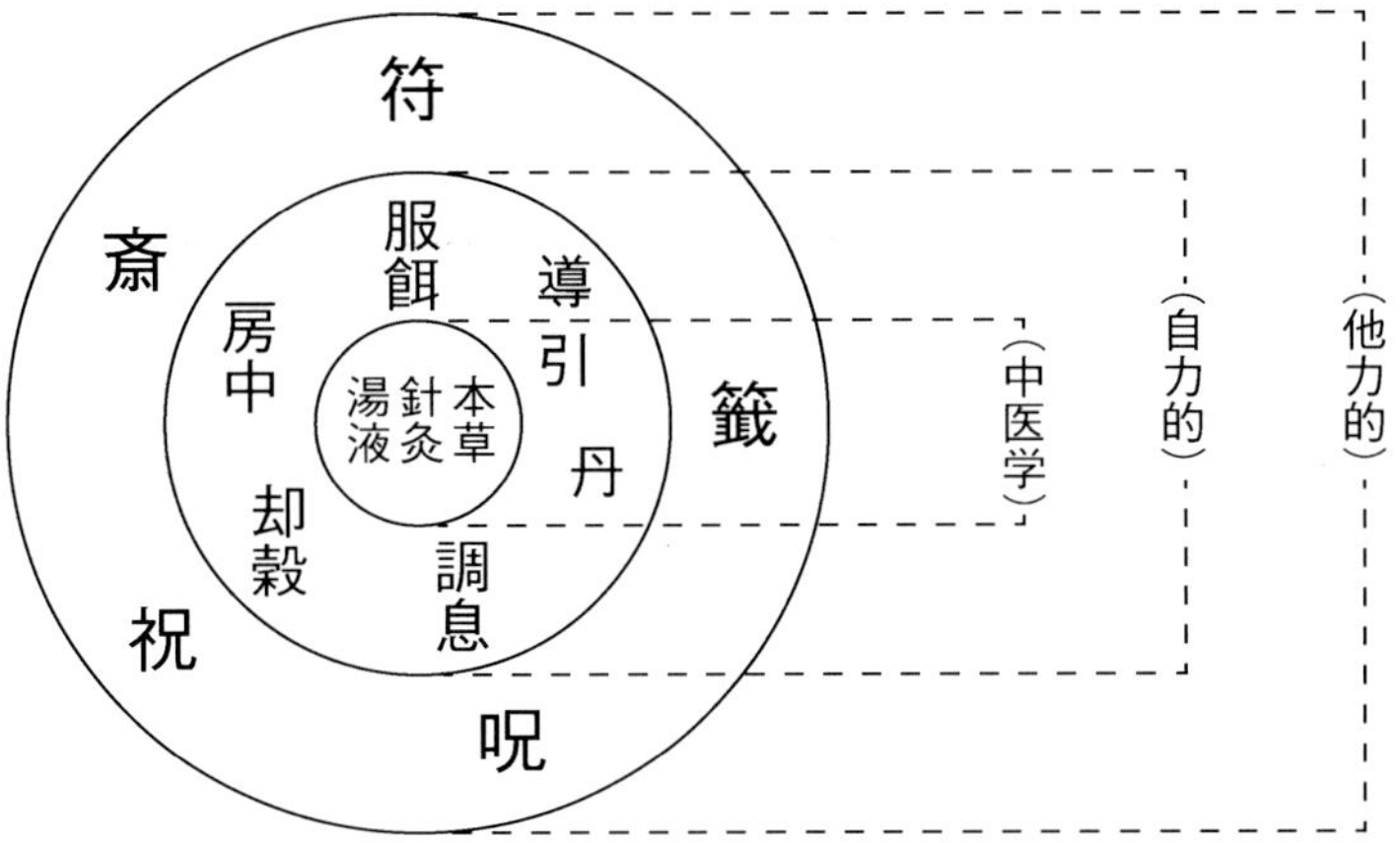

○カテゴリーⅡ（中間円）　道教医学として特徴がある部分で、導引、調息、内丹、辟穀、内観、房中などがふくまれ、いわゆる養生術に近く、自力的傾向がつよい。丹鼎派といわれる人々に支持された。現代の言葉でいうと、呼吸、運動、精神療法、性科学などといえよう。

○カテゴリーⅢ（外周円）　最も道教的でマジカルな内容で巫的要素が強い。また民間信仰にも係るところで、符、占、籤、呪、斎、祭祀、祈禱、禁忌などがふくまれ、多分に戒律的、倫理的な面があり、他力的傾向がつよい。いわゆる符録派、積善派、占験派といわれる人々に支持された処で、今日の心理的療法ともいえる。

このような二、三の例を示そう。これらの経典は道教経典のうちでも特にA級とはいえないが、むしろこのような経典から抽出する作業が、道教医学に迫る地味な作業といえよう。別にその一部の経典原書を示しておく。

○『修真精義雑論』（HY：90220：8）（註）

符と、服薬論があり、また、安和蔵府丸、理潤気液膏の処方がしるされ、これらが並記されている点に注目したい。

○『太上除三尸九虫保生経』（HY：30900：31）

太上とは太上老君、すなわち老子をさす。三尸九虫とは道教医学でいう人体寄生虫である。詳しくは拙著『道教と不老長寿の医学』を参照されたい。符と薬物による駆虫法がここで見られる。

『修真精義雑論』

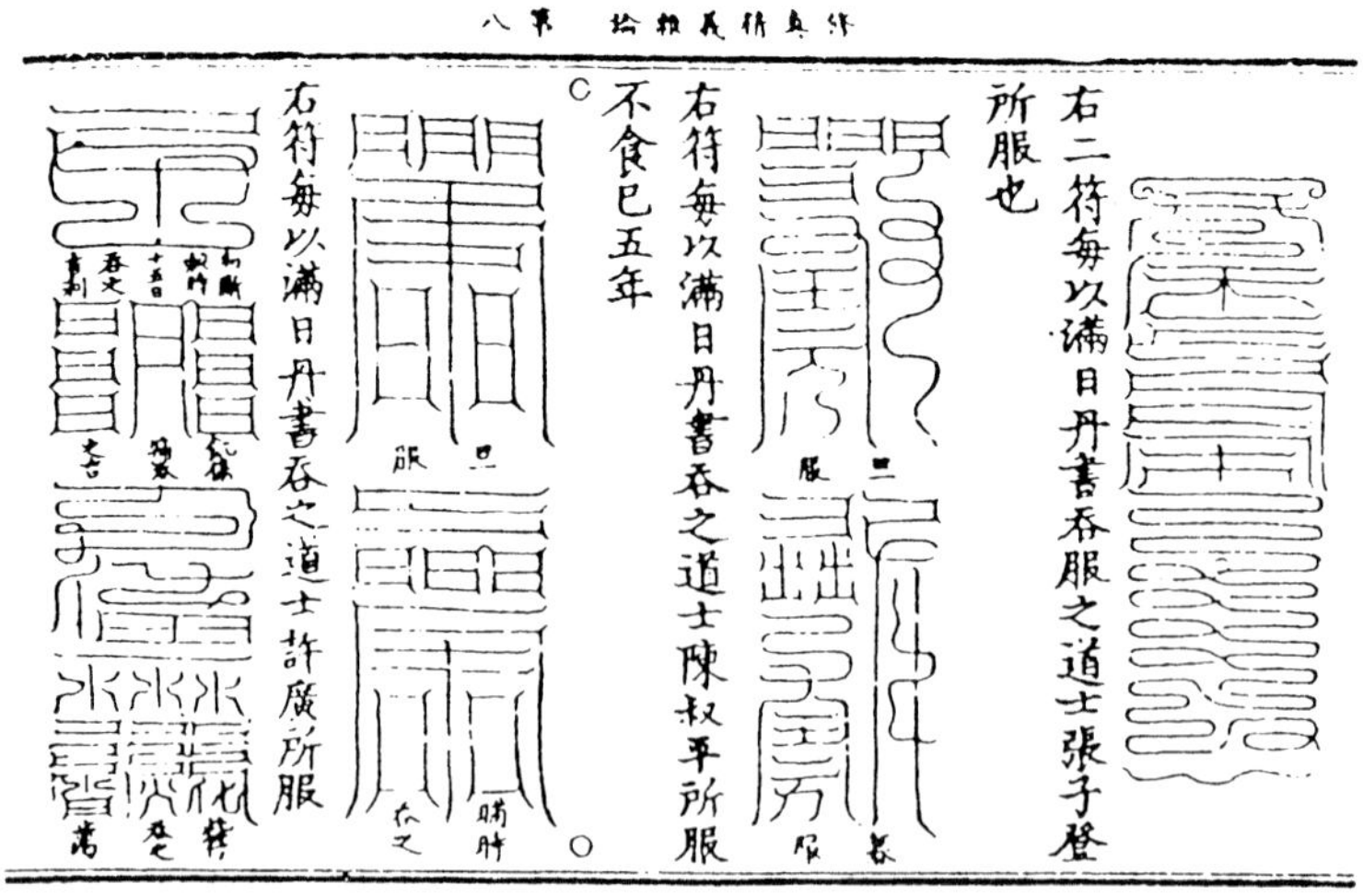

修真精義雑論　第八

右二符毎以滿日丹書呑服之道士張子登所服也

右符毎以滿日丹書呑之道士陳叔平所服不食已五年

右符毎以滿日丹書呑之道士許廣所服

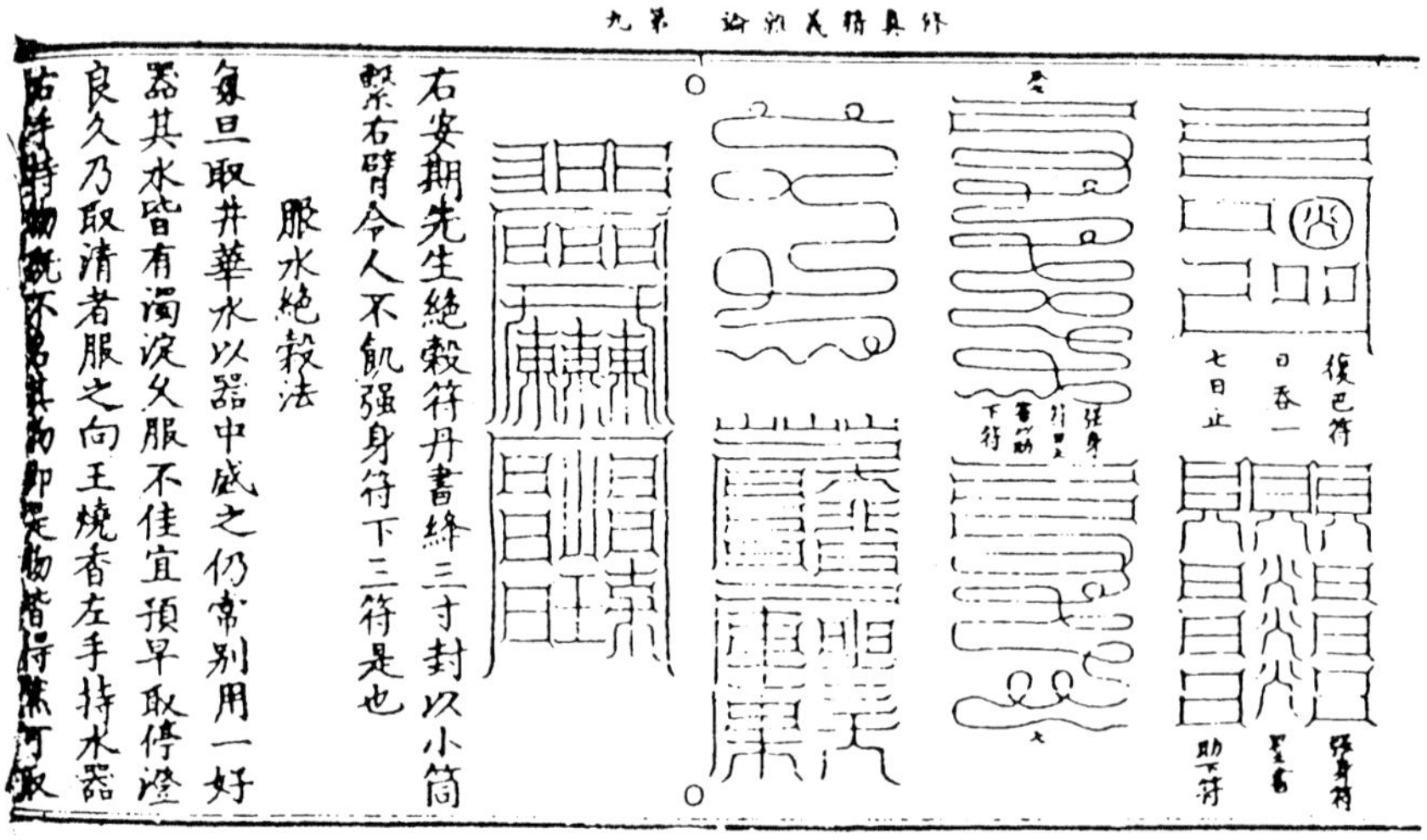

修真精義雑論　第九

右安期先生絶穀符丹書絳三寸封以小筒繫右臂令人不飢强身符下三符是也

服水絶穀法

旦取井華水以器中盛之仍常別用一好器其水皆有濁淀久服不佳宜預早取停澄良久乃取清者服之向王燒香左手持水器[illegible]

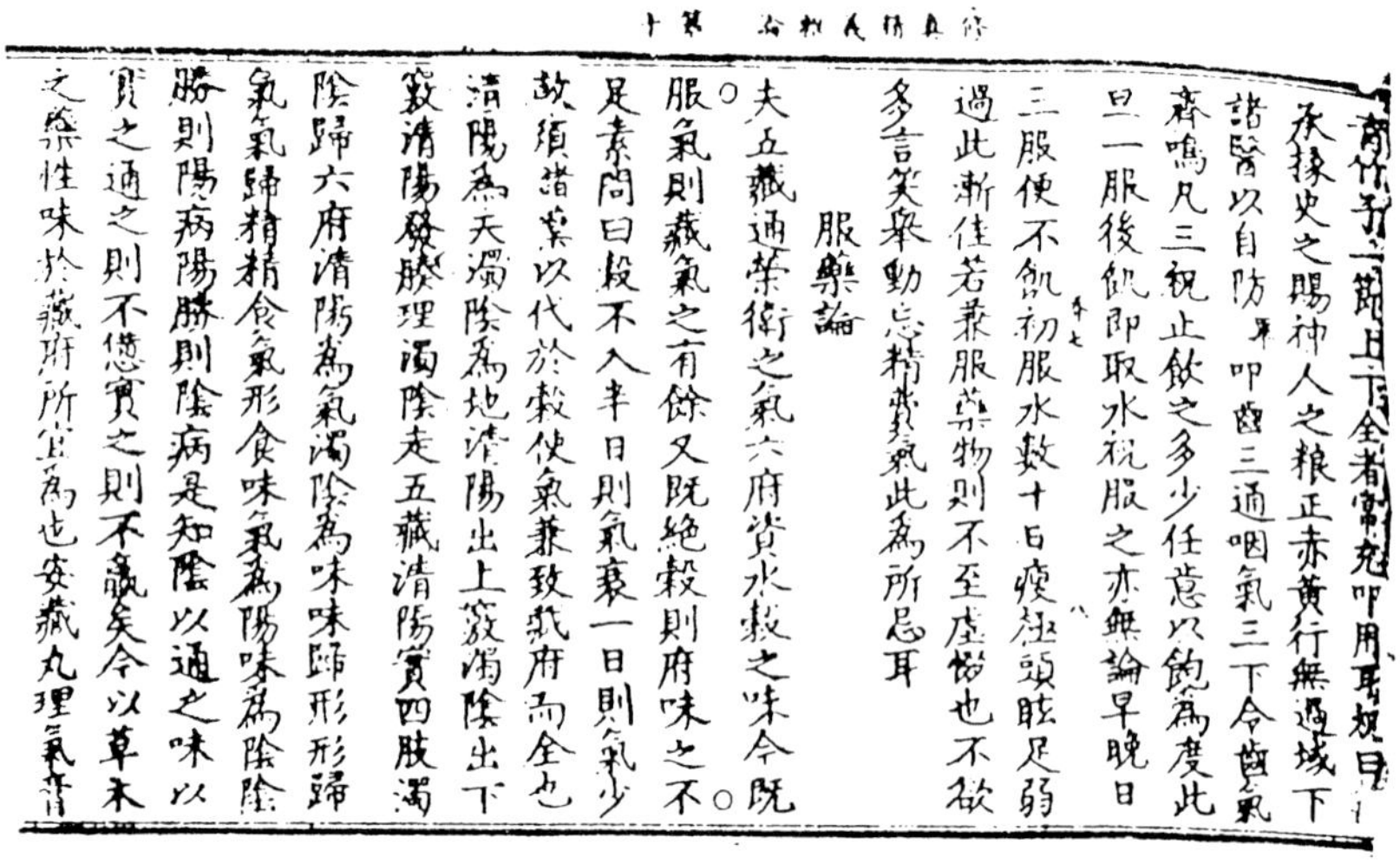

修真精義雑論　第十

[illegible]承掾史之陽神人之粮正赤黄行無過域下諸醫以自防　叩齒三通咽氣三下令齒氣齊鳴凡三祝止飲之多少任意以飽為度此旦一服後飢即取水祝服之亦無論早晩日三服便不飢初服水數十日瘦極頭眩足弱過此漸佳若兼服藥物則不至虚惱也不欲多言笑舉動忘精散氣此為所忌耳

服藥論

夫五藏通榮衛之氣六府資水穀之味今既服氣則藏氣之有餘又既絶穀則府味之不足素問曰穀不入半日則氣衰一日則氣少故須諸藥以代於穀使氣兼致藏府而全也清陽為天濁陰為地清陽出上竅濁陰出下竅清陽發腠理濁陰走五藏清陽實四肢濁陰歸六府清陽為氣濁陰為味味歸形形歸氣氣歸精精食氣形食味氣為陽味為陰陰勝則陽病陽勝則陰病是知陰以通之味以實之通之則不憊實之則不羸矣今以草木之緊性味於藏府所宜為也安藏丸理氣[illegible]

修真精義雜論　第十一

其先無病疹藏府平和者可常服此丸青升
茯苓巨勝等單服之藥若藏有病者則以所
宜者增損之服如先有痼疾及別得餘患者
當別醫攻療則非此之所愈也其上清方藥
各依本經稟受者自宜遵服

安和藏府丸方

茯苓　桂心　甘草炙　人參　柏子仁　薯蕷　麥門冬
去心已上各二兩　天門冬四兩
右擣篩為散白蜜和為丸丸如梧桐子每服
三十丸日再服以藥飲下之松葉枸杞等諸
藥可為飲也

理潤氣液膏方

天門冬　黄精　地黄　术　煎汁相和勻已上各五升　各　茯苓二兩
桂心　甘草炙已上三兩　薯蕷　澤瀉已上各五兩
右並擣以密絹篩令極細納諸煎中又納熟
巨勝杏仁屑三升白蜜二升攪令調重湯煮
攪勿住手令如膏便調强為佳冷凝擣數千
杵密器貯固之少出丸服每早晨以一丸如
李核大含消咽之日再三此藥宜八月九月
合至三月已來服之若三月二月中更煮一

太上除三尸九蟲保生經　第十七

老君六句六甲符每十日一服十枚去三尸
九蟲保陽精經大驗矣兼用前訣水銀砂研
用書符常餌之

六甲符

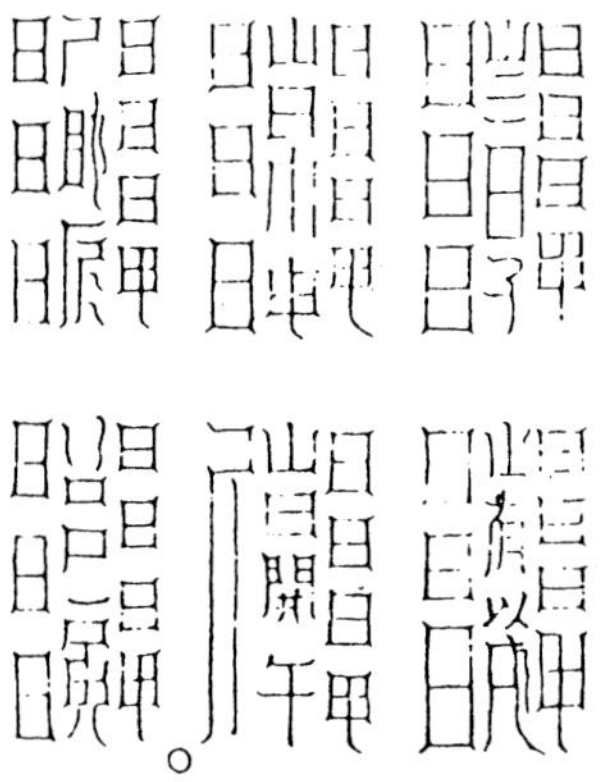

叩齒三通稽首叩頭呼六甲神名云某奉受
靈符
謹請甲子神王文卿從官一十八人降下經
吾筆
謹請甲戌神展子公從官一十四人降下經
吾筆
謹請甲申神扈文卿從官一十六人降下經
吾筆

太上除三尸九蟲保生經　第十八

謹請甲午神衛上卿從官一十八人降下經
吾筆
謹請甲辰神孟非卿從官一十四人降下經
吾筆
謹請甲寅神明文章從官一十六人降下經
吾筆

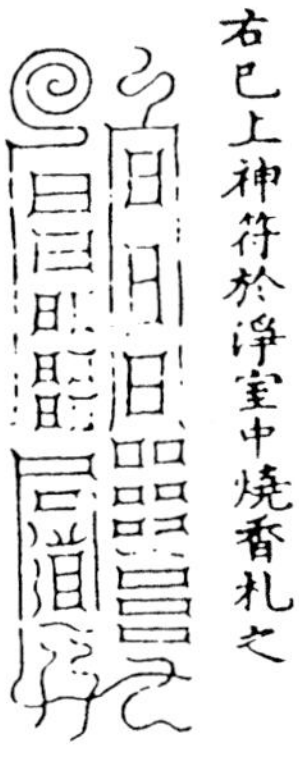

右已上神符於淨室中燒香札之

右以除破日朱書吞之伏滅三尸

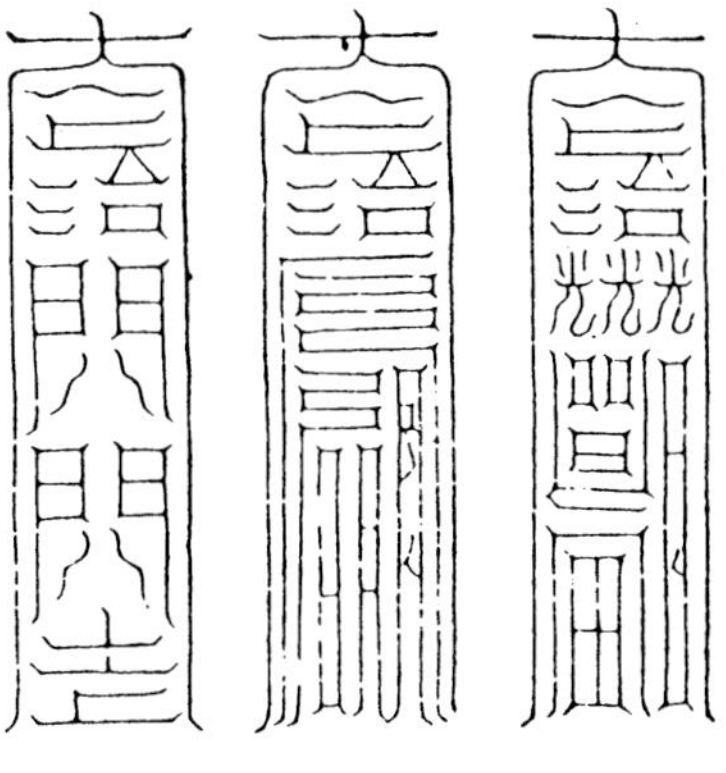

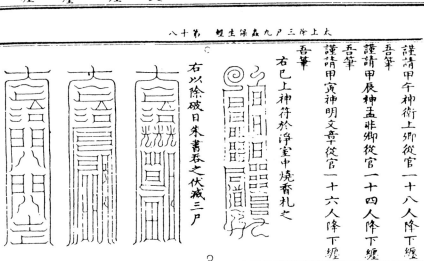

太上除三尸九蟲保生經　第十九

其符三道毎至庚申日夜朱書白紙上呑萬
不失一庚申日夜禁絶尸鬼警備以朱砂點
左右目下以雄黄點右鼻令小入左鼻中點
畢先叩齒三通呪曰
上景飛纏　朱黄散煙　氣攝獨邪　尸穢沉眠
和魂錬魄　合形爲仙　令我不死　
聰聽徹視　長亨利元
呪畢又叩齒三通咽液三過以右手第二指
躡右鼻孔下左手第三指躡左鼻下各七過
當盡陰按之勿舉手也此是七魄遊尸之門
尸精賊之津梁故以朱黄之精塞尸鬼之路
閉淫亂之氣矣
又甲子日伏三尸秘法平明時取東西水一
升日中時亦取一升日入時取一升黄昏後
露星月下至夜半時祝西東服之呪曰
天清地寧　日月五星　六甲神水　滅尸賊兵
回凶爲吉　元亨利貞　急急如律令
初神去本丸又名制蟲丸
大附子五両　藿陸香五両
青木香五両　麻子仁七升

太上除三尸九蟲保生經　第二十

乾地黄六両　大黄五両
磨木糖膠五両　朮七両
茱萸南行根皮　雲芝英五両
桂心五両
丹砂五両
石上菖蒲
右一十三味別擣各三千杵畢都合和以
白蜜又擣八千杵大凡擣五萬杵藥成以
密器謹盛之勿泄氣及殗汚也平旦東向
初服七丸如小豆大漸益一丸以酒服之
此藥益補除千災固魂魄填液血也服盡
一劑則穀蟲死蟲死則三尸枯亦可常服
穀蟲既滅使食穀而無病過飽而無傷此
至眞之言固合修之
造雲芝英法
雲母粉五両　雄黄四両
右二味合著銅器中微下火令藥色小變
畢内竹筒中以松脂急塞其口愼勿令泄
氣懸於飯瓶下蒸熟一碩米飯畢撥視令
三物相合如凝脂更以松脂重和之都合

道法會元　卷二百十七　第十九

要以毎月毎日用後時正月戌時二月酉
時三月申時四月未時五月午時六月巳
時七月辰時八月卯時九月寅時十月丑
時十一月子時十二月亥時毎日日以此
時服藥呑符必獲其效
訶棃散
赤茯苓二両　木香一両　檳榔一両　當歸一両　訶棃勒皮
二両　炒大黄一両　呉茱萸
右毎㕮咀三錢薑三片水一盞煎至六分
温服治痨嗽止氣喘
玉龍膏
青蒿子二両　白檳榔二両　製鼈甲半両　赤茯苓半両
地骨皮半両　豆豉心二合　柴胡二両　白朮半両　木香半両
牡蠣半両　人参一両　當歸三両　朱砂一両　生乾地黄一両
虎頭骨　茯苓　鼈甲
右藥專治膏肓痨嗽喘滿成瘵疾者必皆
治之
又藥法
眞蘇合香圓四両　通明雄黄二両　黒錫炒成末半両

『道法会元』

右法以辰日取東引桃枝二尺四寸柳枝一尺二寸東引石榴根六寸槌碎用水煎二盞至一盞復熬半盞瓦器中煎之乳鉢中將前三藥旋入藥汁中擣千餘杵分作三十圓朱砂末二錢麝香少許為衣日用乾薑湯嚼下乾嚼亦好卻服助藥慨甚者合香二兩次以黑錫作細末每服五錢重五更初炙猪肉蘸喫助之又補以甘菖龍甲生嘉禾散等分烏梅薑棗煎服一月即獲安愈

道法會元卷之二百一十七

道法會元卷之二百一十八　淵八

紫庭追伐補斷大法

書符法式

師指煞文念帝敕開心及秘呪召伊祈取北炁吹布存在香雲中自天門倒衝而下以陰陽斗罡之任意行持又召四帥在煞文右劍訣念秘呪取北炁存降二斗罡之白事意行持如書符念天蓬呪天罡呪研墨取炁同三光正氣布手筆硯朱墨之中三卓筆出雷電火發想一秘字(字)下筆任意書符凡書符時勿令陰人視之

治雜證符篆　符篆一道併受加入八歲

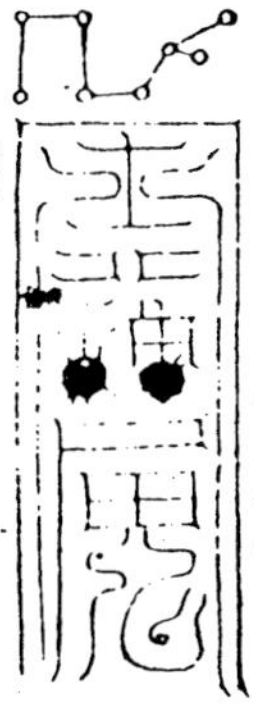

右符貼房中解復連吞服佩帶

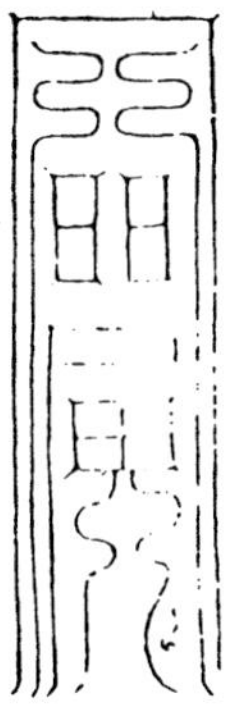

右符專治復連并服用之

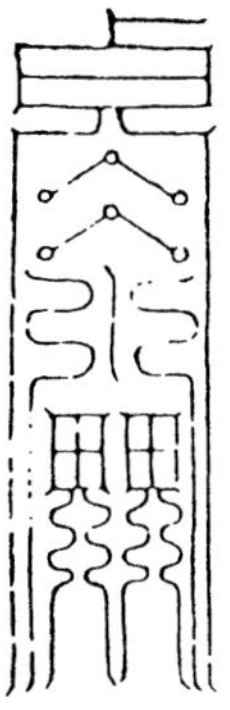

右符安魂定魄及百治用之

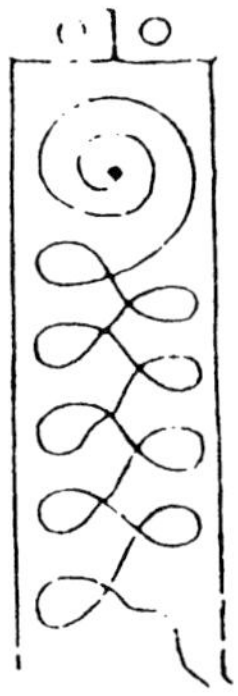

右符治臍下疼痛并吞服用

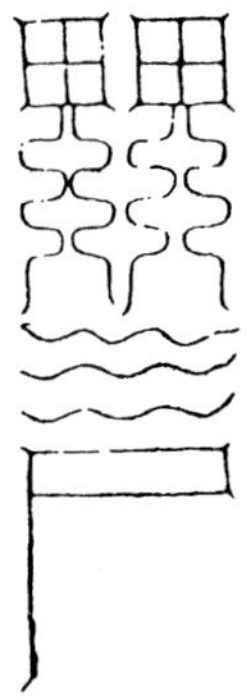

右符治鬼淫交并貼用　淵八

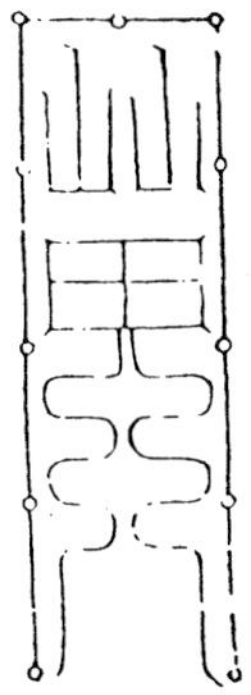

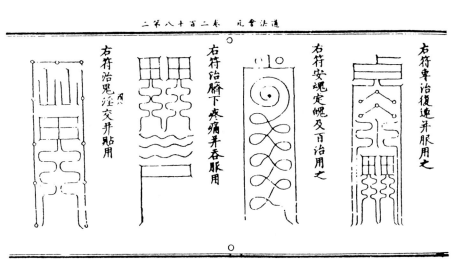

『三国志』華佗の漆葉青黏散はよく知られている。この華佗とは道教医学を確立した重要な人物である。

○『道法会元』（HY：09983：50）

道教経典では大きいもの（全巻二六八巻）。祭祀のことが記されている。これは二一七―一八巻の二つの巻にまたがっているが、やはり、処方と符が並んでいて何等、抵抗なく受け入れられたことがわかる。

○『上清霊宝大法』（HY：70700：51）

符呪的な面がこい経典であるが、（全巻四四巻）、ここで注目したいのは、符を薬とともに服用することが書かれていることである。符を書いて、呑下する、或いは焼いて灰とし服用することは、道教の創まりから符水といって行われてきた。本経典では同時に薬を服用すると言う、特殊なもので、符水という心理的なものと、薬という実際的なものの併用で効果を得ようとしている。現在でも、巣鴨とげぬき地蔵、高岩寺の「御影」は、

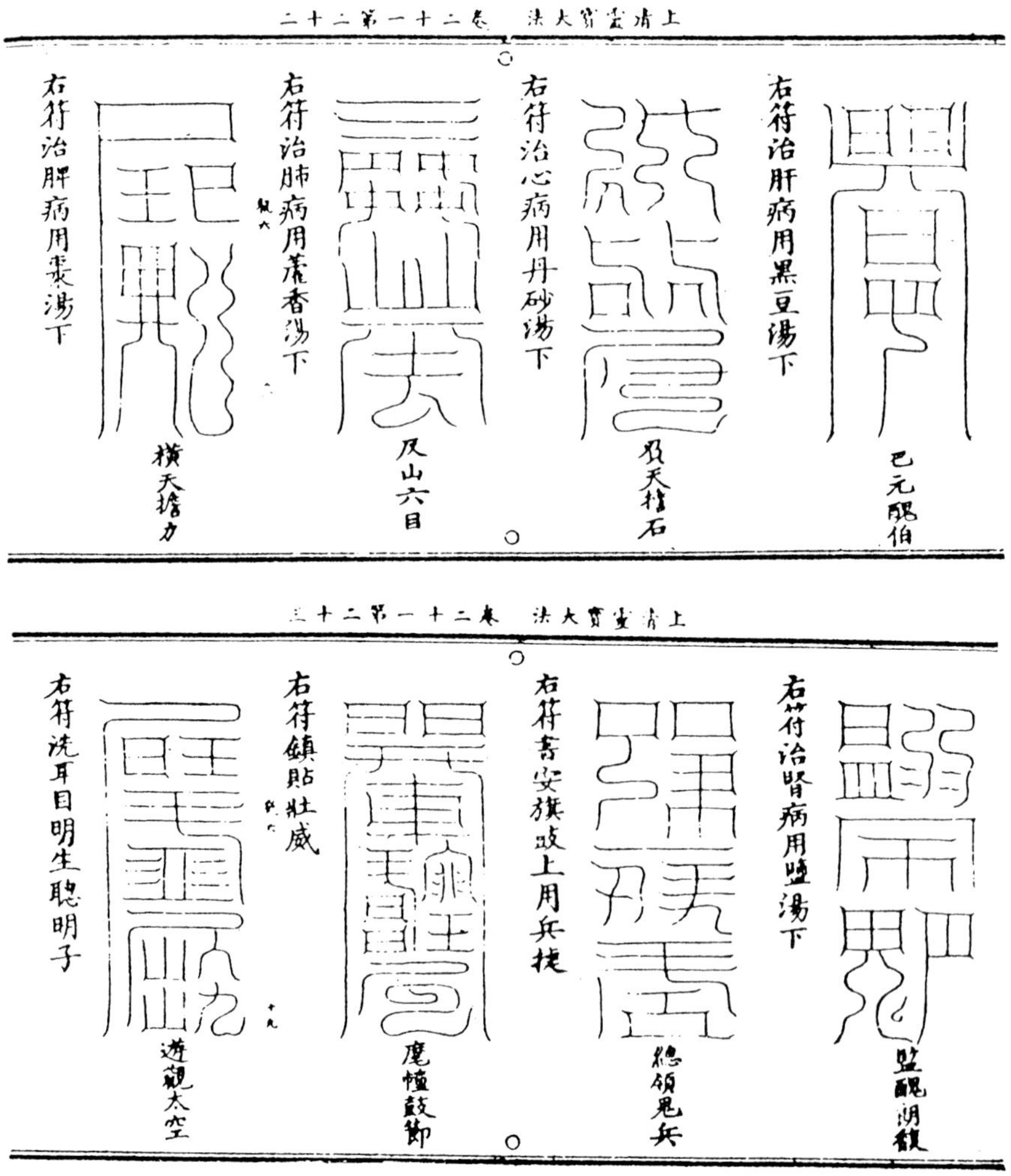

『上清霊宝大法』

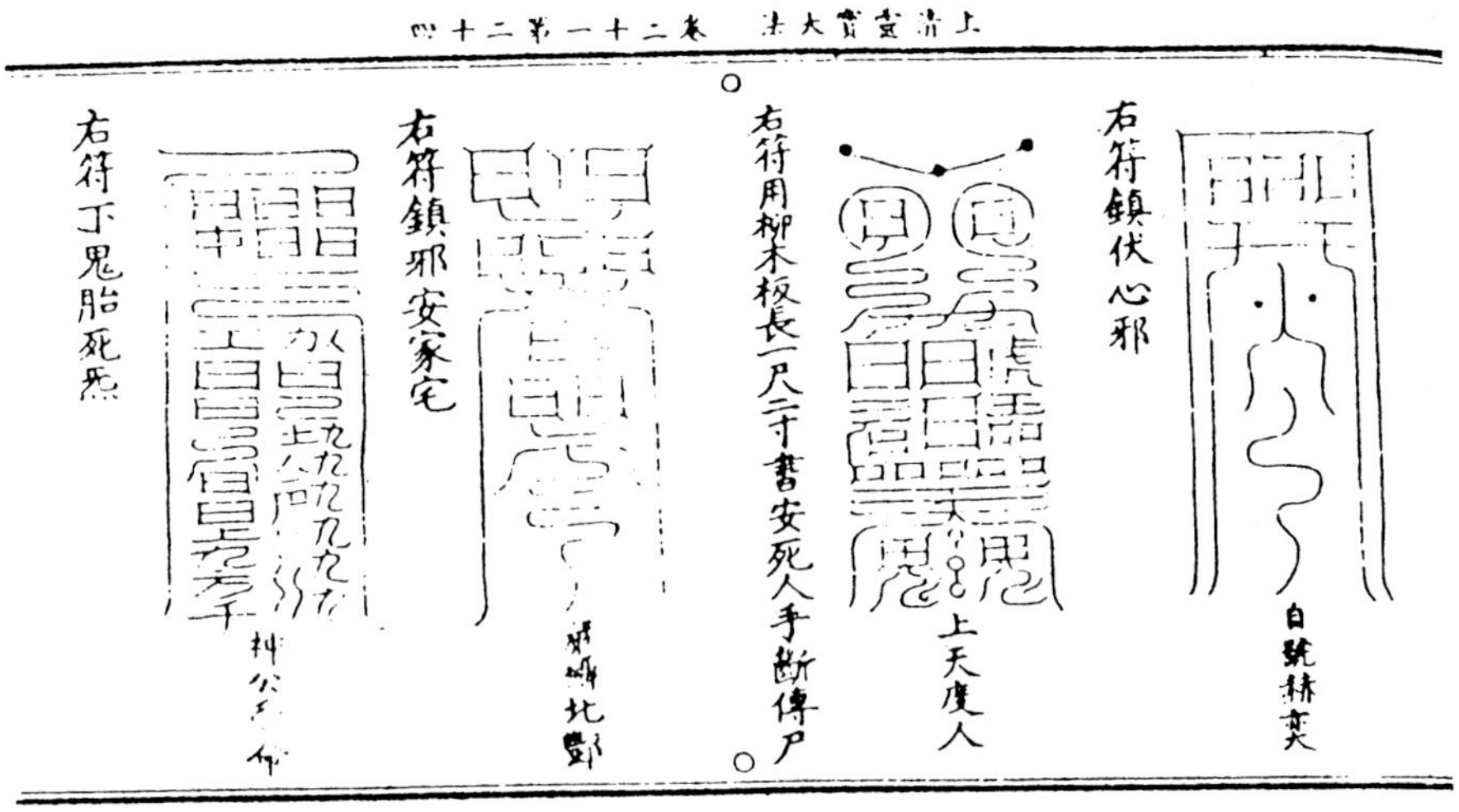

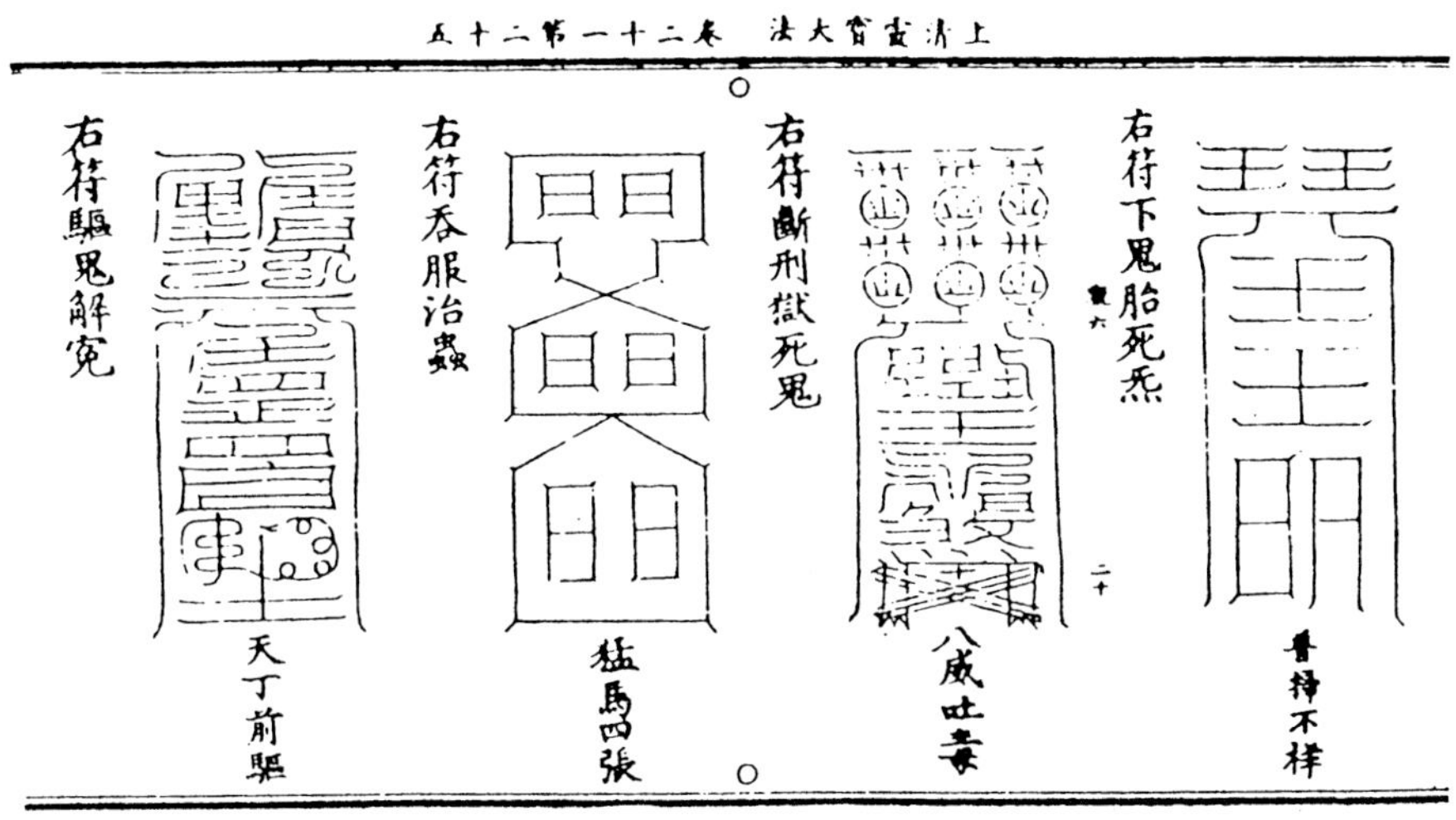

全くの符水の形で残っていて、多くの人々の支持を得ている。

五

最後に筆者および、他の著者の中から道教医学という言葉についてふれておきたい。

この言葉を最初に用いたのは、筆者の知る限りでは、朝鮮医学史の第一人者、三木栄博士ではなかろうか。氏はその著『朝鮮医学史疾病史』（一九六三年、大阪、自家出版、五二六頁にわたる大著）の中で、特に「半島に於ける道教医学付仏教医学」という項をもうけ、『東医宝鑑』（許浚著、一六一〇年）などから道教医学の存在に言及されている（同書一九六頁）。なお氏は「医学の発展とその構成の模型図」のなかで、仏教医学と道教医学という言葉を用いている。そこに付されている解説は傾聴に値するので紹介しておく。

「これらは（仏教医学、道教医学をさす）

昔は医学の中に入っていたのであるが、勿論非科学的で真の医学とは認められない。例えば、仏教は医学に影響し、仏教医学なるものを形成したが、仏教は宗教であり、これを弘めるための方便として医学を取り入れたに過ぎない。道教も回教もそうで、西洋ではキリスト教も同様で、これらは真の医学ではない。中国では漢代の陰陽五行説、五運六気説、宋代の性理説が医学に融け込み、更に展開し金元四大家の学となった。これらが朝鮮や日本に伝わり、それぞれの医学を形成した。東洋の医学はこれがために発展が阻まれたのであり、漸く百余年前から西洋近代科学に基づく医学を採用して立ち上ったのである。かかる面とは別に、否これから発して私は医学を科学の医学と行《ぎょう》（行為）の医学とに分ける。科学の医学については言うまでもないが、行の医学とは実際面に応用する行為―対人対社会的医療で、これは人道主義を必要とする。仏教の慈、儒教の仁、道教の徳、回教の恵、キリスト教の愛、これを心として患者に接して診療に当たることを云うのである。医学の根本理念はあくまでも科学であっても、これに配して真の行を以て為さねば、医学―真の医学とは言い得ない。…医学の発展には常に行が存在しているということを決して忘れてはならない」。

また氏は『霊枢』は道教徒の改名ではないかともいわれている。

福永光司氏も『道教と日本文化』（一九八二年、京都、人文書院）のなかで、「日本古代の道教医学」（八三頁）の項をもうけ、「神話時代をも含めて古代日本の医学薬学は、大陸の道教医学の受容とともに始まり、この道教医学を主軸にして展開しているといっても過言ではない。……医学医療、薬学の問題は、ある国、ある時期の学術思想文化の実態を最も生生《なまなま》しく如実に示すバロメーターであると思われるからである」、としるしている。

筆者の道教医学についての見解、定義と分析についてはすでにふれたが、詳しくはさらに拙著『道教と不老長寿の医学』（一九八九年一月、東京、平河出版）を参考にされたい。この本は筆者の知らないうちに、台湾で『台湾寺廟薬籤研究―道教医方与民間療術』（一九九〇年七月、台北、武陵出版）として出版され、また韓国版として『道教斗不老長寿医学』（都珖淳訳、一九九二年一月、ソウル、オープンブックス社）が世に出た。さらに一部は、『道教斗科学』（都珖淳編、一九九〇年十二月、ソウル、比峰出版）にのった。中国においては、『中国伝統医学与道教』（揚宇訳、宗教学研究、一九八八年一―三期、四川大学出版）、『日本道教与中医関係研究的成果　道教与不老長寿、一書読後』（揚宇、宗教学研究、一九九〇年一―二期）などの紹介論文がある。最近では拙書の中国語出版に関する問合せもきている。このように本書は東南アジア地方、漢字圏で読まれたことになる。

さらに道教医学という言葉については、『魏晋神仙道教』（胡孚琛。一九八九年六月、北京、人民出版社、二七一頁）には、筆者の

道教医学についての見解、定義、分析がそのまま紹介されている。また、『道教与中国伝統文化』（郷希泰、一九九〇年三月、九月、福建、福建人民出版、三四二頁）（『中国文化百科『王景梅他、一九九一年二月、長春、吉林人民出版、五三四頁）には、道教医学という言葉が使われている。

六

以上あげた諸事実から読者は道教医学の存在とその意義について納得されたと思うし、すでにその言葉は定着しているといってよいだろう。好むと好まざるとこの言葉を受け入れるべきである。道教医学という言葉を改めて提唱する。

七

追記　最近中国で出た養生・気功に関する文献を数多く見かける。このうちには全集的に数冊にわたる大きな文献がある。例えば、

中華古典気功文庫、（主編、高鶴亭、北京出版、北京、一九九一年四月、全十四冊）

中国気功大成（主編、方春陽、吉林科学技術出版、吉林、一九八九年十二月、全一冊）

道蔵要籍選刊（胡道静他輯、上海古籍出版、上海、一九八九年六月、全十冊）

などは全く内容は、道教経典で『道蔵』の抜萃であるし、寿養叢書（明、胡文煥校刊、中医古籍出版、北京、一九八九年四月、全六冊）

を初めとする多数の養生書の内容は、道教それ自身か、あるいはこれに近い接点を見出すことは容易である。

筆者の不思議はなぜ、気功といい、養生といい、道教との関係を強調しないかである。これらは広くいえば、道教医学のカテゴリーにあるというべきである。ひと頃、中国では道教と道家という言葉をあいまいにし、道家という言葉で以ってしていた。養生であれ、気功であれ、人の健康、疾病の予防、治療に関わるものは医学であるはずだし、それが道教と係わりがあるものなら、道教医学といってよいと思っている。養生に関する研究を仮に養生学というなら、いまいった理由でそれは養生医学といってもよいし、広くは道教医学でもあるわけである。もちろん、養生に関することは道教が全てではないが、養生は道教の一つの柱であることには変りはない。

註：HY は Harvard-Yenching Institute Sinological Index-Series (Index No.25) 道蔵子目引得の示す番号、後の番号は、正統道蔵、芸文印書館版の冊数番号を示している。

（『漢方の臨床』39巻4号〔平成4年4月〕）

精気神とその周辺

吉元医院・順天堂大学医学部産婦人科　吉元昭治

一　はじめに

漢方では、「気血水」という言葉がよく使われているが、中国伝統宗教である、道教には「精気神」という言葉がある。道教は、現世利益と、不老長寿の追求が大きな柱である宗教であるが、中・近世になると外丹術の反省から生まれた、内丹術が道教の修養、目的完遂の大きな柱となって来た。これは、現在流行している、気功にも尾をひいている。

ところで、この内丹術でも最も理論的に重視されてきたのが、この精気神であり、この三つは、三にして一、一にして三という不離の関係にあり、この三つが一つになっていれば、体は丈夫であり、長寿も望まれるというのである。そして広く解釈すると、気血水にも係わっている。道教医学は、全部とはいわないが、精気神の医学であり、中国伝統医学とクロスしている面がある。この小論で、精気神の歴史・文献、精・気・神の概念等を関係する資料から挙げてみたい。

二　精気神

精気神の文献的考察から入る。

(一)　太平経

『太平経』は、道教経典の中でも古いものである。三国時代、呉の孫策によって殺された于（于）吉が、ある神人から授けられたという『太平清領書』は、のちに張角によって開かれた、原始道教の一つ、「太平道」のバイブル的存在となるが、これが現在に残る『太平経』（敦煌にも残巻を見る）と同一か否かはなお解決していないようである。ここでは、王明編釈の『太平経合校』によった。

一為精、一為神、一為気、此三者共一位也。本天地人之気、神

者受之於天、精者受之於地、気者受之於中和、相与共為一道。故神者乗気而行、精者居其中也。三者相助為治。故人欲寿者、乃当受気尊神重精也（令人寿治平法）

『太平経』は、天地人の三位一体観（天人合一、または天人相感思想）が基にあり、その平衡こそが、国を安泰に、人の寿命をも延ばすことを説いている。精気神という言葉は、天地人の対比で説かれている。

人気亦輪身上下、神精乗之出人、神精有気如魚有水、気絶神精散、水絶魚亡。故養生之道、安身養気、不欲怒喜也（還神邪自消法）

精気神の関係をここでは魚と水にたとえている（後でふれるが、気は魚が水を必要とするように人も気が必要だとたとえている場面もある）。気は体をくまなく巡り、神と精もまたこの気に乗って環っている（やはり後にでてくるが、「気は血の帥」という言葉もある）というのである。

(二) 道　蔵

道教経典集である『道蔵』（正式には『正統道蔵』）の中から、精気神にふれている部分を見てみよう。

上薬三品、神与気精（高上玉皇心印経）

三尸之鬼是三魔、九虫為病奈如何、但将精気神修練、殺尽邪魔上大羅（太上長文大洞霊宝幽玄上品妙経発揮）

註：三尸は上中下丹田に巣くう病源、九虫は寄生虫の如きもので、ともに人命をちぢめるものと考えられた。

精気神為内三宝、耳目口為外三宝（長生詮経にひく衛生経）

このことから、精気神を内三宝、耳目口を外三宝ということが判明するが、以後、この関係は重要なことになる。

耳目口三宝固塞勿発揚（周易参同契分章通信義、耳目口三宝章）

耳目口の外三宝を固くとざし、外界の刺激にわずらわされない事が重要としているが、同じ『周易参同契』では易の立場から

離為目、坎為耳、兌為口。

ともいっている。これと同じような意味がすでに『老子』第十二章に

五色令人盲、五音令人耳聾、五味令人口爽。

というのが見られる。すなわち色・音・味の刺激は人の健康を損うおそれがあると述べている。

耳目鼻口舌之顕于外者也、心肝脾肺腎之在乎内者也（周易参同契註）

これも、外三宝と、体との関係にふれているが、

口者天之関也、手者人之関也、足者地之関也、泥丸上関也、絳宮者中関也、下元者下関也。上関者目也、中関者鼻也、下関者口也。…心円両腎方、気升而流降、故天至于地八万四千里、心至于腎亦八寸四分焉。此心胃比天地者也（道枢）

註：泥丸は上丹田、または脳をさす、絳宮《こうきゅう》は心臓をさす、『黄庭経』。

ここでは三関という言葉があり、人体の上・中・下に関わり、頭は天、足は地である。中医学の三焦、つまり上焦・中焦・下焦も、上丹田・中丹田・下丹田も、天地人三位一体、天人相感の考えの現われである。注目してよいのは、心と腎の関係で、その距離が天と地との距離の割合と等しいということと、天気―心―陽気は下行し、地気―腎―陰気は上昇（天気の下行、地気の上昇は、『素問』六徴旨大論に見る）することで、順ならば健康、逆ならば（心腎不交）健康をおびやかすということである。「心円腎方」とは、「天円地方」の表現で、『霊枢』邪客に、「天円地方、人頭円足方」とあるのも参考となる。中医学の基礎には、自然観・宇宙観にうらづけられた部分があり、これはまた、道教理論（道家の思想や、中国古代の哲学観も）にも係わっていることを知らねばならない。

精与気相養、気聚則精盈、精盈則気盛、精耗則気衰、気衰則病至、病至則危。

精為生気、気能生神、此養生之士先宝其精。精満則気壮、気壮則神旺、神旺則身健、而少病（上陽子金丹大要上薬、精気神説上）

このところは、さらに、精気神を『老子』の「一生二、二生三、三生万物」という言葉をひいて、全く同一なので、この三者の錬精・錬気・錬神が必要であると書いている。

さらに次の『環真集』には、この図（図1）のようなものがのっている。

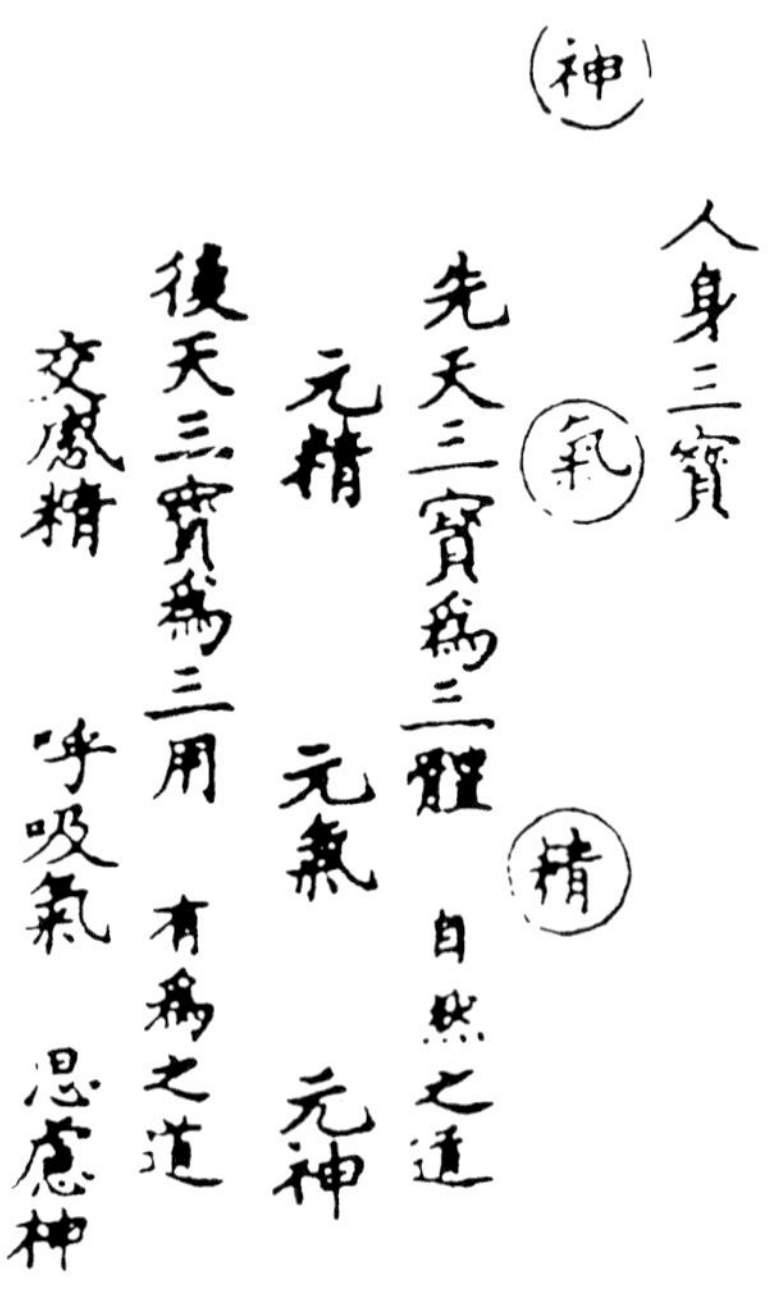

まず右の「人身三宝」図を見ると、体の下部に精（下丹田に相当）、中部に気（中丹田に相当）、上部に神（上丹田）があり、先天三宝として、元精・元気・元神が、後天三宝として、交感精（男女両性の交合）、呼吸気（後天の気、呼吸）、思慮神（神とは、感情・思考・意志・記憶・倫理・価値感といった人間の高等的脳の活動。現在問題となっている「脳と心」にも係わっている）の三つがあることを示している。さらに

以元精錬交感精、以元気錬呼吸気、以元神錬思慮神、三物混合与道合。元精固而受感之精不漏。元気住而呼吸之気不出。元神全而思慮之神不起。修仙之法無他、全此三者而已。精全不思慾、気全不思食、神全不思睡、又三真三全必定飛仙、三全三真心定飛昇。斯言尽矣、学者味之。

と説明している。つまり先天の精気神をもって後天の精気神を錬成すれば、仙人の域に近づけられる。すなわち道教の究極に到達できるわけで、その為の努力が道（修業の目的）にかなうものであると説いている。

左の図（図2）は、「人身三関」の図である。三関の意味もいくつかあり、後にふれる。この図にはこのように説明がある。

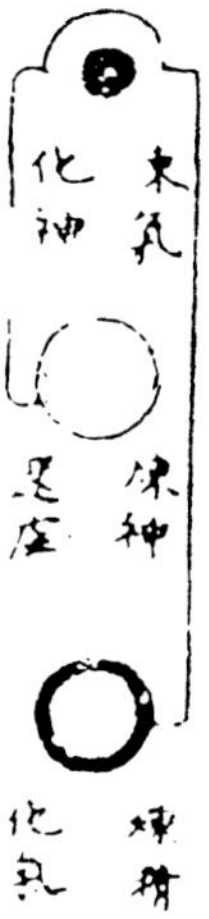

人身三関者乃精気神也。精居坎、気居離、神居心。初関錬精化気。中関錬気化神、上関錬神還虚…結丹也。

ここでは内丹術の奥儀にふれて、錬精化気・錬気化神・錬神還虚の順序で、道が達成されることが述べられている。

「精化為気」とは、『素問』陰陽応象大論にもでてくる。「錬精化気」により、気は体の上に昇るから、精と気は共に昇るルートがあることになる。精気とは正にこの言葉で、「還精補脳」という房中術に見る言葉も、精というエネルギーを徒うに浪費することなく、脳に還すことが、セックスの上から見た養生術であることになる。

夫人身中有内三宝。曰精気神是也。神是主精気。三万六千神者、此皆精気神所化。

陰丹、陽丹者即内丹也。丹者心也。心者神也。陽神謂之陽丹。陰神謂之陰丹。共実内丹也（海瓊白真人語録）

道教医学解剖学では「身神」（体内神）という考えがある。五臓六腑にそれぞれ名称と、神の姿をした「身神」がいて、それぞれ職務をもち、病の時は、その神の名を祈って呼べば、その神がやって来て助けてくれるということが、すでに「太平経」にのっている。たとえば、肝臓が悪い時は、青い衣をまとった肝臓神が助けてくれるというのである。その後、「身神」は、さらに関節とか、耳目など、何処にもいるとされ、ついには三万六千神の多数となってくる。つまり三万六千ということは、体のすみずみまで神がいることになり、精気神によって、これ等の神々の援助を期待しようということかも知れない。

この身神については、後で出てくる『黄庭経』にくわしいし、筆者も書いてある。

この引用文は、精気神に内丹の基であるが、丹はその色から火がイメージされ、その火は心であり、また神でもあるともいっている。

心平則神定、神定則精凝、精凝則気和。
心平則神定、神定則気知道自生矣。故曰形神倶妙与道合（清和真人此遊語録）

いまのべたように、心は神で、心の安定、平和は、神—精—気に影響を及ぼして、ひいては形（体）も安らかになる。道の達成

には、形と神の調和が、内丹の修業に欠かせない。つまり、調身・調息・調心ということが重視されるようになるのである。身体活動と、精神活動は、それぞれ性と、命ともいい、この両者を並行して修める「性命雙修」は、宋代以後の内丹術の基本理論、実践ともなり、禅にも係わりを持つようになる。この点、形与気相任則寿、不相任則夭（霊枢、寿夭剛柔）というのもある。

夫槖籥者人之心腎也。心者神之宅、腎者気之府。

註：槖籥《たくやく》。ふいごのこと。

上有神仙抱一錬神之道、中有富国安民錬気之法、下有強兵戦勝錬精之術。道分三成、不離一気。一気者天也。

以身国為、以気為民、以心為帝王、帝王愛民而民自安、帝王者心不乱也。心不乱則気自調、気調則神和、神和則精悦、精悦則身安泰。此乃富国安民錬気之法也。精乃元気之母、人之本也。在身為気、在骨為髄、在意為神、腎精之化也（太上九要心印妙経）

槖籥は、『老子』第五章に、「天地之間、猶槖籥」とあり、さきの天地と心腎との比喩と同じく、天―心、地―腎の関係を見る。「抱一」とは、『老子』第十章に出てくるが、『抱朴子』地真には「守一」という言葉がある。『列子』天瑞には、「一者、形変之始也」。『太平経』修一却邪法に、「夫一者、乃道之根」などとある。こうみると、一とは道、もののはじめに万物の根元、二つとないものとか、いろいろの考え方があることもわかる。

また、国と人の関係は、

一人之身一国之象也。胸腹之位猶宮室也。…神猶君也。血猶臣也。気猶民也。故知治身則能治国也。夫愛其民所以安其国。養其気所以全其身。民散則国亡、気竭即身死（抱朴子、地真）

とある。「気散則為死」とか、「人生気中、如魚在水」といった言葉はよく目にするところでもある。

ここでは、治身と治国は、人の体と、国との比喩の延長にあり、養生観と政治思想を同じことと述べている。

「心者神之宅」については、

心者、五蔵六府之大主也。精神之所舎也、心傷則神去、神去則死（霊枢、邪客）

とあって、気と同じく神も去るのも死だといっている。心は身体の最重要のものだとして、神がいる、すなわち精神が宿るところと考えていた。現在のように、脳にその働きがあるとは思わないで、心＝神として心を重視していたといえよう。

さらに、

心者五蔵六府之主也。とか、五蔵六府心為之主（霊枢、五癃津別）

もあり、やはり心は最高のものとしている。

その他、道教関係資料から関係する部分をひろってみる。

◯『荘子』。老子と同じ、道家の一人だが、彼等のいっていることは、世に「老荘思想」といわれている。道教では、彼の言行

録を著したものを、『荘子』とはいわないで、『南華真経』といっている。

百骸九竅六蔵　賅《そなわりて》而存焉。吾誰与為親。汝皆　説《よろこぶ》之乎。其有私焉。如是皆為臣妾乎。其遞相為君臣乎。其有真君存焉。如求得其情与不待、無益損乎其真（斉物論）

人間の体には、いろいろな臓器、器官、組織が備っているが、どれが重要で、どれが不用であるといったものはない。つまり、全てのものが、うまく調和・調節されていなくてはならない。

禄《よる》督以経《つね》、可以保身、可以全生、可以養親《したしく》、可以尽年（養生主）

督と経とは、鍼灸経絡の督脈と読めないことはない。督脈は体の中央にあり、まさに督は、監督の督でもあり、重大な働きを持っている。その作用は過不足がないバランス調節となる。

問曰、敢問心斎、仲尼曰、若《なんじ》一汝志、无《なし》聴之以耳、而聴之以心、无聴之以心、而聴之気（人間世）

弟子の顔回の問いに孔子が答えて、心の統一には、耳で外界の音の刺激を聞くのではなく、心で、さらには気で聞くべきといった。つまり気は空虚であり、この空虚の状態に身をおき、外界にわずらわされない状態こそが心斎つまり、虚心の状態になることで、この境地に達せれば、自ら道は開ける（『荘子』には、真人、至人などの修得のランクがある。真人は道教にもとり入れられ、道の達成者、つまり、仙人・神仙に近い意味となる。「耳に淫靡の声を聞かず」とか、外三宝の耳を塞じておくとかといったことは、長寿につながるわけである）。

何謂、坐忘、顔回曰、堕《こぼす》枝体（肢体）黜《しりぞく》聴明、離形去知、同於大通、此謂坐忘（大宗師篇）

こんどは、孔子が顔回に坐忘とは何かと尋ねている。坐忘とは内視・内観など、さらにのちには禅宗にもとり入れられている。自分の体の状態を捨て去り、聡明（耳目聡明というと、老化のバロメーターとして使われる。ここでは耳と目をさしている）の働きもおいやり、自分の内体から考え事もなくす、こうして心身ともに、空しくすることが、自然の道と一つとなれる、これが坐忘ということであるといって、後の内丹術の理論と実践の芽ばえが見られる。

○『養生延命録』。梁、陶弘景の著、彼は道教流派の一つである上清派の大成者で、他に『真誥』『神農本草経集注』などがあり、道士で、医学者であったということで、重要な人物である。

目不欲視不正之色、耳不欲聴醜穢之言、鼻不欲向羶腥之気、口不欲嘗毒刺之味、心不欲謀詐之事、此辱神損寿（教誡篇）

註：羶腥《せんせい》・なまぐさいこと。

耳目口（外三宝）の強い刺激、慢性的な長い刺激、心の不正は、精神を損い、寿命をもちぢめる。まさにストレス社会の警鐘である。

養生之道、莫久行、久坐、久臥、久視、久聴、莫強食飲、莫大

沈酔、莫大愁憂、莫大喜怒、莫大哀思、此所謂中和、能中和者、必久寿也（同）

この言葉は、後世の養生書によく引用されている。やはり、何事もほどよい中和、すなわち中庸、平衡、調和が長寿の鍵であると述べられている。

道也、気也、得気則得道、得道則長存。神者精也。保精則神明。神明則長生。精者血脈之川流。守骨之霊神也。精去則骨枯、骨枯則死矣。是以為道务宝其精、従夜半至日中為生気、従日中後至夜半為死気。常以生気時、…閉気不息…如此身神具、五蔵安、…耳目聰明、擧身無者、邪不干人也（服気療病篇）

ここでは、精が枯れれば命も危うくなるとあり、また、気・神も失せればやはり寿命に影響することはのべてあるからこれで精気神の三つとも体内にとどめておく必要があることになる。それには、さらに外三宝—耳目口に入る刺激をケアーしなくてはならないことになる。

中医学では骨と関係するのは腎であり、腎は後天の精を蔵するところでもある。つまり精の低下—腎の低下—骨の機能低下—骨の器質変化という関係がなりたつ。腎の強化は従って精の強化となり、それは長生を意味することになる。ここでいわゆる補腎剤がクローズアップされることになる。腎はまた耳の機能とつらなるので、耳なり・難聴もまた腎の低下、精の低下（俗にいう精力減退）、老化の進行を意味する。『素問』応象大論に「腎主骨髄、腎主耳」、『霊枢』経脈に、「足少陰（腎経）気絶、則骨枯」とあるので、骨粗鬆症とか、変形性骨変化などは、まさに腎低下—老化の表現であり、それには、精の浪費をいましめなくてはならない。房中術でいう「還精補脳」もこう考えると納得がいく。

また生気（清気、夕方や夜の気は濁気）を吸うことが必要で、朝の早い、清浄の空気を太陽に向って呼吸することが、なぜ気功や太極拳の時、朝公園などでするのかという答えでもある。

○『雲笈七籤』。

形者気之聚也。気虚則形羸、神者成之成也。精虚神悴。形者人也、為万物之最霊。

天人只知養形、不知愛神、只知愛身、不知形者載身之形也。神去則人死。車敗則馬奔、自然之理也。

ここでは、肉体と精神との関係にふれてぃる。人は往々、肉体の鍛練が、健康の為であり、ひいては長寿にかなうものと考えがちであるが、しかし神すなわち、心の修練が必要であると述べている。

『太上老君中経』（註：太上老君とは老子のこと）に、「真道養神、偽道養形」という言葉があり、「養生延命録」序にも、「生者神之本、形者神之具」ともいっている。現在のスポーツ熱や、一部のヨーガ、気功が形式にとらわれていたり、記録に熱中していることに対しての、大きなシグナルではないかと考えている。

○『太上老君説内丹経』

修身之法、保身之道、因気養精、因精養神、神不離身乃常健。

○『崔真人天元入薬鏡』

精能固物、気能盛物、精気神三者、心不可不動其変化也、外忘其形、内養其神、是謂登真之路。

○『集仙伝』

長生養性之旨曰、其要在于存三抱一、三者精気神、其名曰三宝。抱元者、抱守陽真気也、守一神霊也

○『群仙珠玉』

練精者練元精、非淫泆所感之精。練気者練元気、非口鼻呼吸之気。練神者練元神、非心意念慮之神。故此神気精者与天地同其根、与万物同其体。得之則生、失之則死。

ここでいう元精・元気・元神とは、先天の精気神のことをもいう。このうち先天の気を「炁」と書くこともある。この点について、『太平経』にはこう述べられている。

請問胞中之子、不食而取気、在腹中、自然之気。已生、呼吸陰陽元気、守道力《つとめて》学、反自然元気。心若嬰児、即生矣。随呼吸之気、即死矣。

先天の気、元気、あるいは胎息といわれるもので、胎児が母胎内で呼吸しているように、自然な気持ちで呼吸法（調息。他に調身・調心がある）をすることが、一つ重要な教えとなっている。

○『保神気精論』

精者神之本、気者神之主、形者気之宅。故神大用則竭、精大用則枯、気大労則絶。是以人之生者神也。形之托者気也。若気衰則神耗。而欲長生者、末之聞也。…夫神明者、生死之本也。精気者、万物之体也。全其形則生、養其精気神則性命長生矣。

精神と肉体の二つながらが健全であれば、長寿（道教の究極は、仙人、すなわち不老不死だが、せめてそこまでなくても不老長寿を願って、この世を幸せに生きようという、現世利益主義が、道教のバックボーンとなっている）が期待できようというのであり、それには、この精気神の追求が望まれるのである。

(三)『黄庭経』

『黄庭経』には、『黄庭外景経』と『黄庭内景経』や、多くの註釈書がある。一般には前者の方が早く世に出たと考えられている。三世紀中頃に生まれ、道教の一流派である、茅山道（上清派）の開祖とされる魏華存（南嶽夫人）に係わりがあるといわれている。これらの内容は、道教医学の一端を知るうえに重要なものとなっている。

三関、天地人三関、心関精炁（気）所癸、地関精炁所蔵、人関精炁所衍（註：えん、ひろがる）口者心之竅而精神之炁所癸。足為地関、而湧泉（註：足少陰腎経のツボ）。乃血炁所生之根、精炁之蔵於下。手為人関、人之動作、全在左右両手。動得其宜、則精炁保固、動先其宜、則精炁喪損、故曰把盛衰、且造化在手。此言

精炁之衍於中（太上黄庭内景玉経）

三関、すなわち天関（口）・地関（足）・人関（手）は、それぞれ精気・精神・血気に関わるが、『淮南子』主術訓には、

夫目妄視則淫、耳妄聴則惑、口妄言則乱、夫三関者、不可不慎守。

とあって、三関とは、目・耳・口で、外三宝と同じことをいい、また、前に述べてある『老子』第十五章と意味は同じである。そうかと思うと、『還真集』巻上には、

夫人身三関者乃精気神也。

と内三宝を指している場合もある。

あるいは『天仙正理直論』によると、前述してある、煉精化気、煉気化神、煉神還虚をそれぞれ、初関・中関・上関といって、三つの修練の関門としている。

『性命圭旨』には、後三関として尾閭・夾脊・泥丸を、前三関として、上・中・下丹田をいうとある。

こう見ると三関といっても、混乱するばかりだが、要するに、これら三関をうまく、修練し、その関門をうまくパスできれば、天地、自然と一体化できて、長らえるというのである。

もう少しさらに『黄庭経』を見よう。

三神還精老方壮、還精神於三田則久寿延年也。

妙真経云、三者在天為日月星名三光。在地為珠玉金石曰三宝。在人為耳鼻口名曰三生。天三明日月星、人三明耳目口。

謂心神用捨与目相応。華精目精也。心開則目開、心閉目閉（黄庭内景経註巻上）

三田、すなわち上・中・下丹田には、それぞれ神・気・精を還す必要をいっているが、この三田を、『抱朴子』内篇地真では、

臍下二寸四分下丹田。中在心下絳宮金闕中丹田也。或在人両眉間却行一寸為明堂、二寸為洞房、三寸為上丹田也。

とあるが、次のようなものもある。

三田之中精気微《かすかなり》、道機経云、天有三光日月星、人有三宝精気神、心為上田、脾為中田、腎為下田。三田有宝、精気神微是也（黄庭内景経秘解）

『抱朴子』の三田とは違うが、心脾腎の三田を、『黄庭内景経』不潤章の註では、「三身」としている。また同章の他の部分の註に「人身中最霊而至宝者精気神也。心印経以為上薬」とあり、精気神の重要性にふれている。道徳章の註では、「心為一身之主、心和則気和、気和則神和」とあって、心と神は気を中介として、心《こころ》や精神の在りかたに係わりがあるとしている。それで『黄庭外経』の註のように「心為神明之宮、一身之主、故為国主而乃五臓之王国、喩身也」ということになる。

心と神の関係を追求していくと、やはり、『老子』の主張する、「恬淡虚無」とか、「寡欲」ということにたどりつく。

三　精

中医学では、気は機能的面を現わし、陽とし、精・血・津液（体内の正常な水分、異常な水分は痰飲）は、体の物質的な面で、陰とされている。気の異常は、体の疾病のひき金となる。

ところで、精には、先天の精（一般にいう精、腎精・腎陰・元陰）と、後天の精（欲食物の精選されたもので、先天の精を絶えず補給する）に分かれる。

精也、気之精也。凡物之精、此則為生（管子、内業）

気之所化謂之精（難経集注、三十四難）

腎臓精、精者血之所成也（諸病源候論、虚労精血出候）

精于気、故気聚則精盈（類経、臓象類）

五臓六勝之精気、皆上升于頭、以成七竅之用、故頭為精明之府（類経、疾病類）

以上のことから、精と血の関係、精と気の関係、精と脳（還精補脳もこの理屈）などの関係がわかる。

四　気

気も先天の気（元気）と後天の気（水穀の気—脾や、呼吸の気—肺とから成り立つ）とがある。また血管の中を巡る栄気（栄養）と、外にあって全身にあまねくわたる衛気（免疫概念に近い）と各臓器の気（腎気とか肝気）などの分け方もする。このうち血液は、気・血・精・津液をすべて含むが、血というとこのうちの濡養作用をさす。血液の機能的な面が栄養、物質的な面が栄血といえる。このように気と血とは関係がふかい。

人之生、気之聚、聚則為生、散則為死（荘子、知北遊）

気聚則生、気散則死。然則生死在気、而気本于精（類経、臓象類）

気乃神之祖、精乃気之子、気者神精之根蒂也（脾胃論、巻下）

夫百病皆生于気（景岳全書、巻三十六）

夫気者、形之主、神之母、三才（註：天・地・人をいう）之本、万物之元（素問玄機原病式、六気為病）

栄者血也、衛者気也（諸病源候論、癰候）

人生気中、如魚在水（本草経集注、序など）。

栄、者精気也。血者神気也。故血之与気、異名同類焉（霊枢、栄衛生命）

血者有形之物、難以速生。気乃無形之物、易于迅癸（傅青主女科、正産）。

気也、水也、血也、分之有三、而其源一也（医燈続焰、水病脈証）

水者気之子、気者水之母、血行則水行、気滞則水滞（鍼灸聚英、手太陽小腸経）

蓋気者血之帥也。気行則血行、気止則血止（普済方、血栄気衛論）

気と共に、水も血もともに体を巡り、気の滞りは、気滞となり、さらに血も滞り、いわゆる気滞血瘀という状態ともなるし、水の停滞となれば、浮腫とか、中医学でいう痰飲という状態にもなる。誠に気の異常は百病の本となる。血と気は異名同類でもあり、「気は魚の水の如し」とか、「気は血の帥」という言葉は、よくそこをついているといってよいだろう。

五　神

神とは、動物の知覚運動、さらには高等動物の記憶・意識・意気・感情とか、人間のみにある倫理、道徳観などを含めた、神経作用や、精神作用を含むものである。すでにふれたように、古人はそのような働きは心（＝神）にあると考え最高の位置を与えていた。今日のように余り脳にあるとは考えていなかった。むしろ脳は、精に係わるものと考えて、還精補脳とか、脳を髄の海などといった。

以南方固為君也。故日在南方為君也。火在南方為君、太陽在南方為君、日時盛夏在南方為君、五祀竈在南方為君、五臓心在南方為君、君者法当衣赤火五行也（太平経、巻六十九）

今日乃太陽、火之精神也（同、巻九十二）

神者乗気而行、故人有気則有神。有神則有気。神去則気絶、気亡則神去、故無神亦死。無気亦死（同巻四十二）

心者為君、心者主神（同　巻九十二）

心主神、心正神正明（同　九十二）

心則五臓之王、神之本根、一身之至也（同一百二十―一百三十六）

太陽精為神、属天、属赤、主心（同巻）

両精相搏謂之神（霊枢、本神）

神者、水穀之精気也（霊枢、平人絶穀）

心神是五臓之主（太素、経脈之一）

人之元神臓于脳、人之識神癸于心。識神者思慮之神也（医学衷中参西録、医論）

神得其守則昌、神失其守則出（内経要略、移精変気論）

失神者死、得神者生也（霊枢、天年）

神臓于心、故心静則神清（類経・臓象類）

夫心者、五臓之専精成（素問、解精微）

心先治神（同、宝命全形論）

心者君正之官、神明出馬（同、霊蘭秘典）

これらのことから、心は神であり、心に、我々が現在、精神活動のもとがあると思っている脳と同じと考えていた。

六　まとめ

精気神（内三宝）についてまとめてみると、この表（表1）につきる。すなわち、目口耳（外三宝）と並べてある。

まず、中医学理論から、耳―精―腎、口―気―肺と考えてみ

外三宝	内三宝	中三宝
耳	精	腎
口	気	肺
目	神	心
情報系	機能系 調節系	反応系

表1

た。目なら肝であるが、ここで心としたのは、俗に「目は心の窓」ともいい、また「目は口ほどに物を言い」ともいわれている。つまり目は、人間の感情・意志などが表現されるところでもある。

諸脈者皆属目、諸血者皆属心、諸気皆属神（素問、五蔵生成論）

夫心者五蔵之専精也。目者其竅也。則気和於目（同、解精微論）

目者五蔵六府之精也（霊枢、大惑論）

心者五蔵六府之主也、目者宗脈之所聚也。口鼻者気之門戸也。

耳為之聴、目為之候（同、五癃津液別）

こう見てみると、目は、心—神と関係していることが分る。

外三宝・内三宝を現代西洋医学方面から見ると、いささか牽強附会のきらいもあるが、耳・精・腎は、骨、関節系、内分泌系、泌尿器系、生殖器系。口・気・肺は消化器系、呼吸器系、免疫系に、目・神・心は循環器系、神経系、中枢系、精神系にそれぞれ相当しているのではなかろうか。

またシステム理論的に考えるに、外三宝は外界からの刺激をとらえるから情報系、内三宝は、その情報により、作用や働きをおこし、体の活動をコントロールするから機能系とか調節系といってよい。さらにこの系は、五臓に活動を起こさせるから、腎・肺・心などは反応系であろう。この点、「五蔵者、合神気魂魄而蔵之、六府受穀而行之」（霊枢、経水）という部分が参考となる。

人間の日常生活は、外三宝という情報系、内三宝という機能系、調節系、これに応える反応系という一連のシステムからなりたっているわけである。この流れがスムースなら健康。何処かで狂ったり、停滞すれば病気となる。

従って、精気神—内三宝は、体の平衡・中庸を保つに必要な概念・理論でもあるし健康・長生の要点でもある。これらの完遂が、内丹術でいう結丹、道を得るということになる。

現在の気功ブームを思うにつけ、ますますこの内三宝の重要性の認識を強調したい。「真道養神、偽道養形」という言葉が身にしみてくる。

精気神は、道教の大きな要素でもあると共に、中医学に係わりを持っている。与えられた紙数をオーバーしても、なお意がつくせない事をおわびするとともに、本誌五〇〇号記念に機会を与えられたことを深謝したい。

（『漢方の臨床』43巻4号）

東亜医学協会創立60周年記念原稿

「精・気・神」補遺

小平市・吉元医院
吉元昭治

東亜医学協会六十周年記念号に投稿のチャンスを与えられた事に深謝し、この六十年間の先達の御苦労と、『漢方の臨床』スタッフの方々の御努力に感謝する。

すでに本誌五〇〇号記念誌（平成八年四月号）に「精気神とその周辺」という一文を提出してあるが、さらに若干の補足をしてみたい。

その際、「精気神」とは道教で内三宝といわれるもので重視され、この三つがバランスよく、欠けることがなければ生命は維持され、長生が可能となり、道教の目的である不老長寿、不老不死が達成されると述べ、さらにこの「内三宝」に対して「外三宝」―目・耳・口があるとも言及した。この「外三宝」―外界からの刺激を感受する感覚系が異常を来たし、過敏状態あるいは機能低下を起こすと、ひいては「内三宝」にも影響を与えるので、この両者は密接に関係しているのである。これらを一覧し表示しておいたが、もう一度再掲しておく。（表）

表

外三宝	内三宝	中医学	西洋医学
耳	精	腎	骨・関節系 内分泌系 泌尿器系
口	気	肺	免疫系 呼吸器系 消化器系
目	神	心	中枢系 神経系 精神系
情報系	機能系 調節系	反応系	

外三宝―内三宝―中医学―西洋医学との関連、また外三宝の情報系、内三宝の機能系、調節系、中医学でいう五臓系の反応系とシステム理論から見てみた。

その後、「外三宝」の目・耳・口が案外、身近のところにあることに気付いた。

それは、「庚申信仰」で登場してくる見ざる・聞かざる・言わざるの、いわゆる「三猿」である。

ここで少し「庚申信仰」に触れておこう。

「庚申信仰」は、中国道教をそのルーツとしている。体内に巣食うとされている三尸《さんし》（虫）が、六〇日に一回巡ってくる庚申《こうしん》（かのえさる）の日、その人が眠っている間に体外に出て、天に登り、その人の罪科を天帝に報告し、その人の命を縮めるというのである。命を縮められては、道教の基本に反するから、その日は一晩中眠らないで、酒を飲み、食事をし、歌ったり踊ったりして三尸が体の外に遊出しないようにしたのである。「庚申待」とか「守庚申」といわれるもので、古くは平安時代からあった。

室町時代になると広く庶民階級にも拡がり、さらに江戸時代となると「庚申講」となって、近在近郷の人々が、六〇日に一回この日に集まり、酒食を供にした。娯楽の乏しかった当時の農民、庶民では楽しい一夜でもあったが、いろいろのタブーもあり、「庚申信仰」が定着してきた。「話しは庚申の日に」という言葉が日常多忙な人々の事情をよく物語っている。


元来、道教の三尸のはなしが、日本では仏教からは青面金剛《しょうめんこんごう》が、神道から猿田彦神と習合され、ルーツとしての道教は忘却の彼方に行ってしまう。この信仰の拡大には修験道が関わっているともいう。

ところで、「庚申信仰」の猿は、庚申の申《さる》、猿田彦の猿、あるいは猿を神の使いとする日吉山王信仰とも結びつきがあるとされている。

こう見てくると、「見ざる・聞かざる・言わざる」の三猿は、道教―外三宝と結ばれていると言ってよいだろう。さらに、この三猿を「庚申さま」というところもあるという。

こうして六〇日に一回庚申の祭を行い、年六回、三年つづけて十八回になると記念として庚申塔や、庚申塚を築いた。現在各地に残るのはこれである。この写真は、東京目黒区田道《でんどう》庚申塔群で、今では都内で見られる稀少的価値があるもので、この中に三猿像がみられる（写真1）。

庚申と猿との関わりには、また奈良市奈良町の庚申堂、京都八坂の庚申堂（日本三大庚申堂の一つ）などで見られる、「くくり猿」「身代り猿」がある（写真2）。赤い布製の大小の猿がいくつもつながって、附近の家々の軒下に吊り下っている。門口に吊して、避邪の願いをこめている。

もう一つは、戦前の古い尋常小学校国語読本二年生用にのっているものがある。「目と耳と口」という教課である（図）。（国

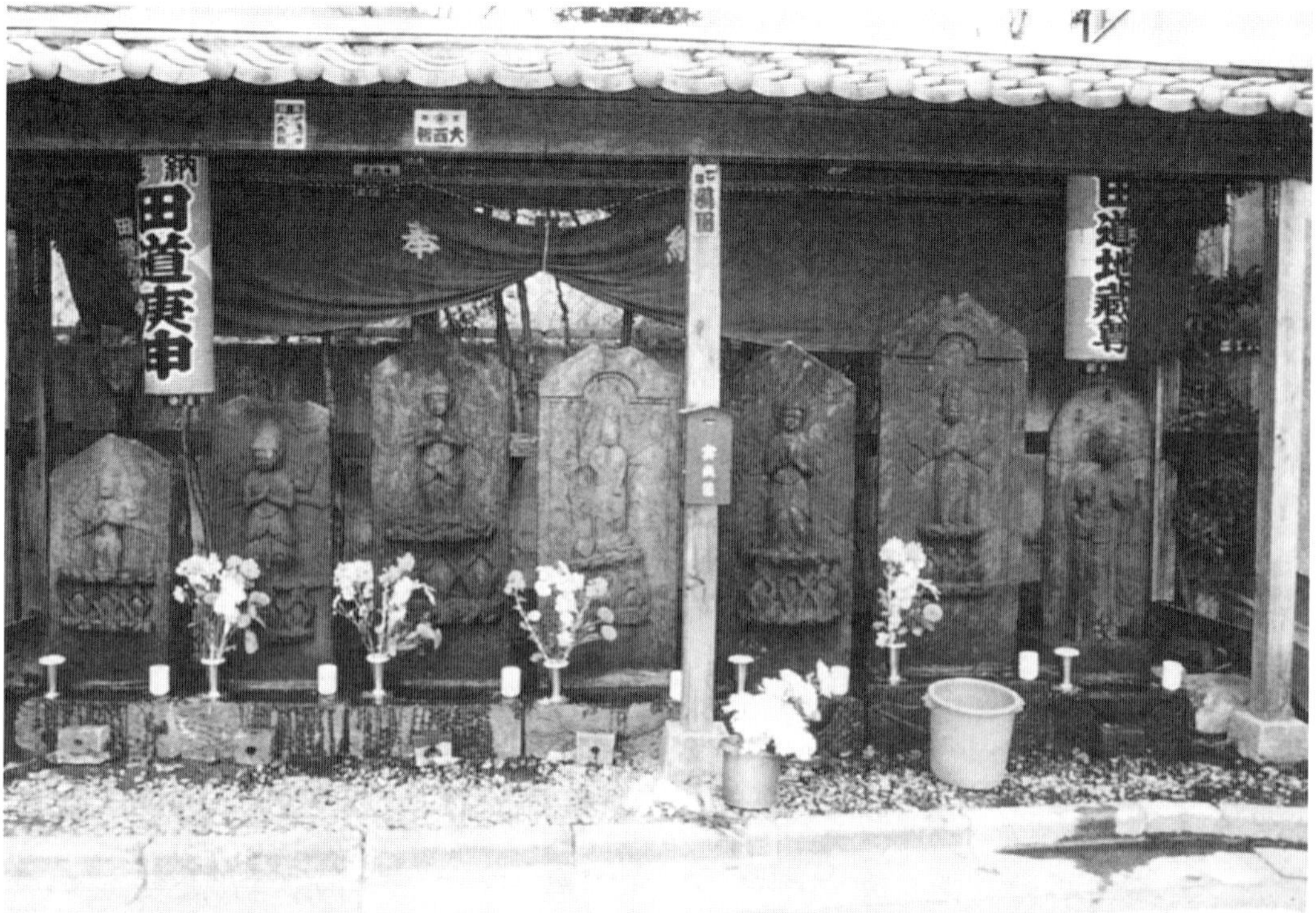

写真１　東京・目黒「田道庚申塔群」青面金剛像の下に三猿がいる

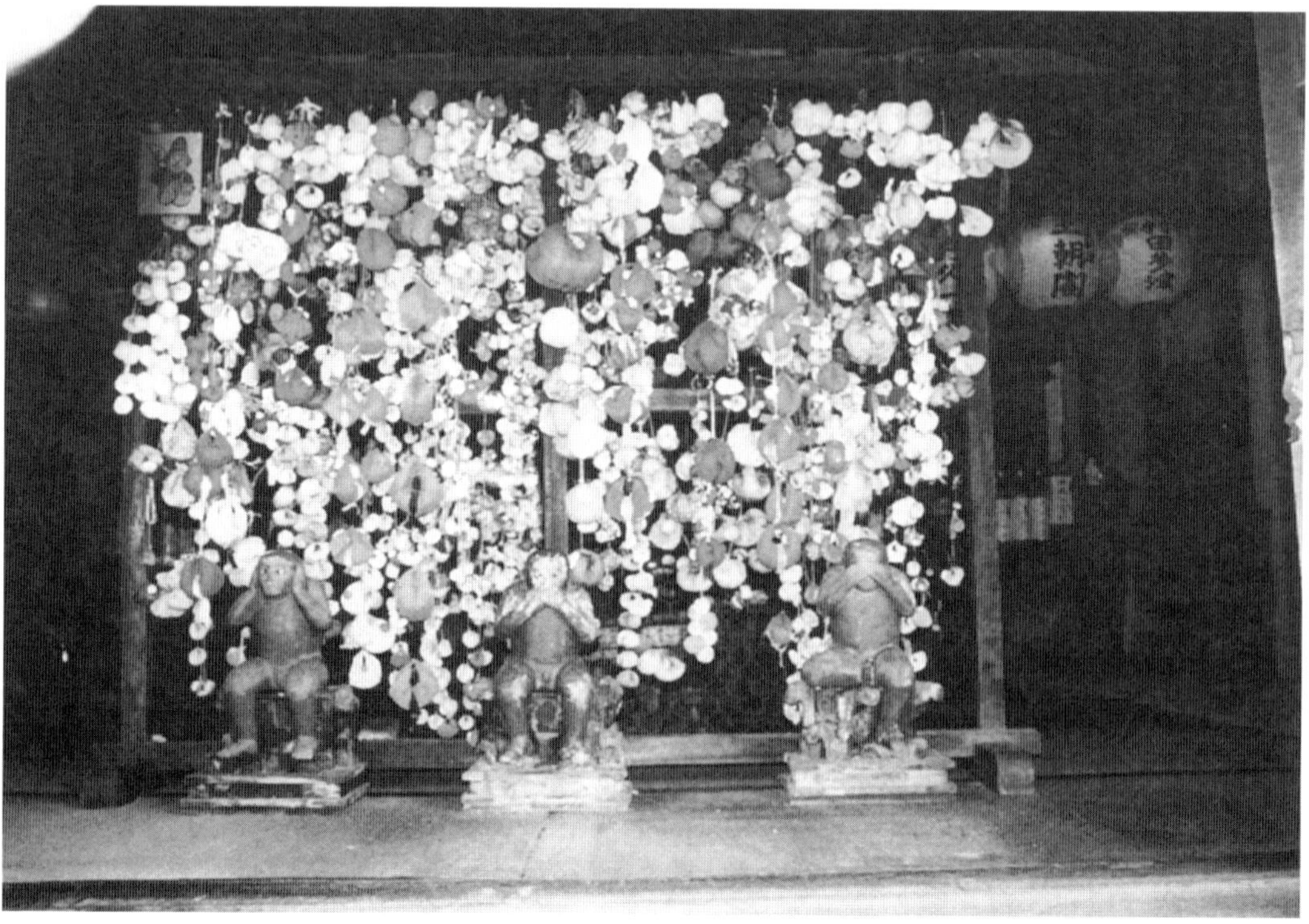

写真２　京都・八坂庚申堂　猿のうしろに多数の「くくり猿」が下がっている

語教育はその頃、カタカナから始まった)。このように短かいものだが、目・耳・口がしっかりしていれば、日常の生活に支障もなく、これらの感覚がはっきりしていれば勉強もよく出来るというのである。この目・耳・口が外三宝を言っていることははっきりしているが、当時の教科書編集者が、どの程度まで道教を理解していたかははっきりしていない。多分に、目・耳・口が大事だとはあまり日常には言わないから、外三宝を意識していたとも考えている。

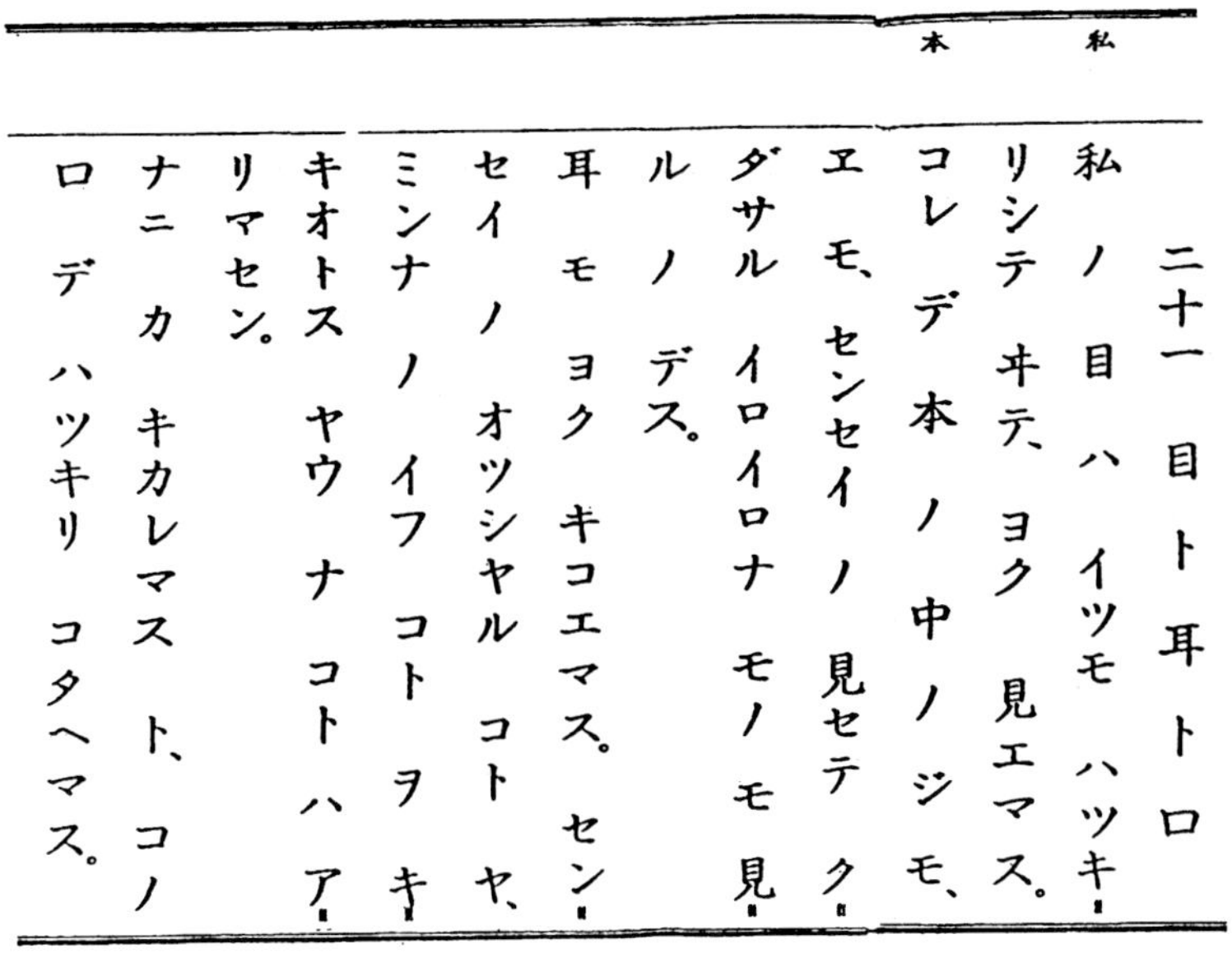
私　本

二十一　目ト耳トロ

私 ノ 目 ハ イツモ ハッキリシテ ヰテ、ヨク 見エマス。コレ デ 本 ノ 中 ノ ジモ、ヱモ、センセイ ノ 見セテ クダサル イロイロナ モノ モ 見ル ノ デス。

耳 モ ヨク キコエマス。センセイ ノ オツシヤル コト ヤ、ミンナ ノ イフ コト ヲ キキオトス ヤウ ナ コト ハ アリマセン。

ナニ カ キカレマス ト、コノ ロ デ ハッキリ コタヘマス。

「精気神とその周辺」につづいて若干の補足をしてみた。

（『漢方の臨床』45巻11号〔平成10年〕）

医道と医家

吉元医院
吉元昭治

はじめに

標題の要旨は、第一一一回「日本医史学会総会」で発表している。以下のものは、それを補充する意味で書かしていただいている。

「医道」「医家」とも新しい言葉であり、今までの歴史でも顔を出した事がないもので、提案である。読者の御批判をいただけたら幸いである。

一、医道

『素問』著至教論に「医道論篇」という言葉がでてくる。これは「論篇」とあるが、書物であったと思われる。勿論現在伝わってはいないが、「医道」とは「医の道」「医の道徳、倫理」とも読め、これを後世に伝え、宝とせよとある。この「医道」を「医」と「道」と分けて見たらというのが提案である。

「医」はそのまま「医」でもよいが、「道」の解釈であるが、これを「道家」の「道」とみた。

この文言の前に「道上知天文、下知地理、中知人事、可以長久」とあり、同文が同じ『素問　気交変大論』にも見られる。

ここでいう「道」「天地人」「長久」（不老長生、長寿など）は道家にとって重要なフレーズとなっている。

ここで「道家」の説明をしておこう。まず中国古代王朝は次のような変遷をたどる。

殷（紀元前一五〇〇年頃）
周（紀元前一〇五〇年頃）
春秋時代（紀元前七七〇年―四〇三年頃）
戦国時代（紀元前四〇三年―二二一年頃）
秦（紀元前二二一―二〇七年）

前漢（紀元前二〇六年―紀元七年）
後漢（紀元二十五年―紀元二二〇年）

このうち春秋時代とは孔子（紀元前五五一―四七九年）が『春秋』を著わした時と重なるので、こう言われる。

戦国時代とはいわゆる戦国の七雄（秦・斉《せい》・楚・燕・韓・趙・魏）が互いに覇を争いやがて秦に集約されていく時代をいう。

「道家」とは老子（生・没年不明、孔子の後とされる）を祖とし、つづく列子、荘子等の一群の学派をいい、その説くところは、無為、自然、天地人と天人合一（天人相感）思想・道・一・虚・無・水・谷・女性崇拝・長生思想などを主義とするもので、老子には国という主張もあった。のちの道教の母体となる。

一方孔子を祖とするのは儒家で、その説くところは、仁・義・智・礼・信・忠・孝などがあり、治身・斉家・治国を主義とし、のちの儒教のもととなり、漢代以後中国歴代王朝の政治理念システムの基本でもあり国教にもなっていく。

この時代、斉の都の臨淄《りんし》が道家・儒家を含めたいわゆる稷下《しょくか》の学問（他は墨家、法家、兵家、雑家、縦横家など）がおこり、中国史上空前の自由活発な学問が百家争鳴、百花斉放といわれるように交流し主義主張を互に争いあった。春秋末期より戦国時代に相当する。これら諸家を諸子百家ともいう。（家とは学風、学派といったような意味）

その後、秦の始皇帝による、いわゆる「焚書坑儒《ふんしょこうじゅ》」がおこり、儒家は大打撃を蒙るが、漢代になると次第に力を恢復し、遂に第一の学派となる。

以上説明が長くなったが「道家」について考えてみよう。

二、道

道家の説くところは、さきにふれたものの中でも主なものは「道」である。

『老子』第二十五章に
「人法天、天法地、地法道、道法自然」
『老子』第四十二章に
「道生一、一生二、二生三、三生万物」とある。

さらに『老子第一章』の冒頭には有名な
「道可過非常道。名可名非常名。無名天地之始。有名　万物之母（道の道とすべきは常の道にあらず。名は名とすべき常《つね》の名にあらず、名なし天地の始。名有り、万物の母）」
という文で『老子』が始まる。つまり「道」こそ『老子』が説いた第一のものであった。

「道」とは、単に道路とかいうことではなく、道家では「道法自然」とあるように、道とは自然、その自然とは人のありのまま、生れたままの、何も手を加えない有りのままの有様をいう。当然「天」という自然に関わる。つまり無為自然である。道はさらに無でもあり虚でもあり、名のつけようもなく、それは天地

が生れる前のような、なにもない所から初まり、そこから二（陰陽でもあり、男女でもあり、そこから天地が生れる）さらに三（人・子）が生まれ、その三から万物（地上のあらゆるもの陰陽五行ともいってよい）

天地があってそこから母―子が生れる。つまり天地人の三者は、宇宙生成論でもある。

一方孔子のいう「朝に道を聞けば……」は人の生きる道、人の生き方といった意味があり、両者の「道」に対しての考えは違っているようである。

三、天地人

こう考えてくると『素問』著至教論のいう「医道」とは、その前文、天・地・人といった処は道家のいうそのままの「道」であるといってよいだろう。

そこで「天地人」について見ることにしたい。


『老子』第五章「天地不仁」

『老子』第六章「天地之根」

『老子』第七章「天長地久」

『老子』第九章「功成り名遂げて身を退《しりぞ》くは、天の道なり」

『老子』第四十章「天下万物は有より生じ有は無より生ず」（第一章第四十二章と関わる）

『荘子』天地第十二章「道は万物を覆載《ふく》す」

『荘子』天地第十三章「覆載天地」

『荘子』「天尊地卑」

『列子』天地第一「一は形変の初めなり。清軽なるものは上って天となり、濁重なるものは下って地になる。冲和（天地間にみなぎる気）の気なるものを人となす。故に天地精を含み万物化生す。（この文言は『淮南子《えなんじ》』天文訓にもでてくる）」

『列子』「天に屈するものは清にして散じ、地に屈するものは濁にしてあつまる」


天地人についての記述は『老子』に最も出てくるようである。次に『素問』『霊枢』の中から「天地人」にかかわる文言を挙げてみる。


『素問』生気通天論「其気九州九窮五蔵十二節　皆通乎天地」

『素問』「法則天地《ほうてんちにのっとる》」

『素問』六節蔵象論「其気九州九窮皆通乎天気」

『素問』三部九候論「一者天、二者地、三者人」「有天有地有人也」

『素問』「亦有天、亦有地、亦有人」

『素問』宝命全形論「天覆地載、万物悉備、莫貴於人、人以天地之気生」

『素問』離合真邪論篇「地以候地、天以候天、人以候人」

『素問』鍼解篇「人皮応天、人肉応地、人肌応人」

『素問』天元紀大論「在天為気、在地成形、形気相感而生万物

矣。然天地者万物之上下也」
『素問』六元正紀大論「天地昇降」
『霊枢』経水「天為陽　地為陰」（霊枢、陰陽繋日月にも同文）
『霊枢』逆順肥痩「聖人之為道者、上合于天、下合于地、中和于人事、必有明法」
『霊枢』邪客「天円地方、人頭円足方、以応之」
『霊枢』九鍼論「一以法天、二以法地、三以法人」（老子第四十二章と同様）
『霊枢』「一者天也　二者地也、三者人也」
『霊枢』歳露論「人与天地相参也、与日月相応也」

今までふれてきたように、道―天地人―自然という関係がなり立つ事が分るが、この自然とは、すなわち天文、地理、宇宙生成論、万物生成論と深く関わり、陰陽概念とも接点があるのである。

これらの理論は道家思想の中にあるが、『素問』『霊枢』『八十一難』等が道教経典集である。『道蔵』にも収録されている事から見ても、道教の中に深く根ざした古代中国人の思想ともいえるといえよう。

四、『春秋繁《はん》露《ろ》』

ところが、天・地・人とか陰陽（五行説も）などは道家だけのものと思っていたが、漢代の儒者、董仲舒《とうちゅうじょ》の『春秋繁露』を見ると、驚くことに同じような主張が記されていた。つまりこれらの思想なり理論というものは、道家のみならず、儒家にもあった。いってみれば当時、共通した考え方でもあったと言える。この事は一応念頭に入れておく必要があると考える。

董仲舒《とうちゅうじょ》（紀元前一七九―一〇四？）は儒家に属する人物で『春秋』の書の中でも『春秋公羊伝《くようでん》』に詳しく、『後漢書』に武帝が彼の献策をとり入れて儒教を国教化したとある。しかしこれを疑問視するむきもある。『春秋繁露』は彼の書である。

そこでこの書を検討してみたい。

『立天神』「天地人万物之本也、天生之、地養之、人成之」
『官制象天』「人之身有四肢、毎肢節有三節、三四十二、十二節相持、而形体立矣、天有四時、毎一時有三月、三四十二、十二月相受、而歳数終矣、天之数、人之形、参相得也」
『為人者天』「天亦人曽祖父也」
『為人者天』「天生之、地載之」
『陽尊陰卑』「人亦十月而生、合于天数也、是故天道十月而成、人亦十月而生、合于天道也」
『王道通三』「天地与人也、而連其中者、通其道也」
『王道通三』「天地人主一也」
『天道無二』「終有復始於一、一者、一也……天之道也、故常一而不二、天之道」
『人副天数』「天気上、地気下、人気在其間」

『人副天数』「身猶天也、小節三百六十分、副日数也、大節十二分、副月数也、内有五蔵、副五行数也、外有四時、副四時数也、乍視乍瞑、副昼夜也、乍剛乍柔、副冬夏也、乍哀乍楽、副陰陽也」

『五行相生』「天地之気、合而為一、分為陰陽、判為四時列為五行、五行者、五官也、比相生而間相勝也、故為治、逆之則乱、順之則治」

『循天之道』「循天之道以養其身、謂之道也」

『如天之為』「陰陽之気、在上天、亦在人」

『天地陰陽』「天地之間、有陰陽之気、常漸（ざん、ひたす、しみるといった意味）人者、若水常漸魚者也、然則人之居天地之間、其猶魚之離水、一也、水比于気也、故人気和調」

五、太平経

後漢、于吉が神授されたといわれる。原始道教といわれるものの一つで、五斗米道と共に農民革命から道教が生れる。そのバイブル的存在が『太平経』で、道教と中国古代医学を考える上に重要な接点となっている。

『闕題』「清者著天、濁者著地、中和著人」

『和気三気与帝王法』「形体有三名、天地人。天有三名日月星。北極為中。地有三名山川平土。人有三名父母子。治有三名君臣民。欲太平也」

『分別貧富法』「頭円天也、足方地也、四肢四時也、五蔵五行也」

『冤流災求奇方訣』「人居天地之間」

『国不可勝数訣』「人象天数至十月乃生也。故天主生、地主養、人主成」

以上、いろいろの諸点から「医」と「道」をみてきたが、「道」とはこの『医道論篇』では「道」とは「道家」のいう主張をもりこんだものと考えている。

補注

『春秋繁露』「循天之道」に「古之道士」という言葉がでてくる。その後につづく文言は「養生」についてのべているので、董仲舒の前漢時代にはまだ道教はなかったから、道家の人々を指していっている言葉ともとれる。「古の」とあるから、長生を中心とした道を極めようとする主張者はいたのであろう。しかしなお『春秋繁露』の本筋はやはり儒家の主義主張が織りこまれているので、天地人、陰陽五行についての記述は全体から言えば傍流部である。

なお「道士」についていえば『霊笈七籤』巻八十二、庚申部『仙人下虫伏尸方』に「道士医師」とあるから道士と医師は同列であったことになる。つまり「医道同源」「医宗道源」の根拠の一つとなる。

医家

ついで「医家」について書いておく。

「諸子百家」の中には儒・道・墨・兵・法・従族家などの学閥・風派があるといったが、この中に「医家」というのもあったのではないかという主張である。

（一）「医家」存在の理由

『史記 扁鵲倉公列伝』第四十五に扁鵲が諸国を巡り、虢《かく》（東・西・南・北など四つの虢があったが扁鵲の頃には滅亡してなかったとされる、今の河南省陝県）の国にやって来た事が記されている。虢の太子が病気になったというので、その治療を扁鵲に依頼する。診察して弟子の子陽に鍼を砥せ、三陽（太陽・少陽・陽明）と五会（頭の上から百会・胸会・聴会・気会・腰会）に鍼をして更に子豹をして温めたり薬を与え蘇させている。

つまり扁鵲には鍼の専門子陽と、薬とか、温めたりする子豹という弟子を連れていた事になる。

『韓詩外伝（漢・韓嬰の撰、漢代で詩経を伝えた一派）』には弟子の名に、陽子、薬子、子遊、子俄、子越が『説苑』（漢劉向著、当時の各国に伝わる詩について評を加えたもの）では子容、薬子、陽儀、子越、子遊らが各々得意とする治療手段を用いて手伝っている。

その後扁鵲は邯鄲《かんたん》（今の湖南省北部、河北省西南部）では帯下医（婦人科医）、周の雒陽では耳目卑医（老人科？ または耳鼻科か）、秦の咸陽では小児科と早変りしている。しかしここで秦の李醯《りし》にねたまれ殺されてしまう。この巡国の前には斉で桓候を診察し趙の国では扁鵲といわれるようになった。つまり扁鵲の名のとおり鳥の「カササギ」のように諸国をとびまわっていたのだが、それは単独ではなかったろう。扁鵲の名も一人ではないという説もある。虢の国のはなしのように弟子がいたし、各国でいろいろな医者になれたのも、多人数いた方が、なり易かったろうし、またそれに自分の「医」の力を示して歩くデモでもあったようだ。

そして各国で医師の名声を博すとそこに自分の弟子をおき、それこそ「扁鵲流」としての「医家」の確立を図っていたのではないだろうか。

「儒家」の祖孔子も自分の儒家の思想を拡げるべく諸国を巡ぐり自分及び弟子の売り込みに努力したのである。その具体的な例として「陳蔡《ちんさい》の厄《やく》」の話が名高い。

『論語』「先進」に「弟子の多くをつれて、陳蔡（ともに河南省淮陽県と上蔡県）の間で未だ就職もできないでいる多くの弟子をつれていたが食糧が絶えて苦労した（孔子は五十五歳から六十九歳まで十四年間諸国を巡ってしばしば危い日に会っているが、この時は六十三―四歳頃であったと思われる）」と孔子は述懐している。この事件は有名な事であったようで『列子』揚朱にもでてくるが『荘子』に「雑篇譲王」にも「孔子は陳蔡の間で両国の軍隊に包

囲され七日間、煮たきすることができず食べるのに事かいた。弟子の顔回がやっと菜を調理し、子路・子貢などが従った」とある。

扁鵲は自分の医流を確立、広げるため、弟子をつれて諸国を歩き「医家」としての地位を確立したかにみえたが、志半ばにして非業の最期をとげ、その願いもかなわず、歴史の上で「医家」は「諸子百家」にも入らなかったと考えている。

（二）遍歴医としての扁鵲集団

山田慶兒氏はその著『夜鳴く鳥』の中で、「遍歴医」と「定住医」という事をのべられている。扁鵲の事例はまさに「遍歴医」でもあるわけである。

氏は初め医療体系は遍歴医がいたが、時代と共に定住医が多くなり土地に根をおろした医師となったとされている。

遍歴医はしかし歴史から姿を消したわけではなく、中国では「串鈴医《くわんれい》」となって、長い間民間医の一つとして生きてきた。「串鈴」とは串を通した鈴をならして諸国を巡り、「地道薬材」（土地土地の薬草）、鍼灸、膏薬（清の呉師機《ごしき》『理瀹駢文《りやくべんぶん》』も外治法による民間医ともいえる）などを用いていた。彼等が重要なのは、思想的な影響を道家から受けていた事で、さらにさかのぼれば巫医、つまり「医」の源点であった事である。「走医」とも「行医」「鈴医」ともいわれている。その実例を挙げてみよう。

『金瓶梅《きんぺいばい》』（明の長編小説、いわゆる四大奇書の一つ、明の王世貞の作ともいう。万暦（一五七三―一六一九頃中期の作）第六十一回、主人公西門慶の、女性の一人が病気となり、いろいろの医師に診てもらうが一向によくならない。そこで趙搗鬼《べてんし》というインチキ医者を招くが、そこで彼は次のようにいう。

「私は趙先生というが、家の前にいつも人が往診を頼みにくるとただ、やたらに杖をついて出かけ、鈴をふるだけ、行医をしているがなんと薬の処方も出来ず、脈をみても口でごまかす。薬はつくってもさっぱり効かない。いよいよの時はその時次第。頭痛には頭に紐で鉢巻き、眼病には灸がたより、心臓が痛めば刀でえぐり、耳がつんぼなら鍼が一番、金もうけのインチキ医者、金はとるが、治しはできない。わしをよんだら少吉多凶、呼ばれた家ではただ泣くばかり」「半ば陰功をつみ、半ば身を養い、古来より医道は仙道に通ず」とは正にこのとおりである。と記されている。（平凡社版）

清の蒲松齢《ほしょうれい》『聊斎志異《りょうさいしい》』に「狐退治」（伏狐）というのがある。ある役人が雌狐にとりつかれ精を吸いとられ、みるみるやせていった。お符《ふだ》、まじないいろいろ手をつくしたが、一向効き目がなく故郷に帰る。しかし狐はあとからついてきた。ある日、涿《たく》州《しゅう》（河北省）の域外に泊っていると鈴を鳴らして医者がやってきて狐退治ができるというので頼むと、房中薬の丹薬をくれた。すぐのんで狐と交わると、どうだろう。薬の力のお蔭で男はみるみる精力絶倫となり、当るを幸い女狐を攻めまくる。余りの激しさ

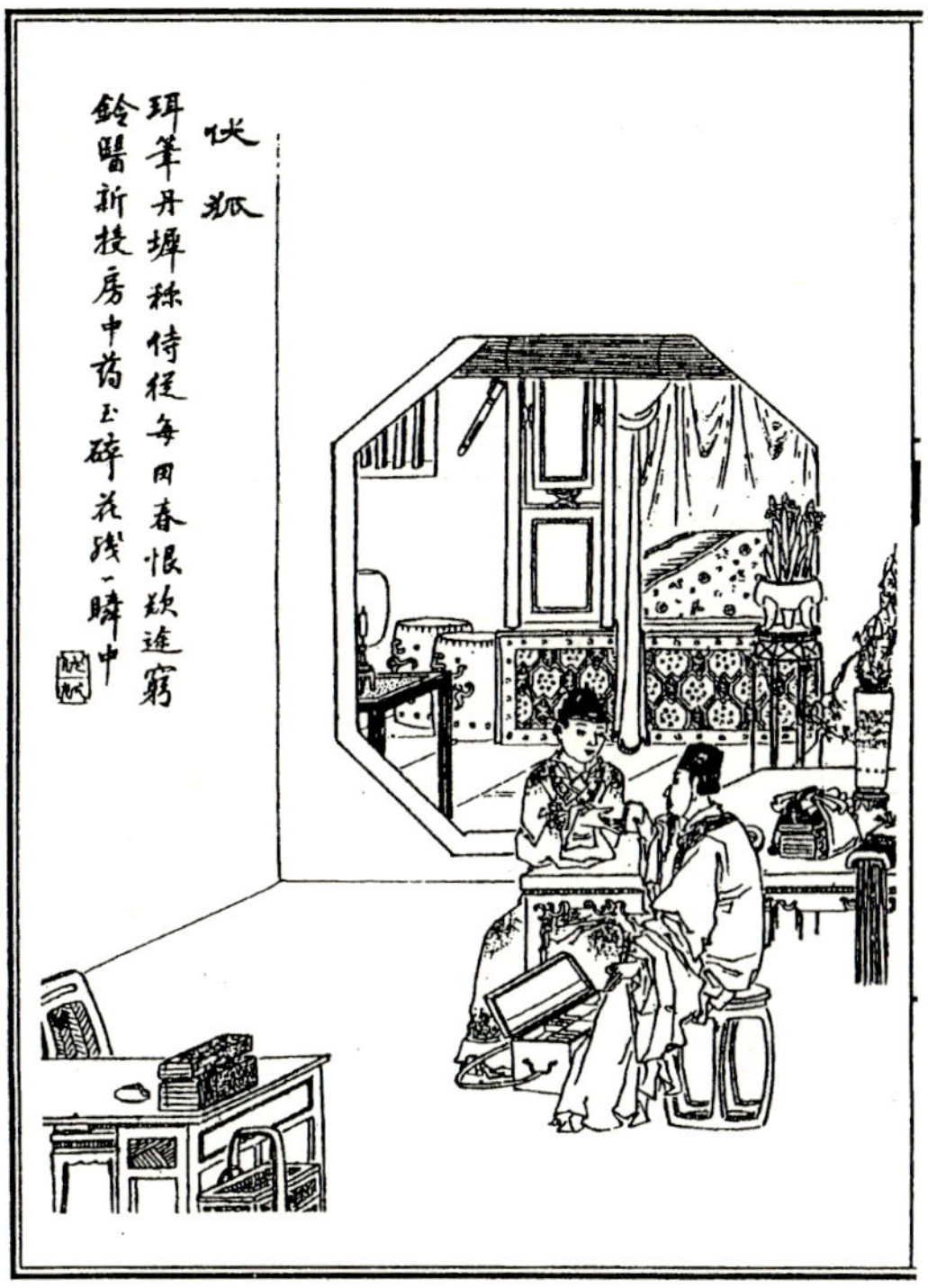

図 1

にとうとうやめてくれと哀願するが、それを無視、さらに攻めたてると女狐は逃れようにも逃れられずいたが、やがて静かになった。見ると雌狐はもとの狐の姿になって死んでいた。この図（図1）は『詳説聊斉志異図咏』にのっているものである。

もう一つ串鈴医が登場してくるのに『老残遊記』がある。光緒三十二年（一八九六）劉鶚の著、彼は劉鉄雲ともいい、甲骨文研究の祖、王懿榮《おういえい》と共に甲骨文字を研究し『鉄雲蔵亀』を著わしている。生卒不明だが、およそ一八五〇～一九一〇年の人という。あらぬ疑いで新疆に流され亡くなっている。

その『老残遊記』は二十回本だが、その初回に、主人公、老残（もとは鉄英という名）という旅人、三十歳あまりの人物が登場してくる。何することもなく旅をしていたが生活に困るようになった。そこに幸い鈴を振って歩く道士が一人やってくる。聞くとなんでも人から伝授された秘法で、よく病気を治すという。通りすがりの人がこの人の治療をうけると驚くほどよく効く。そこで老残はこの道士を師とし秘術の口伝を授かり、それから鈴を振っては（つまり串鈴医）、主に今の山東地方を巡って、約二十年経っている。時は北に義和団、南に革命の靴のひびきが伝わってくる時である。お金持ちの病を治し大金のお礼をもらったり、殺人事件を解決したり（第三回に「加味甘桔湯」の名をみる）、人々の暮しぶりもよく背景が分かる。つまり老残は串鈴医（走医、行医）で、つい一〇〇年余り前まで民間医で、遍歴医が存在していたことを如実に報せてくれている。

北京の風俗図の中に「串鈴医」の姿を描いたのがあるのだが、どうしても私の書庫の中にあるはずが見当らず、やむなく、不鮮明で申しわけないが、『History of Chinese medicine』（王吉明、伍連徳、一九三六）からとった「Taoist medicants」の図（図2）をあげておく。左の「道医」は頚に棒をさし、右の「道医」は三本の針を腕にさし、左手で銅鑼《どら》をたたいている（さきの北京風俗の図では鈴をもっている）。こうして彼等は村から村へとわたり歩いたのである。なお西洋中世紀にも遍歴医はいたという。

以上を総括してみると、「医家」というのは「諸子百家」の中

に存在したと思われるが、扁鵲一派がその中心であったと思われる。しかし彼の死後「医家」という一群はいつか忘れ去られる（当時医家という言葉はなかったにせよ）。医師に定着医と遍歴医があるが扁鵲の一派は正にこれで、その後も民間医として存続し「串鈴医（歩医、行医）」の姿となり、民間医としてつい近代まで活躍した。その背後には「道家」「道教」があった事も忘れてはならない。

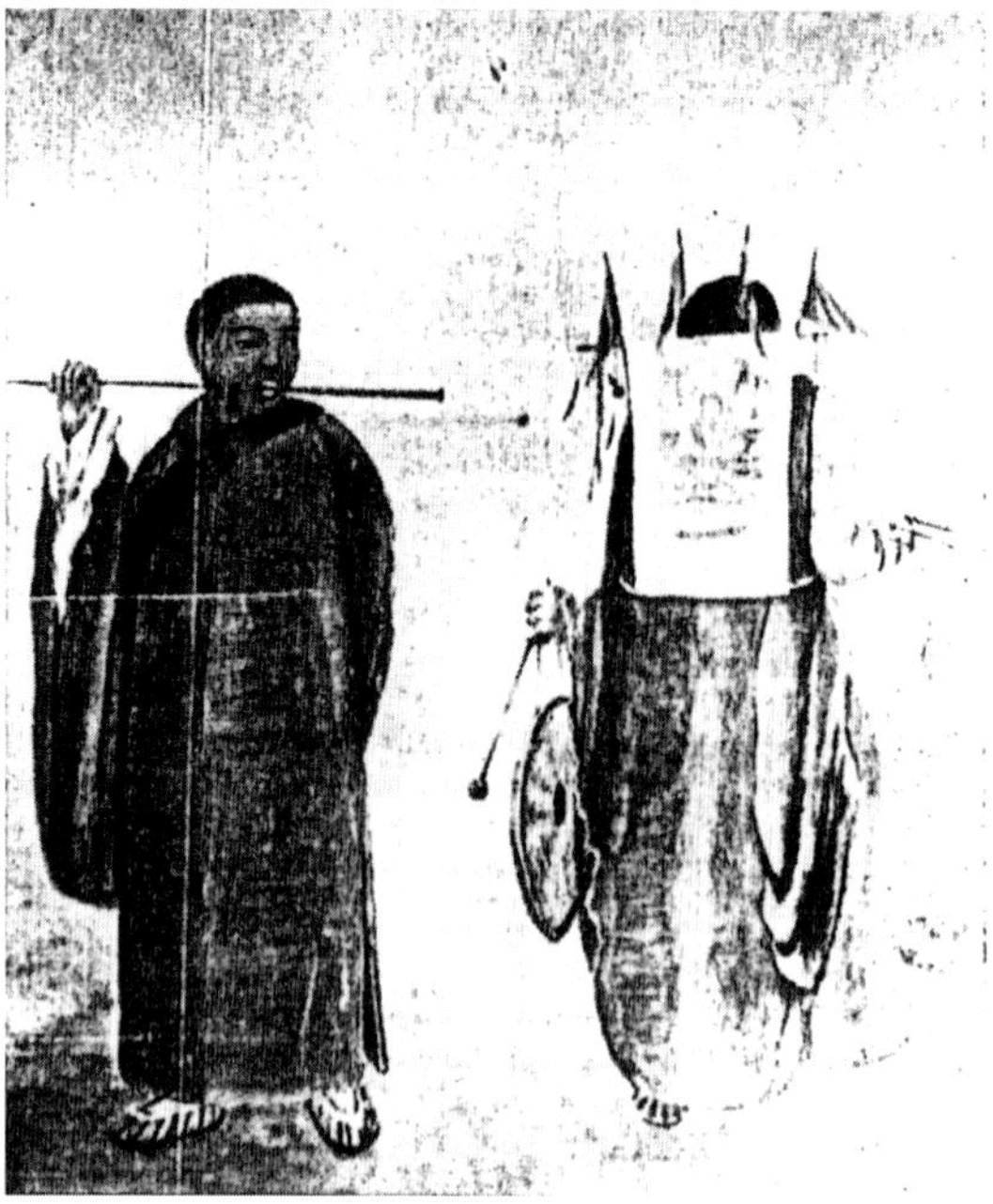

Taoist mendicants, one with long iron rod through cheek and the other with three big needles through flesh of arm. Such persons used to be seen often in villages of China, pretending to treat bodily as well as spiritual ailments.

英文では“Tooism”とは「道家」も「道教」を含めている

図 2

おわりに

「医道」と「医学」についてふれた。「医道」とは道家と関わる言葉でもあり、「医家」とは「諸子百家」の中にはなかったが、やはり道家と底でつながっている。つまり中国医学の非正統的伝統医学を考える上で道家とか道教との関わりが深くある事を知ることが必要である。道教は魯迅の言葉のように中国社会、歴史全体と関わっていると言える。

主な参考文献

一、黄帝内経章句牽引、任応秋主編、人民衛生出版、１９８６、12
二、黄帝内経概論、龍伯賢著、丸山敏秋訳、東洋学術出版、１７８５、１
三、夜鳴く鳥、山田慶兒、岩波書店、１９９０、５
四、漢魏叢書、程栄（明）新興書局、民国六十六年一月
五、History of Chinese Medicine K.C. WoNG. W. LIEN-TEH National Quarantine Seruice. 1936. Shanghai CHINA
六、聊斉志異図詠、蒲松齢、江蘇出版社、２００２、12
七、理瀹駢文、呉師機、台聯国風出版、中民六十七年一月
八、老残遊記、劉鶚、人民文学出版社、一九五七年十月、『同』岡崎俊夫訳、生活社、昭和十六年九月

〔追　記〕

本稿を投稿したあと、「串鈴医」の姿をぜひ紹介しようと思って、書庫であちこち探しあてた『中国医学通史、文物図譜巻』（人民衛生出版社、二〇〇〇年三月）の中にあったので追加させて

いただきたい。

写真1が、串鈴医で（『北京民間生活彩図』）、探していたが見つからなかった本。鈴をつけた杖を持っている。杖を地面に打つと鈴が鳴る。

写真2、3は串鈴（上海中医薬大学医史博物館蔵、著者もここを訪ねたことがあったがミスした）。写真は表裏で、外経12・5cm、内経4.0cm、銅製、中に四個の銅丸があり、ふるたびになる仕掛けになっている。表面に日月、星、北斗、八卦等が描かれている。行医の必需品とされていた。

（『漢方の臨床』57巻11号〔平成22年11月〕）

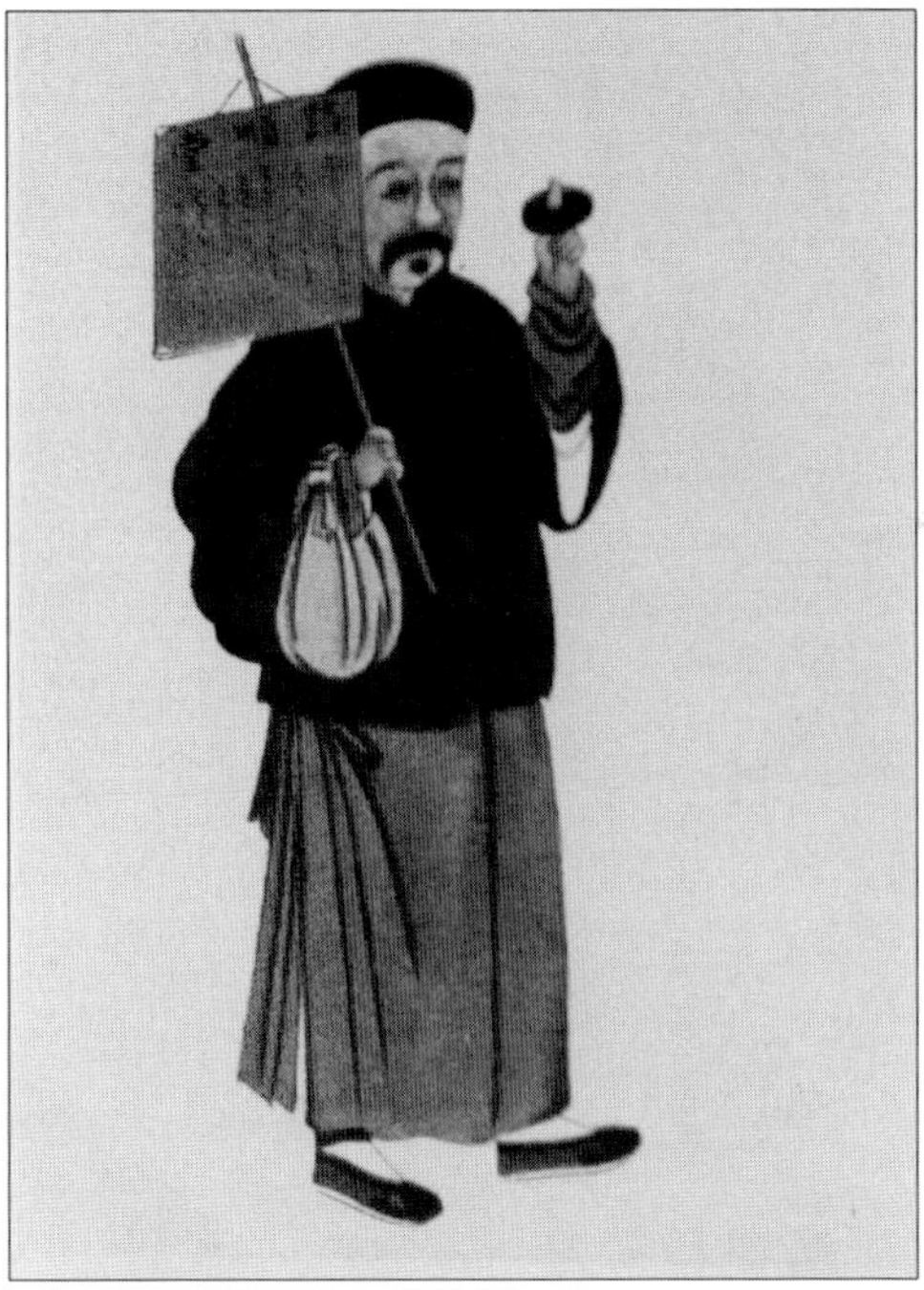

写真1　串鈴医（『北京民間生活彩図』）

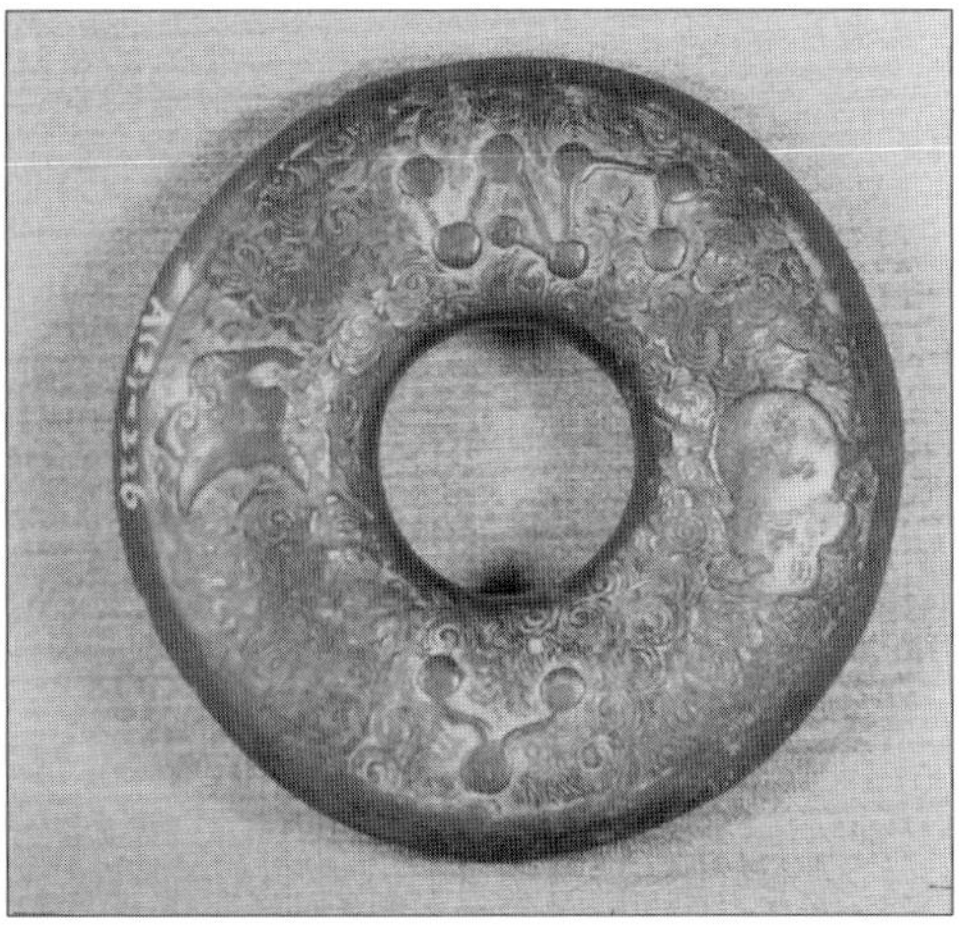

写真2　串　鈴
（上海中医薬大学医史博物館蔵）

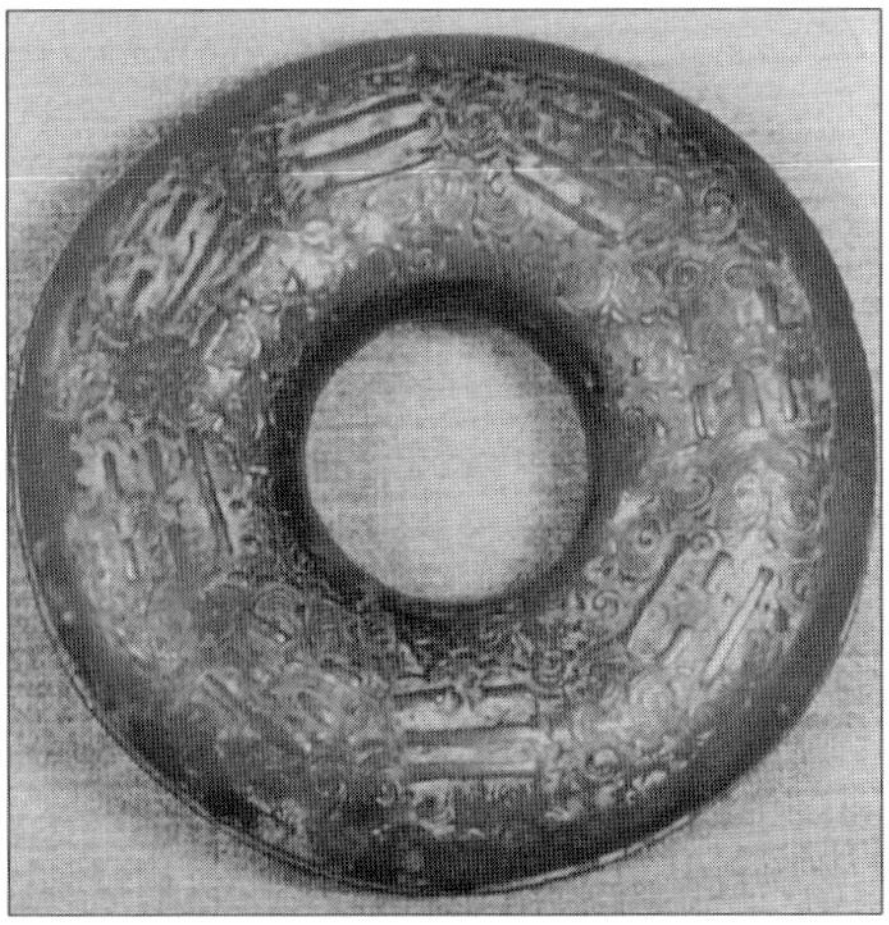

写真3　串　鈴
（上海中医薬大学医史博物館蔵）

古文説　今文《きんぶん》説と五行説

吉元医院
吉元昭治

はじめに

五行配当は周知の通り、木（春）、火（夏）、土（土用）、金（秋）、水（冬）、であり、相生説や相勝説（ペンタゴン、五星形図）がからみあっている。それを一応表示すればこのように（表1）なる。

『素問』金匱真言論が詳しいので、それを挙げておく。

五行説を「陰陽五行説」ともよくいうが、元来、陰陽説と五行説は別個であり、前者の方が古く、後者の方がそのあとから生れ、共に春秋時代前には結合していたのではないだろうか。

陰陽説は「気」という概念と関わりがあり、誰でも思いつく古代の人の自然観の一つであり、陰陽風雨晦明（六気）の一つとして存在していた。陰陽は月日、ひるよる、男女、長短、大小、黒白などどこでも目につく対極・対比・比較である。五行は当時肉眼で目につく五惑星、木星（歳星）火星（熒惑星）土星（填星）金星（太白星）水星（辰星）と地上のあらゆる事象、万物とのかかわりを考えた古代の人の天文観や自然観から生れたもので、これら五星の運行をくわしく観察し地上の出来事や人のいろいろの変化は天の変化運行とは一体しているとして、ここに天人合一（天人相感、天地人の思想）の思想が生れる。例えば四季の移り変り、春分、夏至、秋分、冬至などさらに易や暦、十干十二支、占星、ひいては国の運命、君臣と人民などの政治や、食味、音楽、これからのべる人体—医学にも影響を与えることになる。運気説もそうである。

春秋戦国時代。すなわち春秋時代とは紀元前五五〇—四〇五年間つづく。孔子が『春秋』をあらわした頃に重なるのでこういう。管子・孔子・老子・列子・墨子などがでる。戦国時代は紀元前四〇五—二二一年、秦の建国まで、孟子・荀子・荘子・孫子・

表1　『素問』金匱真言論

五行	五方	五色	五臓	開竅（五根）	五穀	五味	五音	数	五臭	五星	病在	節※
木	東	青	肝	目	麦	酸	角	八	臊	歳星	筋	立春・春分
火	南	赤	心	耳	黍	苦	徴	七	焦	熒惑星	臓	立夏・夏至
土	中央	黄	脾	口	稷	甘	宮	五	香	鎮星	肉	土用・長夏
金	西	白	肺	鼻	稲	辛	商	九	腥	太白星	皮毛	立秋・秋分
水	北	黒	腎	二陰（耳）	豆	鹹	羽	六	腐	辰星	骨	立冬・冬至

※『霊枢』九宮八風

韓非子・呂不韋などが活躍するが、またこの時代、戦国時代、斉を中心としたいわゆる「百花斉放」「百家争鳴」という空前の言論自由時代が出現し、俗に「稷《しょく》下の学」ともいわれるようになった。中でも斉の雛衍《すうえん》は王朝交代を「五徳終始説」で説明し、五行説を理論化していく。

古文説とは、今文説とは

本稿の目的の一つでもある「五行説」については後論でふれるが、さきに挙げた我々が知っている五行説の配当は実はそれ以前には違った配当の順序があったのである。現在のものは今《きん》文《ぶん》説というものにより、それ以前のものは古文説から導き出されている。

古文説とは春秋時代以前に使われていた篆《てん》書文字で書かれた文書で、具体的には「古文尚書」「毛詩」「春秋左氏伝」などがのこる。

今文説とはそれ以後の隷《れい》書（いわゆる漢隷、現在の漢字のはじまり）で記されたものをいう。

問題となるのは、古文説と今文説のいう「五行説」の配当がそれぞれ異なっているからである。書体からみると（表2）の示すように今日我々が日常使っている漢字には変遷があった。

古文と今文の分れ目は秦の篆書《てんしょ》（大・小ある）と漢の隷書となる。

殷の甲骨文はなおその時代には知られてなく、その実在が知られたのは、わずか一〇〇年少し前の事である（一八九九年）。

甲骨文についてはその初歩的ではあるが、近刊予定の『老荘とその周辺』（たにぐち書店）に書いておいた。

それでは篆書・隷書とはどんなものであったか、その一例が（図1）である。そこに『説文解字』とあるのは後漢許慎《きょしん》によるもので総計九千三百五十三文字は部首別に並べた最古の漢字辞書で、その書体は当時流行していた漢代の文字である。

古文派の文書の主なものは、

表２　漢字の歴史

殷	周	春秋	戦国	泰	漢	現代
BC1500 （BC1300） 武丁	BC1050	BC770	BC403	BC221	BC206	21世紀
（絵文字） 甲骨文 金文（石文）	甲骨文 金文	金文	大篆	大篆 小篆	隷書（漢隷） 漢字（楷書）	繁体（台湾） 簡体（中国） 常用漢字（日本）

○漢字＝楷書－行書－草書
○日本＝よみ－和訓・漢音・呉音
　　　　漢字－真名
　　　　仮名－ひらがな・カタカナ

図１

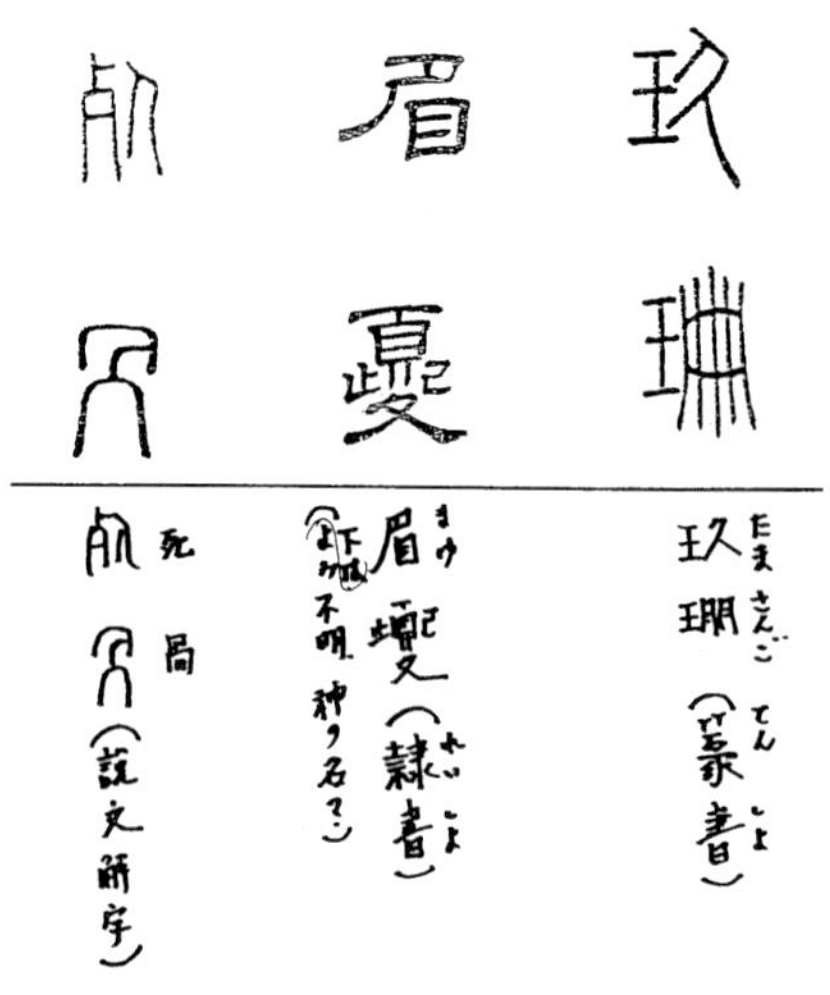

○韓詩外伝。漢代詩経の一つ。秦始皇帝の焚書坑儒《ふんしょこうじゅ》でも亡びることなく伝えられ、漢の韓嬰《かんえい》が『韓詩外内伝』をつくった。そのうち『毛詩』一派が力を増し、現在『韓詩外伝』のみが残っているようになった。これは今文で残っている。『毛詩』も修正を加えられ今文で書かれている。

○儀礼《ぎらい》。周公旦の作といわれる経書の一つ。儀式、祭礼について述べられているが、漢の武帝の時、水たまりの中から出てきたという。

○尚書。五経及び十三経の一つ。孔子が監修したという。漢代では『尚書』宋代では『書経』という。この『尚書』が五行説と関わるわけで、西漢景帝の時、魯の恭王が孔子の旧宅をこわした時、壁の中から出現した尚書で、古文（蝌蚪《かと》文字、おたまじゃくし文字、篆書のこと）で記され、これを古文尚書（孔壁尚書）という。

現在の尚書は今文つまり漢代文字で記され、次第に古文派、今文派の争いがたかまり、後漢章帝建初四年（西紀七九年）当代儒者を白虎館に集め、いわゆる「白虎館」会議を開き論争を行った。この結果今文派が勝ち、現在のような漢字をもって書が記されるのが本流となる。この会議の内容を記したのが、班固《はんこ》の『白虎通義』である。

我々が現在、初めに挙げた「五行」の表は実は、今文派によるものなのである。『素問』『霊枢』に記されているのはこの今文であって、いつ、誰が、どのようにして編纂、整理したかよく分からない。考えてみると得体の知れない書であるといえよう。

古文派から見た五行説

『古文尚書』に「洪範《こうはん》」という篇がある。伝説の帝王、禹が伝えたという天地の大法、すなわち「洪範」を周代、箕子《きし》が整理して武王に呈したものという。この中に「洪範九疇《きゅうちゅう》」（九疇とは洪範の大法が九ヵ条からなっているのでこう呼ぶ）という処がある。その第一は「五行」第二「五事」以下八政、五祀、三徳、稽疑、庶徴、五福六極など九項が並ぶ。この中で重要なのは「五行」、次いで「五事」である。このうち「五福六極」は道教でいえば現世利益の事であるが、すでにこの頃より中国人のこの世の幸せ、不幸に対する根強い意志が感じられる。

「五行」五行の行とは行為の行ではなく、一口にいうと「行ったり来たり交わる処、万物、人も行き交う交叉する場所（甲骨文では行を［卝］又は［朩］と書き交叉する道を表わす。道の交叉している処で呪力を用い、他の方向に威力や機能を及ぼすとされる）でここに集散する、あらゆる事物を五つのグループに仕分けして、そこに規則性、システム性を見出そうとするのである。五材ともいわれ、人、地球、宇宙を構成する原素、材料また相互の円滑な流れを推進する五つの大きな要素を構築する五つの大きな材料ともいえる。

五行は『古文尚書』では、水・火・木・金・土の順のなっている。そして水とは潤《じゅん》下（その働きは冷たい、収蔵する）火を炎上（火が光ってもえさかる、熱い、大きくのびる）木を曲直《きょくちょく》（木が風で曲ったり、まっ直ぐになる。発育し、又は、形を変えて順応できること）金を従革《じゅうかく》（変革という言葉があるように、金はいろいろに形を変え（鍛錬して）質を変える）土は稼穡《かしょく》（種をまいて収穫する）というとあり、さらに水は味では鹹さとなり、火は苦となり、木は酸となり、金は辛となり、土は甘さとなると記されている。ここで五行、五味がでてくる。

次の五事とは一に貌（外観、態度）、二に言（言動）、三に視（観察）、四に聴（意見を聞く）、五に思（思考、思慮）となっている。『五行伝』（『尚書五行伝』亡佚）によると、貌は木、言は金、視は火、聴は水、思は土となっている。

今文説から見た五行説

今文説による五行五臓配当は現行のものと同じだが、初め五行説は戦国時代、斉の鄒衍《すうえん》が王朝交替説を五行相勝説で説えたことにより拡がってきた。

『今文尚書』は漢代、欧陽生（尚書を学び学を以って官となり、本書をつくる。『前渓書』八十八巻参照）

これでは肝＝木　心＝火　肝＝土　肺＝金　腎＝水と今の通りになっている。

五臓配当から見た五行説

ここから本題の中心に入る。

五行説の由来を考えると、まず四季（春、夏、秋、冬）ありきと思われる。自然観から考えると当然といえよう。四季も四風（東風、南風、西風、北風）や四神（青龍、白虎、朱雀、玄武）もやはり同じである。四行ともいえる。

『礼記』『呂氏春秋』では四季と記すが、『管子』『淮南子』では、夏の次に土用＝黄・土・心などを追加し五行表示になっている。天人合人の思想から春秋中期以後、天の四方（東西南北）を地の四方に配し、さらに天帝（天）に対する帝王（地）を四方に囲まれた中央においたのだろう。「君子南面す」（『素問』陰陽離合論に「聖人南面して立つ」とある）という言葉通り天子は中央で北に背を向け、南に向って座っていた。（我が国の紫宸殿では南に対する北には「北面の武士」というように武士が天子を守っている）後の唐の都長安も王城は北にあって南に向っていた。奈良の大極殿、京都の紫宸殿も都の北に位置し、朱雀大路が南にのびていた。（紫宸とは北極の紫微宮―天帝のいる処をさす）

従って天子から見ると左は東、西は右、南は前、北は後方となる。

四季と臓器の関係を最も古く記したのは、『礼記』月令《がつりょう》で（表3）、春＝脾、夏＝肺、秋＝肝、冬＝腎となっている。冬＝腎と

表３　『礼記月令』

節　句	日	帝	神	味	祭	臭	音	数	天子衣色
孟春之月（立春）	甲乙	太皞	句芒	酸	脾	羶	角	八	青色
仲春之月	〃	〃	〃	〃	〃	〃	〃	〃	〃
季春之月	〃	〃	〃	〃	〃	〃	〃	〃	〃
孟夏之月（立夏）	丙丁	炎帝	祝融	苦	肺	焦	徴	七	朱色
仲夏之月	〃	〃	〃	〃	〃	〃	〃	〃	〃
季夏之月	〃	〃	〃	〃	〃	〃	〃	〃	〃
孟秋之月（立秋）	庚辛	少皞	蓐収	辛	肝	腥	商	九	白色
仲秋之月	〃	〃	〃	〃	〃	〃	〃	〃	〃
季秋之月	〃	〃	〃	〃	〃	〃	〃	〃	〃
孟冬之月（立冬）	壬癸	顓頊	玄冥	鹹	腎	朽	羽	八	黒色
仲冬之月	〃	〃	〃	〃	〃	〃	〃	〃	〃
季冬之月	〃	〃	〃	〃	〃	〃	〃	〃	〃

太皞＝たいこう
顓頊＝せんぎょく
句芒＝じゅんぼう
蓐収＝じょくしゅう

羶＝せん＝なまぐさい
焦＝しょう＝こげくさい
腥＝せい＝脂くさい
朽＝きゅう＝くさった臭い

いう考えはこれからも変らないが、他のものは現行のものと異なっている。『礼記』は経書の一つで周東秦漢の礼に関する説を集め、礼に関する理論と実践を記したもので、一般に『大載礼《だたいれい》』に対し『小載礼』（漢の載望が伝えたといわれ『載礼』ともいう）をさし、月令の名の通り一年を春夏秋冬に分け、さらにおのおのを孟（例えば孟春）、仲（例えば仲秋）、季（例えば季冬）ずつ三分し（三ヵ月）と、十二ヵ月―一年となる。（我が国では春なら初春、中春、晩春という）

一ヵ月を十日毎に区切るのを旬（初旬、中旬、下旬）というが、これは殷時代から初まり、甲骨文からもうかがえる。

図の右端の「祭」という処に注目すると、春＝脾、夏＝肺、秋＝肝、冬＝腎とある。これらは祭祀に先だって捧げる動物犠牲によるその内臓をいう。ここではまた土＝中央というのがまだないことに注意したい。この頃ではまだ人間の内臓と対比されてはいなかったといえよう。五蔵といい、五臓とはいっていないことに注意。

また春＝酸、夏＝苦、秋＝辛、冬＝鹹、とされ、ここでは今の五行説とでは土用＝甘がないだけで同じである。

この配当は古文説によるものであるが、今文説と対比したものが『黄帝内経概論』（龍伯堅著）の中にその図があるので、ここに示しておく（図２）。

古文説と今文説をもう一度並べて一覧しておくと、次のように

図２

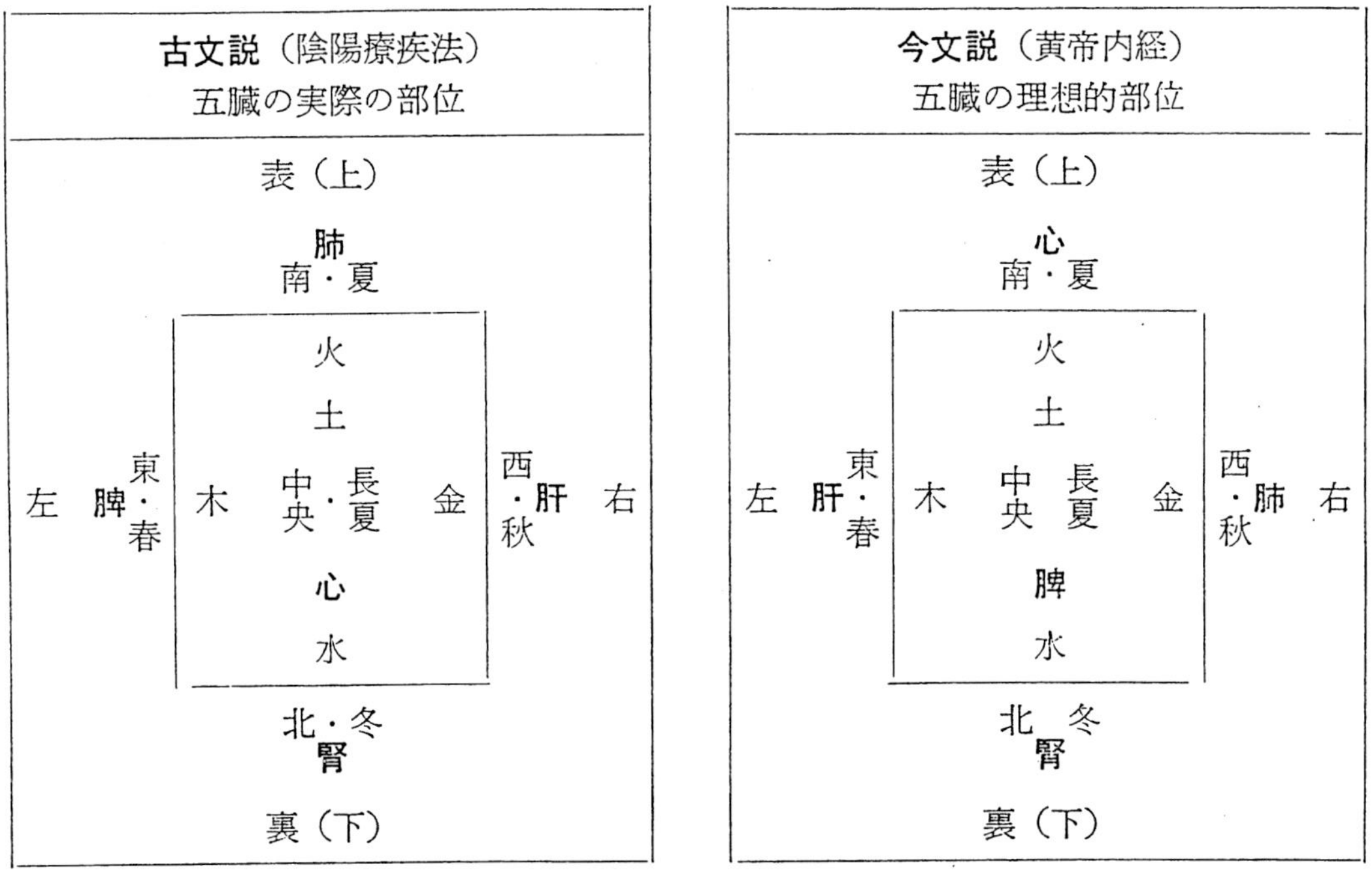

なる。

古文説			
東	春	脾	木
南	夏	肺	火
中央	長夏	心	土
西	秋	肝	金
北	冬	腎	水

今文説			
東	春	肝	木
南	夏	心	火
中央	長夏	脾	土
西	秋	肺	金
北	冬	腎	水

（長夏を土用ともいう、土用は立秋の前の十八日を夏の土用という）正確には他の春秋冬にも土用がある。

今文説は欧陽生や「白虎観会議」を通して漢代中期以後盛んになると、何時成立したのか不明の『黄帝内経』もこれにならい、今文説をとっている。

太一生水

『古文尚書、洪範』の五行では、水・火・木・金・土となって水が第一に挙げられているのを考えてみよう。

一九九三年十月、中国湖北省荊門市郭店村で楚代（戦国時代楚の国があった）の墓から楚簡（竹筒）が多数出土した。「郭店楚簡」といわれ、十六に分類されている。その中に『老子』及び『太一生水』といわれるものがある（図3）。図のような書式で、ここでは左側に現行文字、右側に楚文字で記してある。この楚文字は、篆隷文字とも異なる楚地方独特な文字であることが分る（『楚簡「老子」東釋』萬巻楼図書）。

「太一生水」の「太一」とは「太乙」ともかき、広く宇宙万物のもとで、天地創造の元気という事もあるし、北極星を指す事もあるし、神の名ともなる幅広い言葉である。

道教経典の中でも「太一」「太乙」という言葉は多用され「太上説云々」という経典が数多い。この場合「太上」とは老子を神としていう尊称となる。

天地混沌とした無形のものから有形のものをかたちづくる変化の過程のもとをいい、『列子、天瑞』の「一は形の始めである。清く軽いものは上って天となり、濁で重いものは下って地となる」というのと同じで、この場合、物の初めは無形でそれから天地に分れ、そこより有形となり万物―人も―生まれたとする。

図3

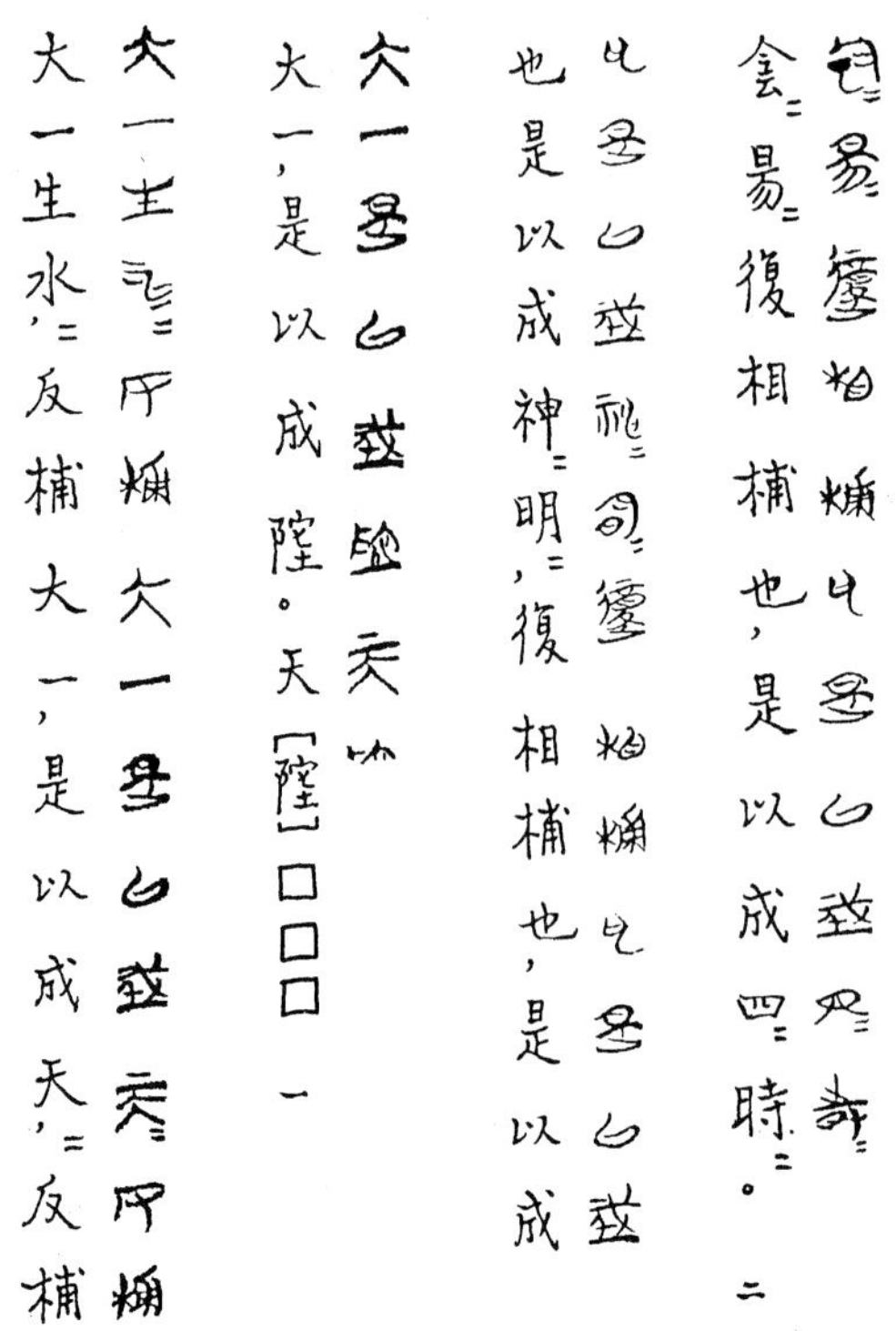

「天地人相関」「天人相関（合一）」という、「陰陽五行説」にも関わる基本であるのである。ここでは天地創造が語られているが、「太一生水」とは水こそが天地の初まりにより生じたものであるというのである。

『老子』に「上善は水の如し」「天下柔弱なるもの水にすぐるはなし。弱は強に服す。柔は剛に勝つ」というのもある。

この地球に生物が誕生したのは水が存在したからこそであるという説に従えば、「太一生水」は真実なことと言える。太一という言葉を『素問』『霊枢』ではどう使われているのか見てみよう。『素問』では「六微旨大論」「六元正紀大論」に、『霊枢』では「九宮八風」「九鍼論」「歳露論」などに見られる。『素問』殊に『霊枢』では終りの方は「運気論」で説かれている。

「運気」とは自然の巡り合せ、運命などを一般にはいうが、ここでは「五運六気」を指している。「五運」とは五行の運行（相生・相勝）を、「六気」とは先にもふれた「陰陽風雨晦明」をいう。しかし『管子』戒では「好悪喜怒哀楽」を、さらに『素問』天元紀大論では、寒暑風燥湿火をいい、違う処がある。

ところで「太一」とは、『素問』『霊枢』では「北極星」をさし、「九宮図」（略）では中宮（中央の宮）とは中心で北極星をおく。この北極星を中心として北斗星は天体を回転しているので、その七星の移動の形から方向が定まり、四気の移動から、また八方より吹いてくる天候の変化も推測できることになる。

まず太一が遊行するのに、冬至の日には叶蟄《きょうちつ》の宮（冬の気がかくれて一陽が動き出す時、つまり冬至をさす。土の中に冬ごもりをしていた虫が初めて動き出す時。一年の初まりを冬至から算えるのもある）、そして四十六日たつと次に行くとある。

この太一が移動する日の節気もまた変わり、天は必ず風雨をもたらす。その日それがある歳は吉で豊《みの》り、民は病もなく安心できるが、この日より早く風雨があれば雨多く水害、遅れれば旱《ひでり》が多いだろうといっている。

太一が冬至にある日に気候が急変すれば、その原因は君にあるかもしれないので君について占う。以下、節気の順に気候の変化があれば大臣、官吏、将軍、人民と占っていく。

以上のように「運気説」は、医学本来に関係がない処であり難渋するので重視しないでよいのではないだろうか。占星術・運命判断等、ますます距離が離れていく。

ただここでふれたのは「太一」という事から拡がりをもっていったという事を言いたかった。

霊枢「九鍼論」（表4）

○一以法天　二法北　三以法人　四以法時　五以法音　六以法律　七以法星　八以法風　九以法野　岐伯日夫聖人之起天地之数也…　九九八十一

○五臓気

心＝噫《おくび》、肺＝咳、肝＝語、脾＝呑、腎＝欠《あくび》

表4　『霊枢』九鍼論

五主	心＝脈	肺＝皮	肝＝筋	脾＝肌	腎＝骨
五蔵	心＝神	肺＝魄	肝＝魂	脾＝意	腎＝精と志
五邪	陽＝狂	陰＝血痺	陽に入って転じると癲疾	陰に入って転じると瘖(発声不能)	陽(陰)より陰(陽)に入ると静(怒)
五発	陰病は骨に発す	陽病は血に発す	陰病は肉に発す	陽病は冬に発す	陰病は夏に発す
五裁	病在筋＝酸禁	病在気＝辛禁	病在骨＝鹹禁	病在血＝苦禁	病在肉＝甘禁
五定	酸＝筋	辛＝気	苦＝血	鹹＝骨	甘＝肉
五労	久視＝血	久臥＝気	久坐＝肉	久立＝骨	久行＝筋
五液	肝＝涙	心＝汗	肺＝涕(はなみず)	脾＝涎(よだれ)	腎＝唾
五悪	肝＝風	心＝熱	肺＝寒	脾＝燥	腎＝湿
五并	肝＝憂	心＝喜	肺＝悲	脾＝畏	腎＝恐
五味	酸＝肝	辛＝肺	苦＝心	甘＝脾	鹹＝腎
六府気	肝＝怒	胃＝気逆(しゃっくり)	大腸・小腸＝泄(排泄)	膀胱＝尿失禁	下焦＝腹水　浮腫
五臓気	心＝噫(おくび)	肺＝咳	肝＝語(多弁)	脾＝呑(胸やけ)	腎＝欠(あくび)

○六府気
肝＝怒、胃＝気逆、噦《しゃっくり》
大腸、小腸＝泄《せつ》(排泄)
膀胱＝括約作用が弱ければ尿失禁。浮腫。
下焦＝膀胱がよくしまらないと尿漏れ、下部に浮腫がでる。
○五味
酸入肝　辛入肺　苦入心　甘入脾　鹹入腎
味入胃
○五并《へい》
精気が肝と合＝憂、精気が心と合＝喜、精気が肺と合＝悲、精気が腎と合＝悲、精気が脾と合＝畏
○五悪《にくむ》
肝＝風、心＝熱、肺＝寒、腎＝燥、脾＝湿
○五液(液は分泌物)
心＝汗、肝＝涙、肺＝涕《はなみづ》、腎＝唾、脾＝涎《よだれ》
○五労(同じ事をつづけると悪い事がおこる)
久視＝血、久臥＝気、久坐＝肉、久立＝骨
久行＝筋に影響する
○五走(五味の異常は相当した臓器や機能に悪影響を及ぼす)

○酸＝節、辛＝気、苦＝血、鹹＝骨、甘＝肉
○五裁（五味についてのおのおの病在部に相当した制限）
病在筋＝酸味（制限）病在気＝辛味（制限）
病在骨＝鹹味（制限）病在血＝苦味（制限）
病在肉＝甘味（制限）
○五発（病発生の部位）
陰病＝骨に発す、陽病＝血に発す
陽病＝冬に発す、陰病＝夏に発す
○五邪（邪気が陰陽の部位によって入るとき起す病変）
陽＝狂、陰＝血痺、陽に入ってから転じる＝癲《てん》疾、陰に入ってから転じると瘖《イン》（発声不能）
陽より陰に入ると＝病状は静
陰から出て陽に入ると＝病状はよく怒る。
○五蔵（五臓が秘めているもの）
心＝神、肺＝魄、肝＝魂、肝＝意、腎＝精と志
○五主（五臓が司る臓器組織と機能）
心＝脈、肺＝皮、肝＝筋、脾＝肌、腎＝骨
『霊枢』でも『素問』金匱真言論と同じ五行、五臓の関係を述べる処があるが、その比較のため掲げておいた。

(付)何故肝（木）は順序の第一で左側にあるのか？　古くは肝臓は左側にあると信じられていたようであった（図4）。そのわけは『素問』刺禁論篇に「肝は左に生じ、肺は右に生じ、心は表に生じ、腎は裏に生ずる」とある。つまり肝は左にあって、その肝は春で、万物の生ずる時でもあり、方位では左が第一となる。その故、肝（木）が第一にあって、その肝は人体の左側にあるという古人の考えである。

図4

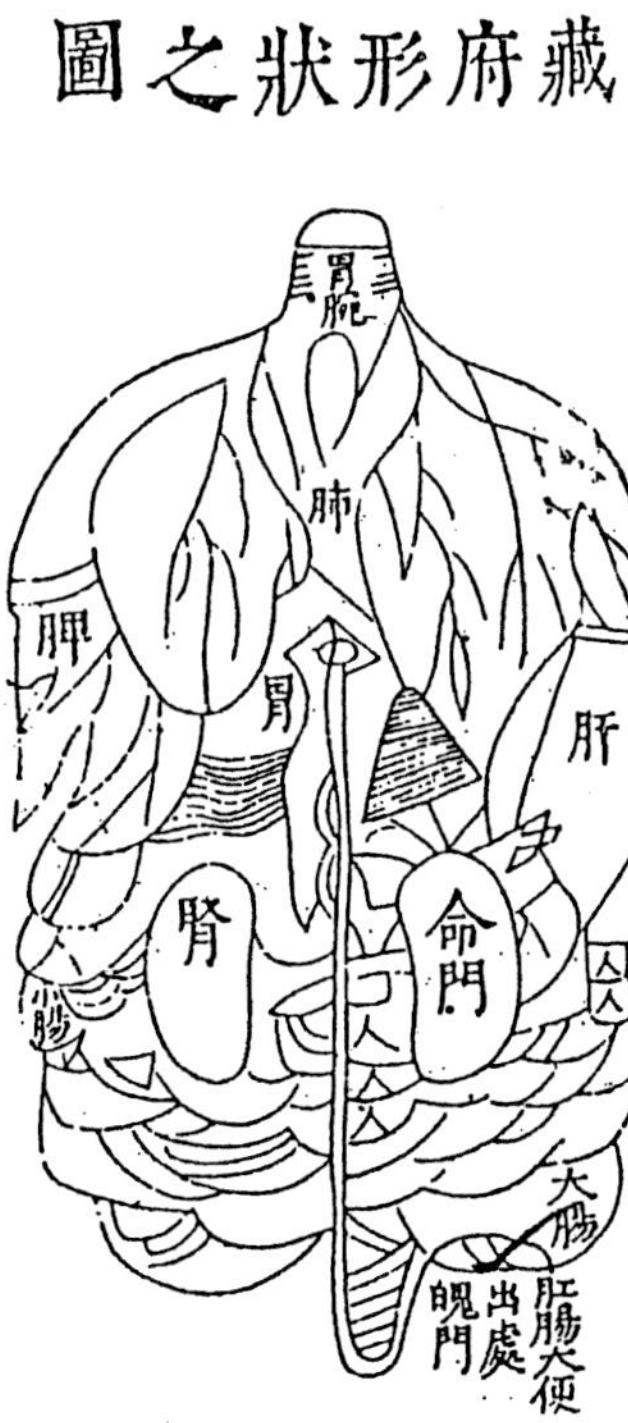

おわりに

古文説と今文説とは五行の順序が前者の水火木金土に対し後者は木火土金水と違っている事、水が第一に挙げられているのは何故かという点についてふれた。

肝・心・脾・肝・腎臓という五臓配当は初めは動物のそれぞれ内臓を祭祀の初めに捧げたのであって（五臓）、後に『素問』『霊枢』になると人間の身体肉の五臓として生理・病理を説明するに到ったのではないかという事を述べた。さらに「太一生水」「何故肝が第一で左側にあるのか」という処についても述べた。

次には「五行説」の移り変りを古典と対応しながら書かしていただきたいと思っている。

○参考文献
①黄帝内経章句索引、任応秋、人民衛生出版、一九八六年
②中国思想史、アンヌ・チャン、志野好伸訳、知泉書館、二〇一〇年
③尚書今古文注疏、孫星衍、中華書局、一九八六年
④書経上下、加藤常賢、新釈漢文大系、明治書院、一九八三年
⑤春秋学、野間文史、研文出版、二〇一〇年
⑥春秋左氏伝(一、二、三)鎌田正、新釈漢文大系、明治書院、一九七七年
⑦春秋公羊伝訳注、劉尚慈、中華書局、二〇一〇年
⑧春秋　穀梁伝補注、鍾文烝、一九九六年
⑨春秋繁露、日原利国、中国古典新書、明徳出版、一九七七年
⑩春秋繁露校釋、鐘肇鵬、河北人民出版、二〇〇五年
⑪春秋繁露(上下)、王知常他注、三民書局、二〇〇七年
⑫素問訳注(三冊)、家本誠一、医道の日本、二〇〇九年
⑬霊枢訳注(三冊)、家本誠一、医道の日本、二〇〇八年
⑭現代語訳　黄帝内経素問、石田秀実他、東洋学術出版、一九九三年
⑮現代語訳　黄帝内経霊枢、石田秀実他、東洋学術出版、二〇〇〇年
⑯黄帝内経概論、龍伯堅著、丸山敏秋訳、東洋学術出版、一九八五年
⑰中国医学源流論、謝利恒、古亭喜屋、一九三五年
⑱『楚簡老子東釋』、魏啓鵬、萬巻楼図書、一九九九年

(『漢方の臨床』58巻4号〔平成23年4月〕)

五行説と古典（1）

吉元医院
吉元昭治

はじめに

五行説の変遷と内容、背景を古典から横断的に見てみた。前項の『古文説　今文説と五行説』（本誌、今年4月号掲載）のつづきである。

一、管子

諸氏百家の年表（図1）をまず掲げておく。

管子は古い人で周代、斉の管仲（前七三〇頃—六四五）の撰。『漢書』芸文志では道家に『隋書』経籍誌では法家に分類されている。

○第一　乗馬　陰陽についての記述がある。

○第二　幼管　別表（表1）に一括一覧したように、幼管には本図と別図があり、このうち本図では四季による服装、食べ物、音楽の音調、治、つまり君主の行う修行と人々を治めるのに必要な方策、尊重すべき数を挙げている。

ここの五行配列は服装の色、味、音をみる限り現行のものと同じだが、五聴（五音）では『霊枢』邪客では角、徴、宮、商、羽の順になっている。

天に五音、人に五気がある。

ここでも天人合一思想が顔を出している。『霊枢』脈度には「腎気耳に通じ、腎和ならば五音を聞く」、同じ経別に「体内には五臓があり、その五臓が五音、五色、五味、五位などに相応している」とあるから五行説の中でも五音と五臓の関係を説くところがある。

○第三　宙合

左に五音をとり（維持し）、右に五味をとる。これは君臣の分とある。（君は上座にあって五音をきき、臣は下座にあって味を整え、

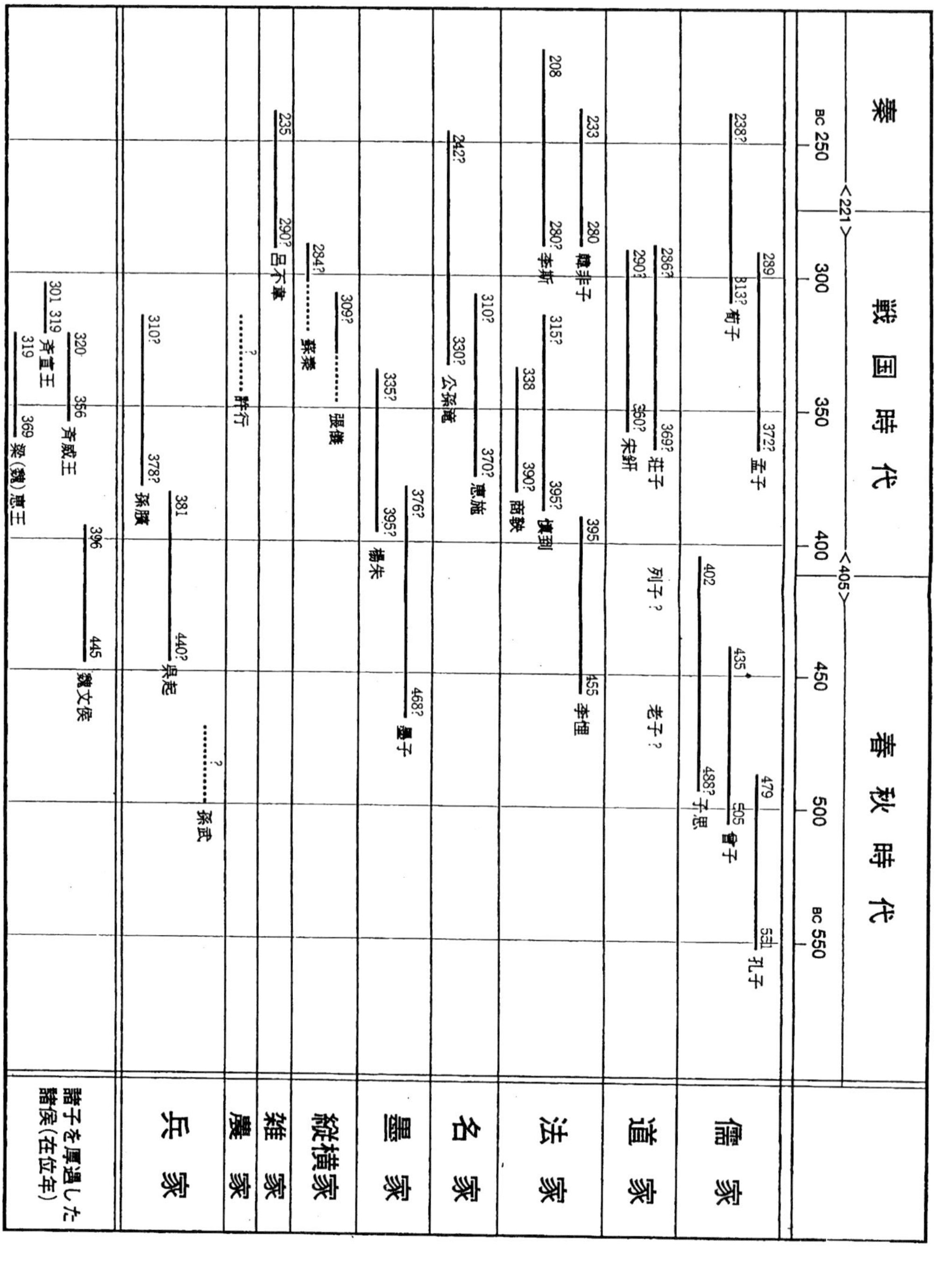
秦
戦国時代
春秋時代
BC 250
300
350
400
450
500
BC 550
<221>
<405>
儒家
道家
法家
名家
墨家
縦横家
雑家
農家
兵家
諸子を厚遇した諸侯(在位年)
孔子
曾子
子思
孟子
荀子
老子？
列子？
荘子
宋銒
李悝
慎到
商鞅
李斯
韓非子
恵施
公孫竜
墨子
楊朱
張儀
蘇秦
呂不韋
許行
孫武
呉起
孫臏
魏文侯
斉威王
斉宣王
梁(魏)恵王

図1 諸氏百家

表１　『管子』巻三、幼官図

	服（衣服）	味	聴（音）	治（修）	数用
中央本図	黄	甘	宮	和気	五
東方本図	青	酸	角	燥気	八
南方本図	赤	苦	羽	陽気	七
西方本図	白	辛	商	湿気	九
北方本図	黒	鹹	徴	陰気	六

食を捧げる）君は左に、臣は右に立つ。（左右では左が上位、君主が南面して座っていると、その左は東—上位、右は西—下位となる。左大臣と右大臣では、左大臣の方が上位）

○第四　枢言

管子は「道に天があるとしたらそれは人でいえば目、その人たらしめるものは心であり心は気だから　気があれば生れ、気がなければ死ぬ」

○第五　移靡

陰陽の職分が判きりしてくれば、性質は異ってくる。例えば甘草と苦草が生れてくるようなものだ。さらに陰陽の気が適当にあれば例えば酸味と鹹味（五味でいう木と水、初めと終わりと同じということ）もそれぞれ丁度よい味になる（そのほどほど—適宜—中—和—甘味をいう関係になる）。

○第十二　心術（上）

心は体の中の君の位で、九竅がそれぞれ役目を負って動いているから臣である。心が道にかなっていれば九竅はそのきまりに従う。嗜欲が一杯になると同時に色を識別出来ず、耳は聞えなくなる。従って上の者が正しく道を行わないと、臣下人民はその仕事を失い困窮し、遂には国が滅びる。

○第十二　明法解

法は天地のありさまに従う。（『老子第二十五章』「道法自然」と同じ趣旨である）

○第二十七　揆度

五色とは青黄白黒赤である。五声とは宮商羽徴角で、五味とは酸苦鹹辛甘である。（ここではまだ五臓はでてこなく、五声、五味も現行のものと順序が異なっている）

二、周《しゅう》礼《らい》

経書の名　周公旦の撰という。天官・地官・春官・夏官・秋官・冬官の六官をたててその職分の区別・上下関係など百官のシステムをつくる。「六典」ともいわれるその「天官医」のところに、酸—骨　辛—筋　鹹—脈　苦—気　甘—肉という五味と人体の関係をいっている処があるが、やはり現行のものと合わず、その理由もよく分らない。

三、呂氏春秋

秦の宰相、呂不韋（前二九〇？—二三五）の撰「奇貨居《お》くべし」で有名。彼は始皇帝の父から仕え、始皇帝を援ける。一説では始皇帝の父ともされるが、後ちに皇帝の不興を買い、自殺においこ

まれる。この書は彼の食客（一説に三千人）の論ずるものを集めたもので中に、儒家の思想が本流とはいえ、当時の思想・哲学がおりこまれている。雑家ともいわれる所以である。

この一覧表（表2）はその内容をまとめたもので（孟・仲・季を各四季にあてはめている）、『礼記』月令（表3）を踏襲している。表のように『周礼』と『呂氏春秋』は余り変りがない。人体内の五臓はまだ出てこないが、祭礼に動物の五臓を捧げて祭っていた事がわかる。

表２　『呂氏春釈』十二紀配当表

紀	味	祭（五臓）	臭	音	天子衣色	数
孟春紀（立春）	酸	脾	羶	角	青色	八
仲春紀	〃	〃	〃	〃	〃	〃
季春紀	〃	〃	〃	〃	〃	〃
孟夏紀（立夏）	苦	肺	焦	徴	朱色	七
仲夏紀	〃	〃	〃	〃	〃	〃
季夏紀	〃	〃	〃	〃	〃	〃
孟秋紀（立秋）	辛	肝	腥	商	白色	九
仲秋紀	〃	〃	〃	〃	〃	〃
季秋紀	〃	〃	〃	〃	〃	〃
孟冬紀（立冬）	鹹	腎	朽	羽	黒色	六
仲冬紀	〃	〃	〃	〃	〃	〃
季冬紀	〃	〃	〃	〃	〃	〃

羶《せん》＝木のにおい　　腥《せん》＝魚のにおい、なまぐさい
朽《きう》＝腐ったにおい

表３　『礼 記』月 令

四季	各季月区分	日	祭	臭	味	音	数	天子衣色	帝	神
春	孟春之月	甲乙	脾	羶	酸	角	八	青	大皞	句芒
	仲春之月	〃	〃	〃	〃	〃	〃	〃	〃	〃
	季春之月	〃	〃	〃	〃	〃	〃	〃	〃	〃
夏	孟夏之月	丙丁	肺	焦	苦	徴	七	朱	炎帝	祝融
	仲夏之月	〃	〃	〃	〃	〃	〃	〃	〃	〃
	季夏之月	〃	〃	〃	〃	〃	〃	〃	〃	〃
秋	孟秋之月	庚辛	肝	腥	辛	商	九	白	少皞	蓐収
	仲秋之月	〃	〃	〃	〃	〃	〃	〃	〃	〃
	季秋之月	〃	〃	〃	〃	〃	〃	〃	〃	〃
冬	孟冬之月	壬癸	腎	朽	鹹	羽	六	黒	瑞頊	玄冥
	仲冬之月	〃	〃	〃	〃	〃	〃	〃	〃	〃
	季冬之月	〃	〃	〃	〃	〃	〃	〃	〃	〃

四、礼《らい》記《き》

経書の一つ、周末秦漢時代の礼について書かれている。漢時代

の載聖が伝えたといわれ、載後の『大載礼』に対し『小載礼』ともいう。単に『載礼』ということもある。

この『大載礼』六十九には、水・火・金・木・土・穀を六府というとある。五行説がでる前に古くは六行説があったともいわれる処である。

ここの「月令《がつりょう》」を一覧表に示した（表3）。『呂氏春秋』と似ている。

五、淮《え》南《なん》子《じ》

前漢の淮南王、劉安の撰『漢書』芸文志には「雑家」になっているが「新道家」ともいわれる。現存するのは内、外篇のうち内篇二十一篇のみで、歴史上の出来事、吉凶禍福、流布していた話などがあるが、その初めの、宇宙生成論は注目すべきで、（殊に「天文訓」「時則訓」など）、『日本書紀』『古事記』の冒頭、「国造り」に似た内容も注意したい。また一面『老子』の「恬淡無為」に近い部分もある。

このうちの「時則訓」を一覧表（表4）にした。前の『呂氏春秋』『礼記』と同じく一年を四季に、さらに各季を三等分している。

今までなかった夏の中に「中夏」「土用」という盛夏をもりこみ、それと「土」「中央」とし、いままでの東西南北の中に「中」と「中」という場所を示し、四方の四角形から五角形という五行説が完成してくる。

土（中央）甘（五味）心（五臓祭祀）香（五臭）宮（五音）黄（五色）五（五数）という現在の五行説となってきた。しかし『素問』『霊枢』でいう五臓ではまだなく、何等生理観、病理観はでてこない。『素問』『霊枢』の五行五臓はこの時代まだないとすると、

表4　『淮南子』時則訓　十二紀配当表

紀	方位	五行	味	祭（五臓）	臭	音	天子衣色	数
孟春之月	東	木	酸	脾	羶	角	青色	八
仲春之月	〃	〃	〃	〃	〃	〃	〃	〃
季春之月	〃	〃	〃	〃	〃	〃	〃	〃
孟夏之月	南	火	苦	肺	焦	徴	赤色	七
仲夏之月	〃	〃	〃	〃	〃	〃	〃	〃
季夏之月	中央	土	甘	心	香	宮	黄色	五
孟秋之月	西	金	辛	肝	腥	商	白色	九
仲秋之月	〃	〃	〃	〃	〃	〃	〃	〃
季秋之月	〃	〃	〃	〃	〃	〃	〃	〃
孟冬之月	北	水	鹹	腎	腐	羽	黒色	六
仲冬之月	〃	〃	〃	〃	〃	〃	〃	〃
季冬之月	〃	〃	〃	〃	〃	〃	〃	〃

どこからでてきたのであろうか。これらを編集、分類した蔭の人達がいた。それは一時的ではなく、ある時間的経過中で積み重ねられていった一種の論文集ではなかろうか。

ここの五行表は、『素問』金匱真言論のものと比較してみる必要がある。

六、文子等

○『文子』（老子の弟子の作と伝えられているが、後に偽作とされる）に「人は天地を生成する中心であり、五行を成立させるいとぐちになっている。それ故、人は天地や五行の気をうけてこの世に生まれ万物の長となり、陰陽二儀（天地）について天地人、三材の一つとなる。しかし天地の気をうけるのにも差異があり、木気を多く受けたものはその性質は強く正しく五常のうちの仁の心をもって生まれてくる。火気を多く受けたものは、その性質は激しく、五常のうちの礼を尚《たっと》ぶ心をもって生れる。土気を多く受けたものは、その性質は寛容であり、温和で五常のうちの信《まこと》の心をもって生れる。金気を多く受けたものは、その性質は強くて潔ぎよく、五常のうちの義をもって生れる。水気を多く受けたものは、その性質はおちついて万事控えめで、五常のうちの智を多くもって生れてくる。つまり五行の精気も聚って人体を形づくっているから、受けた気が清純であればその人はとびぬけて聡明であり、その気濁っていればその人物は愚鈍である」と記してある。

ここでは陰陽のうちの精気（最も細かく純な気）は人になる。ただしその気の受け入れ方に大小あり、よく調和のとれたよい気を得れば賢い人が生まれ、乱れた濁った気を受けてうまれた人は欲深く淫《みだら》な人となるという。

『老子家語《けご》』に「天一、地二、人三で、この三とさらに三を乗ずると九となり、また九を乗ずると八十一になる。一は月を主り、月の数は十であるから、人も十カ月たってうまれる。一月で膏（あぶら、形の定まらないさま）、二月で脈（血管）、三月で胞（胎胞）、四月で肌（皮膚）、五月で筋（筋肉）、六月で骨（骨骼）、七月で形（人の姿となる）、八月で動（手足を動かす）、九月で躁（胎内で胎動が激しくなる）、十月で生まれてくる（類似のものがあり、別表5参照「胎児育成」）、生れた時、肉体ははっきりと出来上り、五臓も備わっている。体外を表、体内を裏とする。頭の丸いのは天、足の四角いのは地にのっとっている。天には四季・五行・九星・三百六十日あるのに対して人では四肢、五臓、九竅、三百六十節がある。天には、風雨寒暑あると同じく人にも喜怒哀楽がある」。

『淮南子』『文子』では「胆を雲、肺は気、脾は風、腎は雨、肝を雷とし天と相対して心を主とする。耳目は日月、気血は風雨である」と書いてある。

『素問』陰陽応象大論に「人は天地にのって形づくられる。従って聖人は天にのっとって頭を制御し、地にのっとって足を制御

表５　胎児成育

	文子	淮南子（精神訓）	備急千金方
1カ月	膏	膏	胚
2カ月	血脈	胅	膏
3カ月	胚	胎	胞
4カ月	胎	肌	形体
5カ月	筋	筋	動
6カ月	骨	骨	筋骨
7カ月	成形	成	毛髪
8カ月	動	動	臓腑
9カ月	躁	躁	穀気入胃
10カ月	生	生	生

し、意識で五臓を制御している。天気は肺と通じ、地気は咽喉と通じ、風気は肝臓と通じ、雷気は心臓と通じ、穀気は脾臓と通じ、雨気は腎臓と通じ合う。六経（太陽、少陽、陽明、太陰、少陰、厥陰）を川とし、胃腸を海とし、九竅を水とする。天の法則にのっとり、その上、地の道理、道すじにのっとっていれば災禍はなくなってくる。

左慈の相決（『宋史』芸文志五に『左慈助相規識一巻』とある）によると、「人の頭の丸いのは天にのっとり、足が四角のは地のかたちをかたどっている。左の目は日、右の目を月とする。左の眉は青竜（東）右の眉を白虎（西）鼻を勾陳《こうちん》（鉤陳、北極に最も近い星、顔で最も高い骨で天に近い）伏犀《ふくせい》（天庭より頭頂に至る骨）を朱雀（南）とし、玉枕（後頭結節）を玄武（北）とする。さらに前を朱雀とし、後を玄武とし左を青竜、右を白虎とする。これは肢体のことで、鼻を勾陳としこれは顔の中心である。またさらに左耳後部を太山（五岳の一つ、以下同）右耳後部を華山、額を衡、後頭を恒山、鼻を嵩高山とみなす」といっている。

『孔子家語』本命解には「人は生れて三月たつとかすかに目が見え、その後だんだんと判っきり目が見えてくる。八カ月たつと歯が生えて食うことができるようになる。一年で立ち上り次第に歩ける。三年で頭頂部の大泉門は閉じ、よくしゃべるようになる。陰は極まると陽にもどる。それで陰は陽に転化する。その陽が極まるとまた陰にもどる。男子は八カ月で歯が生じ八歳で歯がぬけ代る。十六歳ともなると精通してその後に大人となる。女子は七カ月に歯が生じ、七歳でぬけ代り、十四歳で大人となる」とあり、『礼記』楽記では「男は二十歳で成人に、父となることができ、女は十五歳で結婚して母親になれる」とあるが、これらはみな天地五行に沿ったものである。つまり人は天地五行によって生れて育ってくるというのである。

また、日に配すると甲乙は皮毛、丙丁は瓜筋、戊己《ぼき》を肉、庚辛を骨、壬癸《じんき》を血脈とする。一方卦からすると、乾《けん》（☰）は頭、離《り》（☲）は目、坎《かん》（☵）を耳、兌《だ》（☱）を口、坤《こん》（☷）を腹、巽《そん》（☴）を手、艮《ごん》（☶）を股や膝、震《しん》（☳）を足とする。

（『漢方の臨床』58巻6号〔平成23年6月〕）

五行説と古典（2）

吉元医院
吉元昭治

七、春秋繁露《はんろ》

漢代の董仲舒《とうちゅうじょ》（漢恵帝紀元前三年、一七六年頃生、武帝元鼎元年、前一〇四年頃没）の撰。彼は「春秋公羊伝」に詳しく武帝に儒教を国教とすることを進言しているぐらいだから当然儒家ともいえるが、そこを除くと天地人・陰陽・五行説にも言及し、その文言も『素問』『霊枢』に近い部分もあるので注目したい書である。

順序を追って、「天地人」「陰陽」「五行説」と分け、その部分の摘訳、意訳してみた。全体として八十二篇に分かれる。「繁露」とは朝露が葉につぎつぎとたえまなく流れていくさまをいう。

巻初の「玉杯」「竹林」「玉英」「精華」「王道」などは儒家的主張がみられ、ついで君臣、親子、夫婦間の守るべきあり方、国の治め方、君主のあり方、人民の守るべき道、仁や徳にも及ぶ。だが内容が進むにつれて、題名からおして「天地人」「陰陽」「五行」を冠名とした篇が並ぶ。今これを並べてみると、

〇天地人…「為人為天　第四十一」「天容　第四十九」「天弁在人　第四十六」「天道無二　第五十」「四時之副　第五十六」「人副天数　第五十八」「循天之道　第七十七」「天地之行　第七十一」「天地之行　第七十八」「天地陰陽　第八十」

〇陰陽…「陽尊陰卑　第四十三」「陰陽位　第四十七」「陰陽終始　第四十八」「陰陽義　第四十九」「陰陽出入上下　第五十」

〇五行…「五行対　第三十八」「五行相生　第五十八」「五行相勝　第五十九」「五行順逆　第六十」「治水五行　第六十一」「治乱五行　第六十二」「五行変救　第六十三」「五行五事　第六十四」

これらの篇名からして全体の約四分の一が「天地人」「陰陽」「五行」に何等か言及していることは単に儒家の説く書だともいいきれないのではなかろうか。前漢時代すでに五行説が完成していて、またそこに我々が五行説の全体は分っていても五行五臓の

現在の姿はまだ見ていないのである。

1、天・地・人

○春秋時代のきまりは、人は君に従い、君は天に従っていた。人の本性の中でも善と悪は天から授かったものである。（玉杯第二）

（天―君―人民の基本姿勢と、人の心―本性もまた天よりうけているといっている）

○天地人は一つで、国の基本となり、また万物のもとでもある。天は万物をうみ、地は育て、人は生きられる。天は孝悌（親子兄弟関係）、地は衣食ををもって養い、人は礼楽をもって生活をしている。この三者は恰かも手足のようなもので、どれ一つ欠けても人として生きていく事ができない。これら天地人の関係がこわれると全てが滅びてしまう。（儒教的主義をおりこんだ天地人一体観を述べている）

○天地の間の気のうちで最も軽くて清らかなものは精気、人の中で最も清純なことは賢いことで、人が修養するのに最も宝にするものは精気、国を治めるのに最も重要なものは賢人を重用する事である。体は心を、国は君を中心としている。こうして徳（道に沿った立派な行い、人民を感化し恵み従わせる）が国中に拡がれば、国は平和に治まる。

政治の要素はまず賢臣を用い、徳をもって人民を治める。（儒教的政治理念を天地人と結んでいる。精気の重要、心が体のもとであるともいっている）

○もし天の有様を知りたかったら、人を見れば簡単である。人には四肢が備わっているが、そのおのおのには三つの大きな関節があり、合計十二の関節があって人体をつくっている。天には四時（四季）があり、その各《おのおの》の一つは三カ月からなり、都合十二カ月で一年になる。これらからも天の数と人の形とは大いに類似しているといえよう。

一年が四季に分かれるが、春は少陽、夏は太陽、秋は少陰、冬は太陰というが、その一つ一つには孟（初）・仲（中）・季（晩）の三カ月がある。（この部分『礼記、月令』参照）人の体に現われる諸現象は天のきまりであり、人が大小肥痩があるのは人の気がなせるのである（官制象天、第二十四）

○人となりという事を追究すると、それは父母がうみ育てたということではなく、天がなしたのである。人の本質は天から受けたので、天は人の曽祖父（先祖）のようなものである。人の身体は天数の変化に、人の血気は天の意志で仁となり、人の徳行は天理の変化で義となる。人の好悪の感情は天気の暖かさ、涼しさでなる。人の喜怒の気分は天の寒暑でなる。人の情感は天の四時が転化してできるものである。それで人の喜怒哀楽があるのは、天に春秋冬夏があるのに似ている。喜は春に、怒は秋に、楽は夏に、哀は冬にそれぞれ対応している。（為人者天、第四十一）

○陽気は正月に地から出て、万物をうみ、育て、立派に育てて

養う。こうしてその仕事を終える。人もまた十カ月で生れる。天数と合っている。つまり天道と一致している。陽気は東北から初まり西方に入る。つまり孟春（初春、陰暦正月）にでて孟冬（初冬、陰暦十月）に終る。

（十を月日の標準にしているのは殷代の旬（十日）を区切としているように古い考えで、『白虎通義、三正』によると夏《か》は孟春、殷では、季冬（晩冬、陰暦十二月）、周では仲冬（陰暦十一月）をもって正月としたとする）

○昔、文字を造った人は、まず横に三本、縦に一本の線をかき「王」とした。この横にひいた三画はさまに天地人をあらわし、中の縦の一線はこの三つを通る道を現わしているといっている。仁とは正に天にあり、その慈しみの愛が、万物を育て、生長させ、養って大きくする。これが終るとまた始めからはじめる。

このように窮りないのが仁で、人が命をうけるのは天であり、父兄子弟、思信慈悲の心、礼儀互譲の行いなど、すべて人の道は天道と相合っているのだ（五道通三、第四十四）

（「王」という字のなり立ちは天地人とそれを連絡する道と現わしている。故に王者たるもの天地人の見識をもつ必要があるが、その天は仁という慈しみを人に与える。そこで人もこれに応えるべく父子兄弟君臣及び人とのつきあい―礼をわきまえる。つまり天と人とは一体であるといっている）

○天の動きは定まった規則がなく相反していて同時に起ることはない。そこで「一」という字は一であって二ではないということである。すなわち天の運行―陰陽は相反するもので、出たり入ったり、左へ行ったり右に行ったりする。春には両者とも南へ（春分は陰陽は南に、三月二十一日頃）秋にはともに北に（秋分は陰陽は北に、九月二十三日頃）夏には前に交わり、冬には後ろに交わる（夏至では陽は前＝南に、陰は後＝北に、一日が一年中最も長い、六月二十一日頃）冬には後ろで交わる。（冬至では陰は前＝北、陽は後＝南へ、一年中最も日が短かい、十二月二十一日頃）このように終ってまた初まり、一はあくまで一であり、これが天の道である。（天道無二、第五十二）

○天気は上に、地気は下に、人気はその中間にある。春は万物生じ、夏は長生育成長し、秋は刈りとり、収穫し、冬には集めて貯える。それ故、この宇宙天地の中で、気より細密なものはなく、地より物が豊富なものはなく、天より神聖なものはない。この天地の精が万物をうむが、この中でも人より貴いものはない。人に三百六十の骨節があるのは一年の日数に合致している。体の骨肉は地の肥厚に、人の上部にある耳目が聡明に働くのは、天の日月の象徴である。体内に空隙や、血脈があるのは、川や谷が地にあるのと同じといえよう。心の中に喜怒哀楽の感情があるのは天の神気と同じといえる。

人の体の頭が大きく丸いのは天の姿のようであり、髪は星、耳目が二つ並んでいるのは日月に、鼻や口で呼吸できるのは天の風

や気の流れのよう。胸中が動いて感性が働き智恵がでてくるのは、天の神の叡智《えいち》に、人の腹腔中がつまっていたり、すき間があるのは、地上万物がいろいろあるのに、かたどられる。腰以下は地で、天地の境いは腰のベルトの位置で、頚より上は精神の畏敬を示す場所で天と相応している。頚より下は肥厚し、精神的なほど高級な処はなく、地の土壌に比べられる。足底の平で方形なのは大地の形に似ている。そこで腰以上は陽、以下は陰で、陽は天気、陰は地気となる。この陰陽が動くと人の病、喉《のど》の病気をおこす。つまり地気は上って雲や雨となるのと同じである。

天地の類似、陰陽二気の動きは、互に符号していて、人の体に反映している。天の一年は人では三百六十五の小骨節と日数では一致し、大関節の十二は月数に一致し、体内に五臓のあるのは五行に、体外にある四肢は四季に、人が視たり寝たりするのは昼夜に、力強くなったり、ぐったりするのは冬夏に、哀しんだり楽しんだりするのは陰陽にそっている。（人副天数、第五十六）

○天地の気は互に合って一つになる。そして分れて陰陽になり、それが転化して四時（四季）となり、並べば五行となる。行とは徳行である。この徳行には五つあり、そこで五行という。五行には官職があり、相生・相勝がある。それで治国、治身もこれらに逆えば乱れ、従えば治る。（五行相生、第五十九）

○天に従うとは陰陽二気、四季の変化に従って生きることでこれが道というものである。天地人および東西南北の和が必要で、その和を保つには中（バランス）が大切なことになる。つまり中和でその身を養うものは寿命を長く保つことになる。（循天之道、第七十七）

○君主とは体にたとえれば心であり、それは目立たぬようにかくれて宮殿の奥にいる。その君主に仕える百官は人体で例えると四肢といえ、手・足はそれぞれ役目を負っているのと同じである。朝廷には四輔（左輔・右弼など四つの補佐官、周制）があるのと同じように心を中心として肝肺脾腎がある。朝廷外に百官がいるように心臓の外には孔竅（毛孔などの皮膚の穴、耳［両側］目［両側］鼻［両鼻孔］口前後二陰などの九竅）があるように、君主は補佐として賢人をまわりにおくことは、恰も精神が心に集まるようなもので、こうすれば、君主の命令が人民に行きわたるようになり、人体なら各部がよく動き全体が何事もなく生活でき、健康で長生きできるようになる。君主がよい政治をして人民を慈しめれば人民は元気になり、皮膚や九竅の流れがよくなり動けるようになる。血気が平穏であれば体は何等苦しむ処がなく、天下も太平でいられる。反対だと耳目は判っきりしなくなり、手足も傷つく。やがて臣は不忠となり、国は滅びてしまう。（天地之行、第七十八）

○天地、陰陽、木火土金水（五行）で九となるが、これに人を加えると十になる（人を含めた宇宙は十となる）。十とは数のおわりである。天地の間では陰陽の気がいつも人になじんでいる。丁

度魚が水にいつもひたっているのと同じといえる。見えるようで見えないで、あっさりとしていて、人は普段は気にもとめていない。しかし人が天地の間に生きている限り、魚が水から離れられないように、気は重要である。もし水がよく流れないと水は泥のようになってしまうように、気がよく流れている人も気がよどんで動かなくなる。天地の間には虚実があって、これらがあい交わり動いて、人はこの流れの中にいる。人は世の不穏な気にそまり易く混りやすくなって、気がよく働かなくなってしまうので、人は和を第一として、天地の気から人の気が生れるということを知っておかねばならない（天地陰陽、第八十一）

２、陰　陽

○陽気は正月に地から出て万物を育てて養う。十カ月たつとその仕事も終る。同じように人もまた十カ月たつと生れる。これは全く天の数（十）と同じである。つまり天と人とは対比をしている。人が十カ月で生れるのは天道にかなっている。陽気は東北方から初まり西北方に入り、初春（一月）に初まり初冬（十月）に終わる（陽尊陰卑、第四十三）

○陰陽が互に会するのは一年に二回ある。南方で会えるのは中夏（旧暦五月）北方で会えるのは中冬（旧暦十一月）である。陰陽の気は独りでは何もできず、金木水火の助けをかりて自分の務《つと》めを果すことができる。それで少陽（春）は木気の力をかりておこり、春の万物の生を助ける。太陽は火気の力をかりて万物を育てる。少陽は金気の力をかりておこり秋の収穫を助け冬に備える。太陰は水気の力をかりて冬の万物を貯蔵するのを助ける。春は何者にも愛着を感じる時、夏は心楽しい時、秋は心がひきしまる時、冬は心が物悲しい時である。それで愛あれば厳しさもあり（春と秋）楽しみあれば悲しみ（夏と冬）もあるという対比があるのである。これは四時（四季）の法則であって、喜怒哀楽は人だけではなくて天にもあり、春夏の陽も、秋冬の陰も天だけではなく人にもある。もし人に春気がなければ、なんで博愛とか寛容が生れようか、秋気がなければなんで人は自分に厳しく事を成しとげることができようか。人に夏気がなければ、なんで万物を育てたり楽しくすごすことができようか。人に冬気がなければ何んで死をいたみ、喪に服す家族を慰めることができようか。一方天気に楽気がなければ、なんで陽がふりそそいで夏の生長が期待できようか。天に哀気がなければ、何んで物を貯蔵して厳しい季節をのりこえることができようか。天に喜怒哀楽があるように人にも春夏秋冬の気があるのである。（天弁在人、第四十六）

○天の運行（天―日月星、四季など）は終りも始めもなくぐるぐる巡っている（循環している）。地は天の始点でもあり終点でもあって、陰陽が合ったり別れたりする処である。冬至（十二月二十一日頃、一年中で昼が一番短く夜が一番長い）の後では陰は西に入り、陽は東より出てきて（東から陽気がでることはいわゆる一陽来復という）夏至（やはり冬至と同じ二十四節気の一つ、六月二十一

日頃、昼が一番長く夜が一番短い）と反対になる冬至は陽が少なく陰が多い。それで春を少陽、夏は太陽、秋は少陰、冬は太陰という。つまり春夏（木土）は陽、秋冬（金水）は陰となる。（陰陽終始、第四十八）

○春も半ばをすぎると中春（旧暦二月頃には）陽は正東に陰は正西となる（冬至をすぎると太陽は北から東に、その日の出の位置をかえてくる）。春分（三月二十日頃、春の彼岸の中日に当る）になる陰陽相半ばの時で、昼夜等しく、寒も暑さもない。真夏の大夏の月には陰陽は真南で合って一つになる。これは日至（夏至、六月二十一日頃、昼が最も長い日）という。中秋（旧暦八月十五日）の日には陽は正西に陰は正東にあり、陰陽半ばし、昼夜が等しい。季秋（晩秋旧暦九月）になると、初めて霜がおり、孟冬（初冬旧暦十月）になると寒が初まり小雪が舞う。大寒（旧暦十二月、一月二十日頃）になれば万物を収納して蔵《しま》い、冬に備える。こうして天地の一年は終る（陰陽出入、第五十）。

○物事には必ず対称・対比・正反・(+)(−)があるものだ。例えば（上—下）（右—左）（前—後）（表—裏）（美—悪）（順—逆）（喜—怒）（寒—暑）（昼—夜）などがそうで、陰気が出るには必ず陽気と合わなくてはならない。つまり陽あって陰である。（君↔臣）（父↔子）（夫↔妻）などのように陽はひとりで起きるものではなく相手（陰）があって成り立つのである。（基蔵、第五十二）

○昔は年に四回お祭りがあった。この四祭とは四季に先祖を祀ることをいう。春を祠《し》（春の祭をいう。一般には社とか祠《ほこら》）、夏を礿《やく》（夏の祭）、秋を嘗《しやう》（秋の収穫祭、神嘗祭、新嘗祭と同じ）、冬を蒸《じよう》（冬の祭）というが、時期を失しないよう祭をすることで、もしこれをしないと人の子としての道から外れた事になる。祠とは初めて韮《にら》を食べ、礿とは四月には麦を食べ、嘗とは七月に黍稷《しよしよく》（きび）をかり蒸とは十月に初稲を供えることをいう。これは天のおおすじ、地のすじみちである。祭をする時は斎戒沐浴、体を清潔にうやうやしく先祖父母を祀る（四祭、第六十八）

○自分の身を大切にして健康に心懸けるのには陰陽の四季における変化を見極めることで、これはすなわち天の道に従うことになる。男女の間も陰陽二気に従う。陽気はまず北方から初まり南方で盛んとなり、その極期で陰と合体する。陰気は中夏（旧暦五月）におこり、初冬（旧暦十月）で盛んになり、その後、極期を迎え陽気と結ぶ。つまり一年のうちに陰陽二気は二回（夏至と冬至）交わるが、歳が終ればまたくりかえす。

君子の修身、修養は体内にある気をどう昇華させられるかによる。およそ気は心に従って動くから心は気の君主ともいえる。それ故、心こそ根本となる。仁徳のある人は心を以て気くばりし、体を養っているから長寿者が多い。また高い所は陽が多く、広い部屋では陰が多い。だから身を治め養う人はこのような場所には住まない。天地—陰陽の和、バランスをとって生きることは重要なのである。（循天の道、第七十七）

3、五　行

○天地から生れた万物は人を養っている。万物の中で適応しているものは体を養える。その中で最も威厳があるものは身にまとう衣裳といえる。礼を行うのに欠くことができないからである。その様子は佩びている剣の左は青龍（東）を、右は白虎（秋）、膝の前だれは赤鳥（朱鳥、南）を、頚の上にかかげる冠には玄武（亀蛇、北）をかたどって象像化する（服制、第十四）

○天に五行がある。木火土金水である。このうち、木は火を、火は土を、土は金を、金は水を、水は木をうむ。水は冬、金は秋、土は季夏（旧暦六月、夏の土用が入る）、火は夏、木は春である。春は生、夏は長、季夏は養、秋は収、冬は蔵を主る。それで父が生んだものは子が育て生長させ、父が成長させたものは子が養い育て、父が育てたものを子が完成する。つまり父のした事は子が継承する。父の意志は人の道ともいえる。故に五行とは五行（五つの道すじ）である。これからいえば父は授け、子がこれも受けるのは天の道というべきで、孝とは天のさだめでもある。（五行対、第三十八）

○天には五行（五つに宇宙間の万物を組合せ、分類して道すじをつくり、スムースに事を運ぶシステム）というものがある。

木・火・土・金・水であり木は五行の初まり、水は五行の終りである。土は五行の中である。木は火を、火は土を、土は金を、金は水を、水はうむ。これは父子（または母子）関係という。木は左（春、土を中央として、土が南面している場合）、金は右（秋）、火は前（夏）、水は後（冬）、土は中央（土用、長夏、大夏）土が中央にいて南面すれば［君子の位置］左は東、右は西、前は南、後は北となる。これは父子の順序であり、互いに受けあって併存している。それで、木は水を、火は木を、土は火を、金は土を、火は金を承受している。それを授けているのは父で受けとるのは子である。父が子をたえず使っているのは天の道である。それで木がすでに生じていれば火が養い、金がすでに死んでいれば、水がこれを埋め、火が木を楽しませると陽を養い、水が金を侵すと金はおとろえ死んで陰となる。土が天に奉仕するのは忠である。故に五行とは孝子、忠臣の行いと同じである。

土は中央にいる。もし酸鹹辛苦の味は甘味がなければうまくもない。つまり甘味は五味のうちで中で甘い土だから、土こそ五行の主である。五行の主は土気で、五味が調和しているのは甘があるからで、聖人の行いは忠を尊ぶ。これが土徳という所以である。（五行之義、第四十二）

○天には寒暑、人には喜怒哀楽があり、気温には涼暖寒暑があるが実はこれらは同じ事で、喜気は暖で春、怒気は涼で秋、楽気は太陽のように明るく朗らかで夏、哀気は太陰に当りすぎたので冬にふさわしい。この四気は天と人と共有している。喜気は春のうちに、楽気は夏のうちに、怒気は秋のうちに、哀気は冬のうちにつみとるのがよい。これは四気の調節や変化は人でいえば、心

によるからで、心はうつり易いからである。四肢にはそれぞれ務めがあるのは四時のようで、寒暑を移動させる事ができないように四肢もおのおの相当した位置についている。喜ぶべきは春、怒るべきは秋、楽しむべきは夏、哀しむべきは冬で、春気は愛、秋気は厳、夏気は楽、冬気は哀で、春は生を、夏は養を、秋は収を、冬は蔵を、主っている。（王道通三、第四十四）

○少陽は木気から起り、春は万物を生むのを助ける。少陰は金気からおこり秋の万物の収穫を助ける。太陽は火気からおこり、夏の万物を養い育てるのを助ける。太陰は水気からおこり、冬の貯蔵（秋の収穫したものを冬をのりきるためしまっておく）を助ける。（天弁在人、第四十六）

○冬至の日（十二月二十二日頃）になると次の七十日間は木の範囲（年をこし、春となるので）となり、その気は燥き濁るが清涼で色は青である。次の七十二日は火の範囲でその気は目にしみるような陽気でしかも赤色をしている。次の七十二日間は土の範囲でその気は濁り、その色は黄色をしている。次の七十二日は金の範囲でその気はさっぱりし色は白い。次の七十二日は水の範囲でその気は清らかだが寒くて色は黒い。こうして七十二日たつとまた木気がやってくる。こうして一年三百六十日は循環している。（治順五行、第六十一）

○夏は暴風が多い。風は木気で五音では角（東、春、木の音）秋には霹靂《へきれき》（急な雷鳴、ゴロゴロ、ドスン）が多い。これは金気で五音では商（西、秋、金の音）夏には雷（稲妻）が多い。これは火気で、五音は徴《ち》（南、夏、火の音）で春夏には暴雨が多い。この雨は水気であり、五音では羽（北、冬、水の音）で最も清澄の音である。王音というものは心が寛容でなければなり立たない。秋には雷が多い。雷は土気である。土は王であり、その音は宮（中央、土用、土の音）であり、土が充分に働かないと穀物は育たなくて雷が少ないと豊穣は期待できなくなる。（五行五事、第六十四）（※中国・日本は五音階、西洋音楽は七音階）

○天の道に従い身を養うのを道という。天には東西と南北という二極があり、一年の巡りでその両極はその中をまわっている。それは永遠である。

東は生の初まる処、西方はその成果がある処、東方から和が生まれ、北方はそれが初まろうとする処、西方は和して物が成熟する処、南は万物を養い育てる処である。始まるも終るのもその中（春分、秋分）で、中とは天地の初まり終る処である。和は天地から生れたもので、徳を行うには和より重要なものはない。道とはまさしく中にあるので、中和という言葉は天下の最高の道理といえ、聖人の守るべきものである。中和をもって天下を治めればその徳は大いに盛んとなり、中和をもってその身を養う者はその命は極りがない。

男女の間のきまりも陰と陽がある。陽気は北からおきて南方で盛んとなり、その極みで陰と合する。そして男女の和があって子

供がうまれる。従って和こそ天地の正道であり、陰陽が平穏であれば万物はうまれる。

天地の陰陽は男女に、人の男女は陰陽にあたる。そこで陰陽の和、男女の和こそ天地の正道であり、陰陽、男女が平穏であれば物も人もうまれてくる。君子が道を達成すると、気は昇華して上にのぼり、気は心に従う。

心は気の君であり、身を養い、道を修めようとする人は心の中の修養、体の養生を心掛ける。ゆえに、仁徳のある人は長寿の人が多い。対外的には無欲で心清く、おだやかで、波風を立てず何事にも中ということを忘れない。人の身長は八尺をもととしているから、四尺はその中で、宮は五音では中央の音である。甘は味の中で他の味を中和し調味する。天の道では秋冬に向って陰がやってきて、春夏には陰は去る。（循天之道、第七十七）

○薺《せい》（なずな）は冬がうまい。茶は夏にできる。よろしく冬夏時宜にかなったものを食べるべきである。何故かというと、薺は甘く、茶は苦い、甘は寒にかち、苦は暑にかつので、冬に薺を夏には茶をとるのがよろしい。間の春秋には何でもよく、食味を調和してたべる。これが四時の和に沿った食事である。（法天之道、第七十七）

本章に参考にしたのは左記の書である。

（1）新釈春秋繁露　嘉永朱他、三民書局、二〇〇七年二月（台北）
（2）春秋繁露校釈（校補本）　鐘筆鵬主編、河北人民出版、二〇〇四年三月（北宋）
（3）春秋繁露新注　曽振府他、高勢印書、二〇一〇年六月（北京）
（4）春秋繁露　日原利国訳　明徳出版、昭和五十二年十二月（巻初の第一楚荘王から玉杯、竹林、玉英、精華までの訳で本章の参考にはならなかった）

（『漢方の臨床』58巻7号〔平成23年7月〕）

五行説と古典(3)

吉元医院
吉元昭治

八、『五行大義』

本書は隋の蕭吉《しょうきち》の選。彼の生年は不明だが多分、梁の武帝（五三〇年代）の時生まれ、梁が亡び、転々としたが隋の煬帝《ようだい》（六〇五―六一六、二代目皇帝、のち反乱に会い殺される）に仕え、八十歳前後（恐らく五三〇―六一〇年頃）で世を去っている。

この書は、先秦から隋までの五行説を集めて分類、整理したものであるが『隋書』経籍志にはその名がなく、『旧唐書』経籍志に初めて「五行記八巻、蕭吉撰」とあり、『新唐書』『宋史』にもでてくる。

彼の祖父は斉の皇帝、蕭正成の一族であるが、彼の父の名は史書では判っきりとしていない。

本書は五巻からなるが、五行説の中で、相生、相剋、五色、五味、五臓に関するものは巻三、四で（他は八卦と政治に関する論篇）、ここを中心として『春秋繁露』と同じく摘訳、和訳を行った。幸い本書は『春秋繁露』とは異なり、次のような和訳本もあり、参考にさせていただいた。

○中村璋八、他『五行大義』上・下、新編漢文選、明治書院、平成十年一月

○中村璋八『五行大義』、中村璋八、明徳出版社、昭和四十八年五月

○「万物には、自然と形体と性質が備わっている。名がないのは天地の始め、名があるものは、万物の母ともいえるものから生れている。万物は生れるが、子供は三カ月たつと笑うようになって名をつける」と『礼記』内則篇ではいっている。だから子が生れる前には名などなかったのである。五行は万物のはじめでその形質や働きは万物の成生を助けるものである。『説文解字』では「木とは冒《ぼう》である。その意味は地をおしのけて（宣）芽生えて

くることをいい、その字は（屮《そう》）（草木の芽）の上と下の木の根を表わした形である。その時は春である」としている。……『白虎通義』では「火とは化で、陽気が働いて万物も変化する」といい、許慎の『説文解字』では「火とは燃え上ることで、その字の形は炎上する形をしている」。『釋名《しやくみよう》』では「夏《か》を假《か》というのは万物を夏にはゆったりとさせて生長させるから」という。

『説文解字』では「土」という字は二の字で地の下、地の中をかたどり、｜をかくのは物が初めて地上に出る姿をかたどっているとしている。

『説文解字』では「金とは禁で、陰気初めておこり、万物の生長をストップさせるからで、土は金を生ずるが、金という字は土に従い右左にある〈丶〉は金が土中にあって光っている形を表している」とあり、秋については「物すべてを地に返すこと」とある。

水については、同書では「泉が並んで流れその中にわずかな陽の気のきざしがある事をいう」とある。『元命苞《げんめいほう》』に「水とは流れで、陰が変化してぬれて湿り、次第に浸潤していく。それで二人（𠆢）が交って、その中から一（亅）が出てくる。これが水という事で、二人とは陰（女）と陽（男）をいい、これらが交わって、一をおこす」とあり、さらに『管子』水地篇では「水とは地の血気であり、筋肉や血脈の中を流れて巡っている。それで水という」。『礼記』では「冬とは中で、中とは蔵《こも》るという事である」といっている。（巻一、釈一五行名）

○支干（干支、十干十二支）は五行によってできたものである。後漢、蔡邕《さいよう》の『月令章句《がつりようしようく》』では「黄帝の師という大撓《たいぎよう》は五行の実際をとりあげ、北斗七星の柄が当る所を占って初めて甲乙をつけこれに日をつけ軒といった。次に子丑という十二支をつくりこれを月と名づけて支といった。天上に何か異変があれば日（干）を以って占い、地上に変異があれば辰（月、支）を用いて占った」と書いてある（巻一、支干名）

○体とはその物の形により名づけ、性とはその物の作用、実際により名づけられた。

そこで体と性を共に述べると次のようになる。

木は少陽の位にあり春風相合し、温かくやわらかい、火がその中でひそんでいるからである。その故、木は温くやわらかいことを体とし、曲ったり、真直になったりすることを性としている。

火は太陽の位にあり、激しく燃えてしかも明るい。それで火は明るく熱いことを体とし、燃え上ることを性とする。

土は四季の中央に当り、季夏（初夏）の終り（中夏）となり、木・火・金・水の四行を統《の》べ、いろいろな物を集めては実をつくる。土はそこで物を包容、保持するのを体とし、穀物などの食料を植えたり、かり取りすることを性とする。

金は少陰の位にいて、西方は物が出来上るところであり、一般に物ができ上ると固くなって強固になる。また少陰は清らかで冷

い。それで金は強くて冷いのが体で、清らかで自由に形を変えることができる性である。

水は寒くて虚なことを体とし、潤い流れることを性とする。（『尚書』洪範参照）

『淮南子』天文訓では「天地間の集まり合った気は陰陽となり、陰陽の中の純なものは四季となり、四季が散じて気は万物になる。陰の極の寒気は水となり、陽の極の熱気は火となる」と記してある。

水は陰といっても全体すべてが陰ではなく、陽がその中ですでにめばえている。（冬が終ると春となる。冬至の一陽来復とはそれを言っている）木は少陽だが、その中にも陰気がひそんでいる。だから中は空でも外は花や葉があって花開く。金は少陰だが、その体は強くてするどい。殺性が外から見られても中はまだ光があって物を照らすことができる。土は木・火・金・水の四つの徳を包有している。それ故、その体は虚実あい半《なか》ばしているのである。（巻第一、第二弁体性）

○大体に、万物の始は無に始まって、有を生じないものはない。それで易にはまず大極があって、太極は陰陽を生じ、その陰陽は四序（春夏秋冬の順序）つまり四時（四季）を生ずる。その四序の生の生まれるところで、万物は繁り、生れる。この万物は陰陽の二気からなり、形をつくり互に交わり感応する。それだから陽のみでは万物は生めず、陰だけでも生むことはできない。必ず陰陽がうまく配合されて万物が生れて変化して拡がる。すなわち天に気象があってその精気が下に流れ、地の道は、これを合成変化して形を生じる。従って陰陽の消長で万物は生れてくるし、一方ではまた滅んだりしてしまうのである。この訳を明らかにするには数の力を借りる必要がある。（五行説の木火土金水に対応して数があるのはこれ）（巻一、起大衍論易動静数）

○行を五と言うのは万物にいろいろあっても、その数はまとめて区分すると五にすぎないのだ。それで天では五星、その神は五帝となる。昔孔子が老子にこのことをたづねると、老子は「天には五行（木・金・水・火・土）があってその神を五帝（『史記』では黄帝・瑞頊《せんきょく》・帝嚳《ていこく》・尭・舜を、『帝王世紀』では小昊《しょうこう》・瑞頊・帝嚳・尭・舜を挙げている）という」と答えたといっている。地では五方（東・西・南・北・中央）その鎮《しづめ》は五岳（戦国時代、五行思想からうまれる。東岳（秦山）南岳（衡山）西岳（華山）北岳（恒山）中岳（嵩山））である。『黄帝内経靈枢』五閲五使では五官を「鼻―肺之官、目―肝之官、口唇―脾之官、舌―心之官、耳―腎之官」といっている。五行の行とは行《めぐり》で、万物の運行は巡って終りがないので行《めぐる》であり、『春秋繁露』五行相生論では「天地の気が連なって五行となる。それで五行とは行《ならび》（並）なのである」とある（巻一、論五行及生成数）

○支干（干支）の干が十あるのは天地の定った数（周易禁辞上伝に、天の数は五、地の数は五とする）でそれを越えることはない。

十は日を主り、十日を一旬とする。十二支は天に四時（春夏秋冬）があり、これはおのおの三月（孟・仲・季）からなり、これで十二となる。これで一年となる。すなわち支は月をかたどり、十二カ月を一年とするのである。（巻一、論支干数）

○音には宮・商・角・徴・羽があるが、本来は人の本命（生れた年の干支）に属する音であった。孔子は「自分は笛をふいて人の姓を定めた」といい、一に土を得るのを宮、三に火を得ると徴といい、五に水を得るを羽といい、七に金を得るを商といい、九に木を得るを角というとした（西洋音楽の七音階に対し、中国・日本の音楽は五音階）。一とは土は万物の主で、すべては土に帰る、それで一である。三の火は、天地人の三才で三である。水は天界では五星に対応し、人では五臓に対応するので五であり、金は七曜（日月火水木金土）に配当されるので七となる。木は天では九星、地では九州、人では九竅（人の九孔）となるのでその数は九となる。（巻一、論納音数）

次に「論九宮数」があるが、『霊枢』九宮八風にもあるように運気論に近いので略しておく。

○ある書（書不明）では「天は一を生じ、北方の水から初まる。（馬王堆出土帛書「太一生水」『漢書』五行志に「天は一を以て水を生じ、地は二を以て火を生じ……」『老子道徳経』に「一生二、二生三、三生万物」『内経素問』三部九候論に「一者天、二者地、三者人」『尚書』洪範では五行は水より初まっている）地は二を生じ、南方の火に初まる。人は三を生じ、東方の木から初まる。時（季節）は四を生じ、西方の金から初まる。五行は五を生じ、中央の土より始まるとあり、天が初めて一を生むということは一より天が生じるのであって天が一を生じることではない」と記してある。それが『老子』道徳経のいう「一生二、二生三、三生万物」という事である。さらには四から四時（四季）を生じ、五の五行のもとは一となる。つまり五行は一から生じるということになる。従ってその数は五となる。

土から五行を生じるのである。また五行は陰陽からも生じる。湿気は水を生み、湿気は火を生じ、強気（つよい気）は木を生じ、剛気（かたい気）は金を生じ、和気（おだやかな気、何もかも包みこむような気）は土をうむ。という事になる。ある伝え（例えば『白虎道徳論』五行篇）では五行が同時におこり、それぞれ名（木土火など）をもって分れる」と言っているが、このように各々名をもって分かれると、次々にそのおのおのは働いて、ぐるぐるまわって、休んだり動いて盛んになったりする。こうして五行は「相生」（互いに生じる）という状態となる。この有様は異種のものが合って互いに変化するという事で、違う名前の男女が結婚して子供が生まれるという事と同じである。

『孝経』によると、漢の劉徳の質問に温城薫は「天には五行、つまり木・火・土・金・水があり、木は火を生じ、火は土を生じ、土は金を生じ、金は水を生じ、水は木を生ず、木は春を主《つかさど》

り、夏（火）は成育、秋（金）は収穫、冬（水）は貯える。つま
り、父が生じさせたものを、その子が育て、父が養育したものを
子がなしとげるといった事である。このように子は必ず父の意志
をつなげ、人としての道をつくすのである。すなわち五行とは五
常（人の常に守るべき五つの道徳、『白虎通』では仁義礼智信という
儒教的な意味をもつ）である」といっている。

さらに五行の意味について各説が披露されているが、その中の
『白虎通』でいう処を紹介しておく。

木が火を生じる時、木の性質は温暖で、火はその中にひそんで
いる。その時、木を切ったり、こすったり、焼いたりすると火が
出る。だから木は火を生じるというのである。その火が土を生じ
るというのは、火は熱いから木を焼き、その木は焼かれて灰、す
なわち土となる。それで火は土を生じるという。その土が金を生
じるというのは、金は石の中に埋包され、石は湿り気のある所か
ら生まれ、土が集まる山となる。その山の中には石が生れてい
る。それで土は金を生じるという。その金が水を生じるというの
は、金の少陰の気が充分あって山あいの潤った水の流れが金をと
かして水とするからで、山に雲がかかると雨がふるのと同じ理屈
である。それで金は水を生じるというのである。（巻二、論相生）

干支を人体に配当すると甲乙は頭、丙丁は胸脇、戊己《ぼき》は心腹、
庚辛は股、壬癸《じんき》は手足となり、子を頭、丑亥《ちゅうがい》を胸や肘、寅戌《いんじゅつ》を
手、卯酉《ぼういう》を脇腹、辰申《しんしん》を尻や股、巳未《しび》を脛《すね》、午《ご》を足とする。五臓
では、干では甲乙を肝、丙丁を心、戊己《ぼき》を脾、庚辛を臍、庚申を
肺、壬癸《じんき》を腎とする。支では、寅卯《いんぼう》を肝、巳午《しご》を心、辰戌丑未《しんじゅつちゅうび》
を脾、申酉《しんいう》を肺、亥子《がいし》を腎とする。これらはみな五行にのっとっ
ている。

また別に干では甲乙を皮毛、丙丁は爪や筋肉、戊己は肉、庚辛
は骨、壬癸《じんき》を血脈とする。支では寅卯《いんぼう》を皮毛、巳午《しご》を爪や筋、辰《しん》
戌丑未《じゅつちゅうび》を肉、申酉《しんゆう》を骨、亥子《がいし》を血脈とするというのもある。木
（甲乙、寅卯）は生じて地上にあるので、皮毛、火（丙丁、巳午）
はその芯は剛毅なので節や爪になる。金の性はかたくてつよい。
それで骨とする。土（戊巳、辰戌、丑未）は地の上になんでもの
せて実らせるので肉となる。水は流れて潤うので、血脈とする。

以上で支干に配当する人体の外表部分と内臓部分を述べた。
（巻二、記支幹）

○五行では、君は臣、父は子に順に従うべきであるが、必ずし
も生れる時や盛んな時は同じではない。互に次第に忌み嫌っては
互に相剋（相勝）する。剋とは罪を裁くことでもある。その力が
強いものは弱いものは制することができる。そこで木は土を剋
し、土は水を剋し、水は火を剋し、火は金を剋し、金は木を剋す
るということになる。（注、相勝という言葉の方が相剋より先にあ
ったといわれる）

『白虎通』では「木が土を剋するというのは、力をまとめ集中
して事に当るから、ばらばらに力をいたづらに散ずるものに勝つ

ということで、その土が水に勝つのは、実が虚に勝つことで、その水が火に勝つのは、多が少に勝つことで、その火が金に勝つのは、精が堅に勝つことで、その金が木に勝つのは剛が柔に勝つことである」とある。

『春秋繁露』では「木とは農で、もし農民が反乱をおこせば（金に配当される）司徒（周制で教育を担当する職）はその反乱の統率者を殺す。それで金は木に勝つのである。司馬（兵馬を職とする）に当る火がもし、朝廷で不穏な考えをもち君主をないがしろにして惑わせるようなことがあったら、法を務める司寇がこれを殺す。よって水は火に勝つのである。土は君主である。もし君主が大いに贅沢し、その度をすごし、政事をおろそかにしたら、人民は君主にそむいて、困窮して君主を悩ませる。それで民である木は君主である土に勝つというのである。金とは司徒で、もし司徒が弱くて人民を治めることができなかったら司馬はそのような司徒を殺す。それで火は金に勝つというのである。水とは法を司る司寇のようなもので、もし法を行うものが、いたずらに物事に迎合し、平等に法を行えなかったら、君主はその司寇を殺す。よって土は水に勝つというのである」とある。

およそ上の者が下の者を剋するのは順な道理で、下の者が上の者を剋するのを剥奪《はくだつ》するという。（下剋上）（巻一、論相剋）

○眼を通して人は五色を見る。『黄帝内経素問』六節蔵象論に「草は五色を生ず、五味を生ず」とある。色にあらわれて五色になるとは、東方は木で蒼色、万物が発生し、軟らかい若葉の色である。南方の火は赤く赤色で、太陽があかあかともえ上る様《さま》を、中央は土色で黄色である。すなわち天はくらく、地は黄色（『周易』）である。西方は金でその色は白色、秋は殺気がめばえ、白露か霜となる。（二十四節では寒露十月九日、霜降が十月二十四日頃となっている。）この白は減衰を現わしている。北方の水は色黒くその色は黒色、遠くを見れば果しなく暗い。水は太陰の性質をもち、暗黒のかたちをしている。（巻三、論配五色）

○耳で感じるものを声という。五色と同じく五声がある。青は角、白は商、黒は羽、赤は徴、黄は宮の声である。ある音とは「春気和すれば角声の調《しら》べ、夏の気が和すれば徴声の調べ、季夏（晩夏）の気が和すれば、商声の調べ、冬の気が和すれば羽声の調べが調和する。」とあり、また『礼記』楽記篇では「宮声は君、それで宮声が乱れると、その君は驕慢となり、国は乱れる。商声は臣である。商声が調和を失って乱れると、その臣はその職務に堪えられず国は傾いてしまう。徴声とは事である。その徴声が乱れると、その人民は労役にかり出され働らかされ哀しみにふける。羽声とは物である。羽声が乱れると、その財貨は貧しくなり、その国は危うくなる。角声は人民で、角声が乱れると、そこの人々は怨みがまし心配が多くなる」とある。五声さえ乱れなかったら天下は平和で、危くする正しくない音などはないはずである。

また『黄帝内経素問』鍼解篇には「五音は宮商角徴羽」とある。（巻三、論配声音）

○『春秋左民伝』で子産は「六気（陰陽風雨晦明）は五味になる」といい、ある書では「口を通るものは五味といい、鼻を通すものは五臭にする」とある。『礼記』月令では「春の日、その味は酸、その臭は羶《せん》（生臭い、木の臭い）東方においては万物の生ずるをかたどっている。夏の日、その味は苦、その臭は焦《こ》げくさい。火の味が苦であるのは、南は生長をつかさどる。苦は物をよく生長させるからである。五味は苦があってこそ、養い生育できるのである。季夏（晩夏陰暦六月）の日、その味は甘く、その香は（こうばしい）。それで土の味は甘いのである。この時、中央（土）は陰陽の気が中和する時で甘とは美味《おい》しいということである。秋の日、臭いは腥（なまぐさい）その味は辛（からい）である。西方には殺気があり、腥い臭いがあり、西方は金の気でもある。冬の日はその味、鹹（しおからい）で、その臭いは朽（くさい）」と言っている。

酸味は骨を養い、苦は気を養い、辛は筋を養い鹹は脈を養う。これは相い助ける意味がある。『河図』では「人の食べものは極端に鹹くしてはいけない。そうなると腎気がたかぶり、心気は衰え、ついにはその人は発狂し、興奮して血をはき、精神不安に陥《おち》いる。辛味は極端にしてはいけない。こうすると肺気がたかまり、肝気は衰え、人は臆病となり悲しみにふけりやがては目が見えなくなり、頭の毛は白くなる。甘味も極端にしてはいけない。すると脾気が強まり、腎気は衰え、人を病愚、淫乱とさせ、精を洩らし、腰背痛を来し、膿や血が出やすくなる。極端に苦味なるものをとってはならない。こうなると心気はまし、肺気は衰え、人は勇敢となり死をもいとわず、せきが出て胸がつまるようになる。極端に酸味をとるのはよくない。すると肝気がまし、脾気が衰え、人は食べたものが消化できなくなり、耳が聞えなくなり、腹の中にかたまりができるようになってしまう」と記している。五臓相剋をいっている。

『黄帝養生法』には「酸は肝に入り、辛は肺に入り、苦は心に入り、甘は脾に入り、鹹は腎に入る。病がもし筋にあれば酸味は禁、病が気にあるは辛味は禁、病が骨にあれば、鹹味は禁、病が血にあれば苦味は禁、病が肉にあれば甘味は禁とするとある、食べたくてたまらずこれらを飲食するにしても多くとってはならない。必ず害が自分に及んでくる。それでこれらを「五賊」という。またさらに肝の病には辛を、心の病には鹹を脾の病には酸を、肺の病には苦を、腎の病には甘をそれぞれ禁ずる（五行相剋による）さらにまた、肺の病にはもち米の飯、牛肉、棗《なつめ》、葵《あおい》を食するとよい。心の病には麦、羊肉、杏《あんず》、薤《おおにら》がよく、腎の病には大豆、黄色い黍《もちきび》、豚肉、まめを、肝の病には麻の実、犬肉、すもも、韮《にら》を脾の病には鶏肉、桃、黍《きび》、ねぎを食べるとよい」と書いてある。

肝・心・腎の三臓は実（充実、充満している臓器）だから、各々元来の五行に配当される食物をもって補い治療する。（すなわち火の配当の心の病では火に配当された食物を、水に配当された腎の病の時には水に配当された食物を、木に配当された肝の病の時には木に、金に配当された肺の病の時には金に配当された食物をとる）また脾と肺は虚（臓器が空隙のある）であるので、各自、五行の子や母に配当された食物をとって養うのである。（金に配当された肺の病の時には金の親である土に配当された食物をとる。土に配当される脾の病の時には土の子である金に配当される食物をとる）

五穀は養をなし、五菓はこれを助け、五蓄はさらに効果をたかめる。これらの気味を併せ食するときは四季や五臓のおのおの合致したものにする。また人の顔色が黄色の時は甘、青い時は酸、黒色の時は鹹、赤色の時は苦、白色の時は辛味をとるのがよろしい（巻三、論配気味）

○蔵府は五行六気によりつくられる。蔵には五つあり五行から本性を受けついで、五性（仁義礼智信）になる。一方六府は六つありそれらは六気（陰陽風雨晦明）からつくられ六情（喜怒哀楽好悪）になる。（六情・五性・六気は巻四、論情性に詳しい）

五蔵とは肝・心・脾・肺・腎を、六府とは大腸・小腸・胆・胃・三焦・膀胱をいう。肝は木、心は火、脾は土、肺は金、腎は水に配当される。また膀胱は陽、小腸は陰、胆は風、大腸は雨、三焦は晦、胃は明とする。蔵とはその体の中に蔵するから、府とは受け入れ、流すから府という。

なお五常では仁・礼・信・気・智、五色では青・赤・黄・白・黒である。

『尚書』夏候欧陽説では肝は木、心は火、脾は土、肺は金、腎は水となっていて、『古文尚書説』では脾は木、肺は火、心は土、肝は金となっていて、その四気は同じではない（前著『古文説今文説と五行説』参照）。

考えてみると『礼記』月令では「春の祭は脾、夏の祭は肺、季夏の祭は心、秋の祭は肝、冬の祭は腎を捧げて祀る」とあってこれでは五つの季節が五臓と相合しているといっても現行のものとは異っている。

鄭玄《じょうげん》は横隔膜より上にあるのは心（季夏）、肺（夏）で、下にあるのは脾（春）肝（秋）腎（冬）ということから『礼記』月令を説明している。

『黄帝八十一難経』三十二難はこの点につき「心肺は横隔膜上にあるので、心は気、肺は血を主る。血は脈の中に、気は脈の外を通る。これらは互いに並行して体内を上下してめぐり、これら前者を栄気、後者を衛気といっている。それでこのような働きをするので心肺は横隔膜上にある」といっている。『周礼』天官疾医では「五味、五穀、五薬でその病をいやし、五気、五声、五色でその生死を見分ける」といっている。

鄭玄の説は今文尚書説だが『白虎通義』五行篇、『黄帝内経素

問』金匱真言論、『霊枢』順気一日分為四時にも同様な趣旨がある。

『老子』河上公註では「肝は魂を蔵し、肺は魄を蔵し、心は神を蔵し、腎は精を蔵し、脾は志を蔵する。五臓がすべて傷つけば、これらから五神は去る」。『黄帝内経素問』宣明五気篇には「肝は魂、心は肺、肺は魄、肝は魂、脾は志、腎は志（『道経義』では精）を蔵す」とある。魂は木気に、神は火気に、魄は金気に、志は土気に、精は水気にあり、魂は目に通じ、神は舌に通じ、志は口に通じ、魄は鼻に通じ、精は耳に通じる。『鍼灸甲乙経』五賦変脈では「鼻は肺の、目は肝の、口唇は脾の、舌は心の、耳は腎の器管で、これら目・舌・口唇・鼻・耳を五官という」とあり、さらに『孝経』援神契（佚文）では「肝は仁、目で見ることができ、肺は義で鼻で臭いをかぐことができ、心は礼で、耳で聞くことができる。腎は信で、体竅から排泄できる。脾は信で、口で教えることができる」といっている。『管子』水地篇では「脾の外から見える器官は鼻、肝は目、腎は耳、肺は口、心は下竅（下の排泄口）である」とのべ、道家の『太平経』十八巻三十四、『闕題』には「肝神が去ると、目は見えなくなり、心神が去ると唇はチアノーゼとなり、肺神が去ると鼻は通じなくなり、脾神が去ると口は甘味を感じなくなる」とある。

『老子』道徳経、河上公章句では「天は五行の気をもって、人を養うが、その五行の気は鼻から入って心に蓄《たくわ》えられる。鼻は孔をもち息を出入できる。鼻の高いのは天にかたどられるので、鼻は天に通じ、気は心に蓄えられる」。その他

『黄帝甲乙経』では鼻を肺に、『太平経』では「鼻は空虚なので気を入れ、肺もまた空虚なため気を受け入れる」とある。道家が鼻は心を司るとしたのは心は陽であるからである。

『管子』水地篇では、脾は土であり、鼻は顔の中央にあるので鼻を脾の候とされ、『鍼灸甲乙経』では脾を口と対比し、道家が肺を口に対応させているのも肺は金で、金はかたくて物をたち切ることができ、口には歯牙があって食物をやはりたち切ることができるというのと同じである。『黄帝甲乙経』では、舌を心に、道家は舌を脾に、『管子』は心を下竅に対応している。

これらいろいろの違いは、『黄帝甲乙経』や『黄帝内経素問』では病に対して診断、治療する医書であるので、現われた事実にのっとっているが、『太平経』や『管子』では、各々立てている所説によっているからである。

もう一つの六府とは『河図』（伏羲《ふっき》の時、黄河に現われた竜馬の背中にある旋毛状の形状を写したという図、易の八卦はこれからつくられたとされる）では「肺は大腸と合し、伝導の府という。心は小腸と合し、受盛の府、肝は胆と合し中精の府、脾は胃と合し、その胃は五穀の府である。腎は膀胱と合し津液の府とされるが、独り三焦のみは配当される五臓がなく内瀆の府という」とあり、『黄帝内経素問』『黄帝甲乙経』でも同じ趣旨の部分がある。

五蔵であるのに六府があるのは、六気が五行によって生じるようなものである。また五性が六情を生じると同じである（巻四、論性情参考）

『黄帝内経素問』では「皮膚は大腸に対応し、その盛《さか》んなものは毛であり、心臓を主る。脈は小腸に応じ、その盛《さか》んなものは色（皮膚の色）で、腎を主る。筋は胆に応じ、その盛《さか》んなものは爪で、肺を主る。肉は胃に応じ、その盛んなものは唇で、肝を主る。肌のきめや毛は三焦膀胱に応じ、その盛んなものは髪で脾を主る」とある。『管子水地篇』に「脾は骨を生じ、腎は筋を生じ、肺は革（ぴんと張った皮膚）を生じ、心は肉を生じ、肝は爪髪を生ず」とある。脾が骨を生じるというのは、脾は土で、その土からよく木が生れる。骨は体の骨組の本、木は地上に立って家屋をつくる。それで脾（脾は土）は骨を生じるというのである。

『素問』霊蘭秘典論では「心は君主の官、肺は相伝の官、肝は将軍の官、胆は中正の官、膻中は臣使の官、脾腎は倉廩の官、大腸は伝導の官、小腸は受盛の官、腎は作強の官、三焦は決瀆の官、膀胱は州郡の官」とあり『黄帝八十一難、三十六難』に「蔵はみな一つずつなのに腎だけは二つあるのは何故か、という問に、左は腎、右は命門であり、精神の会する所、元気をつなげる所で男子では精を蔵する」とある。『河図』では、命門と腎とは名は異なっても形は同じ、ともに水を蔵して形体、性質とも異なりはない」と記されている。

『黄帝内経素問』宣明五気篇および調経論に「心は神を蔵す」とあるが、神とは神のような明るさで万物を照らすという事で、心が全てを判っきりと了解、理解できる事をいう。神は体の君主であり、「腎は精を蔵す」とは精は賢い知恵の気で、賢もまた賢いので精は腎に蔵されるのである。「脾は志を蔵す」とは、志は土で、土は四行を統べ、あちこちに手を出している。志は心の願いの方向上にあるので、志は脾（土）に蔵せられる。「肝は魂を蔵す」とは魂はよく動くのでこういうが、肝は少陽で、陽は、絶えず動いている。それで魂は肝に蔵せられる。「肺は魄を蔵す」とは魄はよくはっきりと物事を見るということで、肺は少陰で、陰の性質上、物静かで騒がしくない。また一方、金は殺を主り、魄もまた悪を主る。それで魄は肺に蔵せられるのである。五蔵が主るものはこのように神・精・志・魂・魄だが、これを陰陽に分けると陽を魂、陰を魄ということになる。（巻三、論配蔵府）

○五常とは「仁・義・礼・智・信」をいう。この行には終りがなく、一つも欠けてはならない日常重要なものなので「五常」といわれる。後漢の学者、鄭玄は『礼記』中庸篇を注釈して「水の神は仁、金の神は義、火の神は礼、水の神は信、土の神は智である」といった。

また仁を易に配し、東方に、礼を火に配して南方に、義を伝に配し西方に、智を詩に配して北方に、信を尚書に配して中央と

『五経』ではのべられている。（巻三、論配五常）

○『尚書』洪範では五事を「貌《ぼう》（外観）を木、言（言葉）を金、視（ものを見る）を火、聴（聴くこと）は水、思（思慮）を土に配す」とあり、さらに、「貌では恭々《うや》しい態度がよく、言では素直がよいのがよく、視では大きな視野をもつことがよく、聴ではものをするどく聞くのがよい。思いは賢くて見通しのよいのがよい」とある。そして、さらに「貌が恭々しいと慎しみ深くなり、言葉が素直であると身が治まるようになり、視が見通しがよいと物事が判っきり見えるようになり、聴が耳さといと、謀りごとをめぐらしてもよく当り、思が賢いと何事もやりとおせることができるようになる」と書いてある。

『洪範』で五事のうち貌というのは易では震（☳）であり、その震は木であるから、はじめになる、言は易では兌（☱）という。兌とは口にだしてもの言う形を現わしている。君主が言葉を発し、法が行われれば、民はこれに従う。視は南方をさし目のかたちで、視は明という。明とは人を知ることを本とし、易では離（☲）とする。離は火で目である。聴は耳できく。易では耳は坎（☵）である。君主たるものはよく人民の意見や、気持を察して進んで聞く耳をもたなくてはならない。（耳は腎に関わり水でもある）反対ならば水の色は黒いから黒い災がおこる。

思は心で五事の主であるのは、土が五行の主であるのに似ている。易では坤《こん》（☷）とする。思心かえられることを容つまり包容という。もし思心がえられず他の四行（木・火・金・水。土以外で、貌・吉・聴・視に配当される）を失えば君主は臣下、人民を包容して養うことができなくなる。君主がしっかり政道を行わなければ天下は乱れてしまう。（巻三、論配五事）

（『漢方の臨床』58巻8号〔平成23年8月〕）

五行説と古典（4）

吉元医院
吉元昭治

易（周易）の八卦《はっけ》（陰陽の爻《こう》を組み合せて八つの事象で、宇宙全体、自然界を表わしている）は『河図』（中国神話時代、伏羲の時、黄河に現われた竜馬の背中の旋毛の形を写したという図）から作られたとされる。禹の時、治水に効あり『雒書《らくしょ》』（洛書）を賜わり、尚書（書経）の『洪範九疇』はこれからつくられた。その後、殷の時、紂王の師箕子《きし》が、この書を整理したが、殷が周に滅ぼされると、箕子を武王が訪れた時、箕子は「昔、鯀《こん》が洪水を治めようとした時、天の定めた五行を守らずしたので天帝は大いに怒り鯀に『洪範』を与えず、そのため世の定めが乱れ、鯀は殺されました。ついで禹が治水に成功したので天は禹に洪範を与えたのです」といっている。

『洪範』の第一疇（疇とは長くつづくあぜ道をいう。ここではほぼ道と同じと解する）は「五行」第二疇は「五事」。以下第九までつづく。

九、漢書　五行志

『漢書』は後漢の斑固の撰で、妹の班昭が補修している。『後漢書』に対して『前漢』または『西漢書』ともいう。漢の高祖から平帝の元始五年（西暦五年）までの十二代、二百九十九年の歴史をつづり、十二本紀、八表、十志、七十列伝よりなる。『史記』につづく歴史書で、以後、歴代王朝が替るたびに前王朝の歴史をまとめる慣わしができた。次は『後漢書』。本書の「芸文志」は当代までの書の分類目録として重要である。十ある「志」の中に「五行志」がある。例のように摘訳をするが、中に劉向（前漢末の学者、目録学の始祖。著に『列女伝』『洪範伝』『説苑』などがある。前七七―前六十）や『春秋繁露』の著者、董仲舒の名がたびたび出てくる。和訳本としては、小竹武夫氏『漢書』（筑摩書房、昭和五十二年六月）があり、参考させていただいた。

『河図』と『雒書』は互に経緯をなし、『八卦』と『九章』は互いに表裏をなしている。

周の文王は『周易』を広めたが、周は衰え、孔子は『春秋』をのべた。漢が興って景帝、武帝の時に董仲舒が『公羊春秋』をマスターして始めて陰陽を完全に理解し、儒者の宗家の一つになった。その後、宣帝・元帝の後、劉向が『穀梁春秋』をマスターして、仲舒と異なる処があった。

さて、その第一疇の「五行」だが、「五行」の第一は水で、第二は火、第三は木、第四は金、第五は土であるという。（すでにふれている）水の本性は潤す、火の本性は燃え上る、木の本性は曲ったり、まっすぐになることで、金の本性は、ものをそのままにしておいたり変革したりすることであり、土の本性は種をまいて収穫することであるとされている。

木は東方といわれる。『春秋』戊公十六年「正月、雨多く、木が氷った」とある。これは上陽がゆるんで、下陰が上達しないために雨がふり、木が氷り、悪い気が寒《こご》えて、木のその本性である曲る事が出来なくなってしまう。（以下同様な例の説明がつづく）

火は南方だという。君主は南面して明るい方に面して政治を行う。例えば厳公二十年夏、斉に大火災があった。劉向は、斉の桓公が色を好み、妾を妻とし、嫡子と庶子の位が定まらず大火災がおきたのであり、桓公はそれを悟《さと》らず、嫡子、庶子が相争い、死後九カ月も葬られなかったといい、董仲舒は君主は民の父母、夫婦は生育するもとである。そのもとがやぶれればそれにつながる末のものまでも災が及び、天災がきて火災がおこったのだと言っている。（以下火の事例がつづく）

土は中央で万物が生ずるものである。禹や周の文王は聖人の道をふみ政治を行ったから土は本性をえる。もし君主が奢淫にはしり、驕慢になれば土はその本性を失う。洪水や日照りがないのに草木や穀物が実らないのは、土の本性である稼穡《かしょく》をないがしろにしたからである。また麦、稲が不足したというのは、このことである。（以下土の事例がつづく）

金は西方である。戦いを好み、人々を軽んじ、城郭を飾り、辺境を復せば金の本性である従革はできなくなるといわれている。万物は成熟して殺気がおこる。立秋頃になると鷹や隼《はやぶさ》が襲いかかり、秋分になると霜がおり初める。もし貪欲で、勝手な振舞をして、権勢づいて勝つことのみを求め、人民の命を軽んずると、金の本性である従革は失われる。『左氏伝』「昭公八年春、石がものを言った」とある。晋の平公がこの事を師曠《しこう》に問うと「石はものは言えません。多分この石に神がのりうつり、君主のおごり、人々の苦しみの怨嗟を代表して物言わぬ石が言ったのでしょう」と答えた。金は石と同類で金が従革（軟らかで思うまま形を変える事）できずその本性を失ったからである。（以下事例がつづく）

水は北方であり、すべて事が終ってから、万物を収めかくすもので「宗廟を簡素にして祈らず祠らず。祭祀を廃して天運に逆う

と水はその本性である潤下（うるおい流れる）しないことになる。人道においては命がおわり、形がかくれ、精神は肉体からはなれるが、聖人は宗廟をつくってそこは魂気を収め春秋の度に祭祀してそれで孝道は全うできる。君主は位につくと必ず天地の神を郊外に祀り、山川の神々を招いて祭る。すると鬼神はそれを受けて福や助けをくだす。これは聖君によって陰の精気は順となり、神と人とを和らげるからである。十二月の間みなが、その気をえれば、陰陽は調和し、一巡りしてまた新らしく次の年が始まる。このようであれば水はその本性である「潤下」をえることができる。もしそうでなくて、これに逆うと霧や水害をもたらし、すべての川は逆流して村々はこわれ、人々を溺らせ、長雨がふって作物をだめにしてしまう。これらは水を潤下しないからである。

桓公元年「秋大水が出た」とある。（董仲舒や劉向）桓公は兄を殺した。臣民はその兄、陰公をいたんで桓公を軽蔑した。その後、桓公は宋を裏切り、諸候は連合して桓公を攻め、死者を多く出し、人々は大いに怨んだ。それで十三年夏再び大洪水に見舞れた。また、淫行（君主近くの女性）もまた陰の気を盛んにして大災をもたらすとも記し、以下大洪水の事例を挙げている。（五行志、第七上）

○九疇の第二は五事である。その第一は、貌《ぼう》（大切なのは恭々しい外観）第二は言（大切なのは従順さ）第三は視（大切なのは明るいこと）第四は聴（大切なのは耳ざといこと）第五は思心（大切なのは賢い思慮をいう）君の貌のうやうやしさとは、臣はつつましさとなり、君の言葉の従順なことは臣が職を完うできることであり、君が明るくものをみつめられれば臣は堅く適切に行動できる。君が耳がさとければ臣は謀りごとをめぐらして事に当たれることができ、君主が思心が充分ならば臣は賢くすぐれた者になれる。第一の貌ならば時節にかなった雨がふり、第二の言がかなうと時節にあった陽気がやって来て、第三の視がかなえば、時節にかなった暖かさがやって来て、第四の聴が、かなえば時節にかなった寒さがやって来る。第五の思心にかなうと、時機をえた風がふいてくる。

木の色は青い。貌に破綻《はたん》したものは木気をやみ、木気をやむものは金がこれを損い、互に当るようになる。（金―木）「易」では、震（☳）（［雷］を表わす）の卦は東方、春で木である。兌（☱）（［沢］を表わす）の卦は西方、秋で金である。離（☲）（［火］を表わす）の卦は南方、夏で火である。坎《かん》（☵）（［水］を表わす）は北方、冬で水である。一般に春と秋は日と夜の時間が同じで、寒暖の差もなく、気候は平穏であるのだが、木（春）と金（秋）は気は互に替り易く、変化しやすくなる。貌の気が傷つくと秋の長雨に、言が傷つくと春のひでりをおこす。冬と夏では、日夜の長さは反対で、寒さや暑さは冬と夏だけである。つまり水と火の気は互に並ぶことはできないので、視が傷つくといつも暑く、聴が傷つくといつも寒くなる。これらは気のためである。春と秋とでは

陰陽の気が平衡し、木が病むと金が盛んとなり、反対に金が病むと木の気が盛んとなり、バランスをとっている。

ついで、大雨（時節ではないのに大雨がふる、雷がなる異変）狗《いぬ》（白い大きな狗が現われ、冠をかぶり尾がなかった）鶏（雌鶏が孵化して雄鶏となった）鼠（鼠が郊祭の種牛をかじり、牛は死んだ。鼠が踊って舞った）。城門が自然に開いた。大船が自然に転覆した。虫（蝗《いなご》や毛虫の害があった）雨がふらず日照りとなり、大旱魃に何回も見舞われる。大鹿や熊、角のある犬が出た。狗と豚が交尾して犬豚となった。青銅器の九鼎（夏の禹王がつくり殷・周の天子に伝えた鼎、帝位のしるし）が自然に震え出した。（金が震えるのは木がこれを動かすから、金―木）

以上の異変の何回かを五行説で説明している。（詳細略）（五行志第七神之上）

○真夏は日長く、その暑気が万物を養い、政事は一休みしてゆるんでくる。それでその時の罰はいつもよりあつくなる。あつければ冬は温く、その間の春夏は安定しなくなるから人々は病となる。暑い時は羊が病気で多く死ぬ。妖怪のしわざと考えられる。冬に凍らなく、氷がなく、十二月に李《すもも》と梅が実った。十月棗が実を結んだ。地に倒れた柱に枝が生え、恰も人のような姿をし、体は青黄で、顔は白く、頭には髪の毛があり、口ひげもあった。これらを草妖という。頸の白い鳥は黒い鳥と群れをなして争い黒い鳥がかった。（水→金）その他鳥に関する事例が挙っている。

その他、女の子が生れたが、赤い毛が生えていた。血の雨が降った。四月に寒がひどく民に凍死者が多かった。十月に雪がふった。冬大雪となった。これらの多くは支配者（やその近辺者）女性関係の淫行のためである。ある年四月に霜がおりて草木は枯れた。やはりある年の四月に霜がおり天下が飢えた。時に雹がふった。これは陽が陰をおびやかしたためである。

蛙と蝦蟇《がま》が戦った。魚が天からふってきた。蝗の発生が多発した。史官の記録では、渭水が再度赤くなったとある。君主が酒に溺れ、女色にふけり、賢人はいなくなり、国家の危機を報らせる異変である。（五行志上中之下）

○心に思慮がなく寛くないと、その罰としていつも風がふく。それがひどくなると人を害い《そこな》（凶という）馬や獣を害す（短という）草木を害する（折という）ことになる。貌・言・視・聴（前節にでてくる）は心を第一とするが、この四つが失われてしまうと、愚かで道理が分らなくなる。雨・ひでり・寒・暑もそのもとは風で、それの罰として風がふくのである。「易」では、巽《そん》（☴）の卦は風であり、春、木であり、三月と四月の間にあって陽を受けついで陽が次第に勢いづき、木に花がさき、実がつくようになる。およそ思慮を欠き心狭き者は心腹の病が多い。土の色は黄色で思慮の欠けるものは土の気が病み、土の気が病めば、金・木・水・火が害をうけるということになる。この理屈にうまくのって順応すれば、その福は五事の第五の「孝終命」（つつがなく安らか

にその命が長くしておわる）になる。

さらに大風の害について実例を挙げている。

ついで稲をくう「ずい虫」牛や鼠の異変とつづき、周の三大河川―涇・渭・洛水が地震で流れがとまった。陽がもぐって出られないで、陰が力をまして陽が出ないようにするので地震がおこる。陽が失われて陰が表にでるとその源は必ず塞がれて、川の流れもとまり、山と川は近くになり、下が枯れて上が崩れるのである。源が塞がれば国は滅亡する。これは周朝が亡びる前兆であった。実際に地震は、頻発していたらしい。

沙虫（蜮）「いさごむし」（二〇センチ位で水底にすむ、みの虫状の幼虫）はベトナム地方にいるものだが多発生したことがある。この地方は男女が同じ川で水浴し惑欲が生ずる。この虫は水辺にいて、砂をふき、人を射ては時に死に至らしめることがあるという。この沙虫はベトナムから来たのではなく「忠臣が善を進めても君が用いなければ、その罰として国内に沙虫が生ずる」といわれている。

周の末期、国を滅ぼした元凶の一人、褒姒《ほうじ》は、竜の残した泡がいもりに化け、後宮に入り、そこの女性を妊娠させ、その子が褒姒だという。つまりこの竜は夏の代に出現しているので夏・殷・周三代にわたり影響を与えた事になる。また蛇が現われ、人々を驚かした。馬が人を生んだ。馬から角がはえた。

秦の始皇帝の時、身長五丈（足跡の長さ六九、夷服をまとっていた）もある大男が十二人現われた。始皇帝は、これはかえって瑞祥とし、十二の金人をつくった。しかし長城をつくったり、儒者を穴埋めにし『詩』『書』を焼き、贅沢、暴虐をほしいままにしたためその十四年後秦は滅びた。

また女子が男に、男子が女（この場合結婚して子供を生む）にかわったこともある。お産の異常、奇型児の分娩など、すべてこれらの異変は、天にあっては陰陽の変化、五行の乱れ、人にあっては、君主の政治の暴走、君主又はその近くの者の淫行の結果であるとしている。（五行志、第七下之上）

○「月蝕」に関する出来事が多い。（月蝕については不思議だが記されてない）

春秋時代の十二公、二百四十一年間に日蝕が三十六回あった。平均六、七年に一回あった事になる。『穀梁伝』では、このうち、日蝕が一日（朔、太陰暦）にあったものが二十六、月のおわりの日（晦）にあったもの二、二日にあったものも一回としている。『公羊伝』では朔が二十七、二日が七、晦が二回として、『左氏伝』では総計三十七あったとして、朔が十六、二日前が十八、晦が一、不明二回と記している。漢代になると、高帝から初まり十二世、二百十二年間、日蝕が五十三回（平均四年に一回）あり、朔が十四、晦が二十六回、晦の一日前が三回あった。

日蝕が天変地異の予兆だとするのは古代人、世界各国でも同様であったが、この当時の中国では董仲舒や劉向は戦国時代各国の

盛衰、争いに結びつけ、漢代では宮廷内のゴタゴタからおこるとし、蝕には五色あるといっている。

次に恒星が見えなくなった。慧星が現われる。隕石（惠帝より平帝まで十一回）がおちて来たなども当時の天文学と結びつけ、彗星が出現した地方の国、隕石がおちた国には何か異変、災害、国の存亡の事件がおこり、これは逆にいえばその地方、国の出来事をこれら慧星、隕石に求めたのである。（五行志、第七）

おわりに

以上をまとめると、五行とは神話時代の「河図洛書」から八卦―洪範九疇―五行・五事などの流れに始まり、さらに秦が滅び漢がたってから、董仲舒が『公羊春秋』、劉向が『穀梁春秋』などで五行論をのべ、宇宙、天地の異変が人にも影響を与えているという。天地人、陰陽五行説に関わるところをのべた。

特に重要なのは『素問』『霊枢』でいう人体内の五臓六腑の生理観や病理観は、中国古典では祭祀の際に神に捧げる動物の臓器として五臓から挙げられていることで、それも土＝心は『淮南子』頃より出てきていることである。

（『漢方の臨床』58巻9号〔平成23年9月〕）

『内経』の諸説綜覧（1）

吉元医院
吉元昭治

本稿は私の書庫の片隅の大きな箱の底にあったのを最近見つけたものである。もう三十年以上前に書きとめたもので、昭和五十五年（一九八〇）までの諸家の『内経』についての学説、御意見及び中国の医学に関する書籍を私が勝手に抜き書きしたものである。どうも当時、何処かに発表するつもりか（正副二冊あった）、自分の勉強のため、メモ的に書いていて整理しておいたのか、その意図が今ではよく分からない。基本にあった引用書を書きぬいたのか、各論文にあたって書いたのかはっきりと記憶にない有様である。しかしこのままにしておくのも勿体ないし、少しでもお役に立てばと思ってあえて発表するわけで、何分古いこととて、誤字誤訳があったらお許し願いたい。

初めの故矢数有道先生の御意見は将来を見こされた、卓越したもので現在でも啓発され、その意義は失われてはいない。つづく諸先輩の御説は甲論乙駁、百花繚乱の感があり、元気な時代であった事が伺え、いずれも参考に値するものばかりである。今では一部の研究者を除いては沈滞気味といえよう。

中国における諸説を見ると時間的に長い積み重ねがあることが判明し、書誌学的研究に重みをおかれているが、最近では『黄帝内経研究集成』『黄帝内経研究文献索引』などの総合大著もでている。私は任応秋氏編『黄帝内経章句索引』をよく使っている。

一、日本における諸説

矢数有道氏

故矢数有道氏の、『素問』に関する研究を左記の論文より抄録してみたい。なお同氏に、『太素経』についての研究があったことも附記しておく。

（一）「素問に題す」（漢方と漢薬、三巻一号、昭十一・一）

①漢方を学ぶものいやしくも傷寒論を学ばざるべからずという

と同じく、黄帝内経素問についてもしらなくてはならない。傷寒論は主として古方家に、後世家はこれに反して、素問を畏敬し、儒家の六経に比すべきものがある。

②素問、霊枢は宋元以後は勿論、六朝以後の諸方書の宗旨となっていて、難経、甲乙経も内経の義を推明敷衍し、千金方においても大医の習業に必須のものであった。

③後世方の諸家は、その医学的根本原理を陰陽並びに五行説に求め、或は五運六気説を以ってした。しかし元来、五運六気説はすでに周代に始まっているが、盛行したのは唐代であって王冰が素問を考証するにあたって、当時流行の五運六気説を勝手に附加挿入したのが、所謂内経素問（宋本素問）である。その後、古方派の復活と共に、その価値は急転直下した。即ち古医方の復活者、香川修徳をして「生尅配当の説は予、常に之を聞くことにあく、殆んど嘔を発せむと欲するなり」とまで痛言せしめるに至った。

④鍼灸医家にとって素問、霊枢の必要性は当然だが湯液家にとってはどうであろうか？　傷寒論序にすでに素問の名がみえ（これも後人の偽作だとする説もあるが）、片倉鶴陵のように、古方家達の素問非難にも堕せず、又後世家の偏見にも非ざる至公至平の高説といえるものもあった。つまり、素問と傷寒論とは同一根幹に萌芽したものではなかろうか？

⑤五運六気説は王冰が攙入したものであり、古方家の攻撃も素問そのものに対したものではない。もしこれが後人の偽作としてせめられるなら湯液家が信奉している傷寒論も亦同様のそしりをうけるべきである。

（二）「素問を如何に活用すべきか」（漢方と漢薬、六巻五号・九号、昭十四・三・九）

①漢方医家には純古方家という傷寒金匱のみ重要視するのと、同じ古方派でも千金方や外台秘要はよむべきだというのもある。また宋元以降の後世方を用いるものもあるが、その折衷派が多い。病人をみて証により処方をきめるのに、ただ書物にかいてあるままに行うのは、あたかも機械工場の職工のようなものである、つまり職工は機械を動かすことはできるが、機械がこわれてしまえば、その原理が分からないから修理することはできず、工場の監督とか技手、またはその発明者の手をかりなくてはならない。龍野氏（龍野一雄氏）のいうようにいまだ漢方医学には指導原理というものがない。この指導原理を確立するのが、或いは素問ではないかと考えているのである。

②素問の内容を大別すると、養生、生理（蔵象）、病理（病態）、診断（色診、脈診）治療法則、経脈（鍼灸）、運気等に分けることができる。また、傷寒、金匱を素問から解剖すると難しいことでも理解しうる。

③素問運気七篇のうち、至真要大論のみがわれわれ漢方医にとって実際的な記事が多くあるようである。

以上の諸篇の他に、更に同氏は、「陰陽論について」（漢方と漢薬、六巻六号、昭十四・六）、「運気論の批判」（同）、「素問の研究」（漢方と漢薬、六巻十二号、昭十四・十二）「内経の研究」（漢方と漢薬、七巻四・六号、昭十五・四・六、八巻四号、昭十六・四）等の論文を提出された。

総じて氏の研究内容は、湯液家でありながら、「素問」等の鍼灸関係書籍についても、これを重視すべき事を力説し、その見識、理論は公正、批判的態度の中正公正である事等、今更偉大な先人であったとおしまれる。

更にその運気論についての著述は、筆者にとっても大変参考となったのである。

荻生徂徠

『素問評』（一七六六年）は、素問の序文より各篇にわたって見解をのべているものであり、いわゆる運気七篇については他書の攙入なりと断じている。また王冰のとった態度を非難し、例えば上古天真論の「黄帝曰余聞上古……」以下は他書の文であるとしている。彼の説はその後の素問研究に大きな影響を与えた。

廖温仁氏の『支那中世医学史（一九三二年）』には「素問評」について次のように記されている。

『日本の荻生徂徠の「素問評」には詳細に「素問経」の文辞を割折してその出所を評論せり。その説に曰く、「世所伝六韜（周大公望撰とされる兵法書。魏晋時代の偽書とされる）。乃孫子義疎。設為文王太公問答。与此書同一機軸。東漢学者、蓋有二此等伎倆一」。とありて黄帝岐伯の問答体を冷評したるが如きは誠に寸鉄人を殺すの妙あり。更に章を追い、句を尋ねて、「聖人上別立二至人真人一」。是荘列一家識論」と喝破せり。又「校二家語一」となし。「剽二左伝一」となし、或は「文章極似呂監」と称し、或は「史記扁鵲伝意」と解し、或は「漢魏晋丞相多兼二太伝。将軍春秋以後之官、中正乃魏晋之官」たることを指摘して「此篇晋代之文」と裁断したるが如きは其の識見の該博なることを見るべし、今茲には一々之を載録するに暇あらずと雖も、その議論の徹底せる。以て千古の疑問を解くに足るべし。荻生徂徠の結論に曰く「文章の道　明らかなること火を睹るが如く、孰れがよくこれを痩さんやと。真に、然るかな」。

藤堂明保氏

「漢字と文化」（昭五十一・五）

漢方医学が神仙説と同源であることは、黄帝内経素問の第一巻、上古天真論が黄帝の登天から初まっていることでもわかる。医学—神仙—巫術はすべて太古の巫の分身であり、戦国末にははやくも全く別の分野に分れていった。内経素問の冒頭が殆んど列子の黄帝説話と一致することは彼等の古代における深い関係を物語っている。更に素問には方士まででてくる（これは秦末～漢初

の始まり頃のことである)。

さて、素問、霊枢の古さは、まず文章が韻をふくんでいる個所の多い処からも推定できる。先秦や漢初の古典的伝承されたものが多いため、いつとはなく、なかば韻文の形式をとるようになったものが多い。周易や老子はそのような例である。その押韻の形式は先秦の詩形式ではなく前漢の詩賦ににている。この両書はおそらく古くから伝承された漢代のさまざまな事から綜合してできたもので、成立年代は秦から前漢の初め、つまり紀元前三世紀から紀元頃にかけて、できたものであろうと考えられる。

藪内清氏

「中国科学史」(昭五十四・四)

「中国文明の形成」(昭四十九・三)

「素問」は大体、漢代に選述されたものである。素問の第一より第七十四までは、黄帝が岐伯に問う型で、第七十五篇以下は黄帝が臣下の雷公に医学を教える問答形式で、ギリシヤのプラトンの諸著述ににている。第一篇の上古天真論は全体の総論とでもいえるもので、第二篇の四気調神大論で予防医学こそが医学の基本であるとする。そして健康の保持には陰陽によることが強調される。この陰陽の思想は易の根本思想でもあるが、これは同時に素問根本思想でもある。病因として四気の邪気がとかれ、五行は陰陽から派生したもので解剖学的には五臓六腑があるとした(傷寒論の用語は素問と異り五行説は殆んどとかれていない)、素問が漢書芸文志で方技の中に一括され、医学が道家者派や、神仙家の養生思想と深いつながりのあることは、素問を通じてもしられる。まさに、上古天真論第一をはじめとする最初の数篇は、こうした養生思想をといているが、これはまた全篇を通ずる思想でもある。また素問の終りを占める運気論の思想もまた、黄帝内経の中心となっているもので、王冰による竄入は、内経の思想を敷衍したともいえる。

(『漢方の臨床』60巻8号〔平成25年8月〕)

『内経』の諸説綜覧（2）

吉元医院 吉元昭治

大塚敬節氏

「東洋医学史」（昭十八・一）

いろいろの先人の説を紹介し、思うに此書は黄帝に関する説話が流行した時代、即ち、戦国末より秦漢の間につくられたものであろう。しかし現代に伝っている黄帝内経は井上哲治郎博士も言われるように、太古よりの口誦によって伝えられたものと思われる部分もあり、又明らかに隋唐時代の攙入と思われる部分もあって同一人の手になったものでないことは明らかであり、秦漢時代に至って、それ以前からの諸伝を集成し、これが後人が羽翼を加えたものが現代の黄帝内経であると考えることができる。また素問は黄河流域に発生した医学であるとする。（この説は更に石原明氏に引きつがれる）。更に内経のテキストとして変遷とその内容（病理と治療）についてのべ、それは陰陽、五行、脈、経絡と穴、虚実と補瀉等に分類されると記している。

ジョセフ・ニーダム氏

「東と西の学者と工匠」（昭五十一・七）

ヒポクラテスの「著作集」に相当するものは中国では「内経」であり、人体との正常な機能と異常な機能のあらゆる側面を、診断法、予後、治療及び養生法とともにとりあげている。「内経」は前漢時代の紀元前一世紀までにはすでに、ほぼ現在の形をととのえていた。これによって体系化されたが、それに先立つ前五、六世紀の医師たちの臨床経験や、物理＝病理学的理論であった事には、だれも反論する人はいない。このいわば、「著作集」の一般に知られている完全な書名は、「黄帝内経」訳すれば、「黄帝身体（医学）提要」である。それは二部からなり立っている。「素問」と「霊枢」である。それが分離したのは唐代の王冰の編集にかかる校訂本であってこれは漢代におけるこの、「著作集」の形でなかったことはたしかである。「黄帝内経太素」として知られ

る別の形は、王冰より一〇〇年かそれ以上早い隋代に楊上善が編集したが、ごく最近になってはじめて明るみにでたものであって、もっとも漢代の原本に近いものとみられる。それは王冰の本の資料を殆んどふくんでいるが、ごくありふれた二つの部分に配分され、異った順序に編成されている。

古代中国の書物のなかには、章が「内」と「外」の二群に分かれているものが多い。『抱朴子』は「内篇」と「外篇」に分かれているが、「内」と「外」をそれぞれ密教的と顕教的と訳してみるのがいいかもしれない。つまり前者は一般の人びとにはみせない秘密の理論であり、後者は公然とおおびらにとく体系であったのである。

古代の文献目録にまた、「黄帝外経」つまり「黄帝非身体（ないし超身体）（医学）提要」が入っているが、それは西暦紀元のはじめ数世紀の間に完全に散佚した。「外経」がこんなに早く失われたという事実は、中国における医学の呪術＝宗教的側面がまったく二次的な特長であったものを、もういちど適格に強調してくれる。というのは呪物や呪文や祈祷による治療はまぎれもなく、「外側」の「著作集」にふくまれているからである。この他、同氏の『中国の科学と文明』の大著も参考にしたい。

山田慶児氏

「黄帝内経の成立」（思想、No六六二、一九七九年八月号）に山田氏は左記のような見解を発表されている。

（一）「黄帝内経」はいわば黄帝学派の論文の集大成と考える。

（二）「黄帝内経」の成立を論ずるにはまずテキストが問題となり、現存する「黄帝内経」の標準的テキストは、素問と霊枢の二部からなる。素問は唐の王冰の編集にかかる。そして、太素、素問、霊枢とを比較検討した結果、①文体からいえば、太素のほうがずっと素朴であり、素問、霊枢では文章を整えようとして、文学的修飾に多くの意を用いている。②更に決定的なのは章の構成であり、太素にあっては、素朴で経験的ではあるけれど、医学の実践と緊密に結びついた構成をとっているのに対し、素問、霊枢ではもっと原理的な観点に立って、全体ができるだけ理論的整合性を保つように再構成されている。

（三）「黄帝内経」の各篇の層序を解明するのにも、また絶対年代を推測するのに馬王堆前漢墓三号墓より出土した帛書をあげている。このうちの、足臂十一脈灸経以下の四篇が「黄帝内経」のいくつかの論文の直接の祖型であり、陰陽十一脈灸経が経脈篇の直接の祖型であるとする。

（四）「黄帝内経」を論文集とすることにより、学派があったとみている。すなわち素問には、黄帝を中心とし、岐伯等についての問答（質問者になったり、解答者になったりすることにより）から、初め黄帝派があり、ついで少師派が初期二派をつくったが、やがて岐伯派、伯高派、少兪派の三派となり、つづいて黄帝学派

に集大成されていったというのである。

丸山昌朗氏

「鍼灸医学と古典の研究」（昭和五十二・四）
「素問の栞」（昭五十・五）

①各篇を通覧して。

（一）66篇の天元紀大論、67篇五運行大論、68篇六微旨大論、69篇気交変大論、70篇五常政大論、71篇六元正紀大論、74篇至真要大論の所謂運気七篇と9篇の六節蔵象論の前半は王冰の作と推定、72、73篇は佚。

（二）75篇から81篇までの7篇は甲乙経にもみられるので、可なり古い時代の加筆と想像される。

（三）1篇の上古天真論、12篇の異法方宜論、13篇移精変気論、14篇湯液醪醴論、15篇玉版論要篇の五篇も、文章が劣弱で、論旨の内容からおして、六朝以降のもので、後人の衍文と考えられるとする。

②素問の選述者は陰陽応象大論の作者、霊枢は終始篇の作者であろうと推定している。素問は、同時代、一学派の医学を集録したものではない。陰陽応象大論を原素問の中の最も後代のものと推定され、四気調神大論と共に白眉のものとする。そして『淮南子』との関係を強調している。

③成立年代は陰陽応象大論の作者とすれば、その時代は、後漢初期以降と考えられ、荻生徂徠はすでに、脈解篇から漢武帝の太初暦がみられるところからB.C.一〇四年以降のものとする。

④また、脈診から、素問では三部九候診を最も重視し、霊枢では人迎脈口診、難経では寸尺診を重視し、更に史記倉公伝の文を基とし、人迎脈口診を黄帝流のもの、尺寸診を扁鵲流のものと分類し、かくて素問の中には、黄帝の流れをくむもの、扁鵲流のもの等異質のものが雑居している。

⑤素問は黄帝内経ではない。これは漢書芸文志中の黄帝内外経、白氏内外経、扁鵲内外経、その他もろもろの書中から、真に意義のあるものを採摘して、一書を選述したものと考えられる、等とのべられている。

藤木俊郎氏

「素問医学の世界」（昭五十一・四）
「鍼灸医学源流考」（昭五十四・十）

古い素問の伝承は、4巻経脈論、陰陽別論、痿論、5巻気厥論等で4巻、5巻に集中しているとしている。これをほぼ原素問とし、次いで、1、2巻（失われた3巻も）をその前においた第二次の編集、次に6巻を後に加え、7巻は失われてしまい、8巻は特殊な学派のものであり、次に総論を加え、古いそれまで知られなかった大奇論と脈解篇を加えた第9巻の編集者による最後の大編集があり完全な素問が成立する。しかし間もなく第3巻が失わ

れ、六朝に入ってから記憶にある題名に適したと思う作文を入れて追補したと考えている。（全元起本巻数による）。

４巻中の通評虚実論は特に別な一冊であって脈診法の原点であるとする。

漢書芸文志の黄帝内経と、素問、霊枢とは全く無関係とはいいきれず、やはり共通のものを多分に含みながら、ある程度異った時期、流派によって編集されたものだとする。

赤堀昭氏

「陰陽十一脈灸経と素問」（「素問の成立についての一考察」より、日本医史学雑誌、二五巻三号、昭五十四．七）

黄帝内経太素（宋代の板勘をえてないため宋以前の姿を知るうえに重要であるので中心にして参照した）と、馬王堆出土の帛書の陰陽脈経とを比較し更に甲乙経、霊枢をも併せ参考にしている。これらには共通部分があり、太素の経脈篇、素問の脈解篇、陽明脈解篇の母体が、馬王堆帛書の陰陽脈経であり、素問の成立はやはり多くの学者がいうように前漢の中期以後と考えた方が無難であるとしている。

丸山敏秋氏

「黄帝と医学」（「黄帝内経の成立事情をめぐって」より、日本医史学誌、二六巻四号、昭五十五．十）

①「黄帝内経」は黄帝の名を冠した名称及び大部分が黄帝と臣下との問答様形式から、その成立には黄帝を信奉する一群の人々が大きく関与していたであろうとしている。

②問答形式をみると、黄帝の相手に岐伯を中心とした幾人かの名がみえる。このことは古代中国に黄帝の名を挙げるいくつかの医学派が存在していたことを示すものである。だからそれら諸学派の形成過程を山田氏のように定め難いとする。

③黄帝内経とは黄帝、岐伯、扁鵲といった人物を始祖として形成された諸医学を集成したものではないだろうか。

④黄帝と古医学の関わりを考えるために古代中国の黄帝伝説と黄老思想に着目した。

そして黄老派とは別に黄帝を始祖とあおぐおそらくは鍼術を中心とした医学派が、さらに扁鵲派、白氏派をも併せ理論化し、黄帝内経と称される処の素問、霊枢の原型が編纂さたのではないかという。この一つの証明として馬王堆漢墓帛書である、『十一経』の論述的形式をあげている。

島田隆司氏

「黄帝内経の成立をめぐって」（東洋医学、第二九・三〇・三一号、一九八〇年四月六日・八日号、昭五十五）

前出、山田慶児氏の論文に対し島田氏は左記のような批判をしている。

①山田氏は現存する「黄帝内経」の標準的テキストは素問と霊枢の二部からなるといって「黄帝内経」なる書が素問及び霊枢で構成されている俗説を既定のものとして出発している。

②素問、霊枢を歴史的に解明する資料をただ馬王堆前漢墓より出土した帛書にのみ求めている。

③我が国において戦前から戦後にかけて、つみ重ねられてきた素問、霊枢研究の先進的な成果に一顧だにしていない。

すなわち、島田氏は丸山昌朗氏の「素問と黄帝内経は別本であると考えた方が妥当であり、黄帝内経素問と称するのは不適当で、隋書の如く黄帝素問や、又は傷寒論序文のように平に素問という方が適合している」ことをあげている。そして、古代の原形に近いものを求めるとすれば、「全元起」の方が太素より古いことは間違いないが、全元起本（初註本）が失われている現在、これをも推量することを可能にしている王冰の次註本をテキストにすべきであるという。

（『漢方の臨床』60巻9号〔平成25年9月〕）

『内経』の諸説綜覧（3）

吉元医院
吉元昭治

二、中国における諸説

（一）四庫全書総目提要（巻一百三　子部十三　医家類）

儒学は宋時代、陽明学、朱子学等、所謂性理という問題について分裂し、医学は所謂金元医学となって医学的理論が分れていろいろの派を生んで、今日の中医学の理論的基礎ができた。房中、神仙家が漢書芸文志にはともに医経、経方の二家と共にあげられている。後人は誤ってすべて同一のものとしているが、服餌、導引は分れて複雑なものがあるのでここでは省いた。周礼に獣医があり、隋志には海馬経等があって、医書に並記されているのとおなじで、今やはりこの例に従うことにする。太素脈法というのがあるが、これは治療には関係なく別に術数家に組み入れられているので今ここでは記さない。

「黄帝素問二十四巻」内府蔵本

①漢書芸文志には黄帝内経十八巻というものはなくて、初めて張仲景の傷寒論序にその名がみられる。

②一方、晋代、皇甫謐の甲乙経序では鍼経九巻、素問九巻があって、これらが内経といわれるもので、漢志の十八巻に数があう。

③「素問」の名は、隋書経籍志に初めて出てくるが、ここでは八巻となっている。つまり、この間に全元起の註によると第七巻が紛失したのである。

④唐の宝応年間、王冰は自分の蔵書のなかからこの不足している巻をみつけて補足した（いわゆる次註本）。

⑤宋の林億等は更にこれを校正した（いわゆる新校正本で、今日我々は多くはこの宋版を、黄帝内経素問のテキストとして使用している）。しかし、天元紀大論以下は内容が他篇にくらべて、多量

でまた意味が通じない点があり、傷寒論序にいう陰陽大論とは或いは王冰の補足したものと同じではなかったのではなかろうか？

また刺法論、本病論も王冰の註本にもないので復原することはできない。書物は亡くなってしまっているものが多く、今あるものはやっと千や百に一つにすぎないだろう。また書の中でも欠落したり、簡脱したりして、完全なものはごくわずかであろうと思われる。即ち医書についていえば漢志方枝略医経七家二百十六巻、経方十一家二百七十四巻のうち現在残っているものは、黄帝内経十八巻（素問九巻、霊枢九巻）だけで、隋志にしるされている古い医書では、本草経三巻、黄帝八十一難二巻のみである。このようなわけでどうして両漢時代以前の書についてしらべることができようか？　素問の名は漢志（漢書芸文志）にはなく内経といっていて、張仲景が素問の名を初めていっている。「提要」では漢志に内経十巻というのがあって素問の名がないので、「素問」とはおそらく班固（漢志の著者）以後のものであろう。七略別録ではその篇巻の内容が多少、次序が前後したりするので、所謂通行本とは違ったものであった。

⑥王冰は各篇ごとに、全元起本（初校本）の第何篇に相当するかを書いてあるので、（王冰は篇次を移動して編集した）ふるい姿を知ることが可能である。

⑦王冰は、唐の京兆府参軍か、太僕令のいづれかの職にあった人で、冰を砯とするものもある。

以上は素問についての基本的見解であるといえよう。

（二）四庫提要弁証（巻十二　余嘉錫撰　子部三　医家類一）

黄帝素問二十四巻　唐王冰注

書録解題巻十三に「漢志には黄帝内外経とあるだけだが、隋志になって初めて素問の名がある」とあるが、四庫提要でもその説を推している。もとより傷寒論で初めて素問の名がでてきているので、漢晋の間に起ったものであろう。

（三）四部総録医薬篇（丁福保他編）

黄帝内経素問二十四巻宋

◉郡斎読書志（黄帝素問二十四巻）

昔の人がいう素問とは、素書というようなものである。唐王砯注では、漢書芸文志に、黄帝内経十八巻とあるが、素問はその九巻で、霊枢九巻もあわせていう。これより先、その第七巻がなく、砯の時、初めてでてきて、註釈を施し八十一篇、二十四巻に分けた。砯は啓元子と号した。医経は世に伝わるものも多く、いろいろの病気のもとをたずねて、病を治すものは黄帝に始まり、いろいろの薬の性質をたづねるのは神農に始まり、湯液は伊尹より始まるといわれ、この三人は皆聖人であるという。しかし今の医師は凡人で、治療の理窟も分らぬまま生きるべき人も殺してし

まう。だから、病気になっても、治療もせず、じっとしていれば、それは中等度の医者にかかったようなもので、病気になったら医者にかからないでじっとしていた方がよいというのである。

（有病不治、猶得中医）

◉直斎書録解題（黄帝内経素問二十四巻）

黄帝と岐伯の問答は三墳の書（三皇の書）にもなく、後世の依託であって、医書の始まりである。唐太僕令王砅（原本では冰とするが今は文献通考による）の注である。漢志に黄帝内外経があり、隋志になって素問の名がみえる。嘉祐年間に光禄卿林億、国子博士高保衡が、帝の詔をうけ校定補注し、全元起の説をとり入れ八十一篇にした。王砅は宝応年間の人である。

◉漢書芸文志修理（黄帝内経十八巻　外経三十七巻）

①皇甫謐の鍼灸甲乙経の序に、鍼経九巻と素問九巻が、七略芸文志にいう黄帝内経十八巻だとする。そして素問と、九巻、更に明堂孔穴鍼灸治要は皆、黄帝、岐伯の残したものとして、この三つは内容も同じようなので、一つに精約して十二巻としたものである。

②隋書経籍志には黄帝素問九巻、黄帝鍼経九巻、黄帝針灸蝦蟆忌一巻、岐伯経、黄帝流注経一巻等があり、唐書経籍志には、黄帝明堂経九巻がある。

③宋林億等の補注素問の序に、黄帝と岐伯は、上は天文を窮め、下は地理を極め、遠くは諸々のものを、近くは諸々のものを身につけ、互いに難しいことを問いかけあい、万世に福をたれた、そうして雷公にも業を授けて内経ができた。

④皇甫謐の甲乙経の序には明堂孔穴鍼灸治要というのがあるが、これも黄帝、岐伯の残したものであろう。林億はまた、鍼経三巻は最も古くその内容はみな外経に似るという。

外経は西晋時代になるとすでに漢志三十七巻の古さではない。隋唐志にのる蝦蟆忌、岐伯経等の明堂経類はみな後人が集めた外経の文に似ているが、その篇目は別になっている。（この外経と扁鵲外経、白氏外経はもとの原本は相関しているが別に一条をわけていてとうとう別物にしてしまっているが、誤りも甚だしいといわざるをえない。）

◉古今偽書考（黄帝素問）

王砅は漢志に内経十八巻があり、それは素問九巻と、霊枢経九巻で内経十八巻となるといっているが、これはこじつけである。それでは後人は素問とは内経に係るものと考えているがこれも間違いである。後人が内経を得てその説を衍行して素問としたとも考えられるがはっきりとはわからない。素問という名はこのように難しいが、漢志陰陽家の書に黄帝泰素というのがあり、この泰という字をとったのではなかろうか。また岐伯との問答であるので素問というのであろうか。この書は後世あがめられて、医家の祖とされている。しかし、隋志にいう素問、漢志にのっている黄

帝内外経はともに依託であり、神農、軒轅、風后、力収というのもまたその通りで、ほんとうにその書物があったのではない。素問のなかに黔首という言葉があったり、蔵気が発する時を、夜半、平旦、日出、日中、日昳とか下晡等といい、（素問、蔵気法時論篇）十二支を以ってしない。これらの点からいえば、秦代の作といえよう。しかし又、歳をいうのに甲子（古くは甲子紀年を用いない）でいっているので、漢代の作ともいえる。

◉天禄琳郷書目（重広補註黄帝内経素問二十四巻）

①唐王冰外の註。宋の林億、孫兆、高保衡校正、孫兆が誤りを正す。前に林億等の進序、後に王冰の原序がある。

晁公武の読書志、陳振孫の書録解題では、ともに王冰は自ら啓元子と称したとあり、陳氏と王冰は宝応年間の人で、太僕令という職にあったといっている。王冰の冰は読書志、文献通考等では砯となっているが、宋史芸文志では冰となっている。しかし冰と砯とでは意味が違うのである。

②宋史芸文志、読書志、書録解題では、黄帝内経素問二十四巻といい、重広補註の名はないので、これは明代の人が翻刻した時に書き加えたものであろう。書録解題では、林億、高保衡が詔をうけて校定したとするが、それには孫兆の名はなく、また孫兆の誤りについても言及していない。今の通行本では孫兆の名が入っている。すなわち重広補註という名は、この二人が書き加えたものに違いない。書中で宋朝の皇帝の諱名はみな欠筆となっていることでもわかる。しかしよく出来ている立派なものである。

◉天禄琳郷書目読篇（黄帝内経　四函二十四冊）

素問の名は初めて後漢、張仲景の傷寒論にみえる。一方、霊枢の名は漢隋唐志にはみられない。王冰は九霊経を更に霊枢と名づけた。これは皇甫謐のいう鍼経でもある。その為、後世の人は王冰の偽記であるともいう。史崧（紹興年間の錦官史）は自分の家の旧蔵本より霊枢九巻をみつけ、秘書省国子監におくったという。そうすると霊枢は南宋時代のものといえる。漢書芸文志の黄帝内経十八巻があり、一方晋の皇甫謐甲乙経序に鍼経九巻、素問九巻はこれに合致するので、漢志十八篇とはこれを合せたものであろう。

◉四庫全書簡明目録（黄帝素問二十四巻　唐王砯註）

晁氏読書志には王砯とするが、これは、杜甫の詩からこじつけたものであろう。原本の欠けているのを王冰は陰陽六論を以ってした。その本は上古からあったというが、もう今ではなかろう。周や秦代の人はふるくからのつたえは竹簡や帛書にしるしていたのである。

◉医籍考（黄帝素問、隋志九巻、梁八巻　按旧唐書亦曰八巻　佚）

・素問陰符（すなわち黄帝素問、黄帝陰符経）は七国時代の書である（邵雍、皇極経世書）

・素問の文字からいえば戦国時代のもので、三墳（『左伝昭公十二年』に記す古代の伏羲（山墳）、神農（気墳）、黄帝（形墳）の三

皇をいう）の書であるというのは間違いである（程顥、二程全書）

・素問を真に黄帝の書というのは間違いである。黄帝はどうして政治を行いながら一日中明堂（天子が政治を行った処）にすわって岐伯等と医薬鍼灸について議論ができたであろうか？　これは周漢の間の医者達の依託である（司馬光、伝家集与范景仁第四書）

・①今ある処の素問の名は漢代に起っているが、全元起は、素とは本で、問とは黄帝が岐伯に質問しているという事で、いろいろの性情は五行にもとづいているから素問というのだといっているがどうも判っきりしない。

②乾鑿度に、形あるものは無から生ず、それ故、太易、太初、太始、太素というものがある。太易とは未だ気もないもの、太初とは気が生じ初めたもの、太始とは形のでき初め、太素とは質のできはじまりをいう。かくて気、形、質がともにそなわるのだといっている。病気も初めはこうしておこる。それ故、黄帝はこの太素について質問した。すなわち質の初まりを問い正したのである。素問という名はこれによるものであろう。（林億、重広補註黄帝内経素問巻一註）

・素問、鍼経、明堂の三つは黄帝が書いたものではなく戦国時代にできたものである（甲乙経序）

・内経十八巻は、天地の問題、人の生命を論じていて、三墳の書と信じられるが、その文章をよくみれば戦国、秦漢時代にできたものとおもわれる。（佚名、酒譜）

・黄帝紀に、黄帝の師である岐伯は方術に明るく世間では医者の祖としている。黄帝の書というものは戦国時代にあり、その言は老子に出入がある。戦国時代になり、いわゆる方士達が、これらを書にしるして代々あい伝えた。それは列子にもひかれている処でもある。（朱熹、文集古史余論）

・素問は先秦時代の古書である。しかし、秦の焚書以前、春秋戦国の時、医和、医緩、秦越人といった名医がいて、天地陰陽五行の原理を推察し、甚だくわしかった。（王炎、運気説）

・内経十八巻のうち素問の他はみられないから素問についてみれば、程子、邵子の二人はこれは戦国時代の書だといっている（劉駟文集）

・素問は道についてかかれており、その内容は義深く、できたのは、はるかに遠く古いので、文章のつづり方、とじ方にも間違いがあるであろう。それだから読むのはむずかしい（朱丹渓、格致余論）

・①内経素問は黄帝伯岐の問答書であるが、一人の手でできたものでは、ない。

②劉向は韓の諸公子が著わしたものといい、程子は戦国の末であって、儒者の礼記のようなもので、孔子や子思の言葉がともに書かれているようなものであるとしている。

③素問中の霊蘭秘典論、五常政大論、六元正紀大論等はみな陰

陽五行説を原理とし、皇甫謐の甲乙経、楊上善の太素はみなこれらをもとにしていた。ともにわずかな違いはあるが、医家の大綱、要法をしるしたもので、これ以上のものはない。

④前漢芸文志に内経十八巻、及び扁鵲、白氏内経の三つはあるが、素問はなく、隋志経籍志になって初めて素問の名があいるが、ここでは内経とはいっていない。唐代になって王冰は九霊の九巻をもって、漢志の数とづじつまをあわせてこの註釈をするのに陰陽大論をもってした。またこれは彼の師である張氏の旧蔵本であるとしてこれを修復した。このように心を労したことはほめるべきであろう（九霊山房集滄洲翁伝）

• 素問をよんで判っきりと分らないことがある。これは上古の書であって、内容の文章がままとだえ、意味が通じないことがあるからである。王冰は無理に解釈して本当の意味をとりちがえているので、充分注意して、熟読頑味すべきである。（劉純、医経小学）

• 内経は内容が深く、全く医者の宗旨で殆んど儒家の六経のようなものである（王禕、青巌叢説）

• 今に伝わる内経素問、即ち黄帝の脈書というものは、扁鵲、陽慶、淳于意等の諸長老にも広くゆきわたっていたのでその文は漢代の語に似ている。（顧従徳、重雕素問序）

• 素問は上古時代のものではなく、これを人々がとりえたのは、全元起が著したからであるが、その内容は、隋唐時代の文ではなくて、むしろ司馬遷や劉向に近い。そこで宋の聶吉甫はこれらは淮南王の作といっているが、自分も鴻烈解の内篇に似ているとおもう。淮南の学問ある人々は岐伯、黄帝に名をかりて、特にのべなかったのであろう。或は秦の焚書でも医書や卜書は焼かれなかったから当時はきっと岐伯と黄帝の問答の書はあったにちがいない。（郎瑛、七修類稿）

• 素問とは毎日講究していたので素問という。また馬蒔は、素問とは黄帝と岐伯、鬼臾区、伯高、少師、少兪、雷公等の六人の家臣と平素より問答していたからだといっている。本紀では岐伯に問い正して内経をつくったというのがこの事である。此の書は岐伯に関するものが多く他の家臣には余り及んでいない。

素問に八十一篇あり、また霊枢にも八十一篇がある。殆んどの素問を紹介する書物は霊枢が先で、素問が後であるとしている。朱載堉は、素問、難経の二つは先秦時代の古書で、三代の名医が相受けついだのであるとのべている。秦の始皇帝は、医学、卜占、農業の書は焼かなかった。漢より今まで医家はこれを遵用し、時代が移り変っても、未だみだりに删改を加えたものがいたということはきかない。（陳暘、楽書）

• 或る人は内経に黔首という言葉があるからこれは秦代のことばであろうといっている。孔子は書物をけずり書を直すのは唐虞（堯舜の時代）より始まるとしている。それで原書の名は（すなわち内経）をもってこの本（すなわち素問）を名づけるのはまちが

いであるとしている。

内経十八巻とあるが、そのうちの九巻は素問で他の九巻には書名がない。それ故張仲景、王叔和等も九巻といっているが名をつけていない。しかし、素問の名は張仲景の前に起った事は明らかである。劉向は素問の他に、また黄帝医経若干をえて、そのうちからえらんで純なるものを、素問に入れて内経十八巻とし、その他を外経三十七巻としたのであろう。思うにこの説は別録にのべていたであろうが今日ではみることはできない。（劉向が著した別録が散佚しているので）このようなことは例えば陸賈の新語十二篇というのがある。劉向は校書の時、賈平生論十一篇をえて、これらを合せて、陸賈二十三篇として、新語という名称は用いなかったのと正に同一例である。このようなわけで、素問の名は漢晋以後の事であるとおもわれる。

宋の京兆府参軍の王冰という名が世系表にみられる。即ち王播の子であり、王播は唐の文宗相である。文苑英華巻八百八十八、唐文粋巻五十六とともに、故丞相尚書左僕射に太尉王公神道碑を贈るとあり、これは季宗関太和五年に作られたもので、そのおわりに、「嗣子を鎭といい、前の秘書丞で、次子を冰といい、京兆府参軍である」とあるので、世系表と正合する。此書に王冰の自序があり、そのおわりに宝応元年とあり、この年は、太和五年より六九年もさかのぼっている。それ故に、王冰とは一人ではないだろう。たまたま同じ姓名であったにすぎなかったのであろう。

金石録目巻六に、太原尹主冰墓誌というのがあり、その注に、「開元二十七年十月」とあり、開元の終りにその人はすでに死亡した事になり、この書を選したことにならない。唐会要巻七十五に「景雲二年」は宝応元年を下ることおよそ五十一年であり、一人であるかどうかわからない。また巻八十五には開元九年、監察史に勤農判官数人があり、そのうちに長安尉王冰というのがいる。また新唐書列女伝に、「王琳の妻韋は子供の堅、冰を訓すのに法にかない、その後皆名をあらわした」とある。唐郎官石柱の題名に、金部員外の中に王冰というのがある。

おわりに

おわりに当って一言ふれると、我が国でも『内経』（素問・霊枢）の訳本も訳者の御努力でいくつかあるが、訳の表現が違う処もあるので比較する必要あると思われる。また『内経』ひいては中国医学思想の源点ともいえる、「自然観」ないし「天地人相関の思想」から出発しているのは薄弱で、多くが「陰陽説」「五行説」から説き出している。私見では『内経』のもとにする医学的思想は、「道家」の思想と基を共にしているもので、むしろ古代全体の思想、哲学、宗教の中から医学的思想が芽生え、決して医学思想の独立してあるわけではない。この見地からすれば『内経』の研究には、中国古典、諸子百家の説くところと比較検討する必要がある。

道家の思想はやがて「道教」の中に吸集されるが「医宗同源」「医道同源」という言葉がある事を知って欲しい。また道教経典集大成である『正統道蔵』の中に『内経』があって『傷寒論』がなく『千金方』がある事も考える余地がある。

最後に一言付け加えるなら、過去の立派な論文も、ついには「道教」という壁につき当たることがなかった。「内経」の医学的思想は道家の思想でもあり、ひいては道教で、それ故、道教経典集の『正統道蔵』の中に素問、霊枢、八十一難等があるのである。

この論文を機に再び昔日のような活発な、躍動的なときが来ることを願っている。

（『漢方の臨床』60巻10号〔平成25年10月〕）

「道教医学」を理解するために

小平市・吉元医院
吉元昭治

はじめに

「道教医学」と一口にいっても、何んの事なのか。その学問としての体系は備っているのか、他に研究者がいて互いに交流し、議論し、洗練され、認知されているのか。その研究方法はどうなっているのか。いろいろな疑問も湧いてくると思われる。

本稿は「道教医学」について理解がえられるよう、そのアプローチについて記したものである。

中国・台湾・韓国などに比べて我が国の「道教医学」についての研究レベルは著しく後れをとっている。筆者もこの三十年以上、「日本医史学会」において連続、毎年「中国伝統医学と道教」というテーマで発表しているが、フォローが全くない。無視されているのか、無関心なのかよく分からないが、「日本道教学会」が設立されたのは、戦後間もない頃で日も浅く、一般の人にとって儒教・仏教に比べて認知が充分でなく、またその規模も小さい。

漢方、鍼灸を含む我々のいう「東洋医学」は言うまでもなく、その源は中国に発している。道教は儒教・仏教と共に中国の三大宗教といわれているが、道教は中国個有の宗教で、漢代農民革命の中から生れ、五世紀に入り、宗教の体裁を整え、各方面に浸透し、人々の支持をうけ現在までつづき、さらに我が国にも道教としては入って来なかったが、大きな影響を与えている。

道教の大きな目的の一つに「現生利益」「不老長寿」があり、「養生思想」がある（この「養生思想」は初めは上層階級のものだったが、次第に一般民衆の間に広がってくる。中国の人々の薬草・薬物的知識の豊かさは、この現れである）。これらの考えは医学の裏づけにつながるのであり、ここで医学（中国医学）と、思想（宗教―道教）は結びつく。「医宗同源」「医道同源」とも言われる所以

である。この両者の追求が「道教医学」と言える。

道教と中国医学の関係を図示したのが図1だが、これを見て分かるように、従来、筆者はこの三者のうちで「道教」と「中国医学」の関係に目を奪われていた。ところがもう一つの「中国古典」との比較対照が後述するように必要であることを知った。つまりこの三者、三角関係を整理し、研究の必要性を後述のように知った。

医学思想はどこの国の、どの医学にもあり、それがないものは単に医術である。その医学思想は中国古代に限っていえば、「諸子百家」を中心とした中国古典に触れることで、古代人の間に共通した人体観・生命観が浮んでくるし、またそれらは自然観より発しているのを知ることができ、共通したフレーズをあちこちで見ることができる。

筆者はまず、道教の中に、医学的部分が存在するのかを検べるため、道教の経典集である『正統道蔵』（台湾、芸文印書館版、六十冊）から五年かけて、医学的部分がある経典を抽出。整理しプリントして二十二冊の『道典』（私家版、昭和六十二年、一九八七）を作った。これは図2の「道教医学の三層構造」（平成元年、一九八九、『道教と不老長寿の医学』による）にのっとって分類してある。この三層構造は諸外国のこの方面の研究者からはおおかた

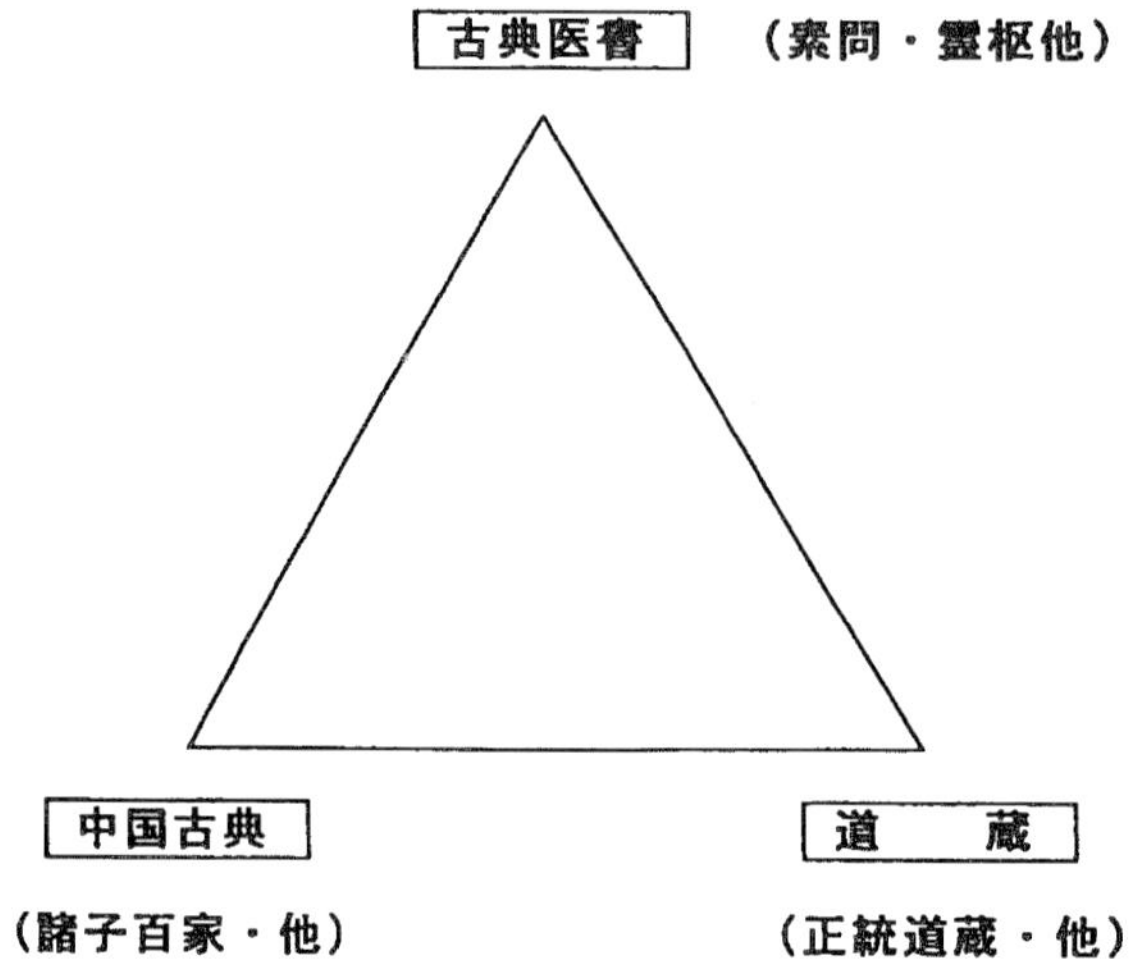

図1　道教医学の周辺

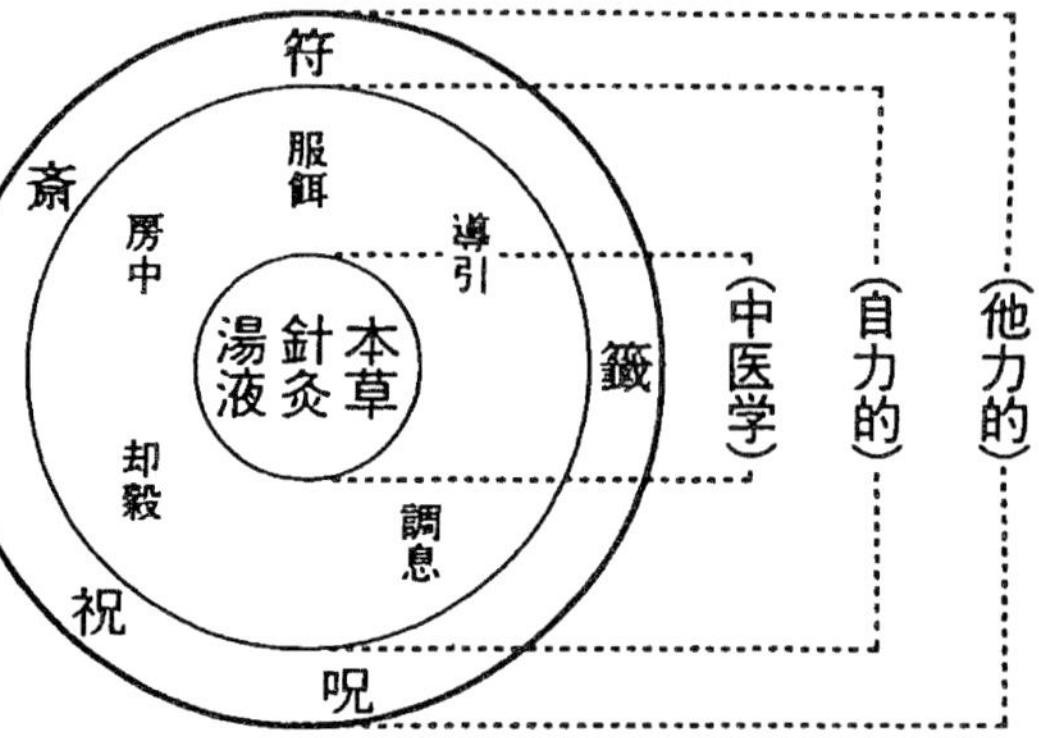

図 2

認められている。さらに『道蔵輯要』（台湾、新文豊出版、二十三冊）、『雲笈七籤』（台湾、自由出版、三冊）についても同様な作業を行った。また『正統道蔵』では、経典の解説書である『道蔵提要』とつき合せ、冊・巻・頁等の索引をつくり『道蔵等医学関係経典索引』を出版した。これは初め文科省出版補助金を申請したが、却下され、やむなく勉誠出版社をわづらわせ自費出版になった。まだこの方面の認知が不充分と思われたが、筆者としては、ぜひ日の目を見せたく、多くのこれからこの方面の研究者の助けになることを願っての事であった。あの膨大な『道蔵』のどこに医学的関係部分があるのか、索引があればと思ったのである。『道蔵』はまさに「宝の山」であり、この方面の研究は未開拓といってよいのである。

一、医学も宗教も自然観から初まった

本書の題目からは若干はずれるかもしれないが、この項は、医学と宗教の初まりを考えるとき重要であると思っている。

図3（次頁）は「中国医学、道教医学と道教」の相互関係を一覧図示したもので、上より下に時代的に推移し、重要項目を挙げてあり、この一枚の図で充分説明されている。道教医学のおかれている位置、立場も分かる。理論面と実際面に区別され、前者は自然観より出発している。

古代の人はまさに「天を仰ぎ、地に俯し」その間に、はかない人間が存在しているという「天地人」の関係を心に刻んでいた（「天人合一」「天人相感」）。その天と地の間には、空気―気―があり、それにより人は生きられ万物は育つ事を知った。気が絶えれば死であり、その気は人体の中にも入って巡っていると考えた。つまり天の自然の気と人体の気は一体になれば天地と共に久しく長生できると考え、天―自然に従う。「順天」は生、逆に天―自然に逆らうのは凶になる。陰陽説・五行説・易・運気説などもこれらから始まっているとみていい。運気説はのちに王冰が『内経』の補注校正をした際、組み入れて医学理論の一つになっていく。

太古の人は絶えまない自然の脅威にされていた。「陰陽風雨晦明」どれもが人々の生活に影響を与えていた。大雨・大雪・大旱魃・大洪水・地震等自然の怖しさは人智をはるかに越えるものがあった。そこに人も及ばない天の意志―天神の存在を考え、天に対して祈りを捧げ、祀りを行った。宗教の始まりである。天空を巡る日・月・星（三光）にも神がいると考え、ついで地上にあるあらゆるものにも精霊が宿るというアニミズムという原始的な宗教の姿にもなる。日蝕・月蝕・雷・虹なども何かの予兆とおもい、日・月・星の規則的な天空移動から、個人や国の運命までも予知し四季の変化を知り暦が生れる。そしてこれから春の種まき、秋の収穫という農民生活の重要な節目を知る（春生、夏長、秋収、冬蔵）。

天の気は下って雨になり、地上では水蒸気になって天に昇り雲となり再び雨になる。天と地の循環であり、人体経絡の気血の流れも陽経では下り、陰経では昇っている。四季の変化も、人の生老病死もみな循環しているのである。自然は絶えまない循環をくりかえすというのも古代の思想を理解するのに一つの大きなキーである。

太古の人の生活を見てみよう。旧石器時代、すでに人類は起立歩行し、約三万年前には声が出るようになったという（舌骨の発達）。やがて文字の発明は記録するという人類文明の大きな前進になる（甲骨文、紀元前一五〇〇年前後、殷の時代）。

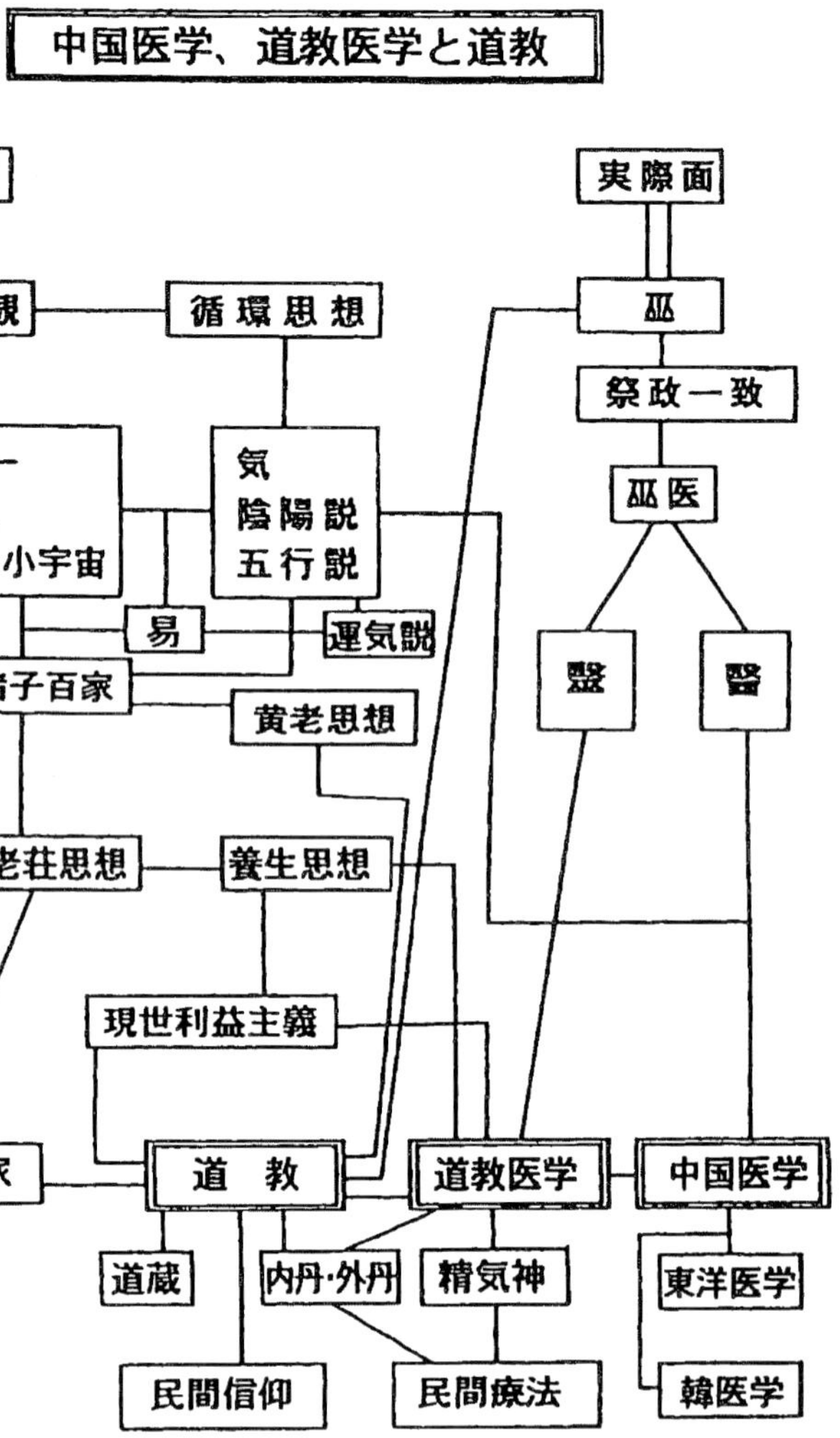

図　3

新石器時代（紀元前五〇〇〇年頃）、人々は神話伝説の時代でもあるが、まず「有巣氏」の頃には樹上で生活していた。やがて地上におりて「燧人氏」がでて火の発見に到る。この火により照明をえて、暖をとり、焼く、煮る等の調理で生食の危険性から脱し衛生状態もよくなり、それまで平均寿命は二十歳以下までとされていたのも向上した。道具の発明、調理や食料の貯蔵の必要上、土器・陶器の作製等生活環境はよくなった。さらに禹の伝説にあるように洪水の危険から制御方法も知った。この頃、洞居生活であったが、母系中心の家族単位で「その母を知るも父、兄弟を知らず」という有様であったのが、婚姻制度が確立し、歴史時代になると父系家族制度になって

いく。生活方法も長い時間はたっていたが狩猟移動生活より農耕定着生活になる。

人と自然とは古代では極めて密接であり、現代のように自然制御の方法もなかったし、環境の自然破壊もなかった。

それでは、この世界はどう生れてきたのか。中国では「天地創世」は神によるものではなく「自然」が産んだとして、「宇宙生成論」にもなるが古代中国では、自然に何もない処から発生したと考えた。『易緯乾鑿度』によると、この世の初まりは、気もない「太易」から気が生れ「太初」になる。ついで形がつくられ「太始」となり、さらに質が生れ「太素」となり（『古事記』の初めにもこの言葉があり、天地のでき初めが述べられている）、ここで形質ともに備わりこの世が生じたとなっている。

『老子』はその第二十五章で「人は地に法《のっと》り、地は天に法り、天は地に法り、道は自然に法る」とあり、天地人の関係が自然の法則で動いているとし、またその道とは、『老子』の思想の大きな柱だが、第一章では「道の道とするは常の道にあらず」ともいっている。ついで第四十二章では「道は一を生じ、一は二を生じ、二は三を生じ、三は万物を生ず」とあり、この世の初まりは一という何もない処から二（陰陽）を生じ、やがてこれが万物を生むと言う。『史記、楽書』では「天は尊く、地は卑しく、地の気（陰気）は上り、天の気（陽気）は下る。ここで陰陽は互に摩擦しあい、天地は交流し、雷霆は天地にこだまし、風雨は天地をゆり動し、天にある日月は地を暖める。こうして万物は生れくる」と記され陰陽の関係から人をも万物をも生れると述べている。

さらに『淮南子、天文訓』では「天地の間には形がない何かもやもやしたものが、ふわりと浮んでいる。これを「太初」という。道はこのつかみ所もないものから初まりやがて「宇宙」（空間と時間）が生れ、この「宇宙」から「元気」（万物のもとになる元素）が生じ、この中から二つの分化がおきる。清らかで明るい気は広くたなびいて天になり、重く濁った気は固り沈んで地になった。天の気は集り易かったのでまず天ができて、ついで地が生じたのである（『日本書紀』の冒頭も同じ趣旨で初まっている）。

朝の清らかな空気の中で行う太極拳はこれであり、清らかな気を吸い、濁った気を出す――「故吐納新」と言うもこれであり、道教でいう「内丹術」や「禅」といわれるものも呼吸法に瞑想という宗教的衣をかぶせたものであり、現在の「気功術」もこの流れである。これらについて考えてみることは、道教と中医学を論じる前の基本的姿勢とおもっている。中国医学解説書の多くは「陰陽説」と「五行説」とを併せた「陰陽五行説」とよくいうがこれは間違いではないが正しくはない。それ以前の語るべきものがあるのである。

二、中国古典の必要性

先に少しふれておいたが、中国医学と道教の関係を論じる時、

その両者の結びつきを考えておけば充分と思っていたが、その後、中国古典、殊に「諸子百家」を中心に見てみたら、この三者に共通する思想、表現、論議があることを思い知らされた。

ここに到った一例として、「黄帝」つまり我々が日頃、『黄帝内経素問、霊枢』として目につく「黄帝」の紹介例文を並べてみた。

『黄帝内経』といい『神農本草経』といい、何故「黄帝」「神農」という古代帝王の名が冠名にあるのか、たんに権威づけにつけたのではないだろうかと、余り深く詮議もしていなかったが、歴史、神話伝説、地理等から見てみたら大きな問題であることを知ったのでこの点については後日、別論とする。

さて、「黄帝」のことにもどり、次にいくつかの例文を並べておく。（傍線部分に注意願いたい）

（一）『黄帝内経素問、上古天眞論第一』

昔在黄帝、生而神靈、弱而能言、幼而徇齊、長而敦敏、成而登天。（図4、右）

（二）『史記、五帝本紀第一』

黄帝者、少典之子、姓公孫、名日軒轅。生而榊靈、弱而能言、幼而徇齊、長而敦敏、成而聰明。（図4、左）

（三）『正統道藏、黄帝内経素問補註釋文、上古天眞論第一』

昔在黄帝、生而神靈、弱而能言、幼而徇齊、長而敦敏、成而登天。（図5）

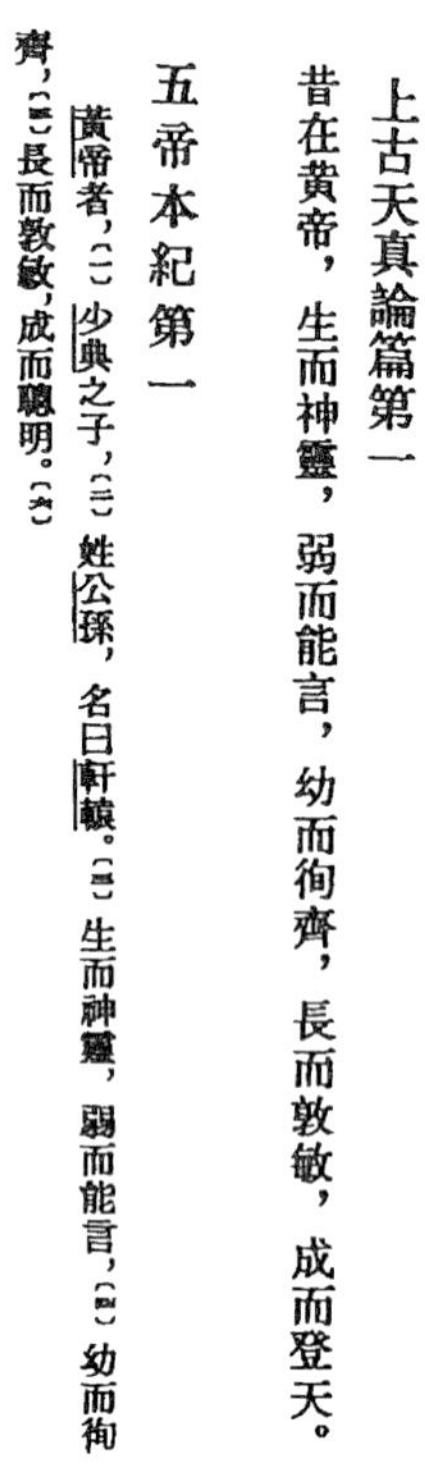
上古天真論篇第一
昔在黄帝，生而神靈，弱而能言，幼而徇齊，長而敦敏，成而登天。

五帝本紀第一
黄帝者，(一)少典之子，(二)姓公孫，名曰軒轅。(三)生而神靈，弱而能言，(四)幼而徇齊，(五)長而敦敏，成而聰明。(六)

図 4

（四）『雲笈七籤、軒轅本紀』

軒轅於寿丘、帝生而榊靈、幼而徇齊、弱而能言、長而敦敏、成而聰明。（図6、右）

（五）『大戴礼《だたいれい》、五帝徳第六十一』

孔子日、黄帝少典之子也、軒轅生而榊靈、弱而能言、幼而徇齊、長而敦敏、成而聰明。（図6、左）

出典から見ると（一）は中国医書古典、（二）は歴史書古典、（三）、（四）は道教経典、（五）は儒教経典となる。

これらには共通して同じフレーズが並び、道教からの出典は三、歴史書一、儒教一になる。『大戴礼』は「孔子日」とあり、儒教のものだが、元来、黄帝は道家、道教で尚ぶところで、儒教では黄帝よりも堯・舜・禹を尊んでいる。

また（一）、（二）は共に書の頭初にあり重視されていたのであろう。

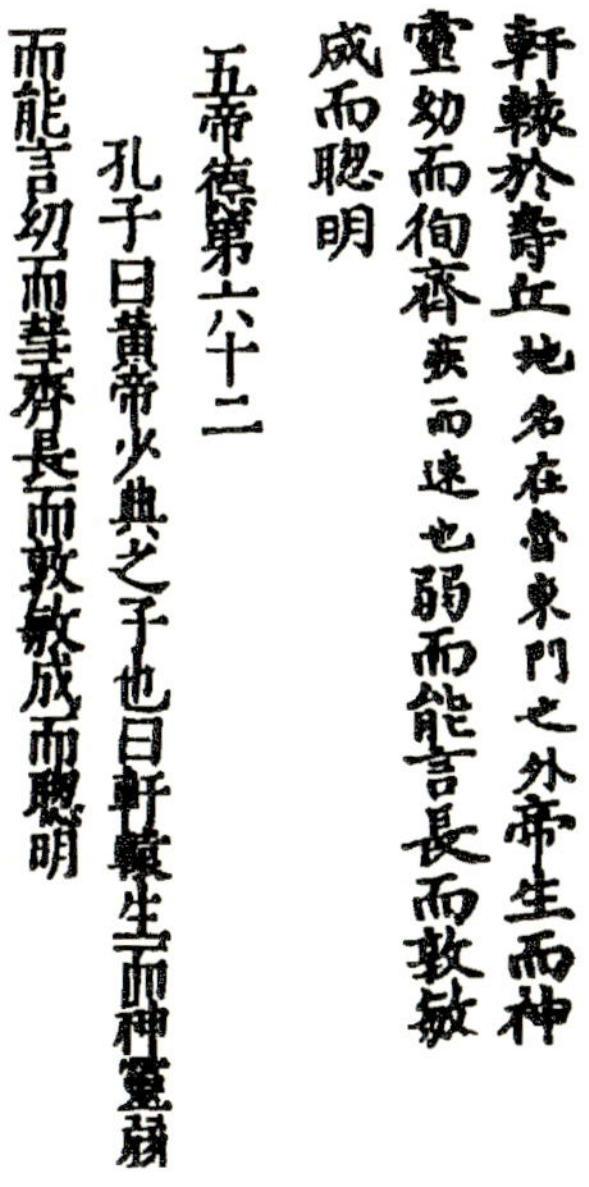

図 6

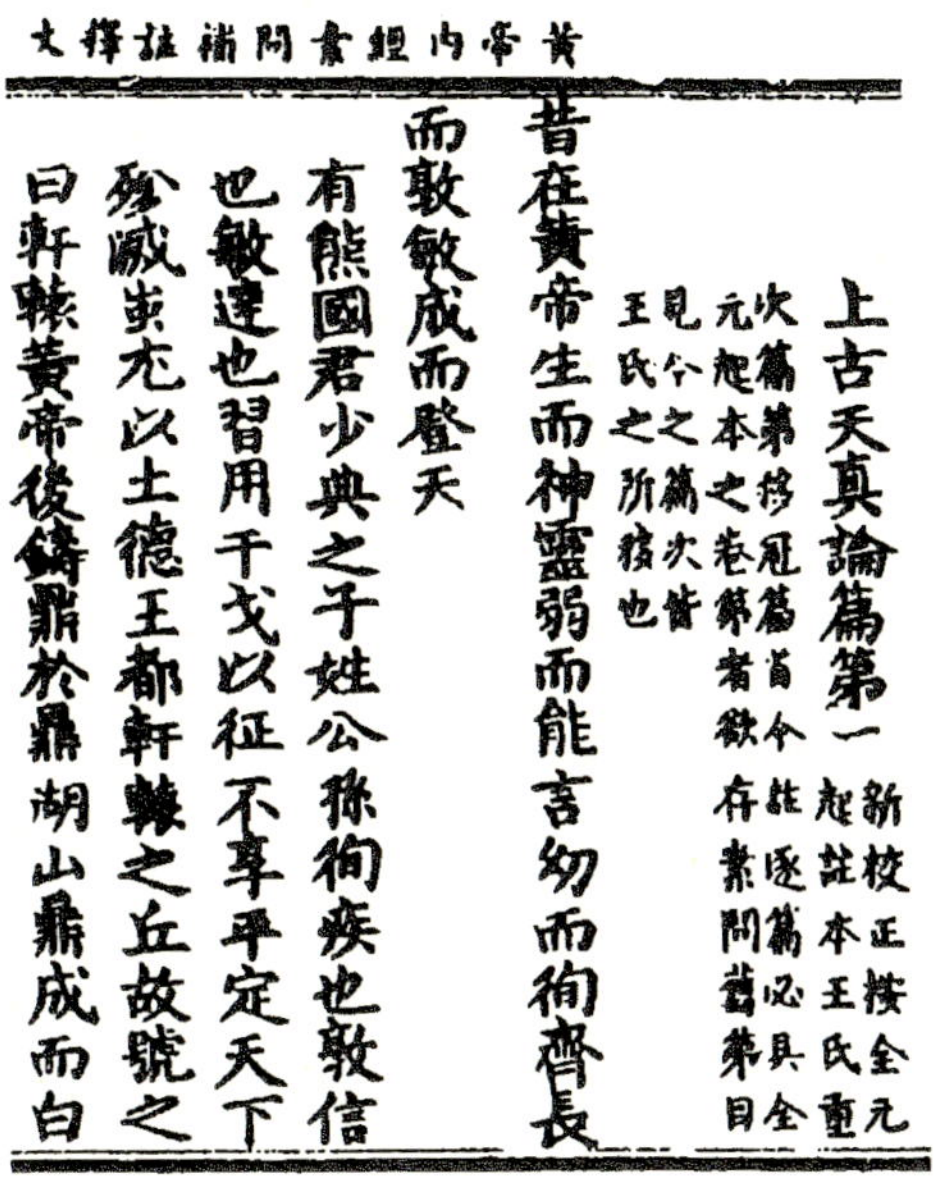

図 5

さらに文言の末尾を見ると（一）、（三）は「成而登天」とあり他では「成而聰明」になっている。『素問』の「成而登天」とは登天―昇天―神仙になったという思いがわくし、『列仙伝』では黄帝は神仙の一員になっている。この部分は『素問』は医書でもあり、道書でもあると言うことができる処で、『正統道蔵』の中で『素問』『霊枢』は『八十一難経』『千金方』『図経衍義本草』『急救仙方』『仙伝外科秘方』などの医書と共にある理由でもある。（『傷寒論』はない）。

この事例からも「道教医学」の研究には、古典も含めた広い視野をもつ事が重要であると考えている。

三、「道教医学」研究の参考文献

最後に、「道教医学」を研究したかったら何を読めばよいのだろうか。全部とはいえないが、その中の重要と思われるものを、「中医学」「道教」「古典」「文学」に分けて列挙しておく。この中、「文学」はいわゆる四大奇書、唐詩等を中心としているが、この中から民衆の生活が浮んできて、民間信仰、民間療法、神仙思想がひそんでいるので「道教医学」を補完するものである。

○中医学

素問・霊枢・太素・八十一難経・神農本草経・五十二病方・傷寒論・千金方・類経・内経知要・武威医簡・養生延命録・串雅内編・甲乙経・東医宝鑑（韓）・医方類聚（韓）・医心方（日）

○道教
正統道蔵・道蔵輯要・雲笈七籤・蔵外道書・道蔵提要・太平経・周易参同契・内丹・外丹の経典・列仙伝・神仙伝・捜神記

○古典
老子・荘子・列子・文子・管子・墨子・呂氏春秋・春秋繁露・淮南子・抱朴子・山海経・水経注・中蔵経・周礼・論語・五行大義・史記や漢書、隋書、旧唐書、唐書、宋史等の経籍志・易経・論衡・甲骨文・竹木簡

○文学
水滸伝・西遊記・金瓶梅・三国志演義・封神演義・紅楼夢・老残遊記・聊斉志異・東京夢華録・唐詩〔李白・白居易（白楽天）・杜甫・王維等〕

おわりに

「道教医学」を理解するために、その研究メニューを提示したつもりである。

『雲笈七籤、庚申部』に「道士医師」という言葉があるとおり、道教徒（道士）で医師であった有名な人達がいる。たとえば葛洪・陶弘景・王冰・孫思邈などである。

中国伝統医学は「儒の門は宋に分れ、医の門は金元に分る」といわれるように金元の四大家の出現で従来の呪的傾向の傾行があった医学も理論が確立されて近代になる。道教と五世紀頃に初まった新天師道はその後正一教となるが、元代になると全眞教がおこり、道教の改革があってこの二大流派が現在もつづいている。

中国の長い歴史は長いといっても革命、異民族の侵入などが次々とおこり歴史的、政治的には王朝交替がつづき一貫性、連続性がない。医学は金元時代の変革はあっても伝統医学でありつづけている。これは医学に係る人々の絶まない努力にもよるが、蔭でそれを支持し、恩恵にあつかっていた一般民衆の力も無視できない。またこの医学は我が国にあっては西洋医学伝来以前では医療の支えであった。

我々はこの論稿で石器時代より現在まで旅をした。この間古代にあっては、人々の生活、思想は自然に対する憶いから発していることを知った。さらにそれは時代が下ると諸子百家を初め多くの理論の源点でもあり、宗教的思想も医学思想もしかりといってよい。

従って、道教―医学―古典的知識から「道教医学」を構築していかねばならないと思っている。未構築なのが現状である。

終りに今、中国との関係はぎくしゃくしている。この方面の研究には何等関係のない処で、以上の諸点は医学―医学思想の研究には重要な課題であり、その重要かつ迅速を要する問題と思い、切に後継者の出現を待ち望んでいる。

パストゥールは言う「学問に国境なく、学者に祖国あり」。

（『漢方の臨床』60巻11号〔平成25年11月〕）

『史書』から見た『内経』『神農本草経』『傷寒論』の流れ

吉元医院
吉元昭治

はじめに

現在、我々が手にして読んでいる『内経』『神農本草経』『傷寒論』は、宋代に印刷術が普及したことも一因だが、この時代に編集、校正、改定されたもので、これらの以前の原典の姿ではない。今ではその原典も多くは亡佚しているのでうかがいはできないが、『史書』芸文志、経籍志の目録を見ると題名からいっていろいろな事が分ってくる。そこで『漢書』芸文志、『隋書』経籍志、『旧唐書』経籍志、『唐書』芸文志、『宋史』芸文志から関係する書の題名を並べてみた。

（一）黄帝内経類

○『漢書』芸文志、方技医経、七種

黄帝内経十八巻　外経三十（九）［七］巻

扁鵲内経九巻　外経十二巻

白氏内経三十八巻　外経三十六巻

旁篇二十五巻

この「医経」以外に「経方」「房中」「神僊（仙）」があるが、『神農本草経』『傷寒論』はまだでてこない。『傷寒論』序文では『素問』を参考に挙げているが、この著者張仲景は後漢の人だからここに出てなくてもおかしくはない。ここでは『内経』とあって『素問』とはいってない。次の『隋書』になって初めて『黄帝素問』の名が見られるのである。そうなると『内経』とは我々が『素問』『霊枢』（この名は『宋史』にでてくる）を併せて『内経』といっているが、『内経』と『素問』は別物であるともいえてくる。

『内経』『外経』もあって、『外経』は亡佚しているのでどのようなものだったか不明だが、或いはニーダムのいうように『内

経』が顕教的、『外経』が密教的、呪術的な、秘めておくものとすると、『外経』は時代と共に忘れ去られていく運命にあったのだろうか。

次の扁鵲、白氏も内経、外経とあるが、旁篇と共に何をさすのか不明である。しかしその巻数は、白氏ではより多いので、相当重要視されていたのではなかろうか。

○『隋書』経籍三、医方類、二百五十六部

黄帝素問九巻、黄帝素問全元起注八巻

黄帝甲乙経九巻、黄帝鍼経八巻、黄帝素問女胎一巻、黄帝八十一難二巻

ここで『素問』がでてきて、一つは全元起が注釈したものという。『黄帝素問女胎一巻』というのも分らない。『黄帝鍼灸』というのが『霊枢』ではないかという説もある。『八十一難』も顔を出してくる。

○『旧唐書』経籍下、医術本草二十五家

黄帝素問八巻、黄帝八十一難経一巻、黄帝鍼灸経十二巻、黄帝針経十巻、黄帝九霊経霊宝注十二巻、黄帝内経太素楊上善注三十巻

『黄帝鍼灸経』『黄帝針経』『黄帝九霊経』らが『霊枢』と係わっているのだろうか。『太素』がでてくる。

○『唐書』芸文志三、医術類六十四家

王冰注黄帝素問二十四巻、全元起注黄帝素問九巻、黄帝内経太素三十巻、黄帝鍼灸経十二巻、黄帝鍼経十巻、黄帝甲乙経十二巻。

『太素』は『旧唐書』でも『黄帝内経太素』となっている。すると『黄帝内経』とは『素問』『霊枢』を我々はいっているが、さらに『太素』も加わることになり、従って『黄帝内経』とは三種があることになる。

○『宋史』芸文六、医書類五〇九部

黄帝内経素問王冰注二十四巻、素問全元起注八巻、黄帝霊枢経九巻、黄帝鍼経九巻、黄帝太素楊上善注三巻、林億黄帝三部鍼灸経十二巻、劉温舒内経素問論奥四巻、扁鵲注黄帝八十一難経二巻、王冰素問六脈玄珠密語一巻、黄庭五蔵経一巻、黄庭五蔵六府図一巻、趙業黄庭五蔵論一巻。

ここでは、『素問』に王冰と全元起注があり、多分に、林億らの校正をうけたのは王冰注ではなかろうか。『霊枢』という名も初出であり、ここでは『太素』を『黄帝内経太素』とはいってない。

『宋史』のこの部分で注目したいのは、『王冰素問玄珠密語』(『正統道蔵』にもある)と『黄庭』を冠名とした三つの経典である。これらの『黄庭』がついた経典は『正統道蔵』の中にもあるもので、道教とクロスしているのが判明する。

『黄庭』とは元来道教上清派の経典をいい『正統道蔵』には『黄庭内・外・景経』『黄庭内景五臓六腑補寫図』等十種が並んで

いる。『馬昌運黄帝素問入試秘宝七巻』とはいかなるものであったろう。

（二）神農本草経類

○『隋書』経籍志三、医方類

神農本草八巻、神農本草雷公注四巻、神農本草経三巻。

『神農本草（経）』を名のるものが三種あり、現存のものがどれなのか不明。

なお『隋書』には、龍樹菩薩、西域諸仙所説、婆羅門、耆波、乾陀利などを冠名とする経典もあり西域や仏教との関係をおもわすものもある。

○『旧唐書』経籍下、医術類

神農本草三巻、名医別録三巻、新修本草三巻、小品方十二巻

このうち『名医別録』は、『神農本草経』をもとし、梁代、道教茅山派に関わる陶弘景による。彼は上清派を大成、時の皇帝から信任され「山中宰相」とまで言われた人で、『新修本草』はさらにこれを改訂した蘇敬の著である。『外台秘要』の名もある。

○『唐書』芸文志三、医術類

神農本草三巻、雷公集撰神農本草図六巻、陶弘景集注神農本草七巻、名医別録七巻、蘇敬新修本草二十一巻。その他、千金方、千金翼方、外台秘要

『旧唐書』につづいて、『神農本草』『名医別録』『新修本草』があるが、ここに『僧鸞調気法一巻』というのがある。僧鸞とは北魏の曇鸞《どんらん》のことで浄土宗にかかわる僧で若い頃陶弘景のもとで服気法を修業していたが思うところあって仏教に転じた人物である。

○『宋史』芸文六、医書類

陳蔵器本草拾遺十巻、孔志開宝本草、補注本草二十巻、陳師文校正太平恵民和剤局方、唐慎微大観経史証類備急本草三十二巻、玉懐隠太平聖恵方百巻。その他、外台秘要、沈活良方など。

仏教的なのは婆羅門僧服仙茅方。変ったものでは波馳波利訳呑字貼腫方の名がある。訳者の名はいかにも西域的であり呑字とは道教では字をかいた符をのむ呑符という療法がある。

（三）傷寒論類

○『隋書』経籍志三、医方類

『傷寒論』をおもわせるものは『漢書』にはなく、『隋書』に、張仲景方十五巻、華陀方十巻などの名をみる。

この『張仲景方』はどのようなものだったか全く分らないが、或いは「原傷寒論」の係わりがあるようにも思える。

○『旧唐書』経籍下、医術類

張仲景薬方王叔和十五巻

王叔和が関係しているが、次の『唐書』にも見られる。

○『唐書』芸文三、医術類

王叔和張仲景薬方十五巻　又傷寒卒病論十巻

『張仲景薬方』の次に『傷寒卒病論』があるが、「又」とあるのは「又の名は」とか「或いは」、と考えると同一なのかも分らない。すると『傷寒論』が宋以前にこのような形であったことになり、現行『傷寒論』の原形とも考えられる。この他『千金方』『千金翼方』『外台秘要』の名もみられる。

○『宋史』芸文六、医書類

張仲景傷寒論一巻、成無已傷寒論一巻、金匱要略方三巻張仲景撰王叔和集、金匱玉函八巻王叔和集、張杲傷寒論一巻、陳昌祚明時政要傷寒論三巻、李渉傷寒方論二十巻。

『成無已傷寒論』以外にも『傷寒論』があった事になる。この事は重要な点である。

ここで『金匱要略』がでてくる。周知のように『傷寒雑病論』といえば『傷寒論』と『金匱要略』をさす。それにしても一巻とは淋しい。『成無已傷寒論』は『傷寒論注解』をさすものと思われるが、筆者の持っている『中華再造善本、金元編　子部　傷寒論注解』（中国　北京図書館出版、二〇〇五年）には同じ冊の中に図1のように『運気論図解』として図が十三葉あり、次に『傷寒論注解』がつづいている。本文（図2）を見ると「内経曰」とあり本書は金代成無已が、『内経』をもって『傷寒論』を解説しよ

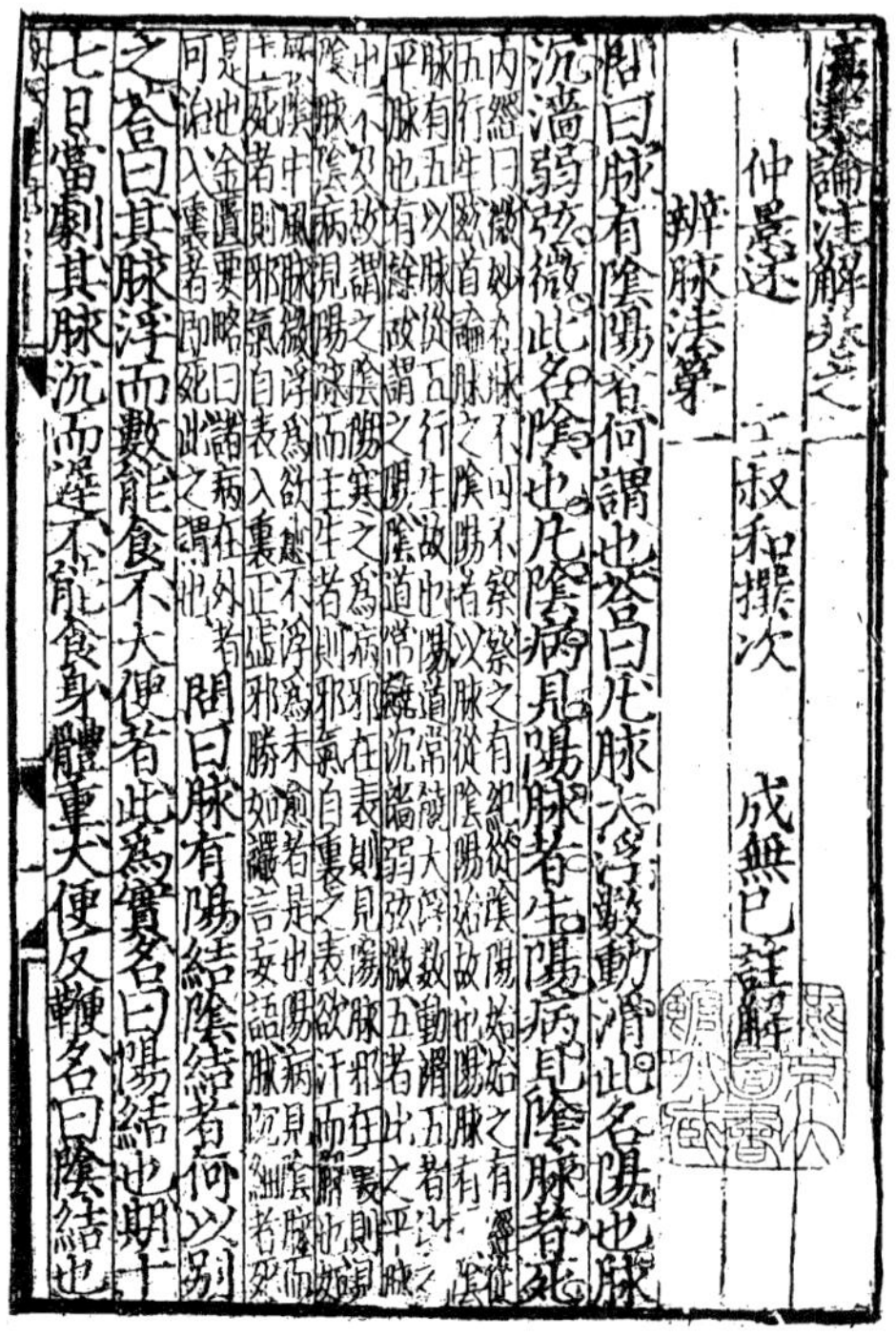
傷寒論注解卷之一
仲景述　王叔和撰次　成無已注解
辨脉法第一
問曰脉有陰陽者何謂也答曰凡脉大浮數動滑此名陽也脉
沉濇弱弦微此名陰也凡陰病見陽脉者生陽病見陰脉者死
問曰脉有陽結陰結者何以別
之答曰其脉浮而數能食不大便者此為實名曰陽結也期十
七日當劇其脉沉而遲不能食身體重大便反鞕名曰陰結也

図2

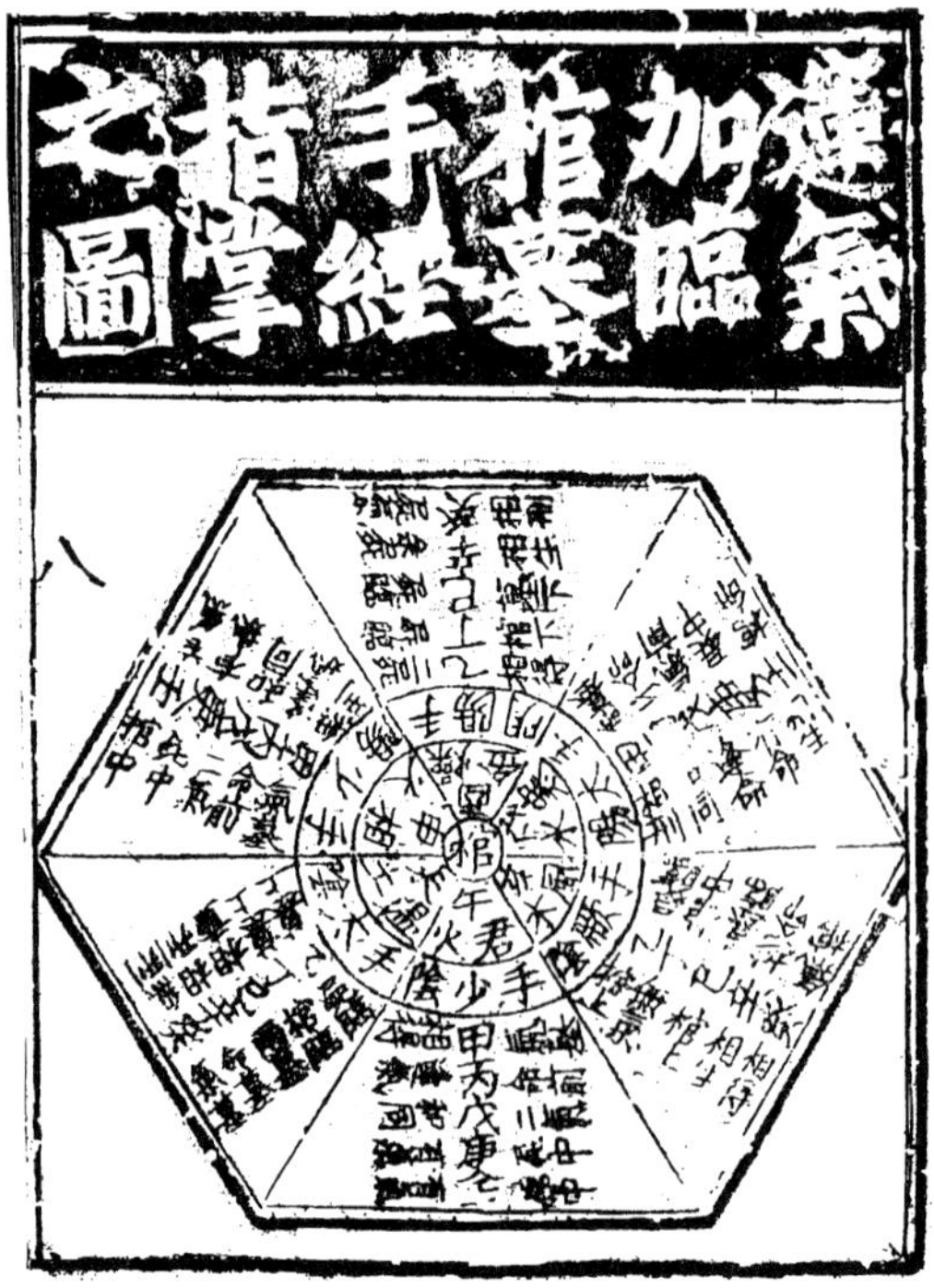

図1

うとしたことが判明する。

一方『傷寒論』の「序文」には張仲景は『素問』を参考にしたとある。現行のいわゆる宋版『傷寒論』を見てもこの点よく判らない処がある。『漢書』を見ても『黄帝内経』とあって『素問』とはいっていない。これらの点は『傷寒論』の成り立ちを考えるうえでいろいろ考えさせられてしまう。

おわりに

『史書』の流れから、『黄帝内経』『神農本草経』『傷寒論』を見てみた。すると従来余りいわれていなかった視点が開けてきて、いろいろ教えられる処があった。

参考文献

・岡田研吉、牧角和宏、小高修司：宋以前傷寒論考、東洋学術出版、二〇〇七年

（『漢方の臨床』60巻12号〔平成25年12月〕）

房中（術）とその周辺（1）

吉元医院
吉元昭治

はじめに

本稿は、ある研究会で「性」について、招かれて講演したもので、この研究会では記録がなく、そのままにしておくのもと思い、その骨子をまとめて簡約にしたものである。

一般に「性」というと、公にするのは憚るところで、秘めておくべきだと思うが、考えてみると「性」があってこそ我々はこの世に生れ、全部ではないが、我々は「性」のため生き、働き、子を産み、「性」がつきれば衰えやがて死となる。「青春」とか「恋愛」もいってみれば「性」にねざしている。古今東西、文学、芸術等に大きな影響を与え、「性」によって個人のみならず国も争う原因になった事は数多い。

本稿では、これら「性」について主に古代中国でのルーツとその歴史的経過と、道教の修業の一つにもなっている「房中術」についてふれておきたい。

一、「房」とは

「房」とは、「へや」とか「つぼね」といった意味があるが、「房中」というと、室の中の出来事――「性」または「性行為」を意味するようになり（日本の丹波康頼の『医心方』では「房内」といっている）、さらに「房中術」といえば「性行為」の方法、技法を探求する意味になる。元来「房」とは、堂の後方に設けられたもので、中国の代表的お屋敷、「四合院」（図１・２、写真１）では、正堂に対して中央に「院子」という中庭を介して正面に「正房」があり、南面（中国の宮殿でも天子がいる正殿は、君子南面すというように南に開いている）し、左に東廂房、右に西廂房が配置、門を入ると照壁（沖縄でいうピンプン）が遮るようにある。屋敷の主《あるじ》や家族は正房（正室。夫人のことを正室ともいう）で（位《くらい》

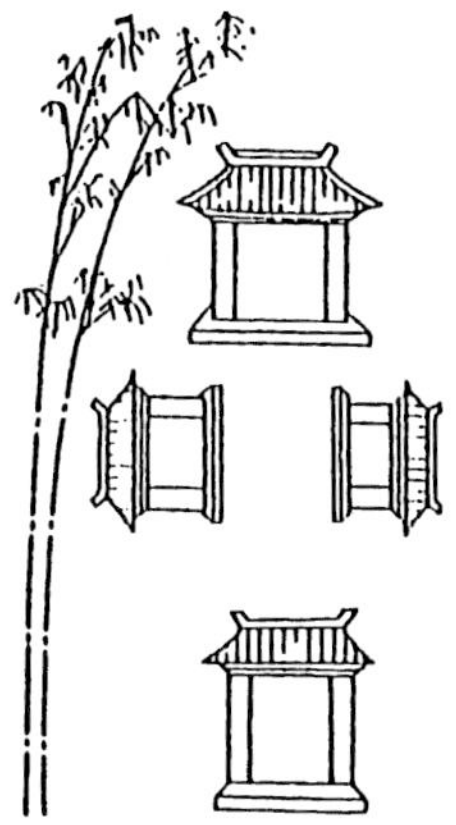

房（三才圖會）

図1

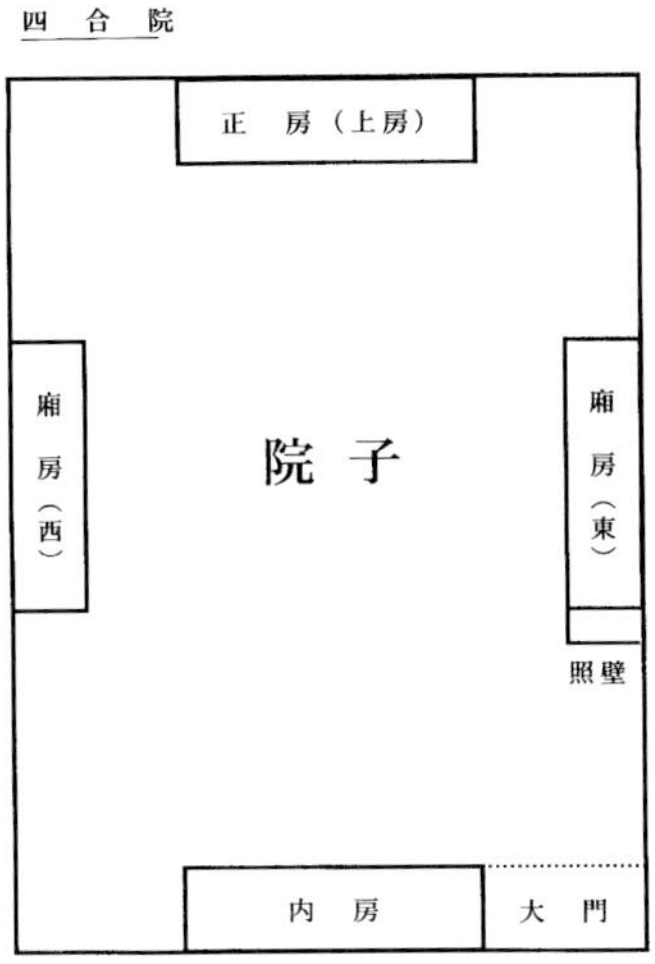

図2　四合院平面図

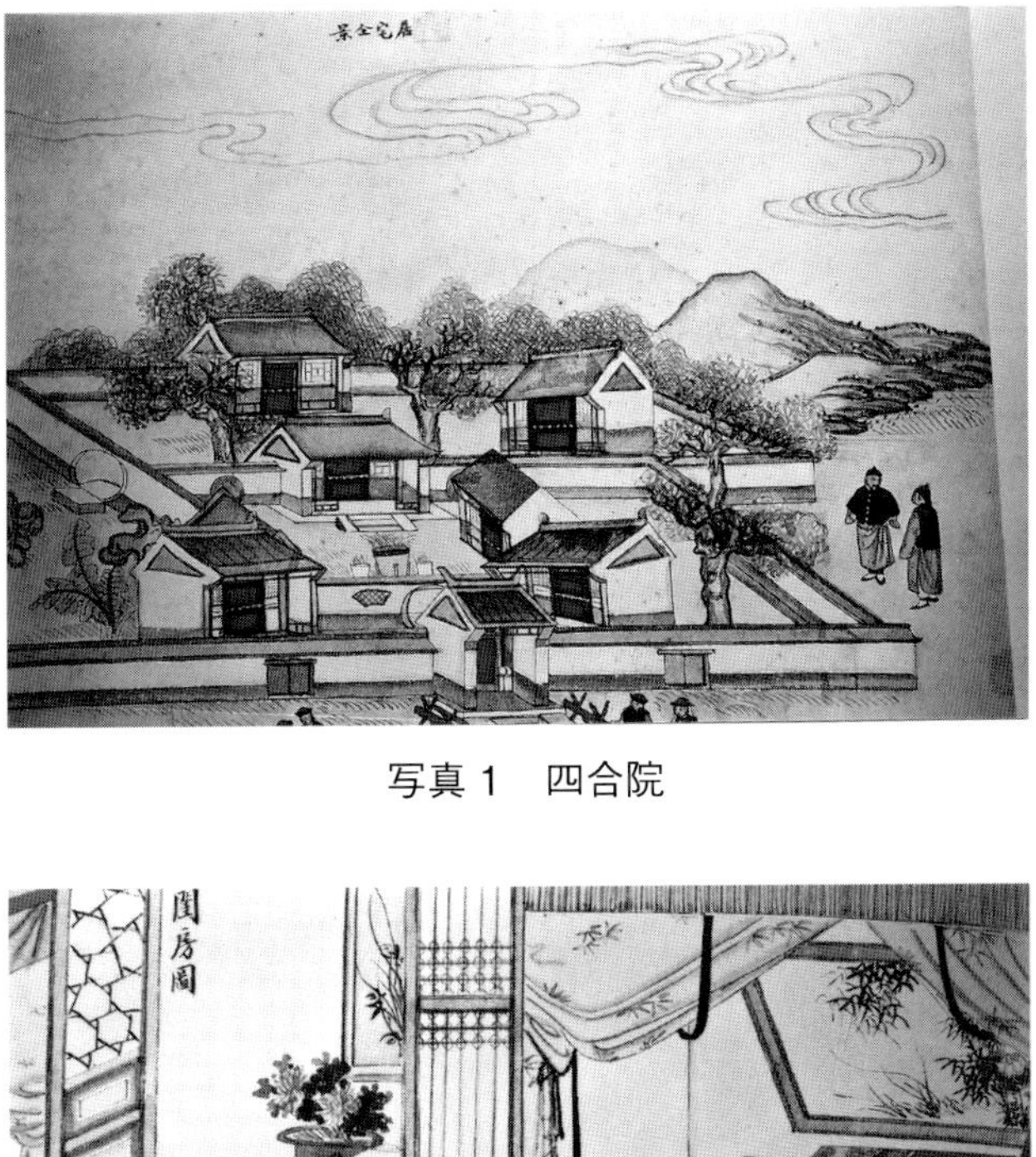

写真1　四合院

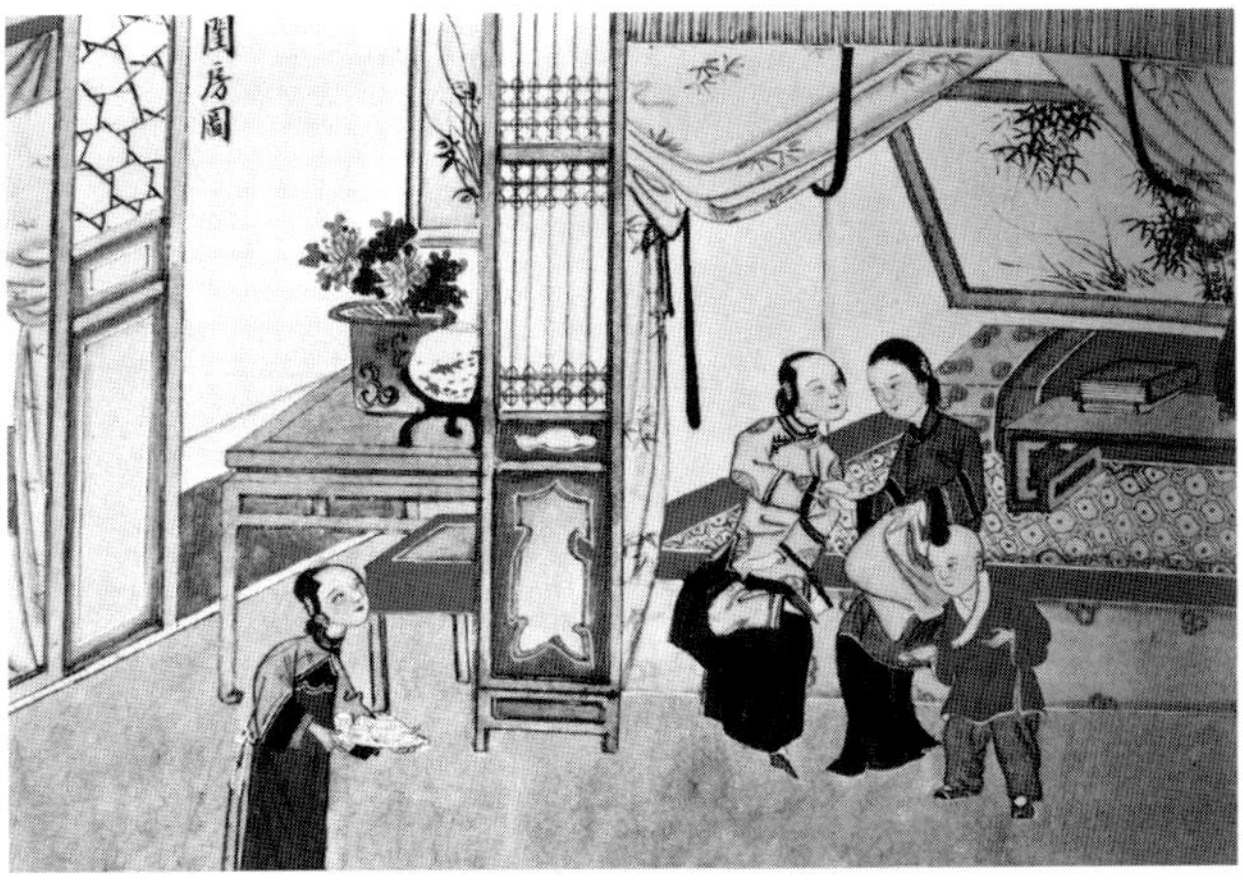

写真2　閨房

は太夫以上）暮し、この中で「房中」が行われる。「閨房」という言葉は「女性のへや」ということで、ベットは壁際にあり（写真2）、帳をたれると個室空間となり、ベットの上は、日常生活にも利用される。

二、房中の歴史

前稿『道教医学を理解するために』にものべてあるように、人類のあけぼのは男女というより動物の雌雄と何等変る処がなかった。

新石器時代（五〇〇〇–八〇〇〇年前）を迎えると人々は洞窟で生活し、移動生活から定住狩猟生活に入るが、グループで生活し、雑婚、群婚、略奪婚をくりかえす母系社会であり、『孟子』告子篇にあるように「その母を知るも父、兄弟を知らず」といった有様であった。

中国古代の神話伝説時代は、夏（最近、二里頭遺跡などから殷王朝より前に夏という王朝があったとされる。禹の建国による）の存在

から歴史時代は初まるが、次の殷時代の甲骨文から記録がのこる。古代は部落単位の社会であったが統一され王朝がひらかれた。

殷。（商）時代は祖先崇拝、母性崇拝の社会で甲骨文によると、全てを占い吉凶判断をし、その祟りは妣（前王の妃）によるとしたものが多く、妊娠、分娩、育児の可否を占っていた。しかしこれらの王室関係のみで、一般民衆の生活はうかがい知れない。

周。歴代中国王朝のうちで約八〇〇年つづいた最長王朝。（東周・西周があるが）ようやく社会の秩序が整理され、父系社会になっていく。周王初め諸侯はその家系、血統、親属関係を重視し、婚姻が有力な政治的手段になる。『礼記』婚義に「婚礼は両姓の結びつきで、祖先の廟を祀り、後世に伝える」と記されている。

春秋・戦国時代。周朝末期から秦の全国統一までをいうが、一夫一婦制度、家系・血統の重視から「不孝の第一は子がないこと」といわれ、儒教思想が拡り『淮南子』泰族訓の「民有好色之性、故有大婚之始、因其好色而制婚姻之礼、故分男女有別」とあるように姻婚制度が確立する。

漢。このような状態で推移していく一方、『馬王堆帛書』のように、房中書が見られ（後述）、『漢書』芸文志の中には房中という項まであり、人間の本能である「性」の快楽の追求が、家系、血統の維持願望と重なり房中術が盛行してくる。

三、人はどうしてこの世に生れたのか

「アダムとイブ」のはなしも西洋にあるが、「天地創造」は神によりつくられたという。中国古代の考えは、盤古より始まるという神話もあるが、天地は自然より生れたとする、より科学的でさえある。自然の中から気が生じ、形と質が備わり（『易経』）やがて万物が備わり、そこから人が生れたというのである。

『老子』第四十二章では「道は一を生じ、一は二を生じ、二は三を生じ、三は万物を生ず」とある。つまり道があって一という元気となり、それが二という陰陽に分れ、この陰陽の気が互にひきあって沖気（天地間の気）を生じ、これからさらに万物が生れたという。（「易」の考えも同じ）

『史記』楽書には「天は尊く、地は、卑しい。地の気は上り、天の気は下る（経絡の中を流れる気血も陽経では下り、陰経ではのぼる）。さらに天の陽、地の陰の陰陽の気は互に摩擦し、交流し、雷霆は天地にこだまし、風雨は天地をゆり動かし、四季の変化は天地の時節となり、天にある日月は地を暖め、こうして万物は生れてくる」とあり、さらに『淮南子』天文訓には「天地はまだ形も定まらない時、混沌として、もやもやしたものがただよっていた。この様《さま》を太始という。これが拡りやがて宇宙が生じる。宇宙はさらに気を生じ、澄んだ清らかな気はうっすらとして天になり、濁った重たい気は固って地になった。こうしてまず天が初め

に、ついで地が生じ、その天地から人も物も生れた。陽気は熱気をおび火となりその精は日に、陰気は寒気をおび水となり、その精は月となった」。

○郭店楚簡『老子』（一九九三年、湖北省荊門郭店楚墓出土竹簡）。この中に「太一生水」という篇がある。「太一」とは、宇宙とか道、といった意味があり、これから水が生れて、天地ができたというのである。「水」は老子の思想の中で、水は自由に形や姿をかえ弱いものとあるが、一旦力をますと強くなる（例えば洪水、大雨、津波）。つまり弱は強に、柔は剛にかつという独特の考えである。この地球上の生物は、水と太陽の光があって誕生したという説に一致している興味がある処である。

四、『老子』の思想

『老子』の第四十二章についてはすでにのべているが、全体を見渡すと、そこに母性崇拝（母系家族制度ののこりか？）があり「性」についても考えさせられる部分がある（生殖崇拝）。もう一つの『老子』の大きな柱・「国」という事にもつながっている。

○第一章　名もない形のないものから天地は初まり、名も形もあるものは万物の母である。

○第六章　谷神（女性々器を暗示）は永遠不滅であり、玄牝の門（うす暗い深い、やはり女性々器を暗示）ともいうが、絶えず産み働きつづけ疲れをしらない。

○第五十二章　天下の万物は、これを産み出す始めがある。すなわち道といわれるものがある。これが万物を産んだので母といえる。すなわち自分が母（道を産む）を知り、この自分はその母（道）から産まれた事を知り、その母（道）を守れば一生安泰である。それには自分の耳・目・口・鼻の外界と通じているところを塞ぎ、下界の誘惑に負けない事である。（この部分は、道教の長生術。目・耳・口の外三宝を閉じて、精・気・神の内三宝を守るというのに通じている）

○第六十一章　大国は下流にあり、万物の集まる処である。女性はその静かさで男性に勝つ。その静かさでへり下り、大きな国もへり下り、互にへり下っていれば国もうまく治まる。つまり大国は大国面《づら》をしないで下手《したて》にでて、小国を手なづける。これが天下を治めるコツである。女性にたとえて治国の方法を説いている。

五、人間の三大欲望

『孟子』告子篇に「食色は性なり」とある。食欲と性欲は人間の生れつきの本能だとすでにいっている。

人間にはこの他、金欲があり人の三大願望といえよう（名誉欲にとりつかれている人もいるが）。このうち金欲は、「猫に小判」というより人にだけあるものであるが、たまには金に無欲の人もいる。金が余れば浪費するか、貯金するか、なければコツコツ働い

てためる。制御が効く一面をもっている。

食欲。人も動物も生きるための基本で、動物本能がむき出している。人間ではダイエット、食餌制限でコントロールはできる。『周礼』天官には、医療制度として医師、食医、疾医、瘍医、獣医があるが、食医という特異な重視された医療従事者がいたことになる。唐の孫思邈の『千金方』では「まず食治してよくなければ薬を与える」とある。

色欲。動物の本能、性欲と種の保存という両面があり、動物での「サカリ」がつくとコントロールは難かしくなる。人間では僧侶、修道士、尼僧のように距離をおく人々もいる。

本稿で問題にしているのは、この色欲＝性についてである。（図3）

図３　人間の三大欲望

	本　能	制　御
金　欲	△	△
食　欲	○	△
色　欲	○	△

△……可能か不可能
○……不能
（他に名誉欲）

六、「三教」の見解

儒教、仏教、道教を中国の三大宗教というが、この三教が「性」についての見解を大ざっぱだが見てみよう。

○儒教　孔子は「子不語怪・力・乱・神」「未知生、焉知死」ともいい、何事にも中庸中和を重んじ、バランスこそ世も人も安泰に暮せる道であり、それが国が安らかで治まるもとで、人の守る基本に仁とか徳を挙げている。男女間のこともほどほどにして自分自身を修める。それは家をも家族、家系をも安らかにすることにつながり、ひいては国をも安らかにするという治身―治家―治国という教えを説いた。しかし家名を重んじ、家系、血統を絶さず祖先を祀るという事は、一夫多妻制をうみ、後宮三千人とか、黄帝は一二〇〇人の女性を御して昇天したなどというはなしを残すことになる。江戸時代の大奥も次の将軍をうむためにあったようなものである。

余談になるが、筆者が経験した話しがある。ある中国人の方が日本にやってきて、便所の「御婦人用」とあるのを見て驚いたという。中国では「御」とは女性を御するという意味があり、日本にはそういう女性を御する場所があちこちにあるのかと思ったそうである。

○仏教　儒教、道教が競い合った諸子百家時代にはまだ仏教は入ってこなかった。仏教が伝来すると出家した僧侶・尼僧は原則的に一生独身であり、まさに「色即是空」であった。元来、空とは形のないもの、色とは形のあるものを意味し、形あるものはやがて減するということをいうが、色を色欲としてみれば、色欲も空しいものであるという事になる。『肉蒲団』という小説があるが、主人公の未央生は、色欲のおもむくまま、したいほうだいであったが、やがて空しさを悟り仏門に入るという筋である。

○道教　性には肯定、のちに房中術は道教の修業の一つとなる（例えば道教上清派の経典の一つ『上清黄書過度儀』を見てもセックスするにも儀礼・斎祀があったことがうかがえる）。道教のもとは五斗米道、大平道の農民革命の中から生れるが、経典とされる『太平経』を見ると集団的性交がうかがえる。宗教の拡大には安易な方法であったかも知れないが道教という宗教の確立は、五世紀、新天師道をまたねばならなかった。（図4）

図4　三教（儒・仏・道教）の性に対する考え方

儒　教	治身・治家・治国
仏　教	出家、色即是空
道　教	現世利益・房中術

七、道教医学の三層構造

この図（図5）は、平成元年（一九八九）に『道教と不老長寿の医学』に発表したもので再版され、さらに台湾版（再版）、中国版、韓国版とでて、ほぼ東アジアでは読まれた事になる。

図によると、房中術は中間層にあり、自力的修行の一つで、次第に服餌派、行気派とともに内丹派にくみ入れられていく（図6）。

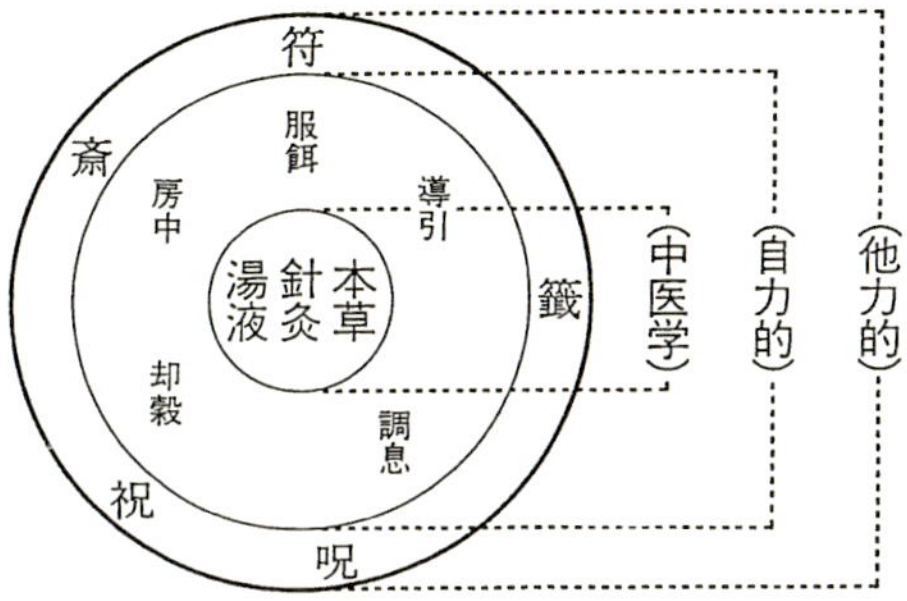

図5　道教医学の三層構造

図6　道教の流派

○服餌派
○行気派
○房中派
○経籍派
○占験派
○積善派
○金丹派（外丹・内丹）

八、現世利益主義

「現世利益主義」は中国人の古来からもちつづけている理念でもある主義で、道教もこの現世利益主義を大きな柱としている。

この世が全てで、仏教のように死後の世界の安泰を願う事はなかったし、さきにあげた人間の三大欲望を追求しつづけた。

○福禄寿　その願望を形に現わしたのが、この写真（写真3）の「福禄寿像」である。

金持ちになり、幸せに

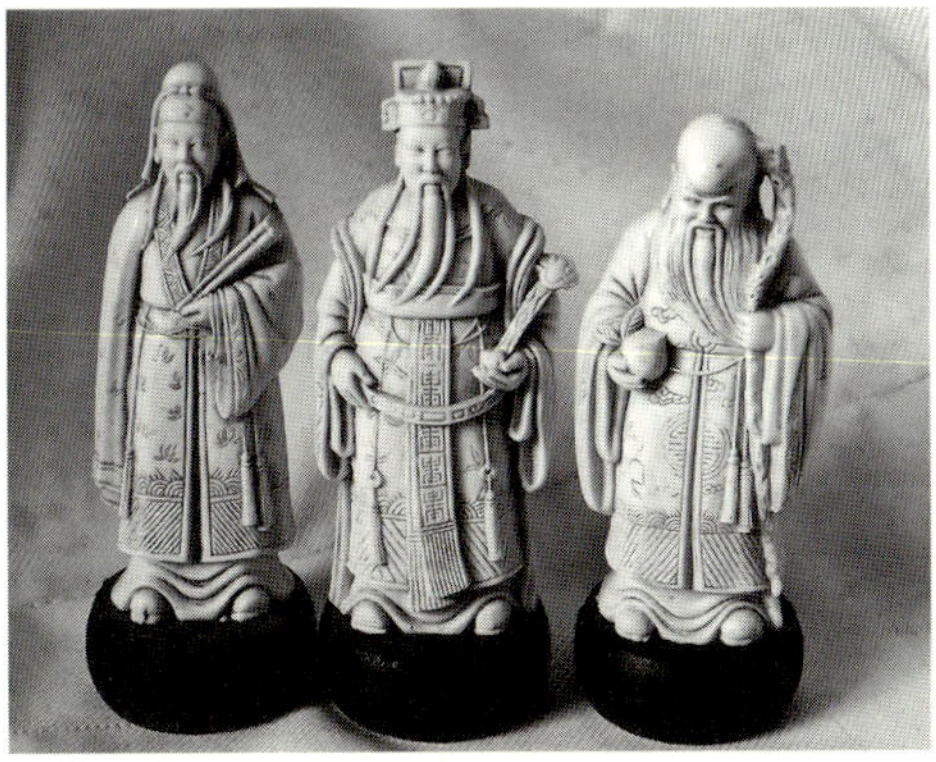

写真3　福禄寿像

つつまれ、身分は高くありたいという事の具象化である。福禄寿は、めでたい、いわゆる吉祥文様としてあちこちでおめにかかれる。しかし、このうち、福と禄は金で買えても（そのため拝金主義に走る）、寿だけは金をいくらつんでも買えない。そこで神仙説から尾をひく不老長寿の手段に心血を注ぐことになる。まずそのため、養生思想が盛んとなり、それをバックアップするのが医学であり、道教から見れば道教医学という事になる。

○五福六極　『尚書』洪範によると、五福とは長生き、金持ち、安らか、徳があり、人から慕われる。死ぬ時は子や孫に囲まれて大往生するという。公約的願望である。

六極とは反対に不幸の極みをいい、幼いときや若い時の死、病気がち、心配性、貧乏、悪行する、体が弱く醜いなどをいう。

（次回に続く）

（『漢方の臨床』61巻1号〔平成26年1月〕）

房中(術)とその周辺(2)

吉元医院　吉元昭治

九、『史書』から見た房中書の流れ

歴代史書である『漢書』から『宋史』までの中で房中書をとりあげその流れをおってみた。

○『漢書』芸文志、方技

方技とは、わざ、術、特に医術をいう（方術・方士・方薬・方剤などの言葉もある）。図（図7）のように、方技略は医経（医学書）、経方（治療書）、房中、神僊（仙）に分かれている。房中とか神仙が医書と並んでいるのは特色がある処で、房中は八種の書が記されている。

この房中を見ると次のように解説されている。

・房中は本能であり、最も楽しいものの一つである。（肯定している）

・しかし放従のまま、欲望のおもむくままにつづけると、病気になり命にもかかわることになる（注意している）。

・節度ある房中は心が和み長寿がえられる。（房中術の効能をいっている）

すなわち房中はセックスだけでなく、長寿法の一つというわけで道教にもとり入れられる素地があった。

○『隋書』経籍二（図8）

房中も、神仙も『漢書』は一つであったが、ここでは共に医方に入り、房中書は十種あり、うち『玉房秘訣』は十巻と八巻とあり、現存しているが（『景梅閣叢書』）同一のものか異っているのかは不明である。

○『旧唐書』経籍下（図9）

房中書は『玉房秘術』他一種が、医術本草養生類などと共にある。

○『唐書』芸文三（図９）

『玉房秘術』など二種が医術類の中に養生、神仙類と共にある。

○『宋史』芸文六（図９）

医書類の中には、養生類、神仙類はあるが房中類は見当らない。

それでは、房中はどこに行ったのか？　それは、房中術は道教の修業の一つとしてくみ入れていったのである。それは、医学も漸次、唐代頃まであった呪術的傾向から脱却し、他方に儒教、仏教方面からは房中術が単なるセックスを中心としたものと見られ攻撃されるようになってきたのも理由である。道教流派の中に房中派が生れるが、これも次第に内丹術の中に組み入れられるようになり、房中術そのものは次第に民間・民衆の中に浸透していく。

図７

『漢書』芸文志

○方技略　（36家、868巻）

- 医経　（７家、216巻）
- 経方　（11家、274巻）
- 房中　（８家、186巻）

容成子陰道	26巻
務成子陰道	36巻
堯舜陰道	23巻
湯盤庚陰道	20巻
天老雑子陰道	25巻
天一陰道	24巻
黄帝三王養陽方	20巻
三家内房有子	17巻

- 神遷　（10家、205巻）

図８

『隋書』巻34. 志第29. 経籍２

○医方　（256部　4511巻）

（神仙類も医方に入る）

雑嫁娶房内図術	４巻
玉房秘決	10巻
素女秘道経	１巻
素女方	１巻
彭祖長性	１巻
郯子説陰陽経	１巻
序房内秘術	１巻
玉房秘決	８巻
徐太山房内秘要	１巻
新撰玉房秘決	９巻

図９

『旧唐書』巻47. 志第27. 経籍下

○医術本草25家．養生16家．病原単方２家．食経10家．雑経方58家．類聚方１家

計111家　3789巻　（神仙類入る）

玉房秘術	１巻
玉房秘録訣	10巻

『唐書』巻59. 志第47. 芸文３

○医術類64家．120部．4046巻

（養生類．神仙類入る）

葛氏房中秘術	１巻
沖和子玉房秘訣	10巻

『宋史』巻207. 志第160. 芸文６

○医書類　509部．3327巻

（養生類．神仙類はあるが房中類はみあたらない）

十、「セイ」と「還精補脳」

「生」「性」「精」は同じく「セイ」と発音される（図10）。「生」は「生れる」「誕生」「生命」の「生」であり、「性」は、生のためには両性が必要となる。性別、男女、雄雌の性で、『孟子』告子篇では「生之謂性也」とある。「精」は精力とか精液の「精」で、性のもとは精による。性力・精力というようにエネルギーでもあり、生命誕生には両性という土台の上に、このエネルギーが必要となり「生—性—精」は循環しているのである（図10）。

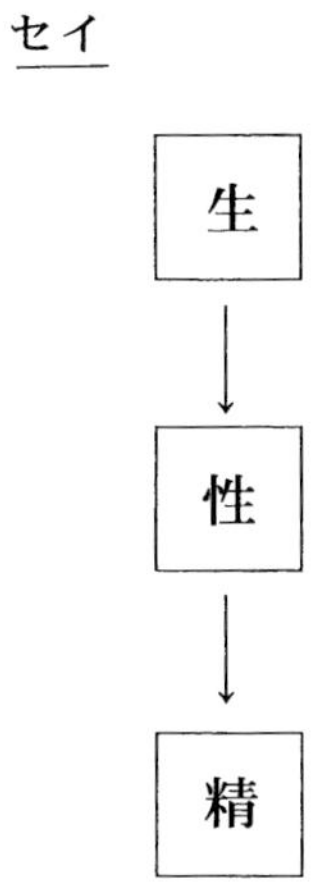

図10

○「環精補脳」

房中術の奥儀ともいえる処で、精を洩らさず脳に帰す。脳の中の精は、人間活動を鼓舞し、精神活動にも好影響を与え、不老長生の目的にかなうと考えた。

『素問』上古天真論は『素問』の初頭にあって、そこに「以酒為漿、以妄為常、酔以入房、以欲竭其精」とあり、酒、セックスで精を費し、それは人の活力を奪い命をちぢめるといっている。『抱朴子』釈滞では「以采陰益陽、還精補脳」とあり、女性と交わり、その陰精をとり、陽精のもとにするというので、多交益々弁ずるということになり『霊枢』五癃津液別には「補益脳髄」とある。図11は左側が現代医学、右側が道教医学より見た「還精補脳」である。

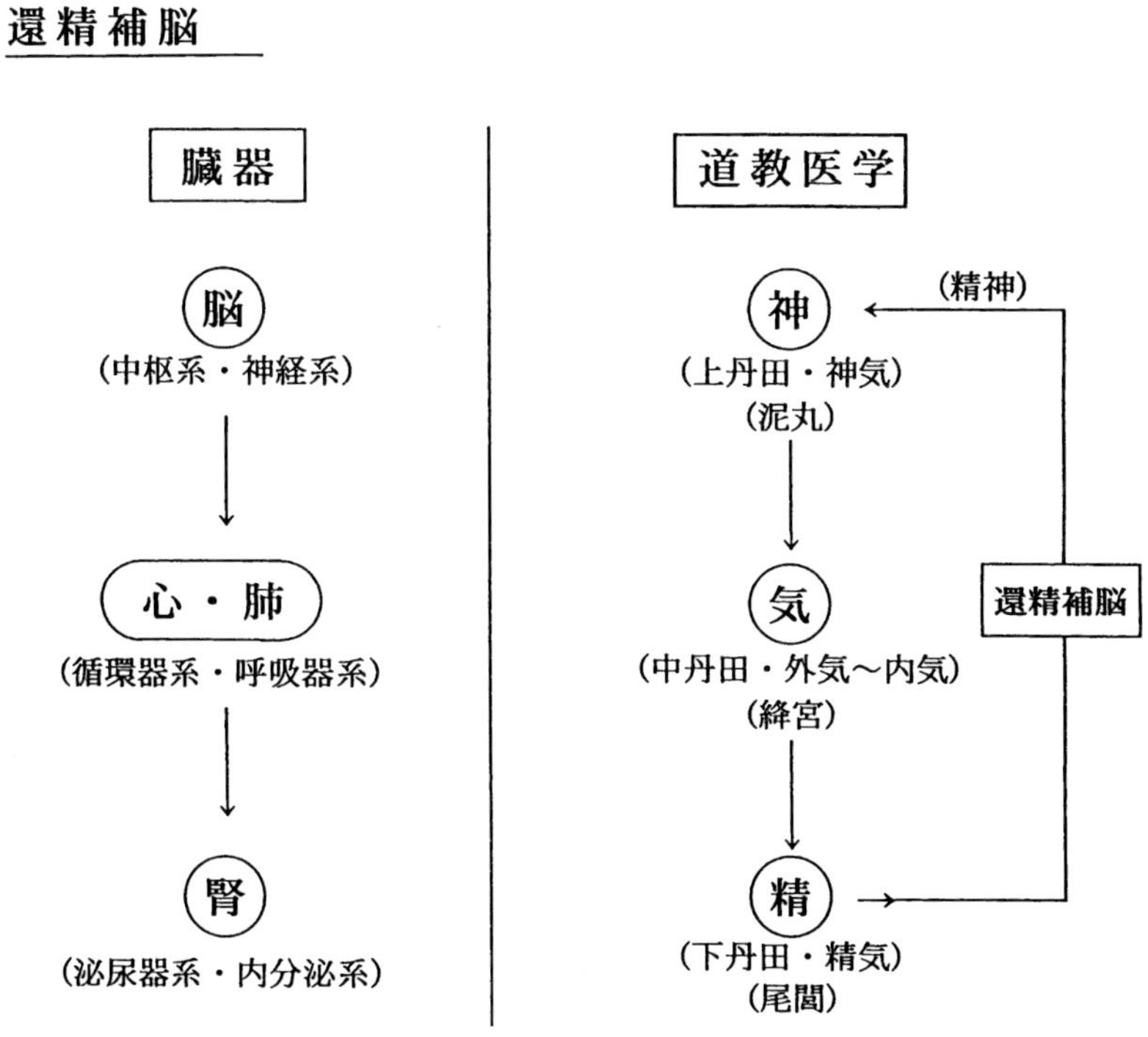

図11

人体を上部（脳）、中部（胸部）、下部（腎）と天地人と同じ三部に分けて考える。（三部九候も同じ考え）

現代医学では脳は中枢系、神経系、胸部には心臓、肺臓があり循環器、呼吸器系といえる。さらに下部を代表する腎は泌尿器系でもあり、内分泌系でもあると考える。

道教医学では、以前本誌にものせていただいている「精気神」という内三宝の維持が不老長生のもとであると考え、それぞれ神（上丹田、泥丸）、気（中丹田、絳宮）、精（下丹田、命門）に対応し、さらに神は目、気に口、精は耳という（目口耳）外三宝に対応している。目口耳は外界の刺激が入る処でこれらを閉じ、内に精気神をいたずらに浪費しないことが不老長生の道だとする。体内の気は下界の気とも通じているので、口から外気をとり入れ、その気を体内に循環させ（内丹術はこれ）神気、精気を充実させればよいことになる。中医学では脳は髄海、心は神、腎は右腎は命門とする。

では、セックスに当って環精補脳をするにはどうすればよいのか。これが房中術―性交術の要点になる。

いまいったように、そのためには若くて、数多く女性と接しその精を吸いとるか、男性は極致になって洩れそうになるとぐっとこらえ、自分の手の示中指で肛門と睾丸の間を圧へ、口を閉じ、気を集中させる。すると精は外に洩れないで脊椎の中（経絡でいう督脈）を上って脳に達しそこで貯えられる。これが環精補脳で、内丹術ではまず気を鎮め雑念を払い、瞑目して神気を充実させる（息を深くすい、少しつつはく、故吐納新ということ）。こうして外気をとり入れ、内気を充実し、下丹田に気を集中させる。房中術では男女間の欲望が一致し、「和を以て貴となす」状態なら精気充実し環精補脳のたすけになる。督脈の中には房中術では精、内丹術では気、経絡では気血は巡るとされるが、これが房中術がのちに内丹術にとり入れられることになる。

要約すると

- 「接して洩らさず」自分の精を蓄える。
- 多くの女性と接しその精をとり入れる。（採陰補陽）（多交益寿）（御女越多越多）
- 還精補脳を行えば精気は神気となり、いつまでも若々しく、つづいて交わることができる。このように精気神は循環している（循環の思想）。

十一、「内経図」（図12）

道教医学の解剖学では人の各臓器、組織に神（身神）がいて、それぞれ名と衣裳があり、機能していると考えている。この図のように、上方が上丹田（頭部）、中央が中丹田（胸部）、下方が下丹田（腹、骨盤部）になっている。後部を上下している太い筋は鍼灸でいう督脈で房中術では精、内丹術では気が通じている。「内経図」は現在、北京白雲観や台湾製のものもある。

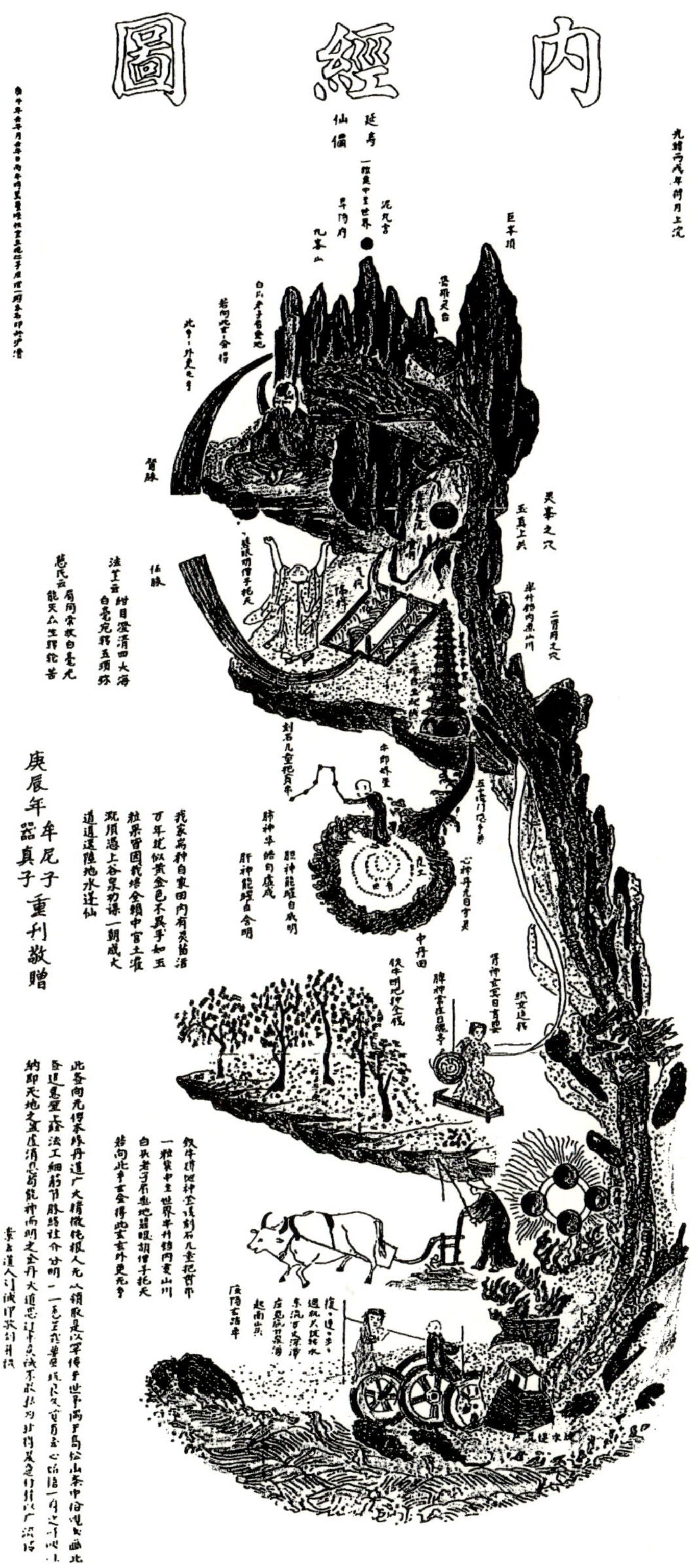

図12

また中医学では心は火（陽）、腎は水（陰）で、火は水を温め、それが水蒸気のようになって気となって全身を巡るエネルギーとなると考えている。この心と腎の関係は重要で両者がよく調和して働ければ健康（心腎交）、反対なら病気がおこる（心腎不交）。「頭寒足熱」が健康のもとというのもうなづける。

また火は男性（陽）、水を女性（陰）とし火が強いと女性を、水が強いと男性を傷つけるので、水、火の平衡が必要となる（和を以て貴となすというのはこれ）。

図13

七損八益

	天下至道談		医心方		黄帝内経素問（上古天眞論）		
七	閉	絶	絶気	百閉	男子（四損）	5×8（40才）	6×8（48才）
	泄	費	溢精	血竭		7×8（56才）	8×8（64才）
	渇		奪脈		女子（三損）	5×7（35才）	6×7（42才）
損	勿		気泄			7×7（49才）	
	煩		機関				
八	治気	竊気	固精	蓄血	男子（四益）	8（8才）	2×8（16才）
	致沫	待贏	安気	益液		3×8（24才）	4×8（32才）
	智時	定傾	利蔵	道体	女子（四益）	7（7才）	2×7（14才）
益	蓄気		強骨			3×7（21才）	4×7（28才）
	和沫		調脈				

十二、七損八益（図13）

「七損八益」という言葉がテレビのコマーシャルでも見聞きする機会がある。この意味はいろいろのとらえ方がある。

○『天下至道談』　馬王堆帛書の一部。以下図に従って説明する。

七損。閉（精道がつまる）、泄（早漏）、渇（精気の枯渇）、勿（陰茎が立たない）、煩（焦燥不安がある）、絶（女性の性欲がわかない）、費（性交を急いでいたずらに精を費す）。

八益。治気（房中の気功導引の訓錬）、致沫（舌下の液をのみこむ）、智時（性交のもっともよい頃合を知る）、蓄気（精力を蓄える）、和沫（接吻して互に口中の液をすいとる）、竊《せっ》気（相手の気を吸いとる）、待嬴《えい》（精気を充満させる）、定傾（このようにすればインポを防げる）。その他に性交するのに良い女性、悪い女性を見分けるなどがある。

○『医心方』（図14）

七損。絶気（無理してセックスすると病になる。その治す性交体位が記され日々九回行えば治る。以下治すのに体位がちがっても回数、日々の回数は同じ）、益精（気が速まって両性の気が亢らないうちにすると精を失う）、奪脈（ペニスが固くならないうちに続いて交わり、また途中で射精すると気が体外にもれる）、機関（機関とは厥傷、内臓の障害をいう。体がまだしっかりしないうちに交わると肝を傷つけ

る）、百閉（体の脈が閉塞すること。女性が淫乱すぎると男性の精を枯らす）、血竭（血気がなくなる事、体を動かしすぎてから交わると血は枯れ精気がつきる）

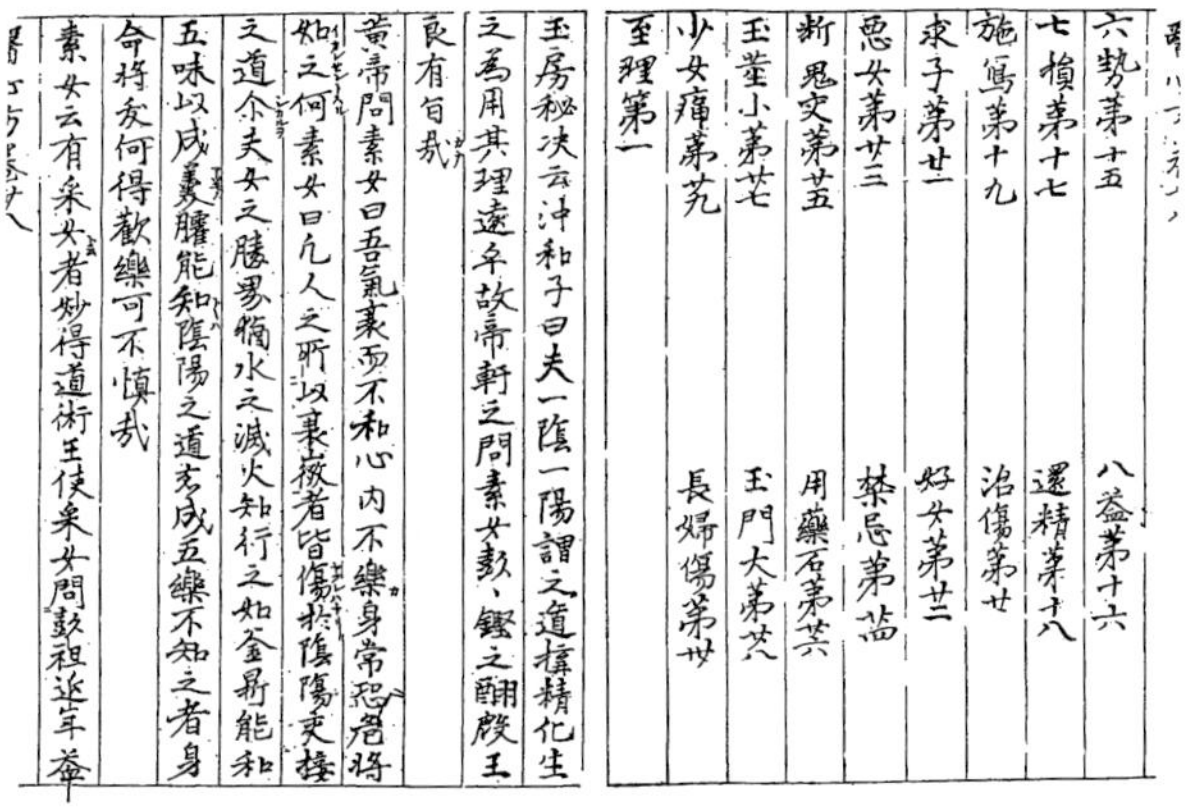
六勢第十五　八益第十六
七損第十七　還精第十八
施瀉第十九　治傷第廿
求子第廿一　好女第廿二
悪女第廿三　禁忌第廿四
断鬼交第廿五　用薬石第廿六
玉莖小第廿七　玉門大第廿八
少女痛第廿九　長婦傷第卅
至理第一
玉房秘決云冲和子曰夫一陰一陽謂之道搆精化生之為用其理遠乎故帝軒之問素女彭鏗之酬殷王良有旨哉
黄帝問素女曰吾氣衰而不和心内不樂身常恐危将如之何素女曰凡人之所以衰微者皆傷於陰陽交接之道爾夫女之勝男猶水之滅火知行之如釜鼎能和五味以成羹臛能知陰陽之道者成五樂不知之者身命将夭何得歡樂可不慎哉
素女云有采女者妙得道術王使采女問彭祖延年益

図 14　『医心方』目次の一部

○『黄帝内経素問』陰陽応象大論

黄帝が岐伯に陰陽を調えて長生きする方法の問いに岐伯が「『七損八益』という養生の方法を知っていれば長生は可能だが、知らないと早死にする。人は平均すると四十歳をすぎると陰気（精気）は半減し、動作はにぶくなり、耳目もはっきりとしなくなり、六十歳をすぎるとインポになり、気力は低下し、九竅（両側の耳、目、鼻孔と口、前陰と後陰〔肛門〕をいう）は機能低下し上実下虚の状態になり絶えず鼻水や涙が出るようになる。そこで七損八益を知っていれば身体は強健でいられる」と答えている。『霊枢』天年にも年令と人生の消長を論じている。

王冰はこの「七損八益」について『素問』上古天真論において七七（四十九歳）で天癸（月経）は終り、男では八八（六十四歳）で性的能力はつきる。女子は二七（十四歳）で月経が初まり、男子では二八（十六歳）で精気がおこりはじめる。七損八益を知る事は陰を助け陽を守るというのである。

朱丹渓は『格致余論』で「陽（気）は常に余り、陰（血）は常に不足している」といっている。

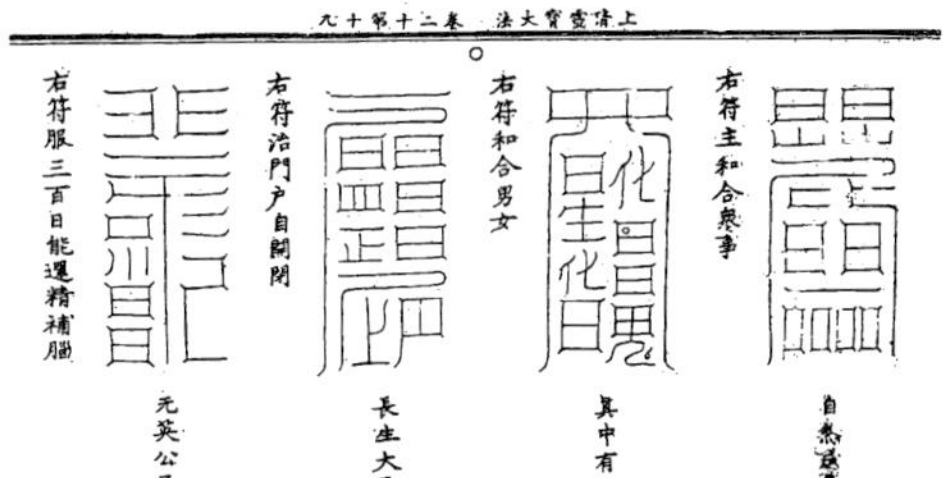

図 15

十三、符

符（おふだ）は、道教の中でも重要な意義があるもので、その一例を示すと、この図（図15）は『上清霊宝大法』という上清派（この流派は房中に関わっている。『黄庭経』もこの流派である）の経典にあるもので、「和合」「還精補脳」などを願う符が並んでいる。一般民衆の強い望みがよみとられる。

十四、房中に関する医書文学と用語

○医書（専門的書があるのでそれらを参照のこと）

馬王堆出土医書。『養生方』（帛書）、『雜療法』（帛書）、『十問』（竹簡）、『合陰陽』（竹簡）、『天下至道談』（竹簡）、他に『五十二病方』（帛書）

○文学等

『金瓶梅』（明、笑笑生、一六〇〇年頃、『日本医史会誌』三十八巻、一九九二年参照のこと）、『肉蒲団』（清、李漁、一七一五年頃）、『雙梅閣叢書』（清、葉徳輝編、一九〇七年）、『中国古代房内考』（オランダ、R・H・ファンフーリック、一九五一年、訳本あり。同氏著に『秘戯図考』もある）、『道教の房中術』（坂出祥伸、他、二〇〇三年）。その他参考書目の項参考。（図16、17、18）

図 16

『房中』に関する医書
- 馬王堆出土医書（1972 年出土、西漢初年 168B.C. 頃）
- 千金方（唐、孫思邈、652 年）
- 外台秘要（唐、王燾、752 年）
- 医心方（日本、平安時代、丹波康頼、984 年）
- 格致余論（元、朱丹渓、1347 年）
- 雙梅景闇叢書（清、葉徳輝、1907 年）

図 17

馬王堆出土医書中の房中書	雙梅景闇叢書
•『養生方』（帛書）	•『素女経』一巻
•『雑療方』（帛書）	•『素女方』一巻
•『十問』（竹簡）	•『玉房秘決』一巻
•『合陰陽』（竹簡）	•『洞玄子』一巻
•『天下至道談』（竹簡）	•『天地陰陽交歓大楽賦』一巻

図 18　性文学・参考書目

○『金瓶梅』（明、笑笑生、1600 年頃）
○『肉蒲団』（清、李漁、1715 年頃）
○『中国古代房内考』（R.H. ファン・フーリック、1951 年、訳本あり）
○中国女性の歴史（シャルル・メイニール著、辻由美訳、1955 年、白水社）
○怡情陣（江西野人、1996 年、雙茁国際出版、台湾）
○『道教の房中術』気の思想から見る（坂出祥伸・他、2003 年、五曜書房）
○『道教の房中術』中国古代人の性愛秘法（土屋英明、2003 年、文芸春秋社）
○『中国仙道房中術』（秦浩人、1973 年、香草社）
○中国の性愛テクノロジー（大沢昇、1992 年、青弓社）
○中国の古代小説中的性描写（茅盾著、1993 年、百花文芸社、中国）
○中国文化とエロス（李敖著、土屋英明訳、1993 年、東方書店）
○中国古代房中文化探秘（樊雄、1994 年、広西民族出版、中国）
○中華性学辞典（劉達臨、1993 年、黒龍江人民出版、中国）
○中医性医学（王輝述・他、1994 年、大連出版社、中国）
○中国伝統性医学（王立、1998 年、中医古籍出版、中国）
○中国五千年の性文化（邱海濤著、納村公子訳、2000 年、集英社）
○中国古代房室養生集要（宋書功、2011 年、海南出版社、中国）

○用語、字句等

「還精補脳」「七損八益」については、ふれてある。

・「和を以て貴となす」。聖徳太子十七条の憲法に出てくる有名な言葉だが、仲よく争わないことが第一という意味があり『論語』学而には「和を以て貴となす」、また『医心方』にひく『玉房指要』にも、「和を以て貴となす」とある。ここでの意味は、セックスするにも、ゆっくりあわてず、女性に前戯を行いその興奮をまって互に和みあい、両者気が到れば交わるのがよいということである。

・「九浅一深」。文字通りの性交法。

・「紅鉛」。明、龔廷賢『万病回春』にある。一般に女性の初潮は平均五〇四八日に初まる。その初潮血を採り、烏梅、乳粉、辰砂（硫化水銀）などをまぜ、火でねり混ぜる。第一回初潮血からとったものは金鉛、第二回のものは紅鉛、以後のものを後天紅鉛というが、こうなると効き目はあまりないという。服用しすぎて死んだ人もいる。

・「女几《じょき》」。漢、劉向、『列仙伝』にある。女几は陳（河南省）の街で酒をうる商売をしていた。ある時仙人が立ちより、酒代の代りに『素書』（『素女経』か『素女書』か）を置いていった。彼女はその書の性技の要点を書きとめ、多数の若者を連れこんでは酒をのませ、建てました部屋の中で性技に励んだ。こうして約三十年つづけると彼女はずっと若返り、二十歳頃のようになった。その後、また仙人がやってきて「教えもしないのによくやったのう」と笑った。彼女はそこで店をたたみ、跡を追い行方も知れなくなった。

・「人蝦」。『子不語』（清、哀子才）。清の初め、明の遺臣が国に殉じて死ぬのはいやだと思い、それなら房中過多で命をちぢめようと性にふけった。ところが死ぬどころか、背骨は曲り、首はたれ、蝦のようになった。人々は「人蝦」といったが八十四歳まで生きていたという。中医学でいえば精—腎となり、腎がおとろえれば死に到ると考える。

以上、「性と養生」という点に関して小著『養生外史、中国篇』（医道の日本社、平成六年、一九九四年）も参考にされたい。

おわりに

以上、いろいろ述べたところを要約すれば「房中」とは次の三点につきるといえよう。

㈠種の保存。家系、血統の維持（儒教）
㈡性の快楽、追求（道教）
㈢長生術、養生法、健康法（道教）
㈡、㈢は現世利益ともいえる。

（『漢方の臨床』61巻2号〈平成26年2月〉）

神農と黄帝、岐伯

吉元医院
吉元昭治

はじめに

我々は『神農本草経』『黄帝内経素問・霊枢』を中国医学の源典、聖典として日頃接してはいるが、この神農・黄帝という名が何故あるのか余り考えてみた事はなかったろうか。何気なくある。何か権威づけの、或いは単なる体裁位しか考えてはいなかったであろうか。この両者を冠名としたものは単に医学的なものばかりではなく、例えば『漢書』芸文志に見られるように、「神仙」「房中」の中にもあるし、農家・古術類の中にもある。これは多分に秦の始皇帝が儒教を圧迫し焚書を行ったがその際、医・農・卜類の実務書はその害をまぬがれ、その後存続し、これらに黄帝という遠い祖先のイメージを重ねたのかもしれない。

ところで神農、黄帝を古代中国の伝説、神話、歴史、地理等から見ていると、この両者は密に関係し、古代伝説的王朝をつくりその系統は中国歴史にも多く登場している。黄帝に到っては中国文明の祖にまで崇められている。本稿はこれらの点から、神農、黄帝の像を浮びあげようとするもので、黄帝と関係が深い岐伯にもふれてみたい。

一、三皇、五帝（神話時代）

この世は前稿（『道教医学へのアプローチ』など）にもあるように、まず混沌とした何もない処から気が生じ（生気）、やがて二気（陰陽）に分れ、この陰陽は互に混りあい、ぶつかりあいエネルギーを発してやがて天地に分れ、その間より人もふくめた万物が生じたとされる。これは中国古代の思想的方面の見解だが、一方、世界どの国も天地創造には神話伝説がある。中国の神話では、この世はまず盤古が天地を開いて三皇五帝時代につながっているという（我が国の創造神話では伊弉諾尊・伊弉冉尊の男女二神

が三貴子——天照大神・月読命・素戔嗚尊——をうみ、ついで島々をうみ大八島を完成。その他もろもろのものがうまれたとされる）。
三皇五帝とはいろいろないい方があり（表1）、一定したものがないが、一般には『史記』の記載のように三皇とは「伏羲、神農、女媧」を、五帝とは「黄帝、顓頊、帝嚳、帝堯、帝舜」をいっているようである。

表1

三　皇	
史記始皇本紀	天皇・地皇・人皇
史記三皇本紀	伏羲・神農・女媧
白虎通	伏羲・神農・祝融
礼緯	燧人・伏羲・神農
通鑑外記	伏羲・神農・共工
尚書（序）	伏羲・神農・黄帝
太上洞神三皇儀	天皇主気、地皇主神、人皇主生
天皇至道太清玉冊	天皇伏羲木徳・地皇黄帝火徳・人皇軒轅土徳

（道教事典、中華道教大辞典による）

五　帝	
楚辞	軒轅・太皞・炎神・祝融・顓頊
史記五帝本紀	黄帝・瑞項・帝嚳・帝堯・帝舜
上清霊宝大法	五帝在天五行、在地為五星、在人為五臓之神
元始上眞衆仙記	東岳秦山青帝（太昊）・南岳衡山赤帝（祝融）・ 中岳嵩山黄帝・西岳華山白帝（小昊）・ 北岳恒山黒帝（瑞項）

（道教事典、中華道教大辞典による）

本稿では、黄帝と神農を中心としてのべるが、この表に出てきたその他の皇帝の紹介と出典を説明しておく。
○伏羲。太昊《タイコウ》（太皞）ともいう。『山海経』海内東経では雷神の子とされている。蛇の体、人の顔、聖徳があったという。『史記』三皇本紀には「八卦を画し」、『拾遺記』では網を発明し、『楚辞』では琴をつくり、『路史』では百薬をためし九針を定め八卦をつくったと神農や黄帝と似た処もあり、さらに婚礼を定め、『山海経』海内経では木に関係し、『礼記』月令では孟春一月の天帝を太皞とよび東方木徳の帝になっている。要するに五行説的にいうと、三皇の初め、四季の初め、春——木——生で三皇の第一に挙げられているのではなかろうか。
○女媧。河南省淮陽県に伏羲女媧廟がある。伏羲とは兄妹、伏羲と女媧が蛇体様にまつわっている像は有名である。女媧は泥人形から人をつくったという話しがあり、『淮南子』覧冥訓には「遠い昔、天を支えていた四隅の柱が折れ、地は火や水に包まれ人々は危害にさらされた。女媧はそこで五色の石をねり天の破れた処を補修し、大亀の脚を切って柱とし、黒竜を殺して水害を防いだ」とある。

○祝融。黄帝の子孫（家系図参照・図1）。火神とされる。『山海経』海内経では黄帝の妻で赤水の子、聴訞の間に炎帝が産れ、それから三代目が祝融となるが、別記では黄帝の子孫、顓頊の孫ともされている。炎帝と黄帝は同族であり、一方『海外南経』では南方の神とあり、『海内経』では天帝の命により鯀を殺したとあり『五帝本紀』には共工は祝融と戦って敗れ不周の山に頭をぶつけたとある。

○燧人。火を初めておこしたという聖人。小枝をとってきりもみして火をおこしたという。燧人氏と共に有巣氏という伝説的なはなしがあるがこれは『荘子』五蠹《ゴト》によると、人々は日暮れになると樹上で鳥獣から身を守り巣をつくることを人々に教えたとある。いずれも人類が初めて火の発見、住居をかまえたという話しになっている。

○共工。『山海経』海内経では祝融の子、『淮南子』兵略訓では炎帝が火を出したため黄帝に捕えられたとあり、炎帝が黄帝と戦って敗れると黄帝の子孫や臣下が仇討にはしる。共工も乱をおこし炎帝が黄帝を攻めるのを助ける。共工は祝融と戦って敗れ不周の山に頭をぶつける。ために天柱は折れ、地をつなぐ綱は切れ天は西北に傾き、日月星もその方向に移り、地は南東におちこみ雨水やちりはみなその方向に流されるようになった（黄砂の流れも同じ）。中国の地勢、西北方高、東南方低をいっている。顓頊は黄帝の子孫であ

神農・黄帝家系図

（国語晋語、大戴礼記、路史黄帝等による）〔一部改変〕

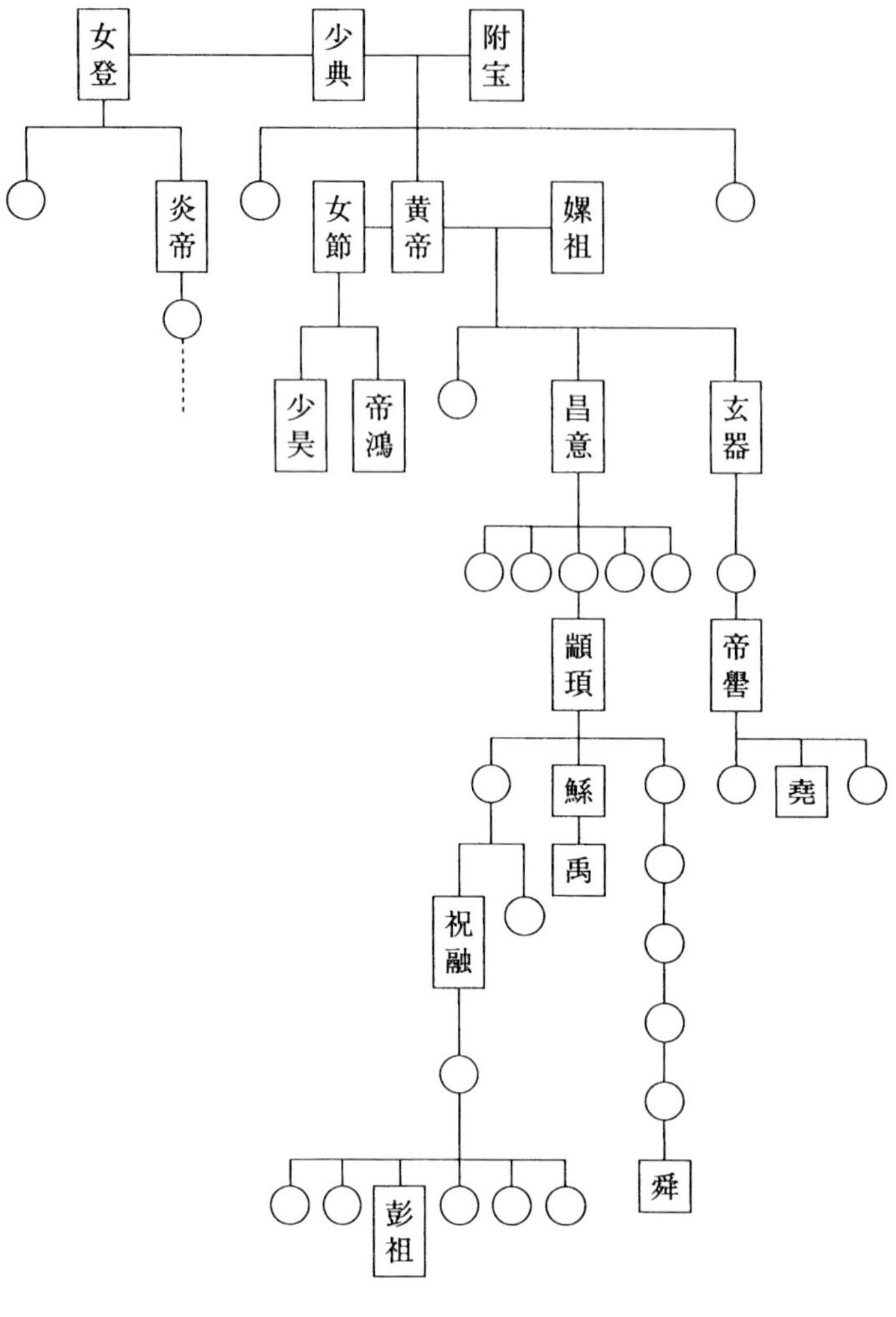

図1

り、共工と祝融の戦いはそのまま黄帝と炎帝の戦いのつづきといえる。

○太昊（太皞）。太昊伏羲氏のこと。

○小昊（小皞）。西方の天帝、金天氏ともいう。『拾遺記』巻一に「少昊は金徳によって王となった」とあり、五行説では金は西で白であり、白帝の子で太白金星の精ともいう。

○顓頊《センギョク》。黄帝の曾孫。北方の天帝、高陽子ともいう。

○帝嚳《コク》。高辛氏ともいい黄帝の子孫。顓頊を助け、四人の妃はそれぞれ后稷、契、堯、摯をうむ。『春秋左氏伝』昭公元年（前五四一）のところでは、高辛の二人の子のうち兄の閼伯を現在の河南省高丘市に移し辰星（火星）祭りを司らせた。後ちに殷人（商人）がここに封ぜられた。それで辰星を商星といい、殷を商という。弟の実沈を山西省夏県の大夏に移し、参星（水星）の祭りを司らせた。後ちに夏や商に仕える。

○帝堯。『論衡』『淮南子』には十個の太陽を射落し、人々の難儀を救ったとある。

○帝舜。堯の二人の娘は舜を助けて、悪行を重ねる舜の弟を取り除いた。

○帝禹。歴史時代に入り夏の始祖、祝融が鯀を殺したとき、鯀の腹から生れたという。共工を追放し洪水を治め治水に功があった。

以上の出典の簡略。

○『史記』。黄帝より漢武帝までの記述。前漢司馬遷撰、九一年頃完成。

○『白虎通』。『白虎通義』ともいい、後漢班固の撰。章帝建初四年（七九）、白虎観において、儒家を集め五経の異同を論議したものをもとにつくった。

○『尚書』。『書経』ともいう。古文・今文の二つがある。（本誌、五八巻、二〇一〇年四月号参照）

○『太上洞神三皇儀』。『正統道蔵』中の経典。著撰人不明。符籙があり弟子に伝授する儀式が記されている。

○『天皇至道太清玉冊』。『正統道蔵』にある。朱権編撰、序に正統九年（一四一四）南極老人臞仙とあり、これは明寧王朱権の事で彼は明の太祖の第十七子、黄老に心酔し、上巻九章、下巻十章の内容になっている。

○『楚辞』。『詩経』の後三〇〇年、前三〇〇年頃、楚地方の歌詞集、屈原がかかわる。

○『上清霊宝大法』。『正統道蔵』の中にある。王契真編の六十六巻と、金允中編の四十五巻の二版がある。宋代、上清派の経典。

○『元始上眞衆仙記』。『正統道蔵』におさめられている。葛洪撰ともいい、『枕中記』ともいう。『宋史』芸文志にも『上真衆仙記』がある。六朝上清派の書で、神仙の官号や治所が記され、中に天始天王は盤古真人の子で太元玉女と婚姻し、扶桑大帝と西王

母をうみ、西王母は天皇を、天皇は地皇を、地皇は人皇を、ついで伏羲、神農等など五帝の系統がかかれている。

二、伝承、歴史上の古代遺跡所在地

現行の中国地図を参考に、神農、黄帝及び若干の歴史的遺跡をまとめたのが別表（表2）である。これを見ても現在、中国の中心は華北平原黄河下流、長江下流、珠江下流地域に機軸をおいているが、古代を見るとどうも、河南、陝西、甘粛の三者が中心のように思われる（図2、3）。ここより中国文明がおこり文化が開き長い歴史が初まったといえる。この三者の中でも図（図4）の黒廓の地域、東西を流れる渭河、かこむような黄河、西北方の黄土高原、東南方向の平原地区に移行する辺り、すなわち東は山西省を南北に走る大行山脈、陝西、山西両省を境する黄河、南は渭河の南、秦嶺山脈・北は黄河オルドス地帯・西は河西回路を通して西域に到る地域である。つまり古代中国の伝承・歴史の興亡舞台であったといえる。この地域はいわゆる中原を含み「中原を制するものは中国を制す」といわれるところである。これら三者の遺跡場所を掲げた前表と併せて見ていただきたい。

黄帝に関する場所は河南、陝西

表2

遺跡所在地

省	市	遺跡名
河南省	新密市	軒轅黄帝陵・神仙洞・嵩山・裴李崗文化遺跡・溱水（姫水）
	登封市	少林寺
	偃師市	二里頭文化遺跡
	焦作市	神農山・神仙廟
	安陽市	扁鵲廟・殷墟
	許昌市	華陀墓
	霊宝市	荊山黄帝陵
	義馬市	仰韶文化遺跡
	漯河市	黄帝廟
	南陽市	八里崗遺跡
	駐馬店市	伏羲画封亭
陝西省	宝鶏市	周公廟・姜城・五丈原・天台山・清姜河
	夙翔市	岐山
	咸陽市	馬嵬（楊貴妃墓）・周武王陵・隋煬帝陵
	西安市	安房宮・始皇帝兵馬俑
	渭南市	華山・仰韶文化遺跡・禹王廟
	黄陵県	黄帝陵
甘粛省	天水市	伏羲廟、秦始皇帝本貫地
	平涼市	崆峒山
	慶陽市	周祖陵・黄河古象化石発掘地

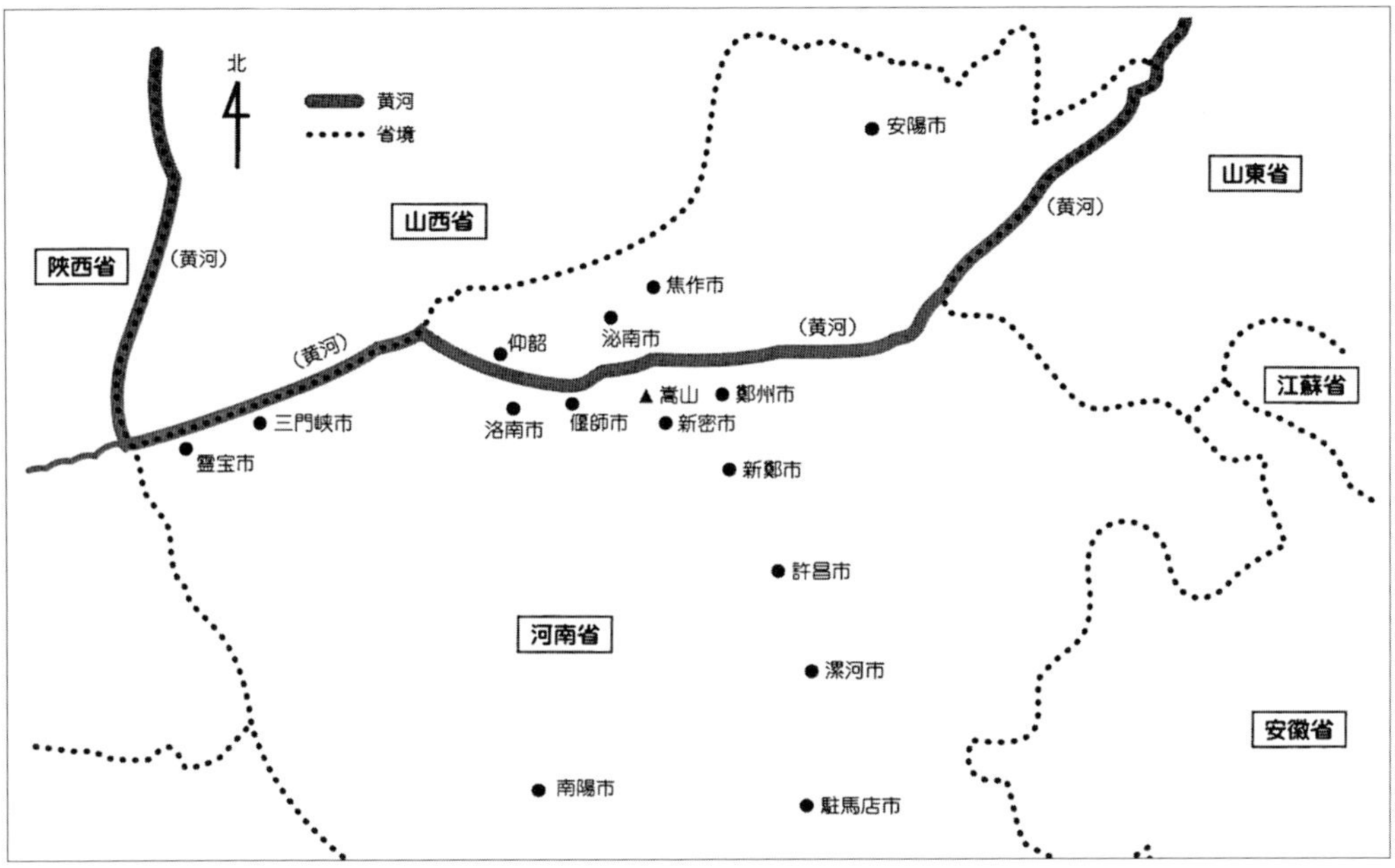

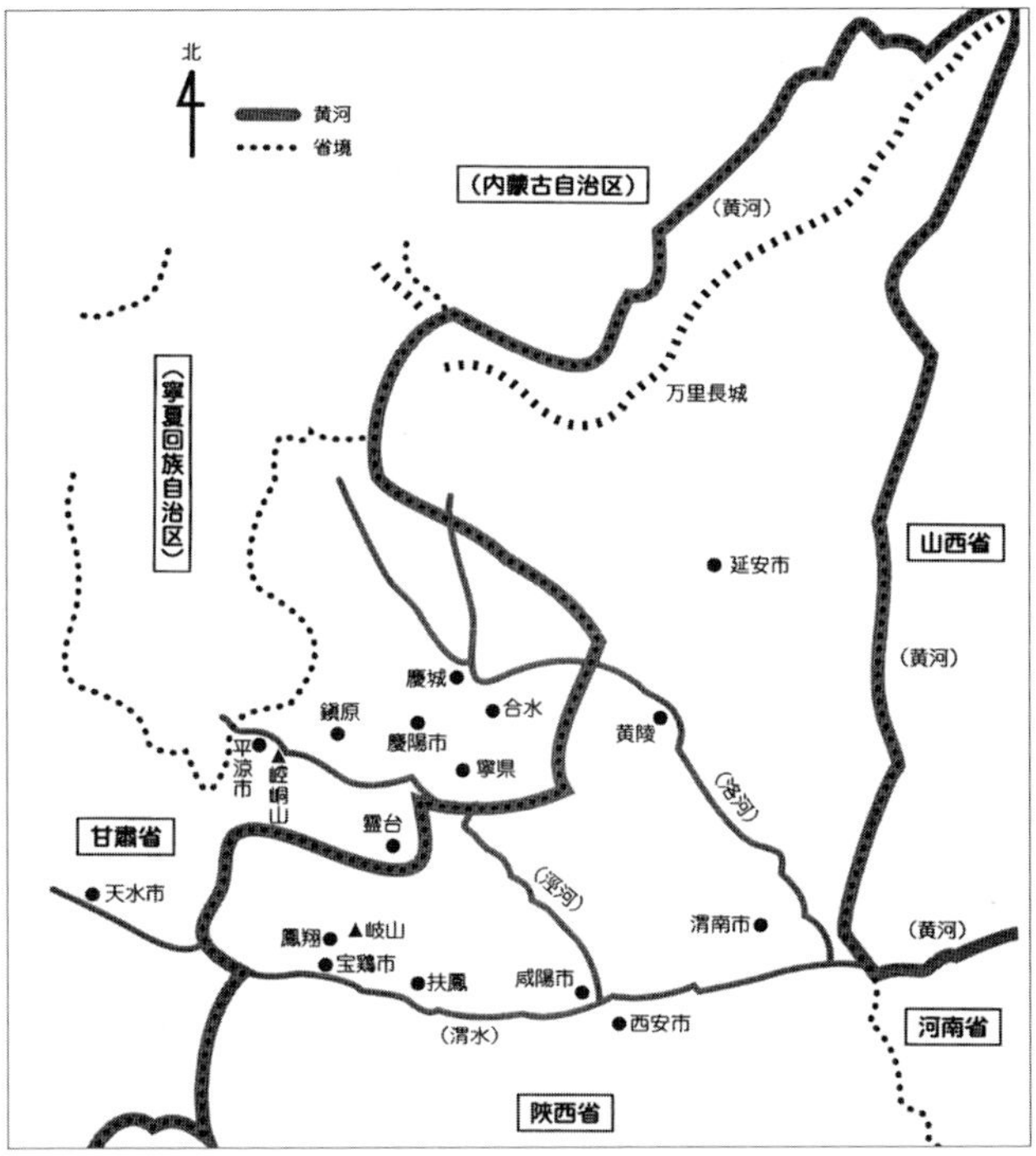

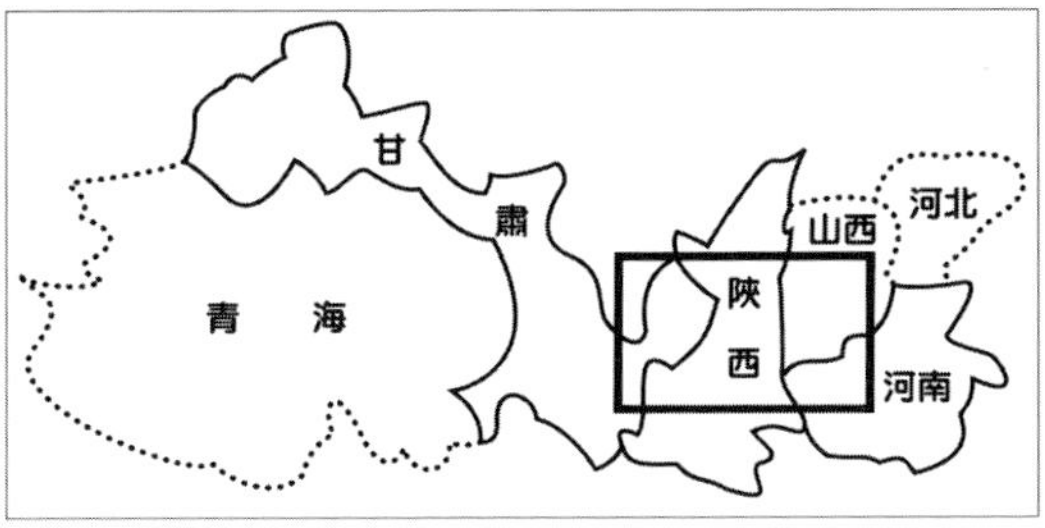

（上）図2　河南省関係地図

（左）図3　陝西省・甘粛省関係地図

（左下）図4

に、神農に関わる場所は河南省に多い。なお歴史的には周は陝西、甘粛に、殷は河南に、秦は甘粛にそのルーツをもっている。

次に古代の王朝がおいた都の位置を西から東に確かめてみよう。

○鎬京。陝西省西安市南の長安県西南、宗周ともいう。周武王がはじめて都をつくった（西周）。

○咸陽。陝西省渭水に沿う。秦の都、鎬京の東。秦の孝公が都とした。

○長安。現在の西安。咸陽の東南近い。漢、唐の都。

○洛陽。河南省洛陽市、洛水に沿う。東周の都、後漢、晋、後魏、隋、五代の都。

○開封。河南省開封市、北宋の都、他に五代の梁、晋も都をおいた。黄河の南。

こう見てくると歴史は西から東への移動。渭河に沿っての東進、黄河中流域では歴史上重要な場所が存在し、なお斐李崗、二里頭、仰韶、八里崗遺跡の考古学的遺跡がある。つまり中国文明は黄河中流黄土地帯辺りから生まれたという説がうなづかされる。

山についてみると

○崆峒山（甘粛省）。黄帝が広成子を尋ねて教えを乞うたといわれる山。

○嵩山（河南省）。東麓新鄭市附近には黄帝伝記が多い。

○岐山（陝西省）。宝鶏市の近くを流れる姜水は岐山より発する岐水の下流だが、炎帝の伝承地が多い。

三、神農と黄帝

神農と黄帝。この両者はいかなる人物であったろうか。『国語』晋語に、

「少典が附宝を娶り黄帝をうみ、姫水で育ち姫姓をなのった。一方、女登と結んで炎帝をうみ、炎帝は姜水のほとりで育ったので姜姓をなのる」とある（図1参照）。

二人の父、少典は今の河南省、嵩水の東、新鄭附近にあった有熊国の首領で公孫が姓である。有熊国とは熊をトーテムとするが、熊との因縁は、少典は山野で狩をよくしていたが、ある時、突然大熊が現われた。しかし襲ってくる気配もなく何か食物をねだっているようなので持っていた食物を与えた。すると大熊は少典を背にのせ走り、ある大樹のもとにおろした。少典はそこで夜を迎えるが、そこに巨獣怪物が現われ、あわやと思われたとき、再び大熊が仲間をつれ集まってきた。少典は矢をつなげその怪物をたおすと熊達は少典の周りをかこみ勝どきの雄たけびをあげた。それから少典と熊との交遊が始まり、少典が大樹の下で三たび大声でさけぶと熊が深山密林よりやってくるようになった。少典は熊を命の恩人とし、自分の部落を熊部落としたが、人々は有熊氏の国というようになった。

有熊氏の軒轅氏（黄帝族）と炎帝氏（神農氏）とは同族になる。つまり神農や黄帝といっても一人の事ではなくその部落の長、一族の首領でもありえることに留意しておきたい。

四、神　農

神農と黄帝といったら、我が国では神農の方がなじみがあるのではなかろうか。大阪道修町少彦名神社の神農さん、東京湯島聖堂の神農祠などが知られているが、黄帝は黄帝社という神社が山口県萩市須佐の高山にある他は聞いた事がない。

少典の子が黄帝と炎帝とする家系図は（図1）のようで、二人は異母兄弟となる。しかし一説では神農のあと約五〇〇年たってから黄帝がうまれたというのもある。古来から清朝まで、その王室の姓は守られてきた。

黄帝＝姫、炎帝＝姜（黄帝族と炎帝族は互に婚姻し同族と考えられていた）、金天少皞＝嬴、高陽顓頊＝姫、高辛帝嚳＝姫、陶虞帝堯＝伊祁、有虞帝舜＝姚、夏禹＝姒、商＝子、周＝姫、斉＝姜、秦＝嬴、漢＝劉、唐＝李、明＝朱、清＝愛新覺羅などの諸王朝の姓がある。

『神農本草経』にも係わる神農の事績は『捜神記』第一（晋、干宝撰）は神仙・方士の類から始まるが、その第一に神農がのっている。「神農氏は赤い色の鞭をふるって、いろいろな草をうってはおのおのの毒性の有無、寒温の性、香や味が人にあってるかをしらべたうえで、いろいろな穀物をまいた。それで人々は神農となづけたのである」とある。

『淮南子』修務訓では「百草の味を吟味したため一月七十回も毒に当ってたおれた」とある。その他、耒《スキ》をつくって農業を教え、市場を開いて交易をひろめ、占卦を行い、琴をつくったりした。また『拾遺記』第一では、「炎帝の時、雀が稲穂をついばみ地上におとした。炎帝はこれを拾って田にうえた処、これを食べた人はみな不老不死になった」とある。このことや、『捜神記』第一に炎帝をおいた点など神農炎帝はのちには道教的な位置を黄帝と共におかれていたといえる。

それでは「本草」とは何か。「本草」の名の初出は『漢書』郊祀志に「成帝（前三三―七）」に「本草待詔」とでてくる。「本草待詔」とは方薬を司る方士で詔を待っているもの七〇人ばかりを家に帰したという部分である。方薬の「方」とは方術でもあり医術の類をいい、方薬とは医薬と同じと考える。『漢書』芸文志の方技類も医術の事で、方剤といえば医薬、方士といえば後の道士である。

同じ『平帝記』五十二、元始五年（後五）「天下に失われた書経を報告させたがその中に方術・本草の書があった」。『楼護伝（巻九十二）』に「護は父に従って医者を志し長安にいて、家柄の高い家に出入しては医経、本草、方術の数万語を暗誦できた」とある。

『神農本草経』の成立は判っきりしていないが、前稿『史書から見た…』にもふれているが『神農本草』とでてくるのは『隋書』経籍志からである。その後、梁の陶弘景が『神農本草経集注』として再検討を加え、追加訂正し、他方『名医別録』も著す。彼は道教茅山派を起こし、山中宰相として政治にも関与した道教の重要人物でもある。その後、唐の蘇敬の『新修本草』がでて更に本草学は進歩し、宋代には官製の『証類本草』の類がでて、明の『本草綱目』（李時珍著）につながる。『神農本草経』は三六五種の薬物を上・中・下薬に分け、上薬が「養命を第一とし無毒、久服しても人を傷つけず、軽身となり気力をまし、不老延年を望むもののくすり」であると道教的な記述になっている。この三六五種も『本草綱目』になると一八九〇種の薬物にふえている。

五、黄帝

黄帝は前述のように姫水のほとりで育ったが（一説に山東省寿丘で生れたともいう。曲阜に近い処で儒家派の説であろう）、この姫水は河南省新鄭市西、嵩山の一つ大隗山（茨山ともいう）より発して渭水に入る。姫水は今では溱水という。黄帝時代まだ母性社会で姫水といったらしいが、のちに父性社会となり、秦の始皇帝によりここも制圧され姫水から現在の名になったという。

黄帝の事績は、中国文明の祖といわれるぐらい数多く、我々は『黄帝内経素問、霊枢』として医学の祖としているがその成立時代、その経緯も判っきりしていない。ただ前稿『道教医学を理解するために』にも書いてあるが、「生而神霊…生而登天（聡明）」という共通したイメージはあった事にはなる。

黄帝に関する事績を簡単にふれると、黄帝は炎帝とは兄弟だが、次第に不仲となりついに阪泉（河北省、張家口市、北京西地方）で争う（『荘子』によると「熊や狼が黄帝をたすけた」とある）。炎帝は降り以後炎帝氏の後裔は振わず十七世で消える。

その後、東方の雄、蚩尤と涿鹿（阪泉の東、近い）で戦い苦戦の末破る。黄帝は河南省辺りから河北省まで東に向い戦い版図を拡げた事になる。

黄帝は百十五歳で亡くなったといい、今の陝西省黄陵県黄陵に葬られたという。

この頃、時代的には新石器時代（約前七–四〇〇〇年頃）で、考古学的には「斐季崗文化」といい、この河南省嵩山一帯からは埋葬品、陶器片、人や獣の骨片、梅や杏の種などが出ている。

黄帝を冠名とする書籍は歴代「芸文志」「経籍志」を見ても単に医学のみならずあらゆる分野に及んでいることを見ても黄帝を中国文明の祖といってふさわしいのではないだろうか。

六、岐伯

『黄帝内経素問、霊枢』は黄帝と岐伯の問答形式が主に進んで

いくが、この岐伯とはいかなる人物であったろうか。最近での『内経医学』という言葉以外に『岐黄之学』という言葉も目につくようになった。『中華医史雑誌』二〇一一年五月号、揚建敏氏の『岐黄文化発祥聖地―河南新密』という論文がある。これによると「岐黄」とは「岐伯と黄帝」ということで新密市は新鄭市の西、嵩山との中間にある。岐伯についてはその他、甘粛省慶陽にいたともいうが、ここには黄帝伝説遺蹟の多数さ――薬王廟、岐伯山、岐伯廟、黄帝宮、軒轅丘、など六十余り名のつく遺跡があるという。考古学的には斐季崗文化の時代でのちの夏文化――二里頭文化の前駆をなすものであるとされる。

おわりに

黄帝と神農、それに岐伯とはどういう人物であったか。神話、歴史、考古学的にはどういわれているのかを見てきた。中国文明は、河南、陝西、甘粛三省の中国西北の黄土高原とその平野部に下る部分――中原とも――を中心とした地帯で芽ばえ、多くの王朝は渭河や黄河の流れにそって都をつくった。黄河は文明を育ててきたのである。『鍼灸甲乙経』を書いた晋の皇甫謐は甘粛省霊台（陝西省境）の出だからこの方面の理解も黄帝、神農のルーツと併せ考えてみる必要があるといえる。

参考文献

（1）神農五千年史刊行委員会：神農五千年史、斯文会、一九九五年三月
（2）哀珂著、鈴木博訳：中国神話伝記大事典、大修館書店、一九九九年四月
（3）許順湛：五帝時代研究、中州古籍出版、二〇〇五年二月
（4）黄帝故里志、中州古籍出版、二〇〇七年四月
（5）甘粛省中医薬管理局編：甘粛省古代医学、学苑出版社、二〇一〇年五月

（『漢方の臨床』61巻4号〔平成26年4月〕）

『竹斎』の症例

吉元医院
吉元昭治

はじめに

弥次郎兵衛と北八が神田八丁堀の家から京にのぼる道中記、十返舎一九の『東海道中膝栗毛』は誰れでも知っている。この本は享和二年（一八〇二）から文政五年（一八二二）の間の二十一年間版を重ねたベストセラーズとなり、ついで『続膝栗毛』（京都から金毘羅、宮島、木曽街道、善光寺、草津、中仙道、江戸と一周する名所探訪、道中記）をうむ。

これより約二〇〇年前、この祖本ともいうべき『竹斎』が世にでる。『膝栗毛』の京上りに対し、これは東下りで、主人公は竹斎という藪医、貧乏医者で、睨み介《にらみのすけ》という郎党をつれている。

作者としては二説あり、一つは烏丸《からすまる》光広（一五七九－一六三八）で、元和－寛永を生きた大納言正三位という地位にあった人ともされ、細川幽斎の弟子で狂歌をよく詠んだという。もう一つは磯田道治（治）（一五八五－一六三四）で、寛永十五年、五十一歳で亡くなっている。彼は曲直瀬道三の養子、玄朔の弟子で医師でもあり、元和四年（一六一八）から九年（一六二三）にかけて完成したものという。

『竹斎』といってもいくつもの版があり、古活字本には静嘉堂文庫、大東文化本の十一行本、お茶の水図書館の十行本とがあり元和末年のものである。その後この両版を整理、追加したのが整版本という寛永版である。この古活字本と寛永版を比較したものに朝倉治彦氏校訂の『竹斎』がある。

『竹斎』の好評はつづいて次のような版がでた。

○『新竹斎』（貞享四年、一六八七）
○竹斎哥物語（正徳二年、一七一二）
○竹斎諸国物語（刊行年不明）
○下り竹斎（刊行年不明）

○けんさい物語（刊行年不明）

○竹斎療治之評判（刊行年不明）

○竹斎老宝山吹色、築地、善光作（刊行年不明）

症例（寛永版による）

京から下って日を重ねて、鼻も垂井《たるい》（鼻がたれる）の宿、薬をのめば禁物は、冷えの物とて大垣（大柿）の蔕《へた》（下手）のくすし（医者）にかかりつつ、又もやつらき病いをば、おこし（愛知県尾西市起）の渡り越へやれば、ぬれわたりたる脛《はぎ》（一宮市萩原）はらの、ふるいて立つや市の宮（愛知県一宮市）、日数つもりて清洲の宿、命名古屋（命ながしとかける）に着けにける。

小さな町に宿をかり看板立て「天下一、薮のくすし竹斎」と書いて、さらに一句をそえる。

「扁鵲《へんじゃく》や耆婆《きば》（古代インドの名医）にも勝る竹斎を知らぬ人こそあはりなりけり」

通りを歩いている人の中で歌心のある者が

「扁鵲や耆婆にも勝る竹斎の釈迦にあはせぬ心のこり多きよ」（竹斎が釈迦の時代生きていたら釈迦も死ななくてよかったろうにという意味）と書いて皆で大笑いし通りすぎる。こうして日数がたっていった。

〔以下名古屋滞在三年間のケースリポート八例〕

【症例一】　ある日、さる侍が虐《おこり》にかかりふるえていた。多くの医者に診てもらったが一向に効き目がなかった。知り合いの人が「近頃、薮医者の竹斎というのが都から下ってきたのがいるという。薮といって馬鹿にしているものの中にも上手な医者がいるというから一度診てもらったら」というとその病人は「そういって一概に薮医者はだめとはいえないだろう。ここに一つの歌がある〔くすしには上手も下手もなかりけり、ひいきひいきは時のしあわせ〕（医者には上手も下手もない、ただその時の間がよく、うまく合うか合わぬかだ）とあり、典薬という偉い医者でもだめな事があり、薮医者といって無下にすることもなかろう。呼んでくれ」といって、竹斎を迎えにやった。

その頃竹斎は宿にいたが、冬の寒い時で、破れかけた紙子（熟柿を煮つめた汁をぬった紙、和傘の類）の着物に布で裏づけしたものを着て、帯は木綿を丸くして中に綿を入れて見た目を太くしたものを後ろに結び、羽織はいかにもすすけた色をしたものをはおり、それには模様の派手な裏をつけ、胸ひもをしっかり前に結び紙頭巾をかぶっている。前後に丸い瓢箪に木綿の巾着を腰につけ小刀の緒にくくりつけ、破れた扇を腰にさし、屑紙の鼻紙を二つに折り懐に。その鼻紙の中から山椒の小粒一つをとり出しぷつりとかみわり（口臭をけすためチューインガムのような効用）、いかにもだらしない恰好で家の外に出た。薬はここにあるぞと腰に渋紙

をくりつけ、迎えの人と病人の家にやってきた。竹斎脈をとり「熱はなきか」と聞けば「少しある」という。竹斎は「さあ、いった通りだろう」と手ぐすねひいてまっている（原文、手こすねひいて飛びしざる）。「頭痛はどうか」と尋ねると「小鬢《こびん》（頬の両脇の髪）の辺りが痛い」と答えると竹斎「さても申した通りであろう」と待ちかまえている。「虫（竹斎は腹の虫の事を聞いている）はどうじゃ」というと「いつも（癇の）虫はある」という。竹斎は又もや「さあ、いった通りであろう」といって待っていましたと立ち上り薬を与えた。時のしあわせ（運がよかったか、問がよかったか）瘧も治まった。余りの不思議なので「薬はなんでしたか」と聞くと「三年もたった古畳の黒焼、四・五年もたった古紙の黒焼きだ」という。「このような薬は珍らしい。そのわけを聞して下され」という。竹斎は「自分は昔、この病気になったとき医者坊主にかかった。体がわなわな、がたがたふるえていると古いふすま四、五帖かぶせられ、さらにその上から古い畳四、五帖をかぶせられ、おさえられると治った。それでこうしたのだ」と答えた。人々はどうーと笑うと「本当に毒薬変じて薬になれば罪が深くても仏になれる」と一休和尚がいった通り（真偽は不明）だとすっかり感心した。竹斎は手柄をたてて大笑いして立ち去った（黒焼療法というのはある）。

【症例二】　ある時のこと、鍛冶屋が眼に鉄屑が入り眼が大きく腫れ上った。その頃、この地で名のある眼科医――高田流、馬崎流の医者に診てもらったが一向に効き目がなかった。竹斎がその眼をみるや「大丈夫だ」というと、何やら得体の知れない黒焼きを巾着からとり出し飯粒から造った糊をのばした紙の上にのせ、眼にべたりと貼りつけた。「三日たったら取ってよい。眼には何等問題はないだろう」という。その後三日目、紙をとると眼はぱっちりと開いた。余りの不思議さに「薬は如何のものでしたでしょうか」と聞かれ「この薬はそもそも支那と日本の境にある磁石山の石じゃで。ここを通る人は向うにいても吸ひよせられてしまうほどの石で、眼に入った屑などはいとも簡単なものだ」と答えた。「あ、、名医の竹斎だ」と人がいうとつい調子づいて、いばり顔で「この竹斎は若い頃はきまりのように学問をしたものじゃ。読まなかった医書などないほどじゃった。

まず一番に『医方大成論』『脈経』『能毒（効能と毒性を記す。慶長十三年刊、曲直瀬道三撰）』『本草序例（慶長十七年刊）』『難経』『万病回春』『医学正伝』『医学正伝或問』『素問』『霊枢』『諸本草』『医学集要』『医学原理』など風の吹く夜も吹かぬ夜も、雨の降る夜もふらぬ夜も、灯火のもと眼をこまなこにして形のような学問をしたのじゃが、このような破れ紙子を着ているようでは全くいつまでも甲斐がないというものだのう」といって立ち去った。

【症例三】　またある人が落馬したといって竹斎の往診を頼みにきたので出かけ、患者をみて「落馬は何回したか」と尋ねると「昨

日のこと、家に帰ろうとした時五、六度落ちました」という。竹斎は「薬も鍼も効き目はない。思い出した事があるぞ」といって衾《ふすま》（寝具）をかけ、枕を高くしてただ「寝ろ寝ろ」といいつづける。患者は痛さの余り「何んとした事だ」というと竹斎は懐から宇治頼政の謡曲『頼政』をとり出し「ここをごらん。『宮は六度まで落馬された。これはその前夜、寝なかったからだ』とある。この意味は治承四年（一一八〇）のころ、三位中将源頼政は無駄な謀反をすすめ、親王の戦いになった。すなわち京都の高倉の以《もち》仁《ひと》王は負けて三井寺めざして逃がれる途中、寺と宇治の間で六回も落馬された。これは前の晩よく寝てなかったからだという（『平家物語』にもある）。この気持ちで寝させようとしているのだ。医書にも恥じるような療法はこの竹斎はしないぞよ」という。まわりの人は手をたたいて感心した。そして「あれほど物知りの竹斎だから療法にぬかりはないだろう」といったという。

【症例四】　またある時、ある人が梅毒の皮膚病（揚梅瘡ともいった）にかかり、竹斎に薬を頼んだ。すると以下のようなよく効くというものを書いてわたした。「鳶の焼物、雀の鮨、烏《からす》の味噌漬、牛蒡の丸やき、鷹の塩漬、梟《ふくろう》の焼鳥、鯨の煮物、夜鷹の油揚げ、鷲の酢漬、川獺《かわうそ》の丸焼、鶏の鮨（いずれも実在しないもの）」。そして「まあこんなもんでものんでごらん」といい、さらにまた何か分らぬ薬も投与した。その患者は次第に症状が悪化し、やがて鼻が腐っておち、脛は折れてとれてしまった。患者大いに驚き「こんなになったのは誰のためだ。あの竹斎め」といって腹を立てた。竹斎は余りにも自分の非力をなげき、持っていた笏《しゃく》をとり直し「余りにも物を知らないのは木石と同じだろう。さればこの書を見て下され」といい渋紙の包みの中から謡曲「西行桜」をとり出し「花も少く枝朽ちて、あたら薬師《くすし》の咎《とが》にあらずや」（花〔鼻〕も少なく枝も枯れるのはただ医者の罪ばかりではない）とあり、また古い言葉にも「花（鼻）落ち枝もたれから後悔しても、もうおそい仕方のない事だ」といって、うそぶいて帰っていき、そこで一句ひねった。

「はな（鼻）おちて枝までくさる熟柿《じゅくし》かな」

【症例五】　またある人が熱病にかかった。地位もある立派な人だったので名がある医師が集まって薬の調合を相談しあっていた。そこに竹斎も加わり、進んでいうには「おそれ入りますが、このような薬では熱は下りますまい」という。「それでは竹斎の処方を聞こうではないか」と言われると「なすの漬物を一きれ加えるとよろしい」と答えると皆はどーっと笑いこけた。竹斎もっての外と腹を立て「皆さんは物の道理を分って笑うのか。それとも知らないで笑っているのか。その訳は御飯の湯づけの熱い時になすの漬物を中に入れれば熱い湯もさめる道理と同じだ」と言うと皆はまたどうーと笑いこけた。竹斎は腹にすえかね「薬の加減はともかくも、それなら貴方達と首引き（くび相撲。首に布をまき直に引っぱって勝負をする）を一つやってみようではないか」ともろ

肌ぬいてみせるので、人々は気が狂っていると見つめていた（一体に夏の地上にできる野菜、果物は体を冷すとされている）。

【症例六】　またある人が病気になったので竹斎は薬を与えたが少しも効き目がなかった。人々が言うには「あの竹斎にかかってもその後の経過をどうしましょう。いっそもっとよい医者に診てもらった方がよいのでは」といって法印、法眼の高い地位にいる医者を集めて脈をみせた。初め竹斎もよばれていったが法印らがやって来ると聞き、貧相な自分の有様に較べるとあまりに見苦しい姿なので、いそいで逃げようと思い、けづまづき、そばにあった薬の道具を懐や袖に入れ、粉薬、丸薬を集め頭巾の中にしまい、傍にあった皮足袋をはき、頭巾をかぶり、戸板障子にはぶつかり、前後不覚にあわてて庭にとび出した。貧しい身なりの我が身をなげくのも哀れである。そこで「あゝうらやましいなあ。みな人は綾《あや》、金襴つづりの着物をきて飾っているのに、この竹斎は銭《ぜに》もないので切れ切れした紙子をぬい合せた着物、紙帽巾の恰好できたのも鳶が身ぶるいして風にふかれているようなさまでは余りにも口惜しい」と、一句よむ。

「あしなくて、いかに登らん座敷まで、くすしの道は達者なれども」（脚＝銭《あし》がなくては患者のいる座敷にものぼれない、いくら医者として立派であっても）。

【症例七】　ある人の夫人が妊娠でつわりとなり青梅の酸っぱいものばかり食べているうちに何んとしたことか青梅がのどにつまり、のみこむ事も吐く事もできなくなった。周りの女性達はこれを見て「あゝ大変だ」と背中のあたりを七、八百、千回もたてつづけにたたくが一向に出てこない。そこでどうしたらよいだろうと竹斎をよんできた。すると巾着から磁石をとり出し、口にあてぐるぐる廻すがやはり出てこない。竹斎「それではこうしよう」と吸薬膏をとり出し口にべたりと貼りつけた。すると雑作もなく梅はぽろりと出てきた。しかし同時に目と鼻がくっつき、目玉が二、三寸もとび出してしまった。「これはどうした事だ」と言えば竹斎「梅の治療はうまくいったが、目鼻の事は関係ない」とうそぶく。これを聞いた婦人達は「なんと憎らしい言いようだ。それ打て叩け」とさわぎ立てる。竹斎これはたまらぬと逃げ帰った。

その頃、誰れか書いた落首に「目の玉のぬけあがるほど（眼球のとび出すほど）しかられて、この梅ぼうし（梅干と法師をかける）すごすごといく」

【症例八】　また地位のある人の子供が井戸のほとりで遊んでいたが、井戸の中におちてしまった。人々はより集りひしめき合っている処にたまたま竹斎が通りがかった。竹斎が訳けをきくとこうこうしかじかという。竹斎「梯子も縄もいらない。たやすく引き上げられよう」といって例の吸薬膏を戸板にべたりと貼りそれを井戸の上にかぶせた。待ちに待ったが上ってこない。こうして時間はたち子供はとうとう死んでしまった。両親は気絶して意識不

明になり、乳母、家人らはよってたかって「天魔鬼神のしわざか、さあ子供を返せ」と竹斎をとり囲んで激しくせめたてる。竹斎は余りの事にがっかりして「この事は夢になれ、夢になれ」と言うと、さらに打たれ、叩かれもみあった。竹斎余りの事に胸ぐらをとられ乍ら、一つの医書を懐からとり出し「えゝと、この医書には井戸におちたる子供には吸薬膏ですい上げるべしとある。ここをみていただきたい」と肩で息をしながらいうと、人々はさらに大声をはりあげよってくる。竹斎「それなら相わかった」ともろ肌ぬいで手をあげ二人、三人ともみ合い、あっちへこっちへと組合ってころげまわる。頭巾は破れ、紙子の着物は後ろの裾から頭の辺りまで破れ意識も判っきりしなくなった。このような所に郎党の睨み介《にらみのすけ》がひょっと顔を出し「まかせて下さい」とばかり、やはりもろ肌ぬいて敵の足と思ってすくったのは竹斎の脛で、「えいやあ」と引っぱるとなんでたまろう竹斎はあおむけにひっくり返えった。「大丈夫だ」と起き上ろうとしても相手は多勢、ややしばらくもみ合っていたが力つき「参った」といって降参した。人々は「死ぬ時はどうもこうもいっても初まらない。坊主や法師の降参（竹斎は出家の身なりをしているので）を聞かないわけにはいかないだろう」とゆるしてやった。

竹斎は余りにの悲しさに一句

「筒井筒井筒（筒のように丸く掘った井戸）に落ちし人の子の咎《とが》をばわれは負ひにけらしな」。

かくて三年ほどたったか、命のほどもおわりけりの国（尾張り国）に住みつづけようと思ったか、やはり心の安らかさを求めて東下りをし、あちこちを巡って日をかさね江戸につく。江戸の名所にぎわいを訪ねて神田に宿をとり、さらに隅田川のほとりにつき、我が身をいとい、最後に一句。

「呉竹（竹斎にかける）のすぐれたる我々にあひぬれば、やぶくすし（藪医者）までもたのもしきかな」。

おわりに

『竹斎』という江戸初期にでた藪医者の東下りの物語を通して、作者が医師の磯田道治とするとそこに当時の医療（曲直瀬流）の蔭を見、民間療法をかいまみ、当時の民俗、風習も分ってくる。古方流が盛んになる前の時代である。原本をみると当時の言葉は現代語とひどくかけはなれ、通読するのにも難かしかった。竹斎が三年間、名古屋に滞在した時の八例の症例があり、それを一応自分なりに現代訳したつもりである。単なる道中記とは違った見方が必要であると思っている。

参考文献

（1）東海道名所記、竹斎、古典研究五巻九号別冊附録、雄山閣、一九四〇年一月

（2）竹斎、守随憲治校訂、岩波書庫、一九四二年九月（岩波文庫）、他に岩波書店、日本古典文学大系『仮名草子』にも収載

（3）竹斎、朝倉治彦校訂、古典文庫、一九六一年十月

（4）仮名草子集下、野田寿雄校訂、朝日新聞社、一九六二年十月

（5）近世文学資料類従、仮名草子、竹斎物語集（上下）、静嘉堂文庫、赤木文庫、勉誠出版、一九六三年五月

（6）仮名草子の物語―竹斎・浮世物語論、松木健、青山社、二〇〇九年十月

（7）竹斎老宝山吹色、築地、善光作、刊年不明（私蔵）

（『漢方の臨床』61巻5号〔平成26年5月〕）

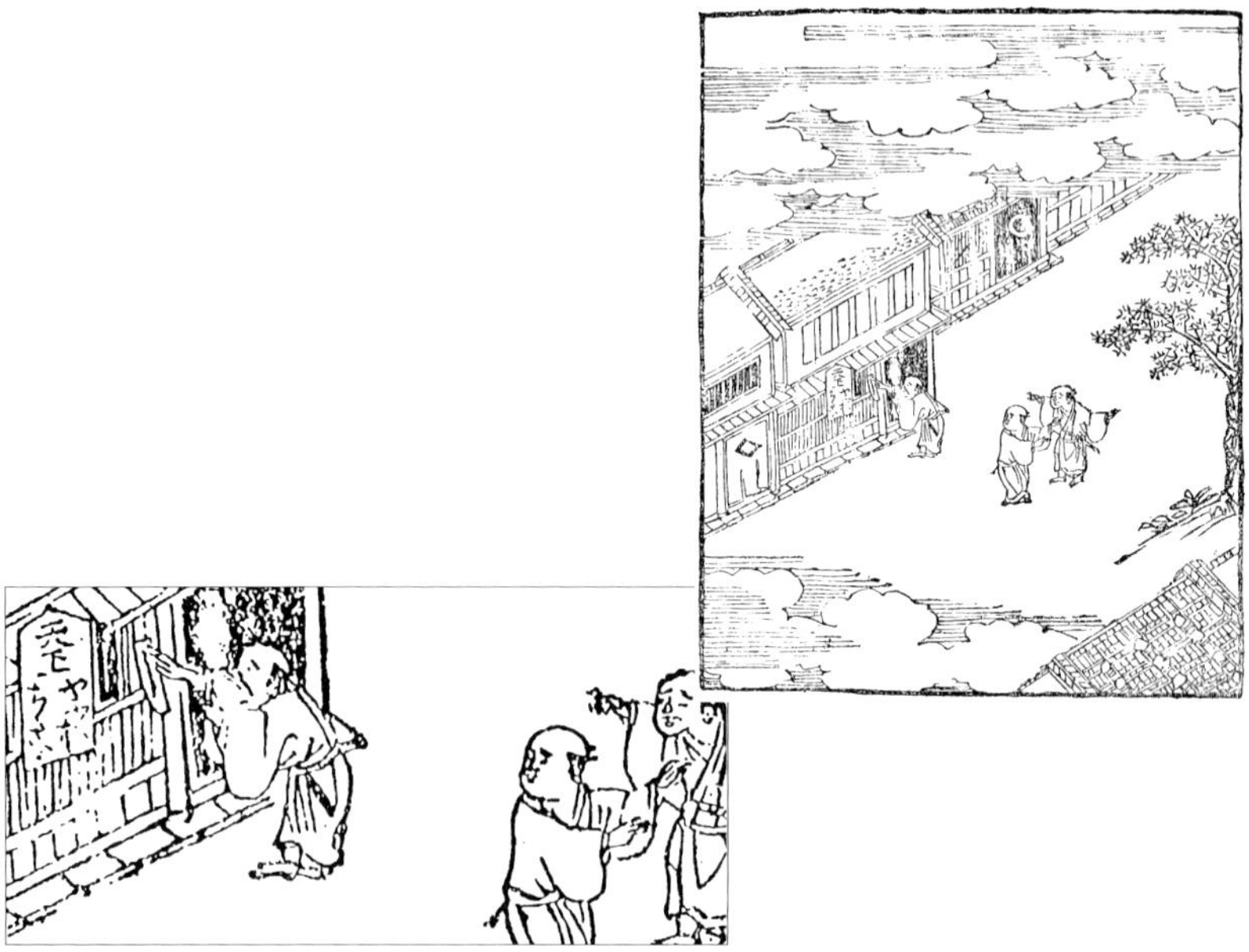

①（寛永版、岩波書店文庫）

①～④　竹斎が東下りの途中、名古屋で初めて「天下一、やぶくすし、竹斎」という看板を出した場面。多くの竹斎物に描かれている。②の左侍の頬髭は江戸初期、慶長頃の風俗である。

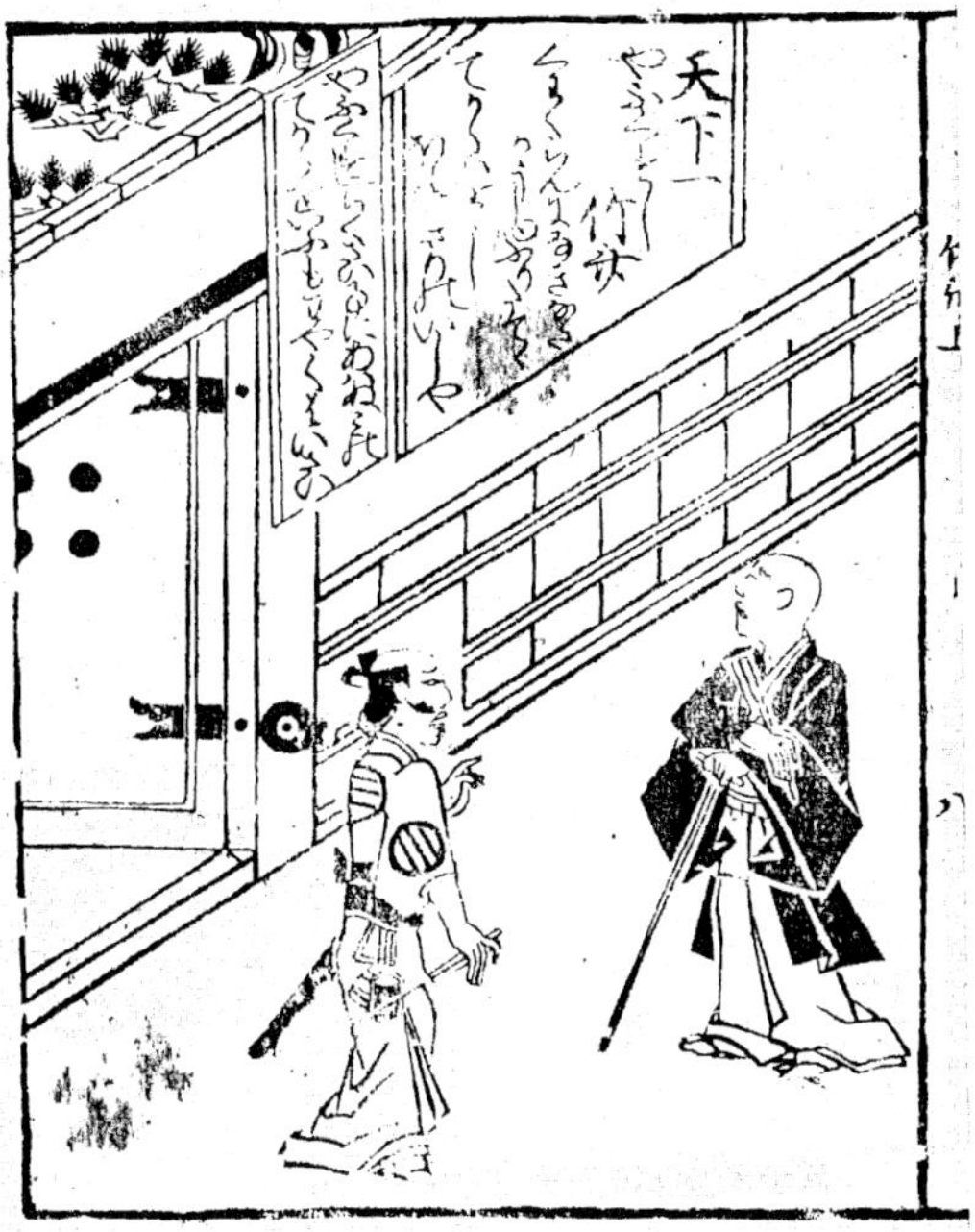

②（竹斎狂哥物語、勉誠出版）

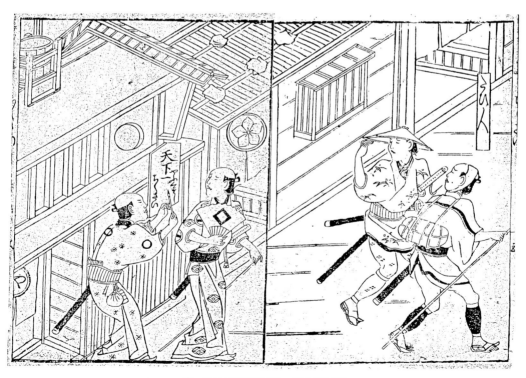

③（下り竹斎、勉誠出版）

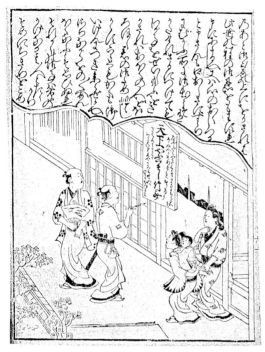

④（竹斎諸国物語、勉誠出版）

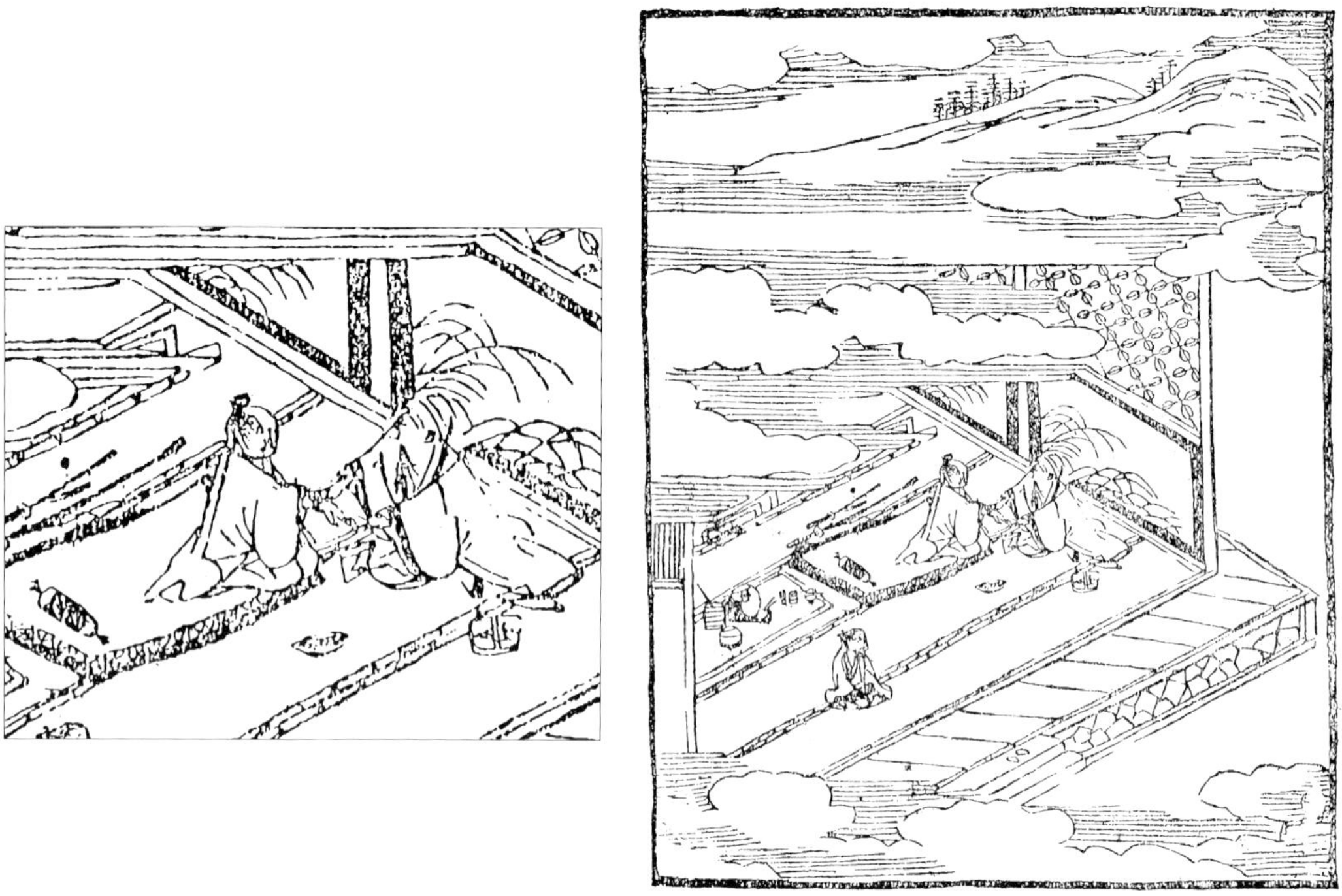

⑤ 症例一　文中、竹斎の風体が記されているが、この絵と比較するとわかる。脈診をして「熱はなきか」ときいている。（下り竹斎、勉誠出版）

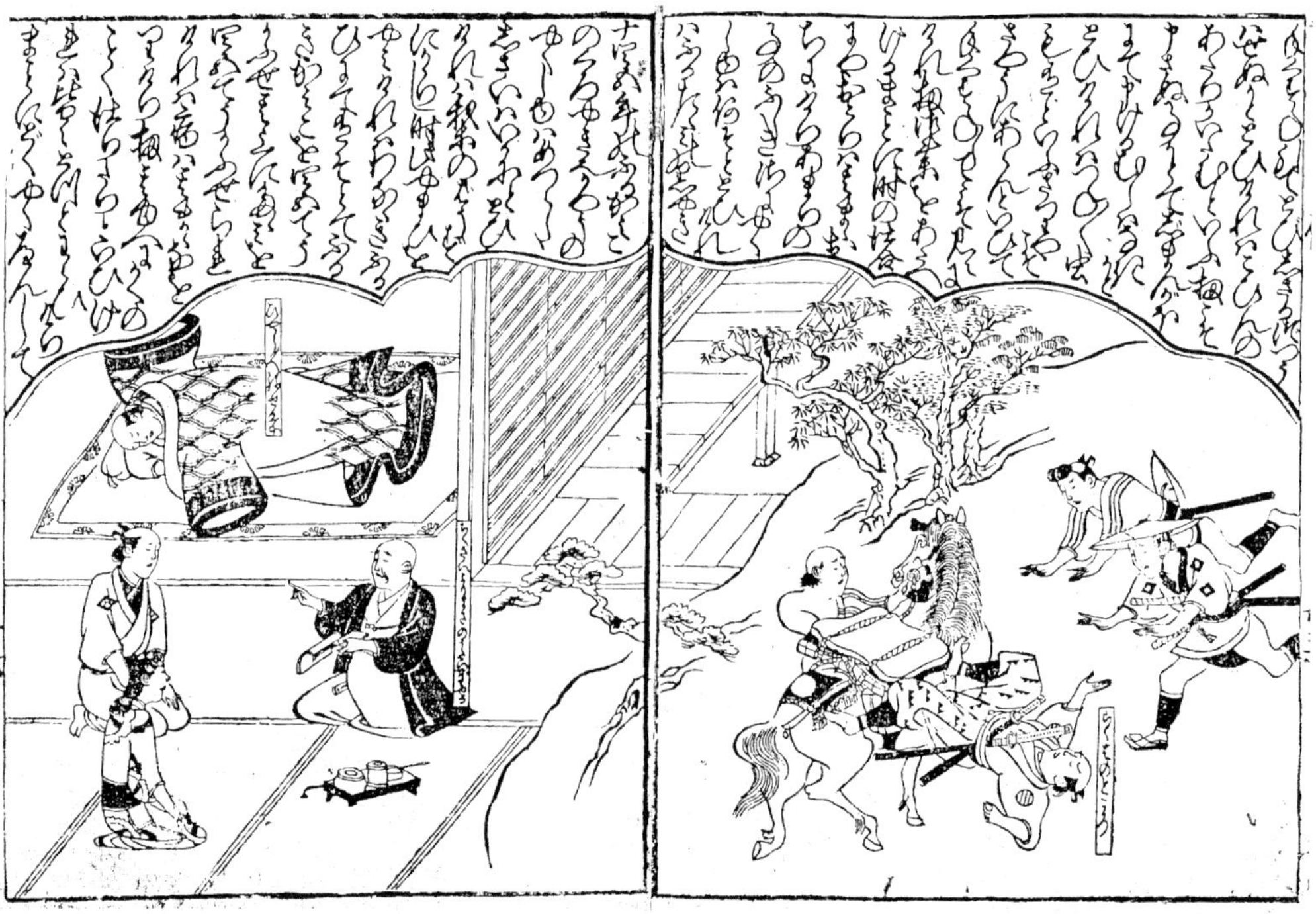

⑥ 症例三　落馬した場面が右に、左につづいて衾（かいまきのような寝具）をかぶせられて寝ている場面につづく。（下り竹斎、勉誠出版）

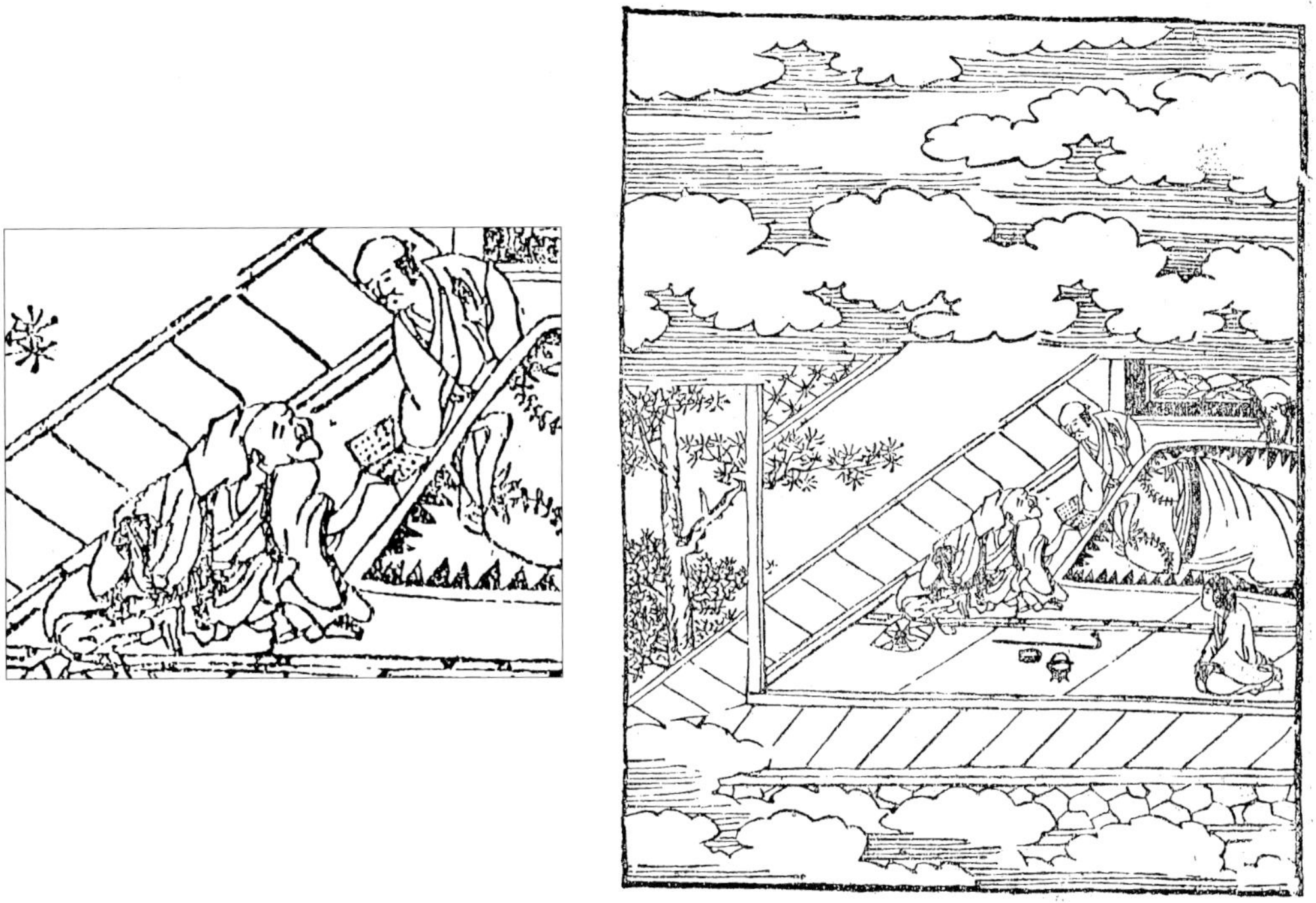

⑦　症例四　梅毒病にかかった人に、実在しないものを並べて食べるようすすめている場面。（寛永版、岩波書店文庫）

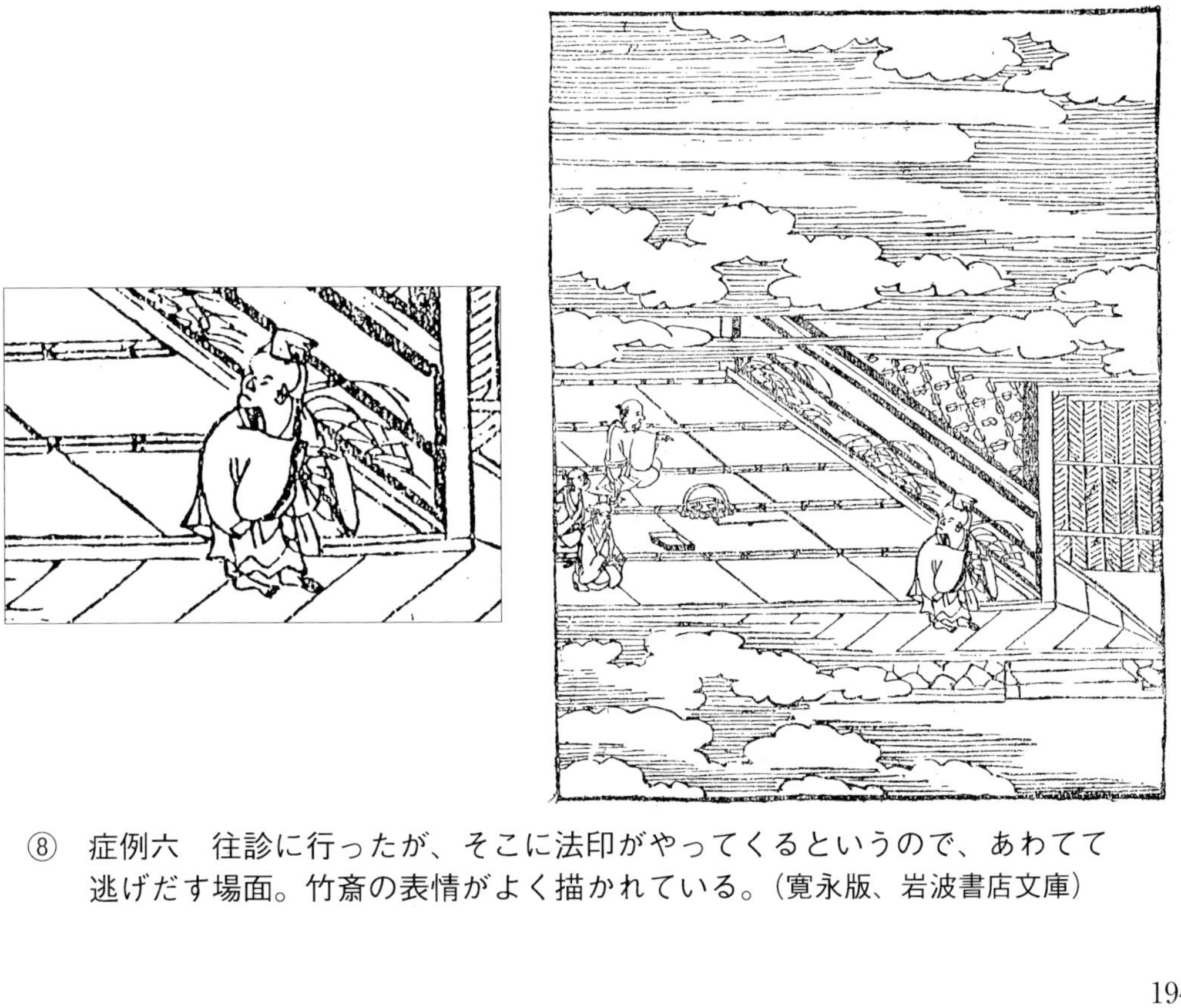

⑧　症例六　往診に行ったが、そこに法印がやってくるというので、あわてて逃げだす場面。竹斎の表情がよく描かれている。（寛永版、岩波書店文庫）

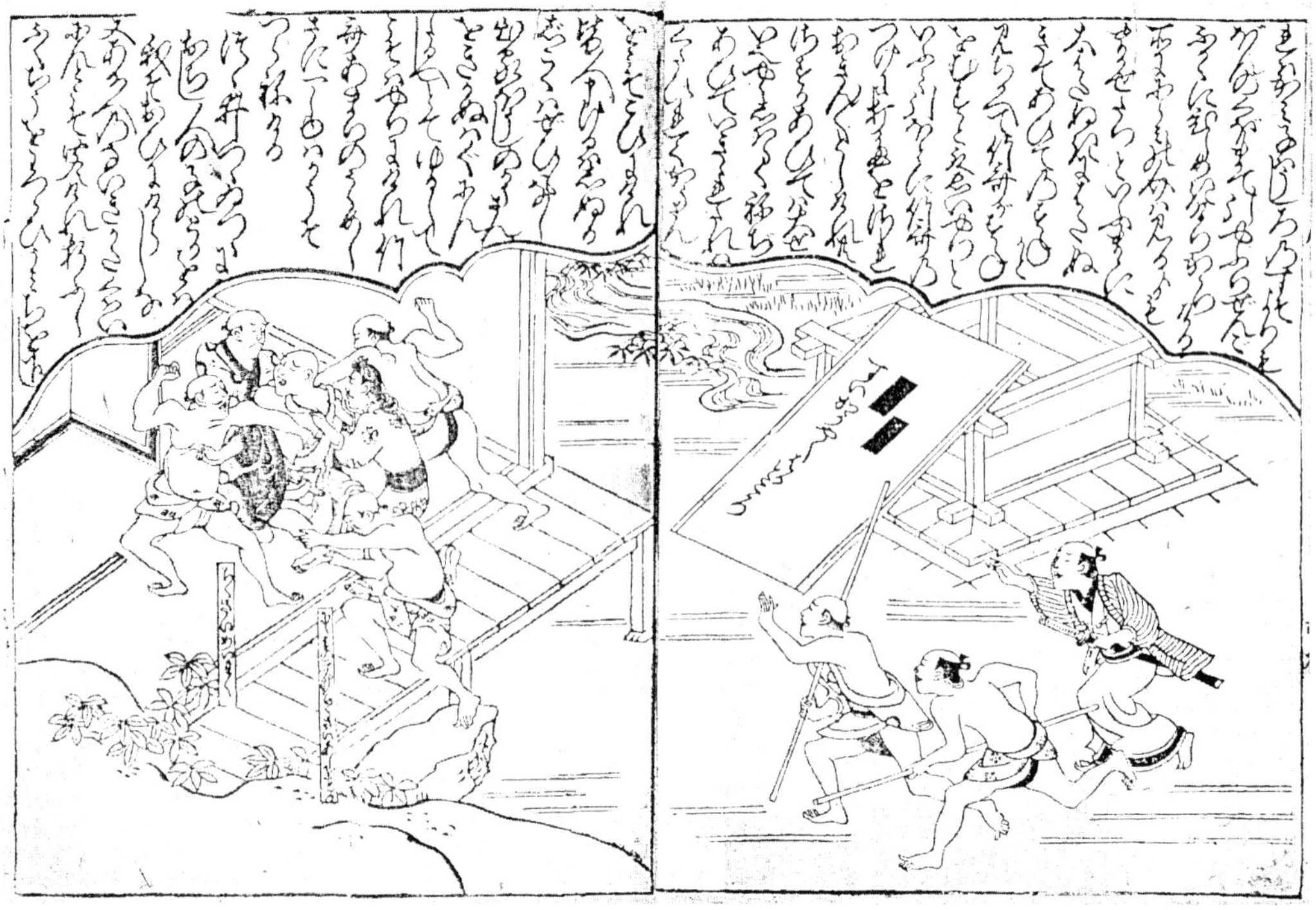

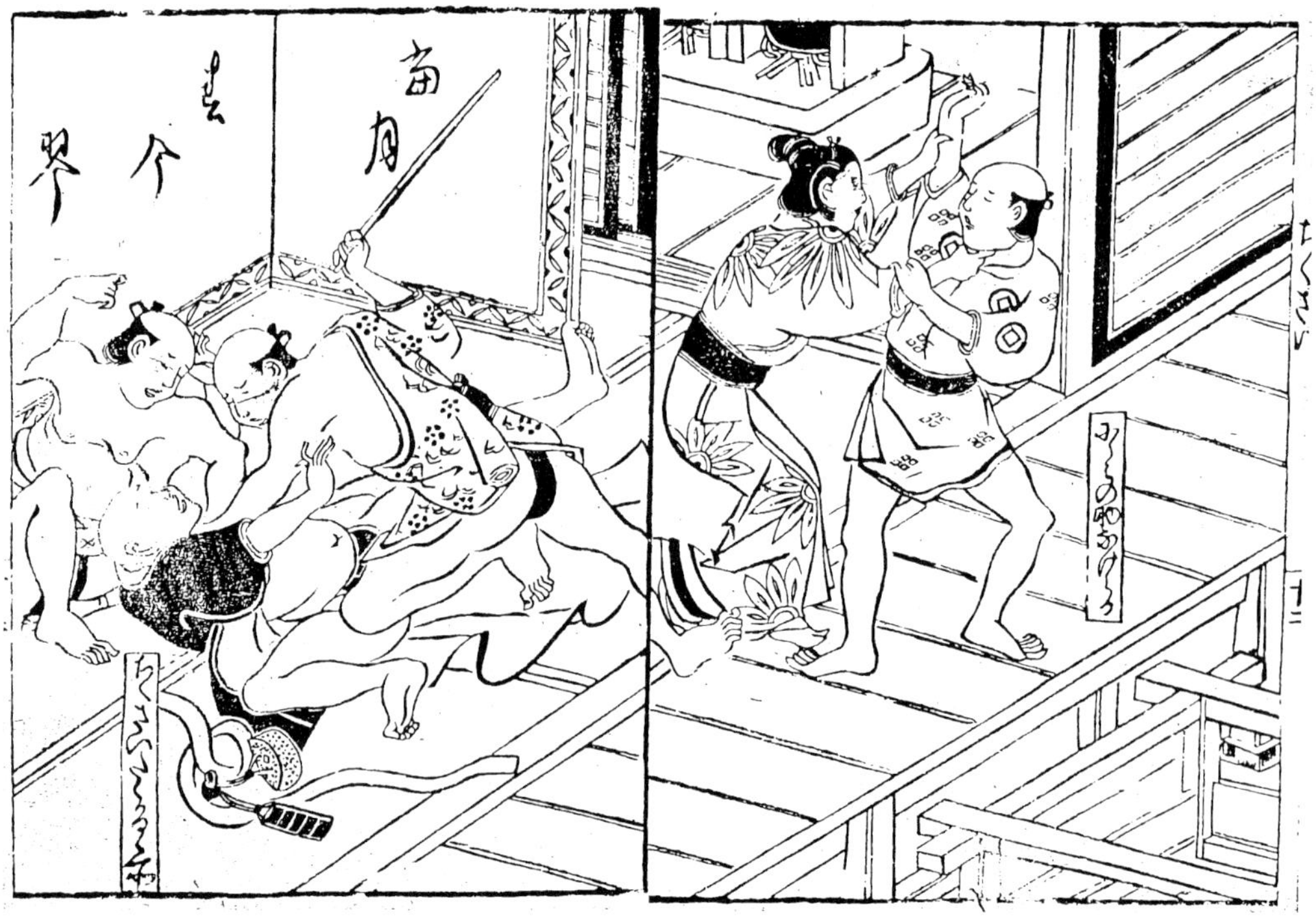

上：⑨（下り竹斎、勉誠出版）　下：⑩（竹斎諸国物語、勉誠出版）
症例八　井戸におちた子供を救えず、家人、郎党から激しくせめられているところ。

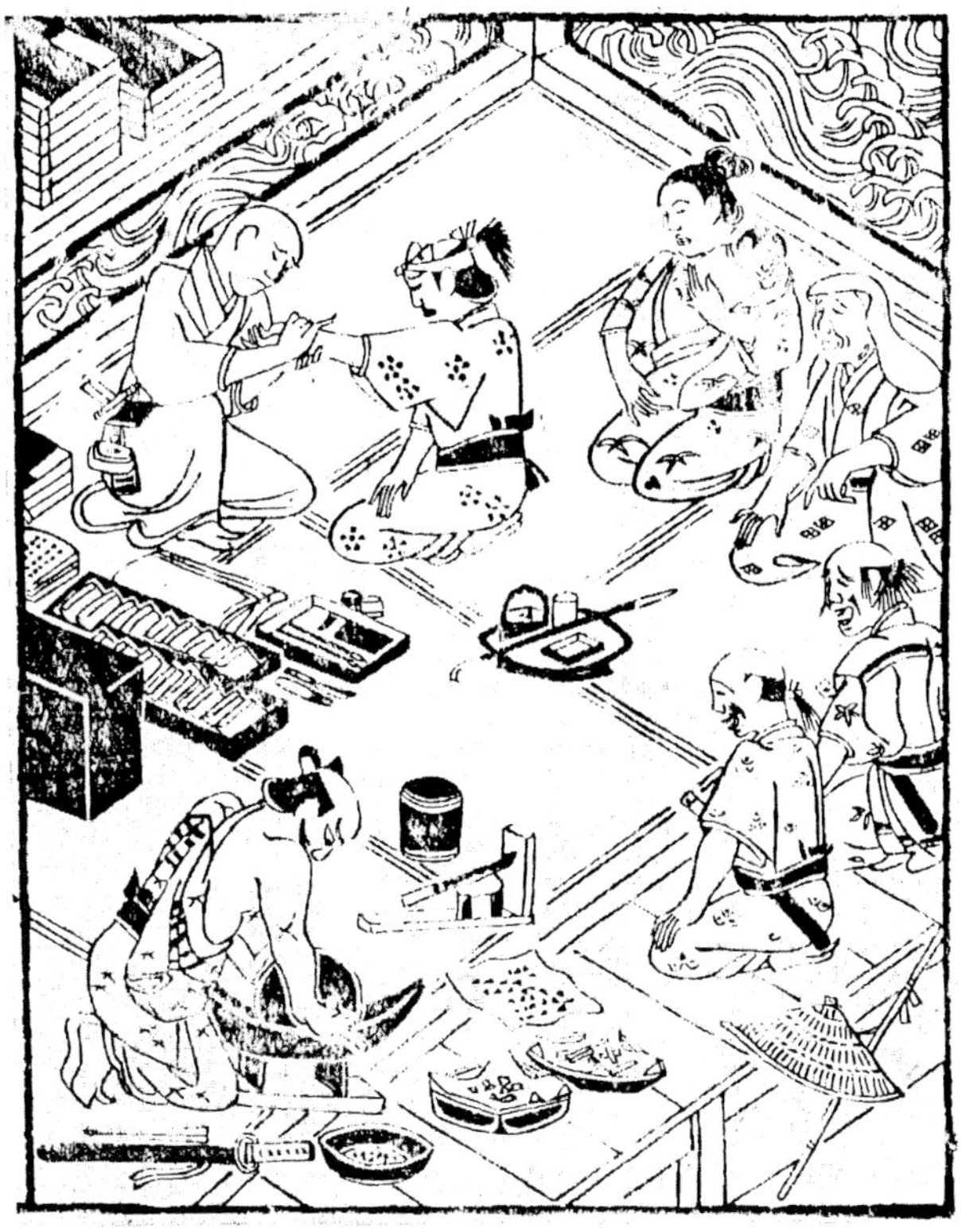

⑪　竹斎の診察風景。当時の診療の様子がわかる。竹斎は脈診。そばで生薬を薬研でひいている。子供つれの母親もいて患者は多いようだ。竹斎は坊主頭である。（竹斎狂哥物語、勉誠出版）

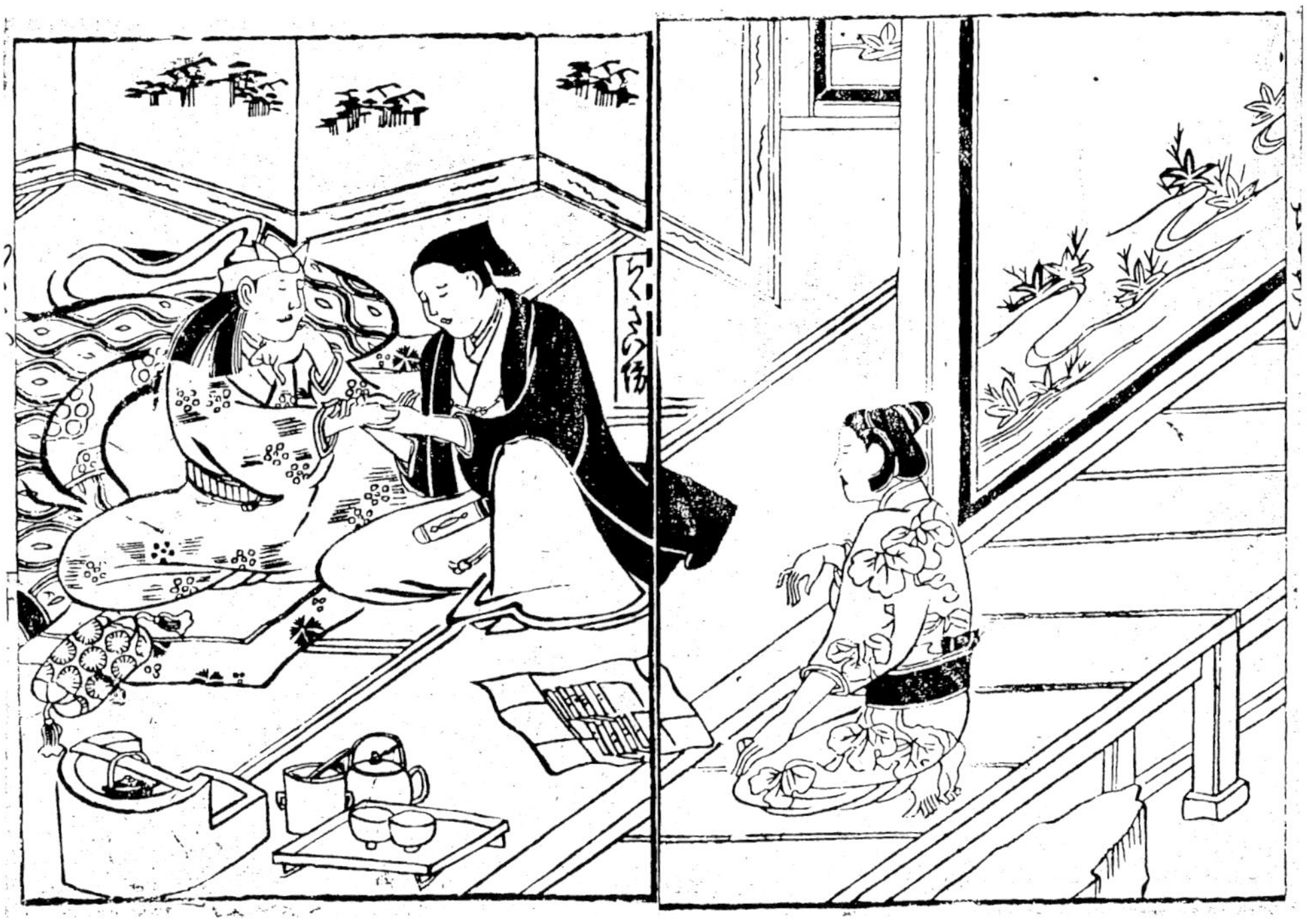

⑫　竹斎の診察。貴人の診察で竹斎は一応見なりはよく、腰に小刀をさしている。そばに薬袋がいくつも重なっている。（竹斎諸国物語、勉誠出版）

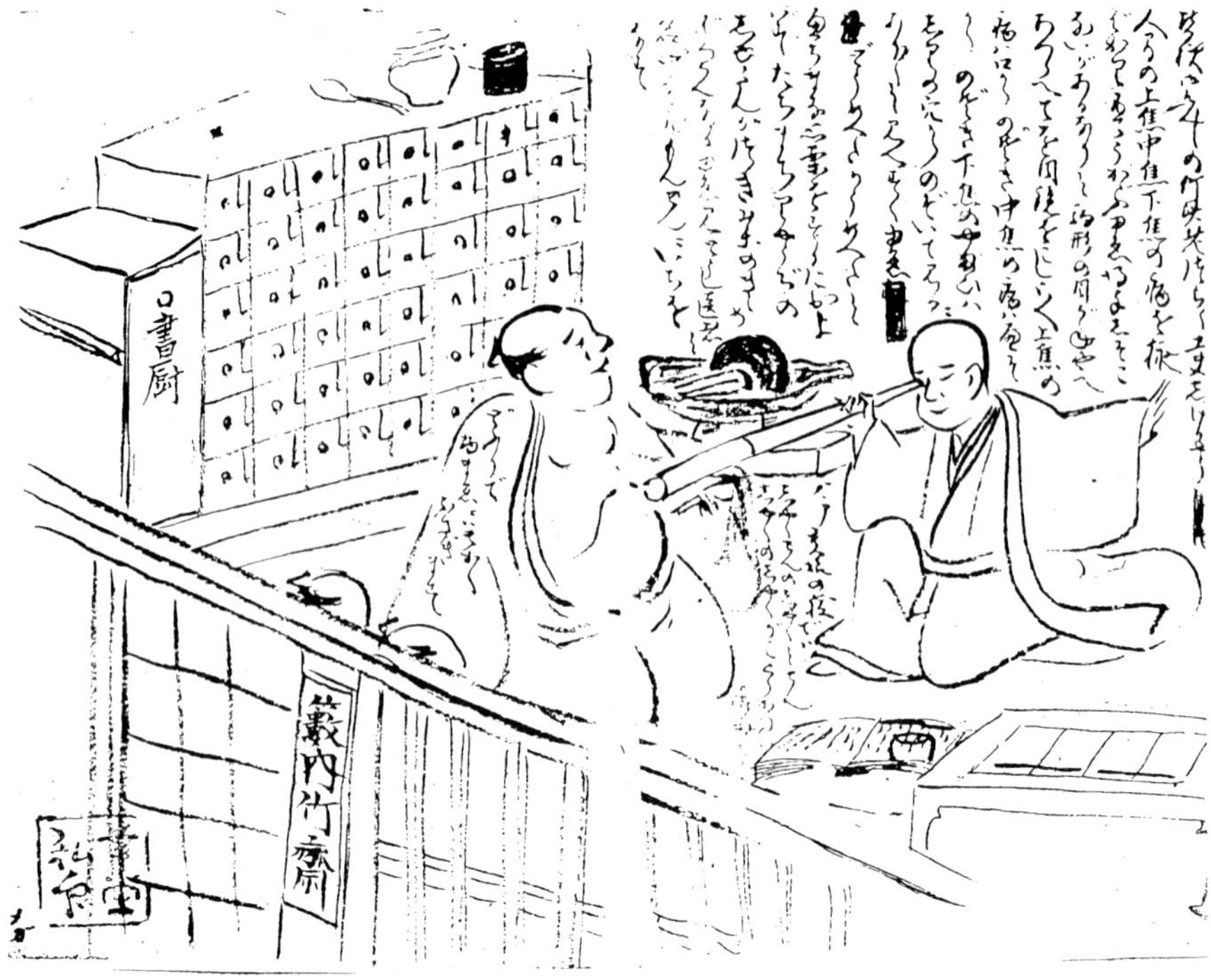

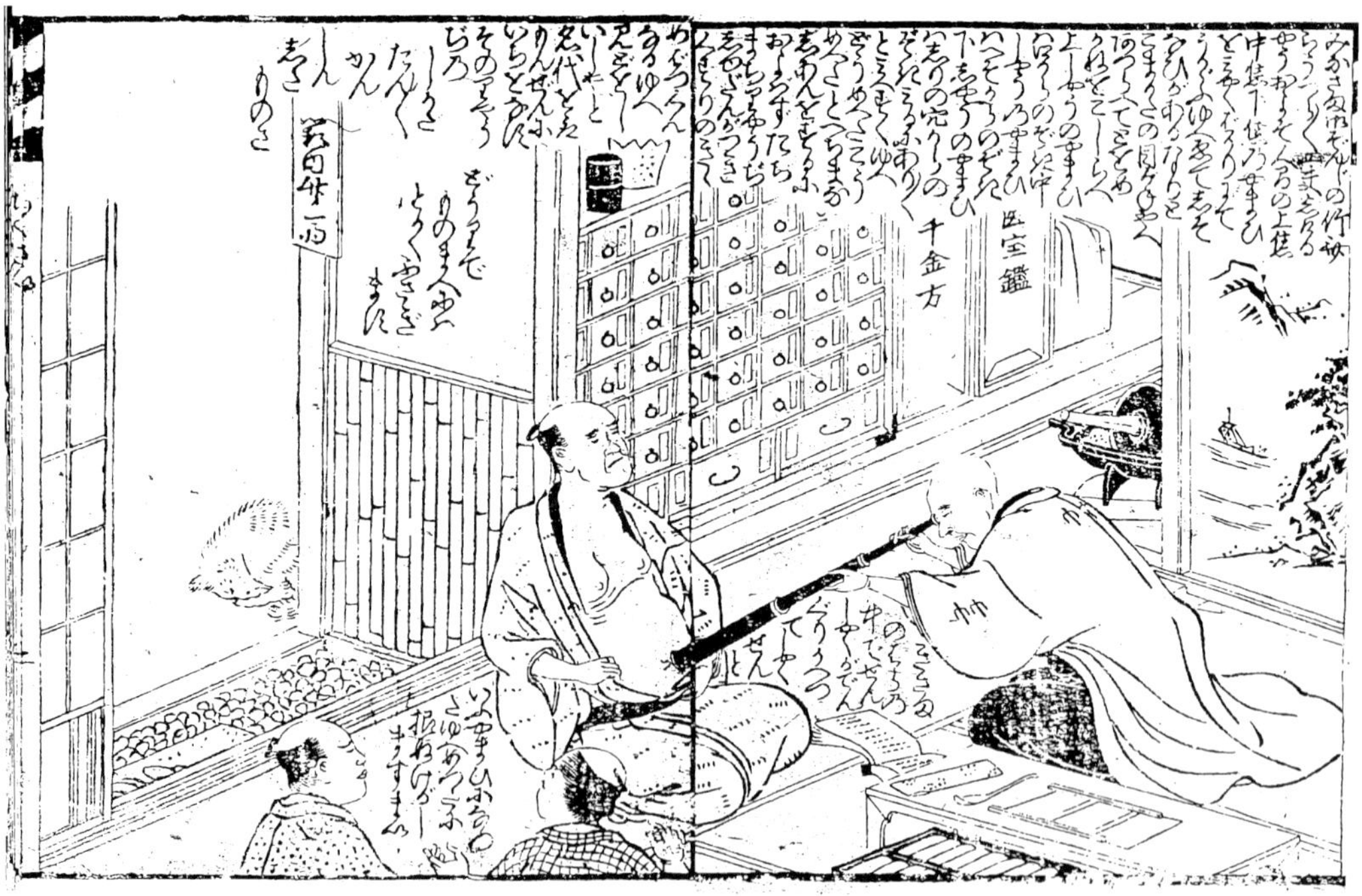

上：⑬（竹斎老宝山吹色、私蔵）　下：⑭（竹斎老宝山吹色、私蔵）

共に同じ場面で、⑬は毛筆画、⑭は版画になっている。遠めがねで診断しているが、遠めがねを使うのは江戸小咄にもある。「薮内竹斎」と標札があり、⑭では「東医宝鑑」「千金方」の名がみえる。

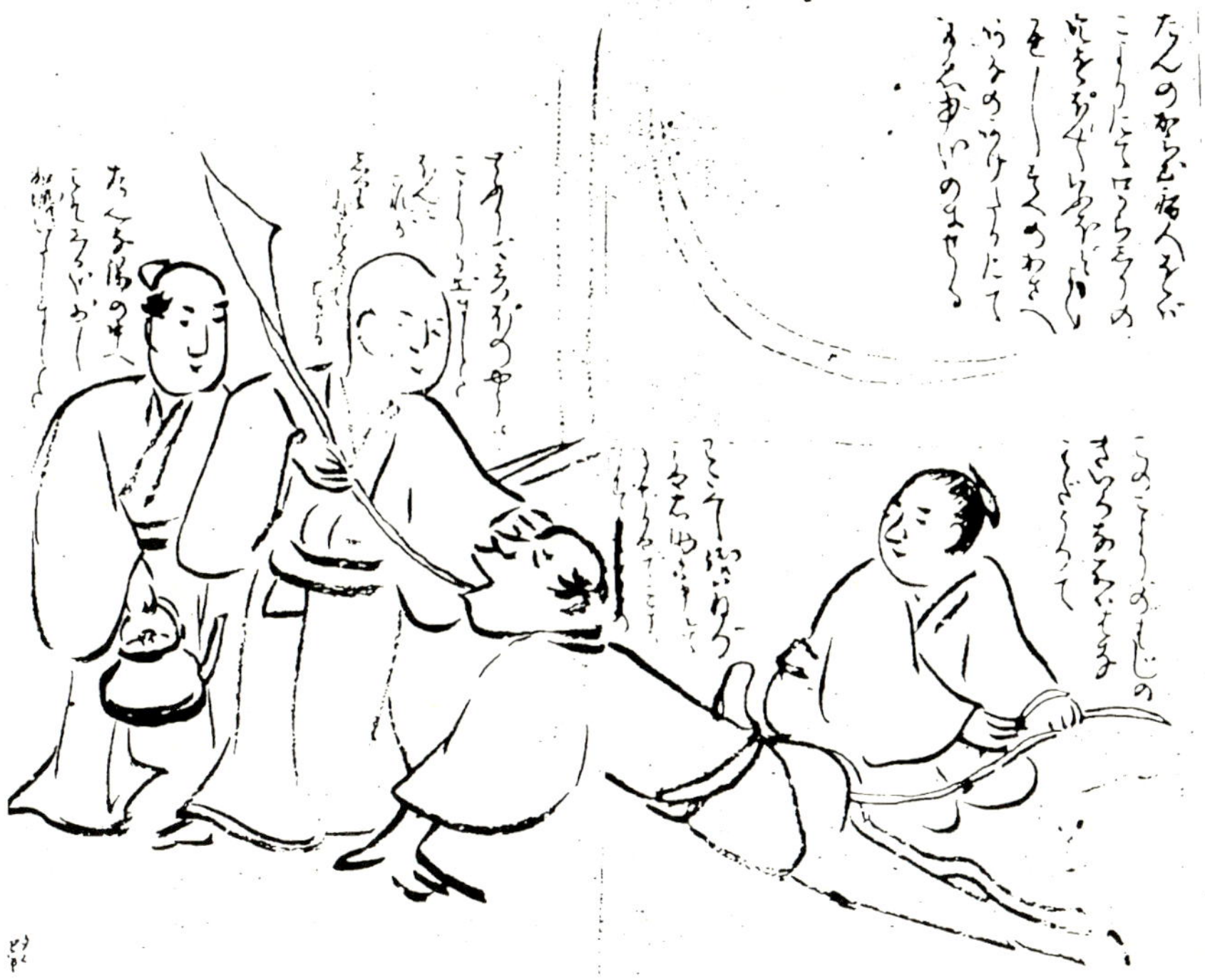

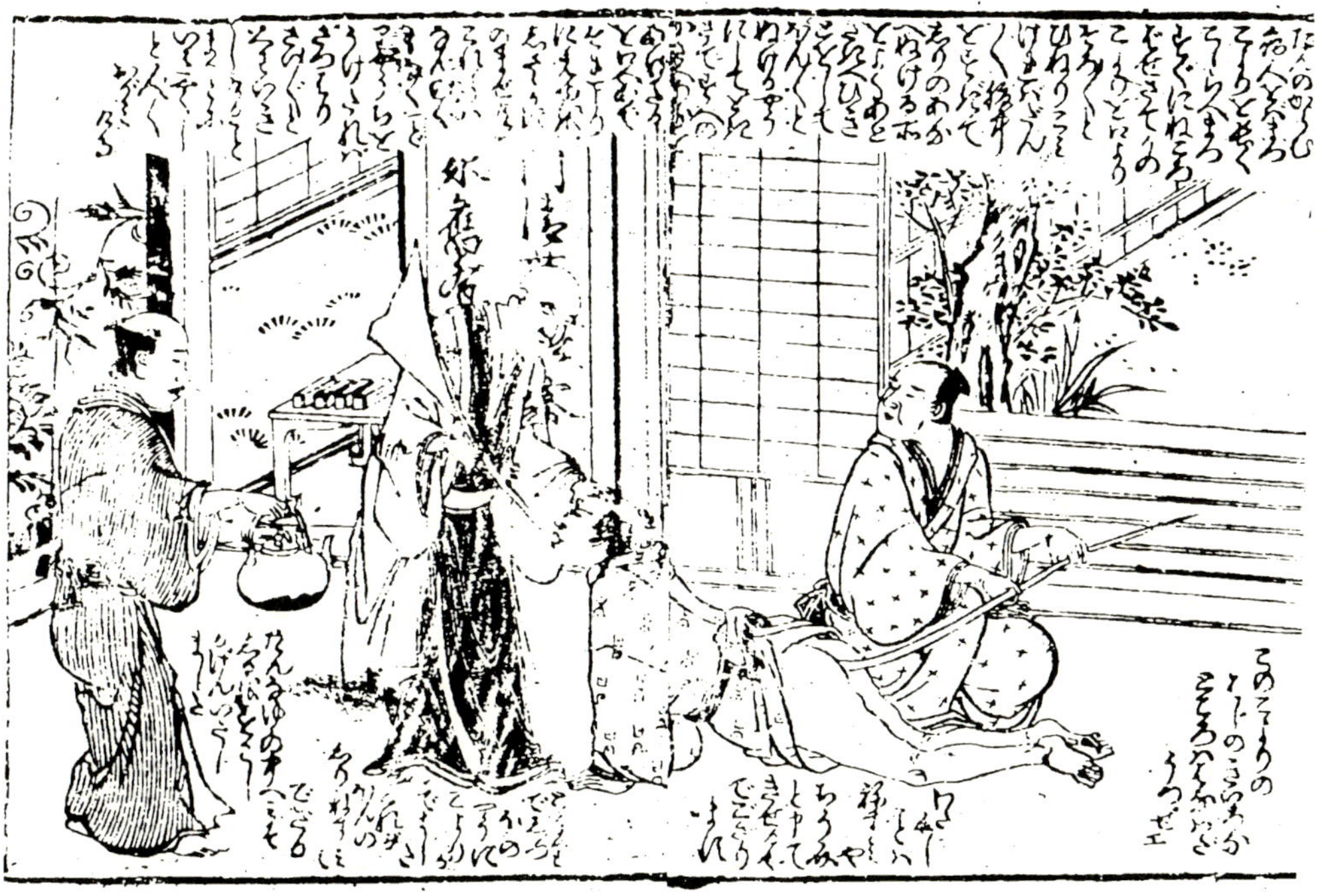

上：⑮（竹斎老宝山吹色、私蔵）　下：⑯（竹斎老宝山吹色、私蔵）

⑮、⑯ やはり毛筆画と版画。口から肛門まで管を通しそばに薬缶を持った男が立っている。洗滌でもするつもりなのだろうか。築地 善光作とあるがどのような人物か不明である。

『内経』の分類

吉元医院
吉元昭治

はじめに

『内経』（ここでは『素問』『霊枢』をいう。以下『内経』とあれば両者をいうこととする。しかし『黄帝内経』というと他に『黄帝内経太素』がある）を通覧していると、この文言は何処かにあったようだとか、また同じような言葉が出てきたなどと戸惑うことがおありの事はどなたも経験されているとおもう。どうも同じ思想、同じ一貫した主旨のもとで作られ編集されたものとはいえない。内容の分析から先人の業績で、戦国―秦―漢頃にわたって集積されたもので、同一時代、同一人物の著ではないことは明白になってきている。一種の論文集と思ってよいだろう。

昔からこのように混乱を招きかねない内容ならいっそのこと分解、整理、組立てなおしして、すっきりとしたものにしたらどうかと、誰しも思った。そこで本稿では先人のこのようなとりくみ方を紹介したい。

『内経の分類』

まず、『内経』の中から同じ文言、同じ趣意の言葉をいくつかひろってみよう。

△○上知天文、下知地理、中知人事、可以長久（素問　気交変大論）

○上知天文、下知地理、中知人事、可以長久…医道論篇（素問　著至教論）〔自然説、天地人の思想〕

△○上知和親、徳沢下流、子孫無憂、伝之後世（素問　六元紀大論）

○上以治民、下以治身、使百姓無病、上下和親、徳沢下流、子孫無憂、伝于後世（霊枢　師伝篇）〔儒教的見解〕

△○嗚呼遠哉、天之道也、如迎浮雲、若親深淵、視深淵尚可測、

迎浮雲莫如其極（素問　六微旨大論）
○鳴呼遠哉、閔閔乎若視深淵、視若迎浮雲、深淵尚可測、迎浮雲莫知極（素問　疎五過論）（黄帝の感嘆の独言《ひとりごと》）
その他、「祝由」「方士」「唾癰呪病」など呪術的字句、人生の年令的消長は『素問』にも『霊枢』にもある。「周而復始」「終而復始」「環周不休」「如環無端」「積伝為一周」など循環的な言葉、さらには「分肉之間」は『内経』の両者にわたって見られる。「分肉之間」は私見では鍼灸の実際には重要な目標であると考えている。あるいは又、「十干十二支」が出てきたりしている。

それなら『内経』を一回分解してその論（素問）、篇（霊枢）を組立てなおし、分類、整理しようという試みがあった。
○『黄帝内経太素』　唐、揚上善、十七部門に分けている（表1）
○『読素問鈔』　元、滑寿、十二部門（表1）
○『類経』　明、張介賓、十二部門（表1）
○『内経知要』　明、季中梓、八部門（表1）
しかしこのような分類でも比較してみると一定の基準がなく、『内経知要』の他は余りにも細分化しすぎて、返えってまとめて考えるのには向かないようである。論篇の次第とは無関係であるのが分る。もっと何かよい分類法はないかと考えるに至った。

我々が日常接している医学は正しくは「現代西洋医学」といえよう。それは大別して基礎（理論）医学と臨床（実際）医学に分けられる。この手法を借りて『内経』を料理できないかと考えた。つまり理論と実際である。後者は「鍼灸医学」として立派に独立している。『内経』からこの部分をぬき出すのは容易である。脈診、経脈、経穴、鍼刺、禁鍼、臓腑理論、等には分類できるが（『素問』熱論のように『傷寒論』と関係したり、『霊枢』邪客篇では「半夏湯」の名を見ているので『内経』は一概に鍼灸のみのものではないともいえる）。前者の理論面になると、中国古代思想から掘り出してこなくてはならない。この点の分類については現在作業中である。こうして『内経』を分解、整理すればもっと人々の理解がえられる「内経医学」になるであろう。

つづく表（表2）は『内経』を分解しようと試みた『太素』『読素問鈔』『類経』『内経知要』の部門別内容を列挙してある。

例えば『素問』陰陽応象大論を探して、これに相当した部門はどう分類されているか、この表から四つの書ではどうなっているかが分かる。編者がどう評価しているかが判明し、「内経医学」の研究に役立ってくれるものと思っている。『素問』『霊枢』の内容は単に鍼灸のみならず、湯液、外治療法、呪術、民間信仰的なもの、運気説までも混在し、次校正がなされた唐代までの時代時代につみ重ねた綜合的な医学書という見方もできる。

おわりに

『内経』のみではなく、何んでも初めから終りまで縦よみをするだけでなく、横よみして、自分の頭の中で整理化、分類化を洞察力を働かして考える事が有効な研究方法と考えている。

注

蔵象（蔵とは臟、臟腑が外に現わす現象、表現をいう）、病能（病気の病因と機序などをいう）、攝生（養生と同じ）、色診（望診の一つ、顔の色つや、五色等から診断する）、標本（標は外に現われた症状、副次的なもの。本とは病の原因、本質的なもの）、滙萃（その他といった意味）。会通（論篇中の重要部分をぬき書きして並べたもの。攝生、陰陽、経絡等に分けている）。

（表１）

	太　素	読素問鈔	類　経	内経知要
1	攝　生	臟　象	攝　生	道　生
2	陰　陽	経　絡	陰　陽	陰　陽
3	人　合	脈　候	蔵　象	色　診
4	経　脈	病　能	脈　色	脈　診
5	輸　穴	攝　生	経　絡	蔵　象
6	榮衛気	論　治	標　本	経　絡
7	身　度	色　診	気　味	治　則
8	診　候	鍼　刺	論　治	病　能
9	設　方	陰　陽	疫　病	
10	九　鍼	標　本	鍼　刺	
11	補　瀉	運　気	運　気	
12	傷　寒	滙　萃	会　通	
13	寒　熱			
14	邪　論			
15	風			
16	気　論			
17	雜　病			
	唐：揚上善	元：滑寿	明：張介賓	明：季中梓

参考文献

- 黄帝内経太素、揚上善、台湾文光図書有限公司、一九八八年九月
- 読素問鈔（医学全書）、滑寿、中国中医薬出版、二〇〇六年十一月
- 類経、張介賓、人民衛生出版、一八八〇年四月
- 内経知要、季中梓、人民衛生出版、二〇〇七年七月
- 口語訳 内経知要、玉岡秀治訳、自然社、一九七三年十月（四版）

（『漢方の臨床』61巻7号（平成26年7月））

（表2）

黄帝内経太素　（註：論＝素問、篇＝霊枢、甲＝甲乙経）

巻1　（佚）
巻2　攝生
　順養：師伝篇、九鍼篇、宣明五気論、四時調神大論、（甲）6巻－2、（甲）1巻－2
　六気：決気篇、（甲）1巻－12
　九気：挙痛論、（甲）1巻－1
　調食：五味篇、蔵気法時論、九鍼論、宣明五気論
　寿限：天年篇、上古天眞論、（甲）6巻－12
巻3　陰陽：陰陽応象大論、（甲）6巻－7
　調陰陽：生気通天論
　陰陽雑説：金匱眞言論、陰陽別論、痺論
巻4　（佚）
巻5　人合：邪客篇
　陰陽合：陰陽繋月篇、陰陽離合論、根結篇、（甲）2巻－5
　四海合：海論篇、（甲）1巻－8、経水篇、（甲）1巻－7
巻6　蔵府：本神、（甲）1巻－1
　五蔵命分：本蔵篇、（甲）1巻－5
　蔵府応候：本蔵篇、（甲）1巻－5
　蔵府気液：脈度篇、宣明五気論、陰陽別論、玉機眞蔵論、太陰陽明論、（甲）1巻－4、（甲）7巻－1、（甲）9巻－6
巻7　（佚）
巻8　経脈（一）、経脈篇、（甲）3巻－10、2巻－1
　経脈病解：脈解論
　陽明脈解：陽明脈解論、（甲）7巻－2
巻9　経脈（二）
　経脈正別：経別篇、（甲）2巻－1
　脈術同異：邪客篇、動腧篇、（甲）3巻－24、25、26、2巻－1
　経絡別異：経脈篇、（甲）2巻－1
　十五絡脈：経脈篇、（甲）2巻－1
　経脈皮部：皮部論、経絡論、（甲）2巻－1
巻10　経脈（三）
　督脈：骨空論、（甲）奇経八脈篇、2巻－2
　帯脈：経別篇、痿論、（甲）2巻－1、10巻－4
　陰陽喬脈：脈度篇、寒熱病篇、繆刺論、（甲）2巻－2、12巻－4、5巻－3
　任脈：五音五味篇、（甲）巻2－2、巻1－16
　衝脈：逆順肥瘦篇、挙痛論、（甲）巻2－2
　陰陽維脈：刺腰痛篇、（甲）巻9－8
　経脈標本：衛気篇、（甲）巻2－4
　経脈根始：根結篇、（甲）巻2－5
巻11　輸穴：本輸篇、（甲）巻3－24～25、（甲）巻1－3

本輸：本輸篇、(甲) 3巻－24、35、(甲) 1巻－3
変輸：一日分為四時篇、水熱穴論、(甲) 1巻－2、(甲) 5巻－1
府病合輸：邪気蔵府病形篇、(甲) 4巻－2、9巻－7、－8、－9、5巻－1
気穴：気穴論、水熱穴論、骨腧篇、血気形志篇、(甲) 8巻－5、3巻－1
気府：気府論、(甲) 3巻－1～22
骨空：骨空論、(甲) 巻2－2
巻12　榮衛気：營気論、榮衛生会篇、(甲)1巻－11
榮衛気行：邪客篇、陰陽清浊篇、五乱篇、(甲) 巻12－3、(甲) 6巻－4
營五十周：五十榮篇、順気一日分為四時篇、(甲) 1巻－9
衛五十周：衛気行篇
巻13　身度
経筋：経筋篇、(甲) 2巻－6
骨度：骨度篇、(甲) 2巻－7
腸度：腸胃篇、平人絶穀篇
脈度：脈度篇、(甲) 2巻－3
巻14　診候（一)、三部九候論、(甲) 4巻－3
四時脈形：玉機眞蔵論、(甲) 4巻－1
眞蔵脈形：玉機眞蔵論、(甲) 8巻－1
四時脈診：玉機眞蔵論、脈要精微論、宣明五気篇論、(甲) 4巻－1、6巻－8、4巻－1
人迎脈口診：禁服篇、五色篇、根結篇、五蔵別論、終始篇、六節蔵象論、病能論、論疾診尺篇、(甲) 4巻－1、2巻－1、5巻－5、11巻－8、6
巻15　診候（二)
色脈診：精変気論、玉版論要論、五気生成論、(甲) 6巻－9、4巻－1
色脈尺診：邪気蔵府病形篇、(甲) 4巻－2
尺診：論疾診尺篇、(甲) 4巻－2
尺寸診：平人気象論、(甲) 4巻－1
五蔵脈診：宣明五気篇論、平人気象論、脈要精微論、邪気蔵府病形篇、大奇論、(甲) 4巻－1、－2、巻10－8
巻16　(佚)
巻17　(佚)
巻18　(佚)
巻19　設方
知古今：湯液醪醴論
知要道：外揣篇、(甲) 5巻－7
知方地：異法方宜論、(甲) 巻6－2、(医心方：巻1－1)
知形志所宜：血気形志篇、九鍼論篇、五音五味篇、(甲) 6巻－2
知祝由：移精変気論
知鍼石：宝命全形論、刺禁論、鍼解論、病能論、(甲) 5巻－4、－5、11巻－9
知湯薬：湯液醪醴論
知官能：官能篇、(甲) 5巻－4
巻20　(佚)

巻21　(佚)
巻22　九鍼（二）
刺法：邪客篇、逆順肥痩篇、根結篇
九鍼所生：官鍼篇、(甲) 5巻－2
三刺：官鍼篇、終始篇、(甲) 5巻－2、－5
三変刺：寿夭剛柔篇、(甲) 10巻－1
五刺：官鍼篇、(甲) 5巻－2
五蔵刺：五邪篇、(甲) 巻9－3～8
五節刺：刺節眞邪篇、(甲) 9巻－3、12巻－5、巻9－12、巻7－1、巻10－2
五邪刺：刺節眞邪篇
十二刺：(亡)
巻23　九鍼（三）
量繆刺：繆刺論、(甲) 5巻－3
量気刺：行鍼篇、(甲) 1巻－16
量順刺：順逆篇、(甲) 5巻－1、(医心方) 1巻
疽癰逆順刺：玉版篇、(甲) 11巻－9
量絡刺：血絡論篇、(甲) 1巻－14
雜刺：四時気篇、長刺節論、(甲) 5巻－1、11巻－4、7巻－5、10巻－1、9巻－8、5、9、10巻－2
巻24　補瀉
大忌：八正神明論、「太素」知官能、(甲) 5巻－1
本神論：八正神明論、(甲) 5巻－4
眞邪補瀉：離合眞邪論、(甲) 10巻－2
虚実補瀉：調経論、(甲) 6巻－3
虚実所生：調経論、(甲) 6巻－3
巻25　傷寒
熱病決：熱論、(甲) 7巻－1
熱病説：評熱病論、熱病篇、(甲) 7巻－1、11巻－7、5巻－23
五蔵熱病：刺熱論、(甲) 7巻－1
五蔵痿：痿論、(甲) 10巻－4
瘧解：瘧論、蔵露篇、(甲) 7巻－5
三瘧：瘧論、(甲) 7巻－5
十二瘧：刺瘧論、(甲) 7巻－5
巻26　寒熱
寒熱厥：厥論、(甲) 7巻－3
経脈厥：厥論、大奇論、(甲) 7巻－3、4巻－1 (本書、五蔵脈診)
寒熱相移：気厥論、大奇論、(甲) 1巻－10、4巻－1
厥頭病：厥病篇、雜病篇、(甲) 9巻－1、7巻3－1
厥心病：厥病篇、雜病篇、熱病篇、(甲) 巻9－2
寒熱雜説：寒熱病篇、刺熱論、(甲) 8巻－1、10巻－1、2、7、12巻－2、－7、－6、－4、7巻－3、1、5巻－4、11巻－9

癰疽：癰疽篇、腹中論、脈要精微論、(甲) 11巻－9
虫癰：上隔篇、(甲) 11巻－8
寒熱瘰癧：寒熱篇、(甲) 8巻－1
灸寒熱法：骨空論、(甲) 8巻－1
巻27　邪論
七邪：大惑論篇、(甲) 12巻－4、1、3
十二邪：口問篇、(甲) 12巻－1
邪客：挙痛論、(甲) 巻1－15
邪中：邪気蔵府病形篇、(甲) 4巻－2
邪伝：百病始生篇、宣明五気論、(甲) 8巻－2
巻28　風
諸風数類：風論、(甲) 巻10－2
諸風状論：風論、(甲) 巻10－2
諸風雑論：風論、(甲) 6巻－3
九宮八風：九宮八風篇
三虚三実：歳露篇、(甲) 6巻－1
八正風候：歳露篇、(甲) 6巻－1
痺論：痺論、周痺篇、逆調論、厥病篇、(甲) 10巻－1、12巻－3
巻29　気論：刺節眞邪篇、五邪刺篇、(甲) 11巻－9
津液：五癃津液篇、(甲) 1巻－13
水論：解精微論、(甲) 12巻－1
脹論：脹論篇、水脹篇、腹中論、(甲) 8巻－3、－4
風水論：評熱病論、奇病論、(甲) 巻8－5
欬論：欬論、(甲) 9巻－3
巻30　雑病：奇病論
重身病：奇病論、(甲) 12巻－10
温暑病：熱論、水熱穴論、(甲) 9巻－31、7巻－1
四時之変：論疾診尺篇、陰陽応象大論、(甲) 巻11－5
息積病：奇病論、(甲) 8巻－2
伏梁病：腹中論、奇病論、(甲) 8巻－2
熱痛：腹中論、(甲) 7巻－1
脾癉消渇：奇病論、(甲) 11巻－6
胆癉：奇病論、(甲) 9巻－5
頭歯痛：奇病論、雑病篇、(甲) 巻9－1、巻12－6
頷痛：雑病篇、(甲) 9巻－1
項痛：雑病篇、(甲) 9巻－1
喉痺嗌乾：熱病篇、雑病篇、(甲) 9巻－2、12巻－1
目痛：熱病篇、癲狂篇、(甲) 12巻－4
耳聾：厥病篇、雑病篇、(甲) 12巻－5
衄血：雑病篇、(甲) 12巻－7
喜怒：雑病篇、(甲) 9巻－5

瘆筋：奇病論、(甲) 4巻－2
血枯：腹中論、(甲) 11巻－7
熱煩：逆調論、(甲) 7巻－1
身寒：逆調論、(甲) 10巻－1
肉爍：逆調論、(甲) 7巻－1
臥息喘逆：病能論、逆調論、(甲) 12巻－2
少気：癲狂篇、(甲) 11巻－7
気逆満：雑病篇、熱病篇、(甲) 9巻－4
瘯噦：雑病篇、(甲) 12巻－1
腰痛：刺腰痛篇、(甲) 9巻－8
髀疾：厥病篇、(甲) 10巻－1
膝痛：雑病篇、(甲) 10巻－1
痿厥：雑病篇、(甲) 10巻－4
瘽洩：熱病篇、厥病篇、(甲) 7巻－4、11巻－5
如虫如蛆病：熱病篇、(甲) 8巻－1
癲疾：奇病論、癲狂篇、(甲) 11巻－2
驚狂：癲狂篇、(甲) 1巻－2
厥逆：癲狂篇、(甲) 7巻－3、9巻－10
厥死：奇病論、(甲) 9巻－11
陽厥：病能論、(甲) 11巻－2
風逆：癲狂篇、(甲) 10巻－2
風痓：熱病篇、(甲) 7巻－4
酒風：病能論、(甲) 10巻－2
経解：病能論
身度：通評虚実論、(甲) 7巻－1
経絡虚実：通評虚実論、(甲) 7巻－1
禁極虚：(甲) 7巻－1
順時：通評虚実論、(甲) 7巻－1、11巻－9
刺瘧節度：刺瘧篇論、雑病篇、(甲) 7巻－5 （本書、十二瘧篇）
刺腹満数：雑病篇、通評虚実論、(甲) 9巻－9、7
刺霍乱数：通評虚実論、(甲) 11巻－4
刺癇驚数：通評虚実論、(甲) 12巻－11
刺腋癰数：通評虚実論、(甲) 11巻－9
病解：通評虚実論、(甲) 11巻－6、12巻－5
久逆生病：通評虚実論、(甲) 11巻－2
六府生病：通評虚実論、(甲) 11巻－2
腸胃生病：通評虚実論、(甲) 12巻－5
経輸所療：通評虚実論、(甲) 11巻－9

讀素問鈔

1）蔵象
六節蔵象論
金匱眞言論
陰陽応象大論
霊蘭秘典論
五蔵別論
宣明五蔵別論
三部九候論
2）経度
血気形志論
陰陽離合論
皮部論
骨空論
3）脈候
脈要精微論
玉機眞蔵論
平人気象論
経脈別論
至眞要大論
陰陽別論
六節気象論
4）病能
至眞要大論
風論
痺論
痿論
厥論
評熱論
熱論
瘧論
咳論
生気通天論
脈要精微論
玉機眞蔵論
五蔵生成論
陽明脈解篇
経脈別論
皮部論
逆調論
病能論
水熱穴論
平人気象論
逆調論
通評虚実論
奇病論
5）攝生
上古天眞論
四気調神論
生気通天論
陰陽応象大論
6）論治
異法方宜論
湯液醪醴論
蔵気法時論
血気形志論
玉機眞蔵論
腹中論
五常政大論
六元正紀論
至眞要大論
四気調神論
五蔵別論
7）色診
移精変気論
脈要精微論
五蔵生成論
玉版要論
経絡論
挙痛論
陰陽応象大論
脈要経終論
玉機眞蔵論
8）鍼刺
陰陽応象大論
八正神明論
宝命全形論
離合眞邪論
鍼解論
三部九候論
血気形志論

通評虚実論
診要経終論
刺禁論
調経論
9）陰陽
陰陽応象大論
生気通天論
金匱眞言論
10）標本
標本病伝論
至眞要大論
11）運気
六節蔵象論
六元紀大論
五運行大論
至眞要大論
六微旨大論
六元正紀大論
至眞要大論
五運行大論

12）滙萃
上古天眞論
六節蔵象論
生気通天論
五常政大論
三部九候論
挙痛論
疎五過論
徴四失論
金匱眞言論
宣明五気論
蔵気法時論
五蔵生成論
陰陽応象大論
太陰陽明論
玉機眞蔵論
方盛衰論
宝命全形論
脈要精微論

（註：論＝素問、篇＝霊枢）

類 経

1）攝生類
上古天眞論
四気調神論
2）陰陽類
陰陽応象大論
金匱眞言論
3）蔵象類
霊蘭秘典論
六節蔵象論
本輸篇
金匱眞言論
陰陽応象大論
五運行大論
太陰陽明論
五蔵生成論
本神篇
五蔵別論

内経知要

1）道生
上古天眞論
四気調神大論
陰陽応象大論
刺法論
2）陰陽
陰陽応象大論
金匱眞言論
生気通天論
五常政大論
3）色診
脈要精微論
五色篇
五蔵生成論
4）脈診
脈要精微論
平人気象論

経脈別論
上古天眞論
天年篇
寿夭剛柔篇
邪客篇
五音五味篇
衛気失常篇
陰陽清浊篇
邪気蔵府病形篇
論勇篇
論痛篇
五蔵別論
玉機眞蔵論
決気篇
脾胃篇
平人絶穀篇
本蔵篇
師伝篇
通天篇
二十五人篇
五音五味篇

4）脈色類
脈要精微論
平人気象論
根結篇
三部九候論
方盛衰論
玉機眞蔵論
平人気象論
経脈別論
邪気蔵府病形篇
論疾脈尺篇
陰陽別論
大奇論
五閲五使篇
五色篇
経絡論
五蔵生成篇

5）経絡類
経脈篇
経筋篇
根結篇
三部九候論
方盛衰論
玉機眞蔵論
大奇論
徴四失論

5）蔵象
霊蘭秘典論
六節蔵象論
本輸篇
金匱眞言論
陰陽応象大論
本神篇
経脈別篇
五運行大論
決気篇

6）経絡
経脈篇
骨空論
脈度篇

7）治則
陰陽応象大論
至眞要大論
五常政大論
六元紀大論

8）病能
至眞要大論
生気通天論
陰陽別論
経脈篇
通評虚実論
調経論
玉機眞蔵論
挙痛論
風論
評熱病論
厥論
刺熱論
熱論
瘧論
欬論

脈度篇
気穴篇
気府論
本輸篇
形志篇
衛気篇
動輸篇
九鍼十二原篇
骨空論
血気形志篇
五蔵生成篇
榮衛生会篇
榮気篇
榮気行篇
五十榮篇
陰陽離合論
根結篇
皮部論
海論
経水篇
陰陽繫日月篇
九鍼篇
6）標本類
至眞要大論
標本病伝論
7）気味類
六節蔵象論
五味篇
五味論
8）論治類
陰陽応象大論
師伝篇
至眞要大論
五常政大論
至眞要大論
陰陽応象大論
異法方宜論
血気形志篇
五常政大論
六元正紀大論
玉版論要篇
経脈別論
腹中論
脹論
水脹篇
平人気象論
挙痛論
痺痺論
痿痿論
大惑論
方盛衰論
淫邪発夢篇
癰疽篇
寒熱病篇
玉版篇
標本病伝論
経脈篇
陰陽類論
診要経終論
湯液醪醴論
移精変気論
疎五過論
遺篇刺法論
9）疾病類
至眞要大論
百病始生論
邪気蔵府病形篇
刺節眞邪篇
生気通天論
陰陽別論
陰陽類論
著至教論
病徒客論
経脈篇
陰陽脈解篇
太陰陽明論
五蔵生成篇
邪客篇
通評虚実論
蔵気法時論
調経論

刺志論
玉機眞蔵論
順気一日分為四時篇
宣明五気篇
挙痛論
金匱眞言論
評熱病論
奇病論
病能論
賊風篇
厥論
奇病論
病能論
腹中論
熱論篇
評熱病論
刺熱篇
腹中論
気厥論
通評虚実論
瘧論
歳露篇
刺瘧篇
欬論
経脈別論
栄衛生会篇
脹論
水脹論
五癃津液別篇
平人気象論
通評虚実論
痺論
周痺篇
経筋篇
四時刺逆従論
五変論
脈要精微論
口問篇
解精微論
大惑論
方盛衰論
玉版篇
寒熱篇
厥病篇
病伝篇
標本病伝論
陰陽類論
診要経終論

10）鍼刺類

九鍼十二原篇
九鍼論
鍼解篇
官鍼篇
小鍼解篇
宝命全形論
終始篇
診要経終論
四時刺逆従論
逆順肥痩篇
血絡論
行鍼篇
邪客篇
邪気蔵府病形篇
五邪篇
衛気失常篇
官能篇
外揣篇
八正神明論
離合眞邪論
四時気篇
終始篇
順気一日分為四時篇
四時気篇
水熱穴論
寒熱病篇
五乱篇
終始篇
禁服篇
繆刺論
寿夭剛柔篇
刺節眞邪篇
長刺節論

四時気篇
熱病篇
通評虚実論
水熱穴論
四時気篇
骨空論
厥病篇
雑病篇
終始篇
優恚無言篇
気穴論
上膈篇
本輸篇
根結篇
逆順篇
五禁篇
刺要論
刺禁論
11) 運気類
六節蔵象論
五運行大論
至眞要大論
六微旨大論
六元正紀大論
気交変大論
五常政大論
歳露論
遺篇刺法論
遺篇本病論
刺法論
本病論
刺法論
12) 会通類
攝生
陰陽五行
蔵象
脈色
経絡
標本
気味
論治
鍼灸
運気
胸脇腰背病
皮毛筋骨病
四肢病
陰病
風証
寒熱病
傷寒
喘咳嘔噦
腫脹
諸病
奇恒
疾病上
陰陽病
経絡蔵府病
時気病
虚実病
気血津液病
情忘病
頭項病
七竅病
積聚癥瘕
癲狂惊癇
消隔
胎孕
厥痒痿証
汗証
臥証
瘧証
腸澼泄瀉
癰腫
雑病
死証

『黄庭経』（１）

吉元医院
吉元昭治

はじめに

『黄帝内経』経とよみが似ている『黄庭経』という一群がある。さらにこれには『内景』の他に『外景』『中景』経というのがあるというややこしさがある。この経典は『道蔵』の中に収められているが、道教の流派の一つである上清派の主要な経典である。さらに『太平経』と共に、医家と道家の両者に係わるもので、「道教医学」を理解するうえに欠くことができないものである。

今回、『黄庭経』の概略を述べるが、左記の要領で論述したい。

○第一章　『日本医史学会』において過去二回にわたり発表しているのでその抄録を掲げておく。『黄庭経』の概念をうるのに捷径だと思うからである。

（一）第八十八回総会（一九八七年）『黄庭経と身神』

（二）第一〇九回総会（二〇〇八年）『黄庭経』

○第二章　『黄庭経医疏』周楣声注、安徽省科枝出版・一九九一年、韓国ソウル一水社・一九九二年（内容は同じ）。この書の巻初の「概説」は、巫のルーツから医と道の関係について詳細な解説がなされ、今更新しく書き加える必要もないほどよくできているので、そのまま自己流ではあるが訳してみた（というのは間違いがある可能性もある）。「医道同源」「巫医同源」という言葉がよくしみている。

○第三章　『道蔵』の中の『黄庭経』を紹介する。なお道教医学の身体観、解剖観についてふれ、これと係わる『内経図』も併記しておく。

第一章　『日本医史学会』発表抄録

（一）黄庭経と身神

道教医学の特徴として、身神の考えがある。五臟六腑を初めと

してあらゆる体の部分に、地上の宮殿を模した中に神が宿り、それぞれ異なった服装をして、職能をもっているというのである。道教医学の解剖学、あるいは生理学、病理学ともいえよう。修道の士は存思内観により、目的とする部位の神の名を念じ、その存在を自覚し、交流して、身体の調和をはかり、病邪の侵入を防ぎ、病気を治し、もって道教の目的とする不老長生をはかろうとするもので、現在の気功療法ともむすびつけられるものである。

このような内容をもったものに、『黄庭経』類がある。『黄庭経』の註本には唐の梁丘子と唐末宋初の務成子がある。『道蔵』中に、1太上黄庭内景玉経、2太上黄庭外景玉経、3黄庭内景玉経註、4黄庭内外玉経解、5黄庭内景五臓六腑補瀉図（胡愔撰）があり、『修真十書』にも、6黄庭内景玉経註、7黄庭外景玉経註（いずれも梁丘子註）がある。『道蔵輯要』には、8太上黄庭内景玉経、9黄庭内景経、10黄庭外景経、11太上黄庭内景玉経、12太上黄庭中景経をみる。『雲笈七籤』には、13『上清黄庭内景経』、14『太上黄庭外景経』（いずれも務成子註）、15『黄庭遁甲縁身経』があり、さらに『道蔵精華』に16太上黄庭内景玉経、17黄庭内景玉経註、18太上黄庭外景経、19黄庭内景経、20黄庭外景経などがみられる。これらの教典はその内容が同一（細部には異る処もあるが）のものと、異っているものとがあり、大別して、「内景経」系と「外景経」系とがある。このうち、「内景経」系は、1、3、6、8、9、11、13、15、16、19等であるが、9、15は章の区分をもたず、18は章の名称が他と違っている。「外景経」系は、2、7、10、14、17、20等であるが、7の内容は他と異っている。4、12は別系統のもので、5は、『医方類聚』の「五臓六腑図」と同じである。似たものに『道蔵』中に『上清黄庭五臓六腑真人玉軸経』がある。

ところで、この『黄庭経』は、魏晋時代の上清派の教典でもあり、二八八年、魏夫人（魏華存）が神より授かったものとされ、『魏夫人内伝』が今日のこされている。葛洪の後にあたり、彼女は老荘思想にしたしみ、胡麻散や茯苓丸を常用し、呼吸法の修練をつみ、ついに登仙した。南嶽魏夫人ともいわれる。一種の巫ではなかったかといわれている。

「内景経」と「外景経」の先後関係は、王明氏は、前者を先きとするが、最近の研究では後者を先きとする説もある。それは、「内景経」の方が内容が豊富で、整い、全体が七言句で統一されているからといわれ、また世伝の王羲之の書とされる『黄庭経』もあるが、その内容は必ずしも同一ではない。

身神については、『素問』・『霊枢』にはなく、「霊蘭秘典論」に「心者君子之官、肺者相伝之官」とあり、「調経論」に、「心臓神、肺臓気……」とあるぐらいで、『類経』にも「陽之霊曰神、陰之霊曰鬼、…在天地則有天地之鬼神、在人物則有人物之鬼神」の記載があるが、明確な身神の考えには到っていない。

葛洪の『抱朴子』は、『黄庭経』より先行するが、道教が他教

と対抗するため、理論的武装が必要とされたときうまれたのである。その「地真篇」に、「一有姓字服色、男長九分、女長六分、或在臍下二寸四分下丹田、或在心下絳宮金闕中丹田也。或在人両眉却行一寸為明堂、二寸為洞房、三寸為上丹田也、此乃是道家所重、世世歃血、口伝其姓命也」とあり、『黄庭経』と説く処は同じものもある。

しかし、身神について、古くのべているのは、『太平経』であろう。そこには、「五蔵神能報二十四時気、五行神且来救助之。万疾愈」「肝神去、出遊不時還、目無明也。心神去不在、其唇青白也。肺神不在、其鼻不通也。腎神去、其耳聾也。脾神去不在、令人口不知甘也。頭神去不在、令人胸冥也。腹神去不在、令人腹中央甚不調、無所能化也。四肢神去、令人不能自移也」「天地或使神持負薬而告、子之得而服之、後世不知窮也」「四時五行之気来入人腹中、為人五蔵精、……此四時五行精神、入為五蔵神」「青帝出遊、肝気為其無病、肝神精出見東方之類、赤神来遊、心為無病、心神出見、候迎赤衣玉女来、賜人奇方、是大効也」「其神吏思之可愈百病」「神長二尺五寸、随五行五蔵服飾」などとしるされている。存思内観により神を念じれば、神または神の使いは天より降下し、時には薬をおったりして、体内に入ることもあり、こうして諸病を愈すのであるという。五行説とも関係がふかく、五蔵神という身神観が確立されている。

このなかには、身神の名称、その姿、衣装、字、部位、職能までがうたわれ（第七、八章）、頭部九宮（泥丸宮など）さらに三部八景、三丹田守一法、二十四神説という複雑なものにと進んでゆく。

（二）黄庭経

道教経典のなかに「黄庭」の名がつく一群がある。『黄庭経』についてはは、すでに第八十八回総会で発表しているが今回はこれに補足追加しておきたい。「黄庭」の名がつく教典は『正統道蔵』『道蔵輯要』『雲笈七籤』その他から二十種ばかりが集まった。

黄庭の名の上に「太上」とか「太清」がつくのもあれば、大別すると『内景経』『外景経』と『中景経』というのがある。一般に『外景経』の方が古いとされる。上清派の経典で魏夫人（魏華存、二八八年）が天から授かったものという。『蔵外道書』には『魏夫人伝』がある。いずれも主眼とするところは外丹法に対する内丹法（内視、内観、存思、今日でいう気功にも関わる）で、精神を集中、黙想を静寂な環境で行い、神を見ることで長生を図り、病を治し予防するという養生法である。『内景経』『外景経』を比べると異同があり、巻首の部分をメルクマールとすると『内景経』では「上有魂霊下関元　左為少陽右太陰　後方密戸前生門」、『外景経』では「上有黄庭下関元　後有幽門前命門」とあり違いがある。鍼灸でいうと少陽は少陽胆経、太陰は太陰肺経で、左は陽、右は陰という関係もあり、また関元という字句は経穴名

と同じである。こう見ると黄庭経と黄帝内経とは全く無関係だといい切れない面がある。その表現も比喩的で隠語的である。

それでは、「黄庭」というのはどのような意味があるのだろうか。

(1)『黄庭内景玉経』梁丘子注巻上では「黄は中央の色、庭とは四方の中心である。つまり外には天中、人中、地中を、内には脳中、心中、脾中をいう」とある。

(2)『黄庭内景経』務成子注脾長草では「脾は黄庭の宮」、『黄庭庭外景経』梁丘子注上部経では「黄庭とは脾で長さ一尺ばかり、太倉の上臍の上三寸にある」という。

(3)『黄庭外景経』務成子注上部経では上、中、下の三黄庭にはそれぞれ上元、中玄、下黄老君か三老がいるとあり、

(4)『黄庭外景経』梁丘子注上部経では上丹田つまり頭部にあるとするのもある。その他、

(5)精・気・神の収まる神室、すなわち下丹田というもの、『黄庭経講義 黄庭』では臍内の空隙を黄庭というとある。『黄庭外景経』務成子注上部経では黄庭とは目だとする。他に黄庭とは膀胱の上、臍の下、腎の前、肝の左、肺の右とするもの。脾胃の下、膀胱の上、心の北、腎の南、肝の右、肺の左にあり卵のようだなどといろいろな解釈がされている。

『黄庭経』にはさらに道教的人体解剖学方面がある。『黄庭遁甲縁身経』『黄庭内景五臓六腑補瀉図』『上清黄庭五臓六腑真人玉軸経』などに見られる五臓神図などがそれである。人体各臓器、組織にはそれぞれ身神がいてそれぞれ神名がありその服装は色が異なり姿も異なっている。それぞれ働きが違い、その神を一心に祷ればやがて神は体の中に入ってきて、悪い処の臓器に働いて治してくれるし、普段から神を称えていれば病気にならず長生きでき病気の予防、ひいては長生にかなうというのである。

なお、道教経典の古典『太平経』も道教身体観を知るうえに重要である。

また北京、全真教総本山、白雲観にのこる清末のものとされる「内経図」は人体と宇宙の対比、体内の身神、またその機能を約六〇×一二〇センチ一枚の山水画に表現している見逃せないものである。(別図参照。白雲観版、台湾版もあり、私蔵している)

第二章 『黄庭経医疏』中の概説(訳)

一、『黄庭経』の書名について

「黄庭」という名についてはいろいろの説がある。『上清黄庭内景経(梁丘子)』の注では、「黄」は中央の色、「庭」とは四方の中央という事で外に対しては天中・地中・人中を、内については脳中・心中・脾中をさすので、「黄庭」というとあり、『太上黄庭外景経』(務成子)の注では「黄とは天地陰陽の正色、庭とは四方の中庭のことで、近くには体中の脾が主で、遠くにはあらゆる現象が自然に集ってくる処である」とある。季千乗の『太上黄庭

中景経』では「黄とは中央の正色、庭とは四方の中という事で外では天中・地中・雲霞の上、内では脳中・心中・脾の間をさしている」とある。董徳寧の『黄庭経発微』には「黄とは土の色、庭とは家の中という事で、これは天地人三才の各々に三つの中宮があるのをいう」とある。これらからいうと、一般的に体の上中下の三部に対して「黄庭」があり、それらには脾が働いているということになる。また『金丹問答』では「黄庭は膀胱の上、脾の下、腎の前、肝の左、肺の右にある」とある。これは『内景上有章』の「上有神霊、下関元、左為少陽、右太陰、後有密戸、前生門」を根据とし、さらに『外景老子章』の「上有黄庭、下関元、後有幽関、前命門」によっている。つまり腹部の区域に「黄庭」が、または中部に「黄庭」があることになる。

『中景耳象章』では「一日中空ら耳のような音が聴えるのは、中に黄庭が聴門を主っているからである」とあるが、これは脳中の黄庭を指しているのに間違いない。『内景仙人章』では「黄闕は両側眉間にあるが、これは枝葉の末梢ではなく、根である」と記されているが、これも脳中の黄庭を指している。『外景老子章』では「黄庭の中に朱色の着物を着た人がいる」とあるのは脾中の黄庭の事で、『外景循護章』には、「五臓の腎は精を主るが、陰陽二気が黄庭に出入する」とあり、これは腎中の黄庭をいっている。つまり「黄庭」という一語はいろいろあっても「黄とは中央、庭とは家の中の空地」をいうという伝統的な説明にはなっている。

「黄庭」という言葉は王明の『黄庭経考』によると、すでに東漢のおそい時期の文献にあるという。延熹八年、辺詔の『老子銘』に「出入丹廬　上下黄庭」とあり、『列仙伝』容成公伝では「道貫黄庭　伯陽仰疇」とある。これは『黄庭経』に沿っているので、「黄庭」という名の初発である。また「天中・地中・人中」とか「遠くはもろもろの現象は天が関わる」などは外では三才——天地人——内では臓腑を指しているといえる。天地の間には中和の元気が漲っている。儒家では「中とは天下の根本であり、和とは天下の道が達するところ、この中和が到れば万物は育つ」（『中庸』）、または「自分は浩然の気を勉めて養っている」（『孟子』公孫丑）などがある。

道家では人は太和の気をえて生れて、太和の気をえて生育するというが、その太和もまた中和の事である。それ故、また「黄」とは太和の気がこり固った色で「庭」とは朝廷が典事を行う場所をいうこともある。それで「黄庭」とは人身の太和の気はまわり巡るが、その調節的な中心という事ともいえる。こう見てくると「黄庭」とは名はあっても、その部位は判っきりとしない事になる。つまりその位置も、形も判っきりしてない。一応、「外では天中・地中・雲霞の上、内では脳と肝脾の間にある」事になる。この天地人、三才の集まりというのは精気神の源泉でもある。『内景百谷章』では「人々はなんで太和の気をとらないのだ。

そうすれば人は死せず安寧に暮せる」とあり、これは「黄庭」の意義を説いているのである。

二、『黄庭経』の内容概説

『黄庭経』に内・外・中の三篇があるが、その中では『内景』が主になる。「内景」とは人体の臓腑の形のことで梁丘子の『上清黄庭経解釈題』では「内とは心、景とは外に現われた形をいう。つまり外には日月星辰雲霞をかたどり、内には血肉筋骨臓腑をかたどっている。心は体の中にあって色の中心でもあり内景という」とあり、『黄庭内景経』と『黄帝内経』とは相似ているところがある。世間では黄帝は土徳を以て天下の王となったという。「もし貴方が医に詳しかったら『黄帝内経』の「上知天文、下知地理、中知人事」の意味をよく知っているとおもう」とある。『黄庭内景経』では「人身の血脈経絡陰陽表裏をよくわきまえ、自分のものとできれば命は永らえ、予病、延年の事を知るだろう」とある。『外景経』がまず先きにでて、『内景経』が後からできたとされる。

「外景」とは「内景」に相対してできた言葉だが外編、外篇、外集、外伝といった類で、『荘子』に「内篇」と「外篇」があるのと同じである。だから何んで今更、むりに意味づけする必要があろうか？「内景」と「外景」は先後の問題であってどういう事もない。『中景経』に到っては『内景経』『外景経』の後であって、補充とか論証があるだけである。

『黄庭経』は魏晋の間に成立したようだが、魏晋と唐代にみな増補されたとおもわれる。

『旧唐書』経籍志下、道家類に『老子黄庭経』一巻がある。これによると『内景沐浴章』の結語「三官（天官・地官・人官）から伝授された」とあり、これは東漢道教の張道陵の「三官道」に関わっているであろう。この張道陵の秘事はすべてのちに魏夫人の得るところとなり、さらにこの魏夫人の手で扶桑天君から授けられたものという事になる。この内容はいくつもの深奥なものがあり、『外景』『中景』をさらにうわまわっている。

『外景経』を見てみると大多数は『内景経』の中の句文をとったり、ある一句ではさらに、一、二字を換えて初めの部分を変えている。この『外景経』は『内景経』の附属とか、提要ともいえ、王羲子の写経はこれである。

『中景経』は宋の鄭樵の『通志』にもあるが『道蔵』にも季千乗の注本がある。しかしその内容は全身各臓器や部位、形容は確かに参考とする点もあるが、『内景経』の補充で内、外両篇に比べて人々は注意を払っていなかったのである。

三、『黄庭経』の道経中の地位

いわゆる「道」とは自然造化の名である。『老子』には「いろいろの物が流れ混じり合い、天地が生れる。初めは何もない寂寥

としたもので独りだったが、そのうちに動き初め巡り巡っても危ない事もない。それが天下の始まりだから天下の母というか、自分はその名も知らない。これが道という。人は地にのっとり、地は天にのっとり、天は道にのっとる。それだから道は自然にのっとっているのだ。自然とは四角のものには四角に、丸いものには丸くおさまり、その形は自然である。そこには何の言葉で現しようがない」。これが『老子』でいう「道とは名はなく、これこそが、天地の始めである」という意味である。

「道」とはさらに「陰陽不測、清浄虚無」であり、『易』繫辞では「一陰一陽を道という」とある。一陰一陽とは陰陽両面の事で天地の始まりの気をいう。つまり天地が初めて分れて、その有様は清浄虚無であるとするが、そこは何もなく名付けようもなくそれが「道」であるといっている。『管子』内業では「根も茎もなく、葉もなく花もない。しかし万物は生れ成長するこれが道というものだ」とあり、房玄齢の注には「根も茎もなく生れ、花も葉もないのに成長するには陰陽のはかり知れないものがあるからで、これが道というものである」といっている。

また『黄庭経』でいう「道」とは呼吸吐納、修身の道をいっている。董元真の『黄庭経発微』では「道書の最も古いものは『道徳経』『参同契』及び『黄庭経』だが、『道徳経』は専ら道を修め、身を修める事を修養の道とし、『参同契』では、養煉の気が始めにあって、その中で『大易』の道があると説き錬丹の事をいっているが、『黄庭経』こそは専ら修身の書で他のものとは同列ではなく修身、養生の書である」。以上の三書は天地にもとることなく、いつも日月と交流し明るく、儒道両家ではみなこれを読んでは宝としている。

『黄庭経』は、老荘思想をシステムの基盤として、心霊に依託し、確固たる信念のもとに始め意志を強化し、服気錬形することが記されて、呼吸吐納（注：故吐納新ともいう）を修身養性を極めれば延年の効果があると記されている専門書で、また各種の神霊現象を追い求めている道教中に一定の影響を与えた経典の一つである。

道家の修身錬形には一つに誦読を行った（注：『黄庭経』は七言句を主とし、経典を誦えるうえに歯切れよくまた記憶しやすい面があり、『道徳経』もそうだが、この誦読を通して人々の間に浸透しやすくなった）。

『黄庭経』の文言は古い詩歌の影響があり、自然に口ずさむ口訣になって普及していった。それ故、この書は同一、同時の者がつくったものではない。時と共にその続篇が生れてくる。これは一章の中でも前後のつながりがないことが多い。これらは養生の口訣と養生の論法をいっているのであって、長い間の生活の経験の積み重なり、さらに古くから伝えられてきた巫術が昇華してできたもので、単んに道家の経典というだけではなく広く士大夫などの上層階級の間に伝えられ誦えられるようになる。最も著しい

のは、欧陽修は『黄庭経』を好み『外景経』を補修し自らの号を無仙子という隠名をつけたほどである。王羲子の写経は美談として伝えられ、蘇軾の詩「中夜起坐存『黄庭』」があり、陸游の「白頭始悟頤生（注：養生）抄、尽在『黄庭』両巻中」とか「一窓晴日写『黄庭』」などを見る。これらを見ても『黄庭経』が単んなる道教経典でもないこともわかる。

四、『黄庭経』と道・法・術、三者の関係

宋の夏宗禹は『悟真篇講義』において「丹道に関する文献は万巻とあるが、その中には法や術を説くものがある。それ故道家の経典では異類同帰、同帰異流がある」といい、宋の馬端林の『文献通考』では「道家の説は雑多で例えば清浄を、錬養を、服気を、符籙を、経典を説くものがあるといった様々である。『黄庭経』は道教、道家の経典で、自然の道とは不可分である。『黄庭経』の道というのは、求仙の道、修身養性の自然の道である。道教、道家は元来同源異流だが、最終的には同一に帰るのである」。

無仙子の『刪正黄庭経』序には「故に道とは自然の道で生とか死もまた自然の理《ことわり》である。自然の道を得持して自然の生を養うが、そうしないと寿命を全うすることはできない。これは古い時代の聖人・賢人という人達も同じである」とあり、また白楽天の詩に「玄元道徳五千言、不言薬、不言仙、不言白日飛天」とあり、また「古くは道はあったが仙はいなかった。後世の人は道があることを知っていてもその道を得ることはしないで、仙はいない事を知らないで徒らに仙を求めている。これは自分は哀しむところである」といっている。

『通玄真経』では「無病の道を守り、清浄の理《ことわり》を得持し清にして濁らず、静にして動かず、余計な事は考えず体を保つのが仁寿の道というもので長寿延年、安らかに自分を楽しむことである」とあり、『群仙会真記西山記』では「養生の道は体力が充実している時に行い、衰えている時は静かにして補うべきで、元気な時に養生すれば体は衰えたり弱ったりしない。もし体力がおちている時にするとさらに体は弱ってしまう」とあって養生の道の要諦をいっている。

『黄庭遁甲縁身経』に引用している『抱朴子』では「体は天地の象徴であり、つぶさに天地の形が人の身に備わっている。すなわち胸脇は宮室、四肢は国境、頭は天、足は地、左目は日、右目は月、髪は星、歯は金玉、大腸は江河（注：大きい河、揚子江と黄河）、小腸は小さい川、両側の乳・臍・膝は五岳、肝・腎・脾・肺・心は五行を現わしている。それ故、修道の者は常にこの道理をわきまえるべきで、もし実行できなければもっと体は不調になり栄衛は通ぜず、血気は流れず、歯や髪はもろくなり、五臓は具合わるくなる。それで聖人といわれる人はまだそれらがおかしくなる前に備えているので、病気になる前に治してしまうのである」とあり、この部分は『素問』上古天真論に一致しているの

で、『黄庭経』も古いルーツがあるという事になる。

「法」とは『西山記』では「昔、人はくらい部屋に静坐し、気海（注：『道枢胎息篇』に臍下三寸とありこれを下元丹田というとあり、腎をいう事もある）を堅固にして寒暑に耐え、口は閉じ開かなく、多く息をとり入れ、吐くのは少なくして、雑念を去り心を専ら病がある処に集中する。こうすれば悪くなる事はない。これが法というものである」。

「術」とは『西山記』に「昔人は人々から隠れるようにして顔かたちをかえられた。気を鎮め魂をよびもどし、火にあっても焼けず、風をよけ、雨にも負けない、水に逆って進み、時間もかけずに瓜果はみのる。これが術というものである」。

『皇朝文献通考』道家書目の序に「符籙と神を祭り崇める事とは同一ではない。清浄無為を旨とし、道に反することとするのは老荘の学とは相容れないところである。それで道家と神仙の二つは別個のものである」とあり、道家と神仙とはすでに分離しているから、道家と術士を同等に扱うのは更に難かしい処がある。『黄庭経』の主張は清浄無為のもとで呼吸吐納、養生延年を主とし「術」について極めて少ない内容になっている。ここが『黄庭経』と術とは相いれない点である。

こう見てくると、『黄庭経』の内容は道士と結び後ちには医道両方に関わり「恬淡無為」と「導引按摩」の合編であるといえる。「術」をするものは『黄庭経』を廃せないし、『黄庭経』を習うものは「術」にまどわされない事である。

五、『黄庭経』と医学

（一）『黄庭経』と巫医的ルーツ、巫は医道発展のルーツである

巫術とは原始社会の生霊・精霊・鬼霊・祖先・神祇等の観念が結びあって自然にできあがった宗教信仰である。「医」の概念はまだ完成せず、長い間人々は巫を知ってても医は知らない有様で、巫は医の前身ともいえる。

原始氏族には宗教、巫術の萌芽はあっても、科学的態度はあったわけではない。科学的経験をつみ重ね、議論し、その中から修正を加えて科学はなり立つが、巫術は伝統のもとになりたち、その神秘的色彩は人もこれを打破することはできなかった。巫術は判っきりとした起源もなく、発明されたり、造り出されたものでなくて簡単にいえば「何物にも霊は存在する」という考えから出発している。『説文』には「霊は巫である」とあり段注では「楚の人は巫は霊と名づけている」とある。『広雅釈詁』には「霊子は巫である」とし、その解釈に「巫は霊の事で、また霊子という」とある。袁河は『山海経』西山経の注で「霊巫は古くは一字であった」と巫とその意味、名称の由来をのべている。巫は神がかりとなり跳んではね舞うと形容され、この巫という字は一種の象形文字である。『説文』には、「巫は祝で、神がかりになって舞

うか、人が盛装して袖をひらひらさせて舞う姿を現わしている」。つまり巫とは舞っている形をとり、福を求めているのである。「巫」の字は両袖に飾りをつけひらひらし、その字の中には二人がいる両袖を表現している。形象的でもあり躍動的でもある。跳びはねて神がかりになるのは「巫」の本能であり、古くは女巫を巫、男巫を覡といった。原始社会の各種神霊的伝説や「医・卜・星相・天文地相」等はみな巫と関係しているのである。

巫と医との関係はさらに歴史は古く『山海経』海内西経には「開明の東に、巫彭・巫抵・巫陽・巫履・巫凡・巫相……などがいてみな不死の薬をとっている」とあり郭璞の注では「みな神医である」とあり、また『大荒西経』では「大荒の中に霊山があって巫咸・巫即・巫盼・巫彭・巫姑・巫真・巫礼・巫抵・巫謝・巫羅の十人の巫がこの山を上下して薬草がここにある」といい、郭璞は「これは採薬しているのである」という。巫咸はまた黄帝の医師でもあり『大荒南経』では「巫山がありそこには黄鳥がいて、帝に薬や食べものをすすめている」とあり、郭璞の注では「黄帝は仙人で、薬がここにある」とある。『説文』に「医とは病気を治す者をいい昔巫彭が初めて医を行った」、『広雅釈詁』には「医は巫である」とあり、兪樾の『世本』に「巫彭が医をしたとあるから古い時代の医とは巫のことであった」（『右台仙館筆記』巻五）また「古い時代には医はなく巫だけだった」（『廃医論巫篇』第三）といい、『論語』子路には「人がなんでもなければ巫医を学ぶべきではない」とあるが巫的な方法で病気を治すということについては見習うべきものがある。

医と薬の関係は「先巫後医」だが、この交替の時期や相互の拮抗もあった。宇宙にあるすべての生物は外来からの傷害と自分の苦病をゆるめるという事については本能をもっている。動物はのどが渇けば水をのみ、空腹になれば食べ、風雨をさけ、寒さ暑さにはその居場所をかえるといったことをする。ここから医学が芽ばえる。低級な昆虫でも自分で治す手段をもっているものが多いと本には記載されている。決してつくり話しではない。草木に到っては枝幹が傷つけられるとそこから樹液を分泌して創口をふさぐ。これらは生物がもっている共有的本能で、医と巫という名称もまだ定まらなかった。

本能的な自己治療はその範囲は極めて限られ、局所の出血には圧迫、痛みにはもみほぐし、寒ければ温め、熱さには水の助けを求める。しかしこれでも治らない時、このような自己療法では治らないと悟ると自然の霊性的巫術に頼ることになる。しかし長い間人々は巫を知っていても医の事を知らなかった。これが医の前身的由来である。

人類の長い歴史で、いろいろな原始的医療方法は漸次充実して発展していく。巫術療法は次第にゆらぎ、「周制」の中では巫医は分離される。『周礼』では医師は夏官、司巫は春官とされ、男巫の仕事はお祈り、まつりで病気を除こうという古さからさめて

いない。この頃に巫と医の勢力は変換される。兪樾は「医と巫というのは古い遺語で、醫を毉とするのは古い遺文である」（『春在堂全書』兪楼雑纂四十五）。「殹」は「翳」とよむ。『説文』には「病声なり」とある。つまり病人がうめく声を現わしている。形からいえば形声語で巫は病をよく治したというので古くは醫は毉と書いていた。その後農業の発展で生産能力が亢まると共に醸造技術も備わり酒が広く用いられるようになると、湯液醪醴（注：どぶろくのような清酒でない酒）の治療効果は巫をしのぐようになる。酉とは酒のことで、殹巫は医で、時と共に変化して殹酉の醫になりさらに発展する。『周礼』に酒を扱う職種に、酒正があり、すでに食医・疾医・瘍医等の分業があった。『素問』異法方宜論には、箴石・微鍼・毒薬・灸焫・導引など五大医療手段がのっていて、巫術治療を排斥し、医と巫がすでに分れている事が分る。医療はシステム化し、この中で以上の五種の医療は地方的特色——東南西北中央——から生れ、いずれもそこでは重要視されていた。

『漢書芸文志』医経の中に古代の治療法として、「箴・石・湯・火」の四大分類がのっていて、また『素問』異法方宜論の中の導引按蹻を除いた四つの種類がのっている。竹木を刺して痛みをとり、箴石で化膿やはれている部分を切開し、湯液醪醴で体の内を攻める内治療、火で水を温めその水蒸気を浴びたり、灸のような方法で外から治す外治法があった。この頃には医学はもはや基礎も確立し治療は医家の専従になったが、導引按蹻のみは自然に体に備わった力で治す自己療法が発展したものである。その後、巫術の発展は道家の手に入り道家はこれを擁護し発揚し一種の医療システムの方法にした。つまり医家の治療と道家の強身自彊の方法は共存して今に到っている。

以上を総合すると巫の起源は自然の霊性とは天賦的ともいえる固有な霊性であり、医の起源は実践的生活の中から生れてきたといえる。両者はもとは別個にあって互に干渉することはなかった。巫と医の名称は初めにはなかった。人々は自然に得特して実践的医療システムがまだ未完成の前に人類が複雑多種の病気に侵されそこで巫的な技術がうまれてきた。原始的な簡単な治療手段は時と共に、進歩、発展し充実しその頃には医療システムはでき上っていたのでとって代っていったのである。しかし実際は生活からうまれた箴・石・湯・火等は医療的外治法であり、内的には却病延年の目的には到らなかった。巫から出発した呼吸吐納、導引按蹻では体の力を利用しながらも外的な方法をとった。こうなるともう医家とそう違いはなくなってくる。医と巫とは元来その起源を異にし、その前後も判っきりしないといっても病気を治し、強身を目的とする事では一致しているので異流同源（注：医巫同源）といえる。中古時代になると人々は医を貴び、巫を賤めるようになる。

（二）祝由が巫術治療の地位をえる

巫術治療は上古から後世まで「祝由」といわれてきた。これは巫術が進歩したもので『素問』移精変気論では「余（黄帝）は古い時代の治療はただその気分を変えるお祈りだけで治ったという。今の世では薬で体の内を攻め、鍼・箴石で体の外から治しても、よくならないのがあるのは何故か？」という問に、岐伯は「大昔の人は精神に何もわづらわしさがなく、外からは何もひかれるものがなかったし、実にサッパリとしてそこには邪気の入りこむ余地もありませんでした。それでいくら薬で内から、箴石で外から治しても治らないときには、気分を変えてみて治そうとして祝由に頼るのです」と答えている。「祝」とは咒により本来は悪いものを防こうとする意味があり、男巫が神を祭って祈り、後ちには廟祝ともいうようになった。つまり神に対して禱るのが「祝」で、『荘子』天地には「祝とは神に対して禱る言葉ということ」とあるが、祝由の治療手段の箴石湯液には及ばない。中国医学史上、符咒治療はある時期盛んであった。唐の太医署には、医師・鍼師・按摩師・咒禁師の四科があったし、元・明時代の太医院には十三科があった。祝由科はその一つで「大方脈・小方脈・婦人・傷寒・瘡疾・鍼灸・眼・咽喉・接骨・金鏃・按摩と祝由科」があった。祝由科は専門科の一つで、ある程度の治療効果が認められた事になる。それで多くの医籍、例えば『千金方』『外台秘要』や後世多くのものが出るが、禁経とされる符咒もその一つであり、これらの書でも専章を設けたり断片的記述があるだけで、民間においては細々とはつづいていた。

「移精変気」は祝由の治療の要綱で、「昔の治療は、移精変気によったが祝由して治療効果のあった」というのは巫と道、巫と医の関係をつく出発点でもある。

「移」とは移動・調動・改変とか動揺といった意味があり、「精」とは人のいろいろな精気・精力・精微またはより高度な特有な物質の性質を有するものをいう。『管子』内業には「気の究極のものを精という」とある。これは人の各種精気や予備能力が特有的に働いたり、変化したり動揺するもともとある機能状態をいっている。「変」とは変動・変化とか急変といった意味がある。『素問』四時刺逆従論では「……すなわちその蔵するものが変化すること」とある。この注釈として、「変とは気の変動である」としている。『論衡』自紀には「気がやがて無くなると死んでしまう。これを変という」とあり変気とは移精作用のもとである種の作用や機能状態の発生が変化したことをさしている。祝由の治療原理もまた医経と相似する処があるのである。

『素問』四時刺逆通論では「正気が乱れなければ精気も変化しない」とあるが、ここの正気とは正常的な真気或いは元気をいい、もともとある主気をいう。『呂覧、君守』には「天下の正をなすべきである」とあるが、ここでいう「正とは主である」ということで、もし持っている自主的な気を変る事ができなければ

精気もまた生れたり変化することができないという事をいっている。『素問』玉版論には「神転不回　回別不転」とあるが、これは「移精変気」とはある関係があるといえる。「転」とは順序が前向き、「回」とはひっくりかえって後ろ向きになることをいう。人の元気がもし天に順って回転していれば正常で反対にまわっていれば異常である。どんな医療手段もその目的とする処は人体の正常的良好な循環を求め、反対の悪性循環を防止することにある。巫術治療でいう念咒・符咒・斬妖・捉鬼などというものは、まず精神と心理の乱れがあって、ついで病気をおこす気がおこり、それに感応したり感動したりすることによるのでその気が生れたら、うまく転向させ、精神が回復したら「神転不回」という移精変気的なものにする。巫術的治療の根本でもあるが、また他の治療方法にも考えられる。特に気功とか鍼灸療法においてはそうである。人体に内在的あるいは外来的作用が及ぶと、病となるが、その気的「変気」的メカニズムが働きついで精神が回復すれば「移精」的目的が達せられる。これら精気神三者の関係は巫術や一般の治療作用の理解の第一歩であり、哲学医学を探究するのに大きな問題を投げかけている。

㈢『黄庭経』中の神霊と巫術の関係

巫術は神霊や霊鬼をより処として、人が特異な舞姿で神や霊からの言葉を受けるといった形で表現される。道家の『黄庭経』では巫術的神霊が舞踊る動的なものとは異っている。『黄庭経』での神霊は存念凝思、すなわち静的なものである。その表現も異るようにその効果も等しくはない。巫術の神はいってみれば世を欺き病気を治すが『黄庭経』の神は専ら養身と防病を主としている。この世を欺いて病気を治す巫術は時と共に高度、洗錬され道家の養身防病の道を歩むようになる。これは巫術自体からいえば大きな躍進でいわゆる巫婆のすがたは道士に変化する一大転機をむかえることになる。

道家や道経に見られる各種の神霊には三清（注：道教でいう三清境、上層界を主宰する神人・真人・聖人がいる神域）の領域にある多くの天神がいるし、また人の臓腑七竅にはいろいろな身神がいる。内臓の神としては東漢の道書、例えば『河上公章句』や『太平経』などに見られる。『河上公章句』成象では「人は養神すれば不死でいられる。この神とは五臓神のことで、肝蔵魂、肺蔵魄、心蔵神、脾蔵意、腎蔵精と志である」とあり、『同』守道章では「人はよく保身しほどほどの道をいき、精気を費さず、五神を苦しめなかったら長生できる」とあって、五臓神の存在を認め、それにより病気も治せ、不死にもなるというのである。またこれは更にその後発展し『黄庭経』の中に著しく見られ、『黄庭経』は多くの道経でいう諸神の集大成ともいえる。『黄庭経』には、いろいろな神名や神形がある。医家でいう原気・元気・真気或いは神気など人の各個別部位の機能状況は精神活動を神化して

浄化した巫術が昇華したものといえよう。これで『黄庭経』の神と巫術の神とその区分ができる。

(四)『黄庭経』の存神は祝由治療

移精変気の応用である

人の各種生理的活動は一言でいえば「精気神」の活動といえる。『黄庭経』の内容は章節がいくつもあるが、ただ一字でいいつくせば「存」という事になる。「存」とは何か？「存」とは想念の事で又「在」である。すぐにその存在に思いをはせて忘れ去る事はできないという事である。道家では修身存神の事を「塡神」という。『雲笈七籤』七十二、誦黄庭内景法で、「およそ『黄庭内経玉経』を修めるには帝君塡神混化の道に従い、読経、礼拝、咒誦しおわったら、東に向って正坐し目の内に身神を想う（上方から下方を視るが、道家には臨目法というのがあり、目を閉じ開かず、開きたくなっても開くことなく、集中して両眼に内臓の神形を想い描く）その形や色、長短、大小がありその字をよぶ。この法を修めずいると万遍しても、真神は守ってくれず効果はみられない。徒らに気を損じ、神を疲れさすだけで延年効果はない。体の中の神も朝から暮るまで一心に念じるのを忘れてはならない」。『黄庭経』の秘訣はここにつきる。

ここに存神が修身、錬形の作用と意義に関わっていることが見出されるのである。

医家の治療は、この道家の存身の法をとり入れている。『諸病源候論』にひく『養生導引五臟横病候』には、「膝以下に病気があれば臍下に赤光があると思い、体の内外に充すよう思うべきで、膝以上頭に病気があれば心に赤光が、病が皮膚にあり寒熱があれば肝に青い赤色を思い浮べるべきである。こうしてその光を思い体の内外に充すようにし、気を閉じ光を束ねてこれらの臟器を照らす。これは病気を治し邪気の侵入を防ぎ、篤く信奉すれば病気で治らないものはない」とあり、これは道家の存念臟腑の神と意味は全く同じである。これは形のないものの中から形が有ることを見、積神は気をうみ、気の積み重ねは精をうみ、これは精が帰化する過程である。『素問』陰陽応象大論の中で「気生形、形帰気、気帰精、精帰化」と同じである。清の兪樾は『右台仙館筆記』で「すべてあらゆるものは本当の事だと思って真だといっても嘘の事があり、本当の事を嘘とおもっても真なことがある」といっているが、これは『黄庭経』を学び存神について考えるうえで大切なことである。

道家の存神と巫術的な移精変気は相通ずる処がある。病の状態での移精変気は人の内在する素因を動かし、治療や病気の改変をおこし、生理的状態では移精変気はある特有な方法で人の精気の微細な精気物質をある方面に集中移動させて人体の局所或いは全体の機能をよくするのである。『中黄経』に「百竅関連すべて神がいる」とあるがその注に『洞神明蔵経』をひいて「百脈流通、

百竅相望、百関相鎖、百節相連する。それでもしその一穴でも閉塞すれば百経が乱れる」。それ故、経気に異常がなければ諸脈はいつも自ら流れるし、またその注に百関九節にみな神室があり、臓腑に邪気がなければ神は集まり、正気は流れ、外邪の気は自然に消え去る。つまり全身各所の百竅は互に通じ、すべて精気が流注する処で、精気は自分の為に移精する事（移精）は百脈が自然にまたおだやかに流れ百病は生じない（変気）ことになる。『中黄経』では「六府百神はいつも正常でありつづける」とありその注に「五臓六腑、百関九節、体のすべてに百万もの神がいて日頃清浄な修行をつんでいれば、その神々を自ら見ることができるようになる」とある。こう見ると巫と祝由、医と道とは互に相関するものがあり分離し難いものがあることがわかる。

（五）心は神霊に依存し
その服気錬形に及ぼす作用について

各種道書の人神の中にいろいろな正名、別号、またいろいろの姿や衣飾が記されている。神名と神形は虚構と幻想の中から生れたものだが、いくつもの道書には人身諸神について名称が不同、形姿も差異があり一定の標準化がむつかしいものがある。古代の有名人の名をかりて諸神形姿をいっているものもある。例えば臍神に孔子をあてるというおかしい面もあり荒唐無稽という他はない処がある。

このような荒唐的な表現の神々の中にはある重要なものが秘されていることがある。いろいろな名称や塑造の形が違うものがあってその作用は各方面にわたっている。

まず道家の基本的修行は呼吸吐納を第一にして静かでいる事を重視している。如何に入静するか。これにはまず呼吸的入静で、専ら頭脳の中に一種の幻覚をおこし、ある人体の一部、ある臓腑に思いを致す。その中には一人の神がいて、だまって心の中でその名をよび、心にその形姿を描き、自然に体の一部に念を集中すれば臓腑器官の機能は更に高まるようになる。しばらく目を閉じ息を調えると気が集まり、やがて神が集る。こうなるとその神の姿を見るようになる。そして体と神は一つになり服気錬形の修行は完うされる。ここでいいたいのは存神作用は錬気の追求の目的と集中の一つの手段であるという事である。

次にいろいろな器官と働きにはまたいろいろな名称や神像があり、これにいろいろな真元の気の区別と標示があるということで各種器官の機能と五行の属性を結合させている由来でもある。各種の神名と神形はまたいろいろな臓腑の機能をいっている。存神して仙人になるには人の思想をより高くたかめ、真気と元陽を保存しむやみに散らさせない事である。『素問』宝命全形論に「道に鬼神なし。一人自分で来て、また一人でいくだけである」とあるが、これは修身の道をいっているのであって鬼神の力をいっているのではない。つまり一元の気は上下出入し、行ったり来たり

休みがないという事をいっている。すなわち道家の神と医家のいう神とは、互に比較でき、道家の玄虚にみえる外面の中には精神的な貴いものが秘めているといってよい。

六、『黄庭経』の医学的内容

（一）道家と医家の相互的関係

医学、道家、諸子百家等はすべて伝統文化のシステムの中で芽ばえ発展して、道家学説は各家の学説にとり入れられ、自己の中に吸収され充実して大きくなっていく。陰陽五行の基本的見地は各家同じく共有している。これは医経のみならず道経にも見られ、すべて一つの基礎の上から発展していった。道経は養生の専門といってよく、医経も同様養生を第一として、王冰の『素問』では上古天真論を第一に記してある。後の医書も養生については充分に重視し専門とするものもある。また『黄庭経』では一章毎にみな同一の思想で貫ぬかれ、綱・目・法・方等があり、内には臓腑、外には肢節があり、飲食起居、喜怒房室などくわしくない処がない。上古天真論に較べても更に詳しく修身養性に欠かせない必読の書である。神仙の道は生命の保持を第一とし、医術の道は百病の本をたずねることをもとにしているが、その主旨とする処は互にほど近い。それ故、『黄庭経』の章節中には、医家の思想体系が見られ、参考補充している点が多い。

医経と道経の中に「真人」という言葉がでてくるがその意味は両者全く一致している。上古天真論に「余（黄帝）は上古に真人という者がいて天地と共に陰陽を把握し精気を吸ってはひとり神を守りその肌は若々しくその寿命は天地と共に極りがないときいている」とあり、『荘子』徐無鬼には「天地に順うを真人という」とあり自然の道に忠実である事をいっている。また真人は白木のように純真無垢で偏りなく自然と共にある人で、養性して道を得た人である。こう見てみると上古の時代、養性存真の道は医と道を充分に重視し、その後医家は箴石湯火を、道家は清浄無為を重視していくようになる。

道家にはまた「天師」という尊号があるが、古くから医・道両家でいわれていた言葉である。『素問』五運行大論では「鬼臾区を天師」といい、張景岳の『類経』摂生類では「内経は黄帝に岐伯・鬼臾区・少師・少兪・雷公など六臣が講究したものであるが、六臣の中でも岐伯を一人重要な地位におき天師といった」とある。馬王堆出土の『養生方』の中でも「黄帝天師に問う」とある。

『黄庭経』の内容とその思想体系の中に医家と融合し『道蔵』の中では医と道両家の著述は多い。その中に葛洪・陶弘景・孫思邈や馬丹陽などがいるが、これらの事は医と道とが一つであった証明になる。ついでにいえば医学の鼻祖ともいえる黄帝本人も説く所は医道は別れてはいない。漢代になると黄帝と老子は並び称せられ、道家は黄老の学といった。魏晋時代になると荘子が黄帝

と代り老荘といわれるようになる。つまり古い医家は「道」に通じないものはなかった。張景岳の『類経』の医学思想、徐大椿の『道徳経』と『陰符経』、唐容川の『易』注等その例はいくらでもある。

（二）道家の養生学発展の寄与

巫術的治療での方士と道家の養生不死の方法の追求は、服気錬形に発展し、病気を防ぎ養生防病的に転換していった。巫術的治療は「移精変気」がキーで、道家養生の核心ともいえる。

『黄庭内景』仙人章には「仙人、道士は神ではなく、精をつみ、気を集めて真になる者をいう」とあり、移精変気をいい、これは治療と養生の両者が発展変化した両面を示している。道教が盛んになると無為で養性を、呼吸吐納で錬形する養生学は一般に広く浸透していくことになる。しかし道家の養生書の中には「踏罡歩斗、被髪仗劍、書符念咒」等の巫術的方法もある。この頃すでに道家は服気錬形と却病延年の方向にむかい、自身の理論体系と崇高な神塑像をもっていた。特に「気」と「神」の作用は一体になり、気が認められれば神が生じ、神が盛んになれば気はもり上り、気は神となり、神もまた精をうむ。気集れば精も充実し、神も盛んになる。一方、気が散れば精も衰え神も去る。張景岳はそれで修業のことにふれている書で、「精気神から生れていないものはない」といっているほどである。さらに「この三者のうちでは気が最も先きであり天地万物はみな気から成り、気があれば存在しえ、気がなくなればすべて消え去る。我れがあるのも、死ぬのもこの理屈である。この気を宝としないわけにはいかない。よくその気を保つのは延年の道でもある」と記している。

養生は古くは養形ともいっているが、その養形には養気が必要欠くべからざるものがあり、その養気もまた養性を必要としている。呼吸吐納、導引按蹻は主な養形で、恬淡虚無・清心寡欲は養性の主要なものである。形と気は相互依存があり『荘子』刻意篇では「呼吸をゆっくりし吐故納新し、熊の立ち姿、鳥の伸び伸びに真似る動きをするのは、長寿を願う導引をする人。例えば彭祖のような人が好む処である」とあり、また『淮南子』精神訓では「呼吸を整え吐故納新し、熊のたち上り、鳥の伸び伸び、かものみずあみ、猿の跳躍、ふくろうや虎のふりむくさまのような運動などは長生きしたいといっても体だけの事を考えている人の行う方法である」とあり、華陀の「五禽戯」とは養形の術である。

『淮南子』泰族訓には「王喬・赤松子は呼吸を調えて吐故納新を行い形骸を残して昇天した。今の道を学んでいる者は、その呼吸、運動もうまくないので昇天さえおぼつかない」とある。これらの点に養性と養気の要点がある。王喬や赤松子の二人の古代の仙人が仙人となりえたのは、気を養い体を強くし、世間と交わりを絶ち養性したからである。

『黄庭経』の内容は、無為をもって養性、吐納をもって錬形す

る養生学専門書で、導引按蹻の法は多くはなく養気養性と導引按蹻とは個別な流れをつくる。東方医学にあってはいろいろな特有な体系があるのである。

（三）医道同源的内容の片鱗

○陰陽昇降及び整体観の表現

医経では「左右は陰陽の道路」とか「陰は昇り陽は降る」等の理論がある。これに密接に関係する章が『黄庭経』の中にもある。内景上有章、呼吸章、経歴章、及び外景出日章などに見られる。『雲笈七籤』九十二陰陽五行論では更らに明確になっている。すなわち「陰は陽を潜め、陽の中に陰が潜んでいる。陰は陽が温かくなり蒸気をつくるとよく上昇するようになる。陽は陰をおさえるので下降する。……日月昇降、陰陽交替こうして万物はできあがる」とある。『同』三関章では特に口・手・足の外三関の功用をのべているが、これは体内の「九微」すなわち全身の精気が判っきりする所である。『同』若得章では頭脳の機能は「三官」すなわち三丹田の精気がその源泉となるといっている。

○医道両家の三焦・三田の説。

道家の『元気論』に「天地すでに分れ、天地水三元の気がついで生れ万物を養う。人もまた同じ。これを三焦三丹田といい体を養い、神気が生れるところである。この三焦三丹田はきまって収まっている所もなく、体の片方により、三つの務めを果している。上焦は天気にのっとり、上丹田をいう。それは胃の入口の上、心臓の下、横隔膜の上から泥丸（注：上丹田のこと）に到る。上丹田は天気・陽気をうけ、亶中にある。この亶中とは胸にあって、皮膚の間を温め、その有様は霧がふりかかっているようである。中焦は地にのっとり、中丹田という。心より下、横隔膜の下から臍に到る。中丹田は地の陰気を受け胃に働く。胃は心下にあって飲食物を消化し水穀化し血流になり臓腑や体を営養に、そのさまは地気が蒸発するようである。下丹田は水分をうけ、陽気は気海の病気を治し、気街（注：脈気が集まり流れる共同通路。『霊枢』衛気篇に胸・腹・頭・脛の四気街があるという）にある臓は四通八達の大交通路である。下焦は気血を運行し経脈を流通させ、神や精を集め、その陰陽の動静は水が流れて湿気をもたらし、雲気が昇って雨となるのに似ている」とある。『雲笈七籤』五十六には「上焦は霧がたちこむようにぼやっとし、中焦は湿気が更らに強まり、下焦は汚物を流す溝のようなものだ」とあり、『霊枢』栄衛生会篇では更らに判っきりしている。医家の三焦説はわずかだが道家の三田説と一致し、医家自身も三田説を有している。例えば『素問』遺篇、本病論では「心は君主の官で神明が出る所で、もし神がその働きを失うと、神は上丹田から外に出てしまう。そこには太乙帝君がいてそこは泥丸の下である」。張景岳の注では「人の脳を髄海というがこれは上丹田で太乙帝君、またの名、泥丸君がいて諸神を統率している。心の神明が欠落するとこ

こから出てしまう」。『金匱要略』では「丹田に熱があると心中には寒がある」とある。医家の中丹田についてはいろいろな説があり、ここでは特に挙げておかない。

蔵府神霊とは医家の蔵象学説と臓腑の官が昇華発展したものである。

蔵象とは臓腑の機能のあらましを述べるもので『黄庭経』のこの方面の論述はない。

一方医経の臓腑説は十二官に例えいろいろな官職と使命を挙げているが、その意味する処は同一である。『黄庭経』には人体各所の神名が列挙されているがこれらは自身の機能と陰陽五行的属性が結合したものである。例えば肝色は春に応じ「肝部の官は翠色に囲まれその下には青童神公子がいる」とあり、肝気は丑時に盛んになり、その色は夜明け前の明るさのようで、もやっとした時刻なのでその神名を「籠烟、字は含明」という。心の色は赤で夏である。故にその神名は丹元、字は守童である。脾は他の心・肺・肝・腎の中心、その色は黄色で「脾神の官は戊已に属し、明童が黄裳をまとい中にいる。土は四時の常気で金・木・水・火・土の王とされ脾神の名は常在、意志を蔵するのでその字は魂停という。肺色は秋に応じ、虚であることがその作用だから「肺神は皓華、字は虚成」。腎色は黒で冬に応じ、精を蔵し生育する働きがあるので腎神を玄異、字は育嬰という。胆は中正の官で、東方の陽木なので龍曜、字は威明という」。これらはみな五臓精神の活動と五行五色の関係を示し、医・道両家のこの上ない一致点である。

○人と星辰、山岳の相応と医道両家の同一点。

『中景経』「肝気章」では「肝気は上は歳星に応じ、下は東岳に応ず」とあり、「心紫章」では「心は上は熒星に応じ、下は衡山に応ず」、「胃受章」では「脾は上は鎭星に応じ、下は嵩山に応じ」、「念肺章」では「肺は上は太白星に応じ、下は華山に応じ」、「腎黒章」では「腎気は上は辰星に応じ、下は恆山に応ず」などとあり、『素問』金匱真言論や『漢書』律歴志の記載と同じである（注：天地相関をいっている）。

○大脳の機能の重視。

『黄庭経』では脳は上部黄庭のある所とし、脳神は霊根や泥丸としての作用を反復強調している。『内景』至道章には「泥丸九真には皆室房がある」「泥丸百節にみな神がいる」とあり、更らに人の脳中の各部位は全身の各部と互に関連しているといっている。『中景』念吾章には「自分の頭のてっぺんに天神がのっていると念じる」とか『外景』明堂章では「もし不死を願うなら崑崙（注：『黄庭内景経』務成子注には臍を太一君といい又崑崙というとある。『悟真篇』では上丹田、泥丸というとある）を修めるべきである」とあって更らに大脳の生命活動及び強身保健作用を重視している。医経にはこの方面として「頭は精明の府」とか「頭は諸陽の会する所」といった説明位で、道経のこの方面には及ばない。

○頭顔面五官状態の医経不足部分の補充。

『外景』常居章に「鼻の通りを芳香が通るようにし、清虚な神気を体の中央に集め自分は周りのものを何等感じないようになるよう念じる」とあるが、これら頭や顔面を清徹にし呼吸の通りをよくする作用と効果をいっている。『内景』天中章に「九幽日月洞空無」とするのは両眼で返観内視することをいっている。『中景』耳象章の「中に黄庭があり聴門を主っている」とあるが、これは判っきりと脳の黄庭支配を示している。『内景』口房章は玉池・太和（注：共に口のこと）の働きを、『中景』念口章では口や唾液の功能を記している。『黄庭経』では臓腑、頭や顔面にいろいろな神名と神形があるが、医経ではわずかに十二官の名前があるだけである。

○唾液の強身保健作用の多様性。

口中の唾液について医経ではわずかだが腎水がその源泉であるといっている。『内景』「呼吸章」「肺之章」「玄元章」「上有章」「脾長章」や『外景』「老子章」「恍惚章」などで反復して強調証明されている。唾液が臓腑を灌漑して養神袪痰、黒髪固歯、顔色潤沢、等のいくつもの効果があり、防病、強身の首要的地位を占めている。これは道家の一大特点でもあり功績でもある。

○人の生気の源である穀物の概説。

人の生気の源泉は先天と後天の合わさったもので、上焦の呼吸作用に関わる天気、中焦の水穀精微の地気及び下焦の先天的腎気等が後天の気のもとになるが肺がそのもとじめになっている。この点については医経では判っきりとはしていない。『内景』肺之章には「肺の気は三焦から起る」とあるのが証明にはなるが、他には余り見られない処でもある。

○消化器系統への見解一歩前進。

消化器系統は一般に脾胃を主としている。『内景』脾長章では、「脺」のことにふれている。「脾長一尺掩太倉」とあるが、これは正しく脺の位置と形をいっている。また『外景』宅中章には「横に長く一尺ばかり胃の上にある」とあり脺の功能として消化養身、長精益命などをいい新らたに消化機能の認識が深まった事を示している。『中景』胃受章では胃に対する修養と補助の方法が示されている。

○六腑中の胆の作用。

道経でも医経でも、一様に「重臓軽腑」の傾向がある。しかし胆については医経でも道経でも同じく重視している。『内景』胆部章では胆は精気があり威武雄壮の気風をもっていて、悪い邪気やよくない事を払い、災害を防ぐ。そして胆気は、「外は眼と鼻柱の間に対応する」とあるがこれは肝は目に開竅しているが、胆の精気活動もまた両眼と対応しているということである。

○「臍」の有害物質排除作用。

医経と医家は「臍」とは母体が胎児を産んだあと、体内の有害物質を排除するという自然に備わった出口で生理的なものだとい

う認識はなかった。道家では服気錬形の方面からいえば充分に「臍」の作用を重視していた。『中景』念吾章では「悪気は臍内から除去する」とある。これは医経ではまだ不十分な処で、現在にあっては充分研究の余地がある点である。

○任督二脈は人の陰陽昇降の道である。

医経では任脈を陰脈の海、督脈を陽脈の綱といっている。一方道家では任督二脈を陽火陰符昇降の道、坎水離火（注：本章末「坎離の一覧」参照）が交わる場所といっている。李瀕湖は『入薬鏡』をひいて「上鵲橋、下鵲橋、天応星、地応湖、帰根竅、後命関、貫尾閭、通泥丸」といい、兪琰は『参同契発揮』で「人の血気往来循還は昼夜休む事はない。医書に任督二脈があり人のこの二脈を通して百脈はみな通じ合っている」とある。『黄庭経』では「心の中で天経はめぐり、昼夜これが存続すれば自然に長生がかなう。天経とは自身の黄道（注：地球のまわりを太陽がめぐる跡をえがいた大円）であり、呼吸の往き来もここでなされる。後頭部から尾脈部まで督脈がよく通り、亀の頭をひっこめてゆっくり静かな呼吸をするようにすれば任脈が通じる」。この点は医経でも道経でも重要な処である。

○鍼灸学発展に対する貢献。

鍼灸学の内容は道家の思想体系に更らに多くの一致点を見出しえる。例えば「明堂」という一つの言葉でも医道両家はともに人の体の重要部分だとしている。医家ではこの言葉を早くも書名にしている。皇甫謐の『鍼灸甲乙経』は『霊枢』『素問』『明堂経』の三書から纂集している。同時に彼は『高士伝』をつくり、恬淡処無、修身養性を主張している。皇甫謐が生れた晋代は道家学説が盛んな時で、彼の研究には医家も道家の区分もなかったといえる。人の経穴名、例えば璇璣・華蓋・玉堂・日月・霊台・太倉・耳門・聴門・命門・崑崙・通天・神門・紫宮・関元・会陽・中極・神庭・中庭・天府・水泉・大包・雲門・承漿・陰交・大横・神闕・長谷等は『黄庭経』の中や、その他の道書の篇や章に断片的に見られ、これらの医道同源の具体的な例といえる。

以上の説明で充分『黄庭経』の内容は説明できたとは思うが、一方充分とはいえない点もあると考える。何にしろ荒誕、玄虚な方面もあり、ある一面から人体の内部情況を見ている有様である。この情況を把握してさらによい強身保健作用を発揮するのが望ましい。特に道経中の内視や吐納の方法は完成された体系で東方医学の一面を荷っている。医と道は一源両岐で両岐同帰である。道家の養身方法を整理しより探究し医家の重要な内容とし、人々の健康維持に寄与することは現実的有意義なことである。

○坎離の一覧

離…☲・男・火・日・南・呼・心―元神

坎…☵・女・水・月・北・吸・腎┬元精
　　　　　　　　　　　　　　└元気

「当るも八卦《ハッカ(ケ)》、当らぬも八卦」と言うように、占い・易・卜筮に用いられるものでもとは『周易』の陰陽の爻《こう》を組み合せて天地、自然界、人事界の現象を具象化したもの。⚊は陽、⚋は陰、三本あるのは天地人を現わす。

八卦は次のようになりたっている。

☰ 乾（ケン）
☱ 兌（ダ）
☲ 離（リ）
☳ 震（シン）
☴ 巽（ソン）
☵ 坎（カン）
☶ 艮（ゴン）
☷ 坤（コン）

（つづく）

（『漢方の臨床』61巻8号〔平成26年8月〕）

『黄庭経』（2）

吉元医院
吉元昭治

第三章　『黄庭経』について

『黄庭経』については、その主旨、内容、論説を第二節に代表させて記しておいたつもりだが、ここではもう少し補足しておきたい。

（一）道教関係経典中の『黄庭経』

「第1表」に示したように、左欄タテは『黄庭経』類の経典名、上欄ヨコは収録している道書類を示している。同じ『黄庭経』でも『内経』『外景』と『中景』類があり、『太上』とか『上清』がつくものもある。『五臓六腑図』類は道教の身体説、道教医学の解剖学ともいえる。『黄庭経』が道教上清派の経典であることがわかる。

（二）『内・外・中景』の頭初部分の比較

①『内景』類。「上有霊根、下関元、左為少陽、右為太陰、後有密戸、前生門」

②『外景』類。「上有黄庭、下関元、後有幽関、前命門」

③『中景』類。頭初部分は「黄老黄庭経、念吾頭頂載天神」とあって、中ほどに「方丹三寸名関元、下念天門、依命門」とある。

このうち少陽、太陰とは鍼灸でいえば三陰三陽経の陽経と陰経であり、関元とは経穴名でもある。『内景』と『外景』の末尾はそれぞれ「密戸―幽関、生門―命門」になっている。

（三）『黄庭経』の身神名

「第2表」のように身体各臓器に神（身神）がいるという道教の考え。その神名には名と字があり人と同じで、その名称には意味がある。口は「玉池大和」という。この表は中国関係書から改変してある。

（四）『黄庭図』

『蔵外道書』黄庭註解にのる『黄庭図』は「第1図」のようで、左右いずれも中央に「中神」がいて、そこを「黄庭」といっている。左のものには身神が並んでいる。

（五）『黄庭内景経』と『黄帝内経素問』との臓腑説の比較

「第3表」は、中国関係書を改変してあり、両者の五臓と胆・胃に対する違いと、類似を比較してある。『内景経』は七言句で統一されている。

（六）『黄庭経』原本の一部

「第2図」より「第4図」までは『黄庭内・外景』がのっている経典の原本を示しており、タイプの違いがわかる。

（七）『五臓六腑図』

『道蔵』の『上清黄庭五蔵六府真人玉軸経』『黄庭内景五蔵六腑補瀉図』および『霊笈七籤』『遵生八箋』『医方類聚』にのる「脾臓図」と「腎臓図」を示している（第5、6、7、9図）。腎臓図は鹿で現わされ、なかに双頭のものがある。脾臓図は鶏様の霊鳥姿で表現されている。

『道蔵』中の『四気摂生図』（第9図）には他の五蔵神が記されているので挙げておく。

（八）伝王羲子筆『黄庭外景経』の一部

『以却老永　延上有霊　魂下関元左　為少陽右』とよめる。その筆蹟の流れるような、生々とした、さすがという他はない。（第10図）

（九）『内経図』（私見では『内景図』というべきと思っている）

この図（第11図）は『内経図』といわれるもので、道教の身体説を山水画の画風をかりて表現している。上方は天で頭、下方は地で足で身体を上・中・下の三部分に分け、それぞれ上・中・下丹田と、臓腑を描き神名が記されている。後部の脊椎に相当する部分は鍼灸でいう「督脈」で上は頭部の泥丸、下は下腹の尾閭までの太いすじでかかれている。内丹術で重視する処で、気の昇降路である。

本図の原本は「中国道教協会」がおかれている北京市、道教全真教本山白雲観に展示され古いものである。当所では『内経図』をプリントして頒布し、台湾でもつくられている。本図は『内経図釈解』（蔡秋白、香港法住出版、二〇〇六年十二月）よりとったものである。

おわりに

『黄庭経』をとおして、巫―道―医の関連をみたが（第二章をつうじて）、道教医学を理解するには『黄庭経』は欠かせない。「中医学」のみならず「気」は全ての方面で重視されているが、道教修業の道すじに「服気―積精―存神」の課程をふんで永久の命―仙人になるとある。

『黄庭経』にもられている主な項目と道教修行法を並べてみる。

○恬淡虚無、無為自然、静虚、『黄帝内経素問』にも同じよう

な言葉もでてくるが、道家の主張基本でもある。

○吐納服気、故吐納新。呼吸法で、これに導引按蹻の運動的修練が加わり今の「気功」に尾をひく。

○積精宝精、塡精、保精。気をつんで精をつくり、浪費しないでおくと、いつまでも若々しく、長生できるという、房中術や内丹術にも関わるところである。

○漱咽津液。唾液をいう。醴泉ともいい、口を玉池、大和という。歯をかみ合せ音を出すのを叩歯《こうし》というが、夜路、山路をいく時、悪邪を防ぐまじないの方法もあった。また絶穀という、食事をとらない方法は体内の悪い汚物をおい出し体を清浄にするという考えもあったし、また『神農本草経』を初めとする本草書に挙げている薬物の効能の第一は「軽身」である事を考えると、「軽身」は、仙人に近づくには身を軽くして天に飛べると思ったのだろうか。

『黄庭経』が七言句になっている事は、すでにのべたように読誦にむいている。

その他、錬丹（外丹と内丹）、符籙、呑符、符佩、念咒斎祭（儀式）等の諸法がある。

（『漢方の臨床』61巻9号〔平成26年9月〕）

第１表　道教関連書中の『黄庭経』類

		正統道蔵	道蔵輯要	雲笈七籤	道蔵精華録	蔵外道書	黄庭経秘義	黄庭経秘註	道蔵分類解題
1	太上黄庭内景玉経	○	○				○		○
2	太上黄庭外景玉経	○							○
3	黄庭内景玉経註	○						○	
4	黄庭内景玉経訣	○							
5	黄庭内外景経解	○							○
6	黄庭内景五臟六腑補瀉図	○							○
7	上清黄庭養神経	○							○
8	太上黄庭中景経	○							○
9	上清黄庭五蔵六府真人玉軸経	○							○
10	黄庭内経註		○						
11	上清黄庭内景経			○	○	○			
12	太上黄庭外景経			○	○	○			
13	黄庭遁甲縁身経			○					○
14	黄庭経解					○			
15	黄庭秘訣					○			
16	太上黄庭内景経註					○			
17	太上黄庭内景玉経註					○			
18	太上黄庭外景経							○	
19	上清黄庭養神経								○
20	黄庭内景玉経註								○
	計	9	2	3	2	6	1	2	10

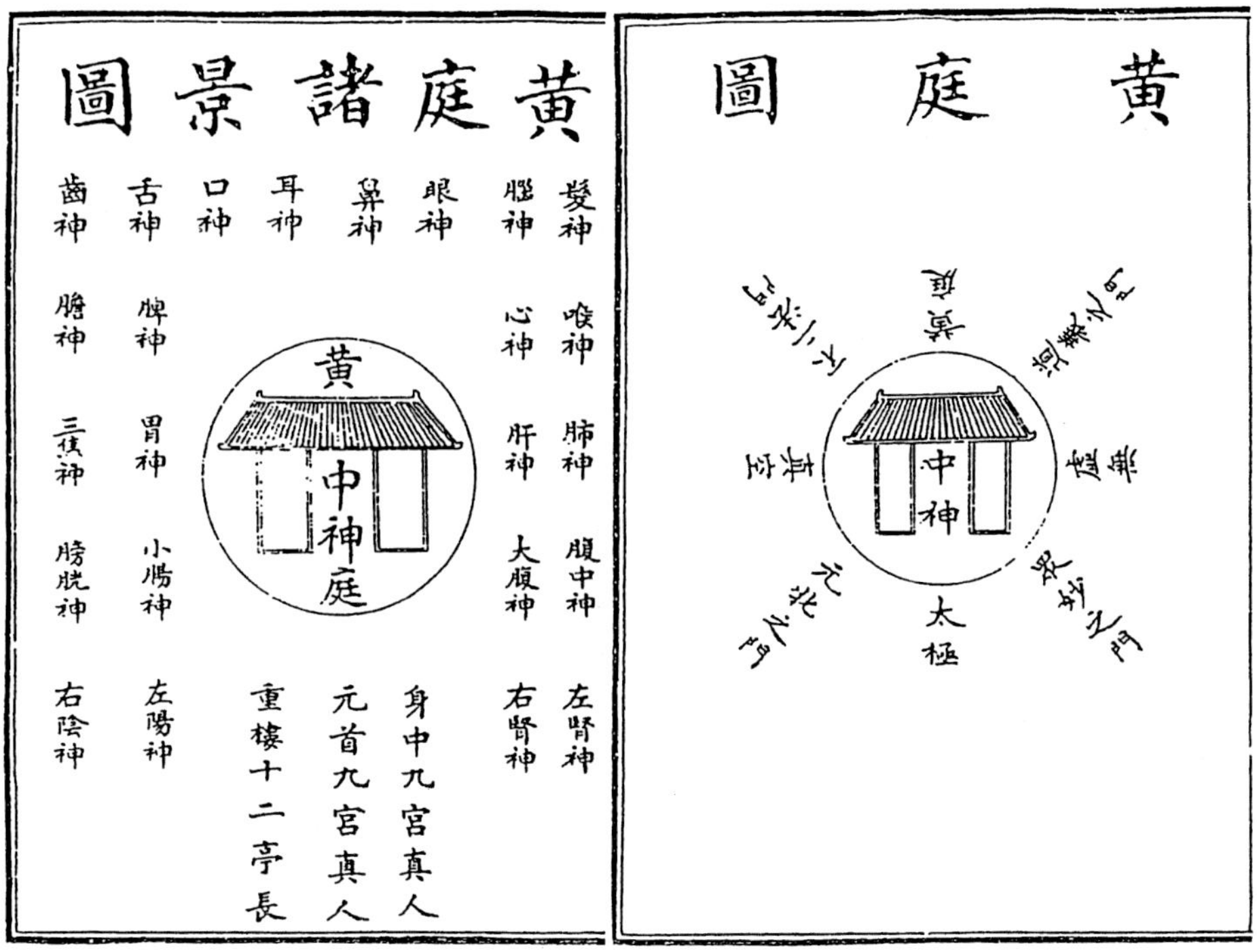

第１図　『蔵外道書』黄庭註解にのる「黄庭図」

第２表　『黄庭経』の神名

臓器	名	形色と意義	字	機　能
心	丹元	圓形、赤色	守霊	心主神明、心蔵神
肺	皓華	肺葉如花、色白	虚成	肺主气、虚空而受気
肝	龍烟	肝体柔、含気変化如烟	含明	肝主目、故含光明
腎	玄冥	腎属水、色黒而幽深	育嬰	腎蔵精、主生育
脾	常在	脾為中央之土、為四时常気	魂停	脾蔵意与志
胆	龍曜	胆色緑、如青龍之光	威明	胆主決断、威厳而明察
脾長	混康	即膵、狭長掩脾混然一体	霊源	膵主消化水穀、為生霊之源
髪	蒼華	髪有黒白之色	太玄	玄為黒色為腎水、腎之華在髪
脳	精根	脳質灰白如精之聚	泥丸	泥丸脳之象、脳為髄海主元神
眼	明上	眼如日月、受光于上	英玄	英通映、映象于太玄（脳）
鼻	玉壟	鼻形如隆起之壟、其質似玉	霊堅	肺通気于鼻、主嗅、霊敏而堅挺
耳	空閑	耳似空合虚以受声	幽田	耳如幽静之田以諦聽
舌	通命	舌為心苗、内通于心	正論	舌能弁五味、髮五音、以正論理
歯	顎峰	顎上之歯峰	羅千	歯如鋒刃、羅衆物而咀

第3表　『黄庭内経』と『黄帝内経素問』の臓象説比較表

臓腑	《黄庭経》	《黄帝内経素問》
心	心典一体五蔵王 調血理命身不枯 心部之官蓮含華 外応口舌吐五華	心者、君主之官、神明出焉 心主身之血脉 其華在面 心在竅為舌
肝	肝青七葉奇胆倉 肝気鬱勃清且長 和致魂魄津液平 外応眼目日月精	肝者将軍之官、謀慮出焉 肝気上従 肝蔵魂 肝主目
脾	是謂脾健当中宮 主調五味百谷香 消谷散気摂牙歯 致于胃管通虚無	脾胃者倉廪之官 五味出焉 脾気通于口 脾気散精
肺	肺部之官似華蓋 七元之子主調気 肺中空洞上下行 肺之為気三焦起	肺者相傅之官、治節出焉 肺気通于鼻 肺朝百脈 肺受気于腎
腎	腎部之宮玄厥円 主論六府九液源 外応両耳百液津 結珠固精養神根 両腎之神主延寿	腎方閉、為牝蔵 腎者作強之官、伎巧出焉 腎主耳、腎主唾、水蔵 腎蔵精志也 腎脂枯不長
胆	胆部之宮六府精 胆在肝中色緑漿 主諸気力摂虎兵 外応眼瞳鼻柱間	胆者中精之府 胆在肝之短葉 胆者中正之官、決断出焉 胆者筋其応
胃	腎受三升応日月 渇思飲水当玉漿 飢思其内当黄粮	腎者倉廪之官 水穀気血之海 腎為后天之本

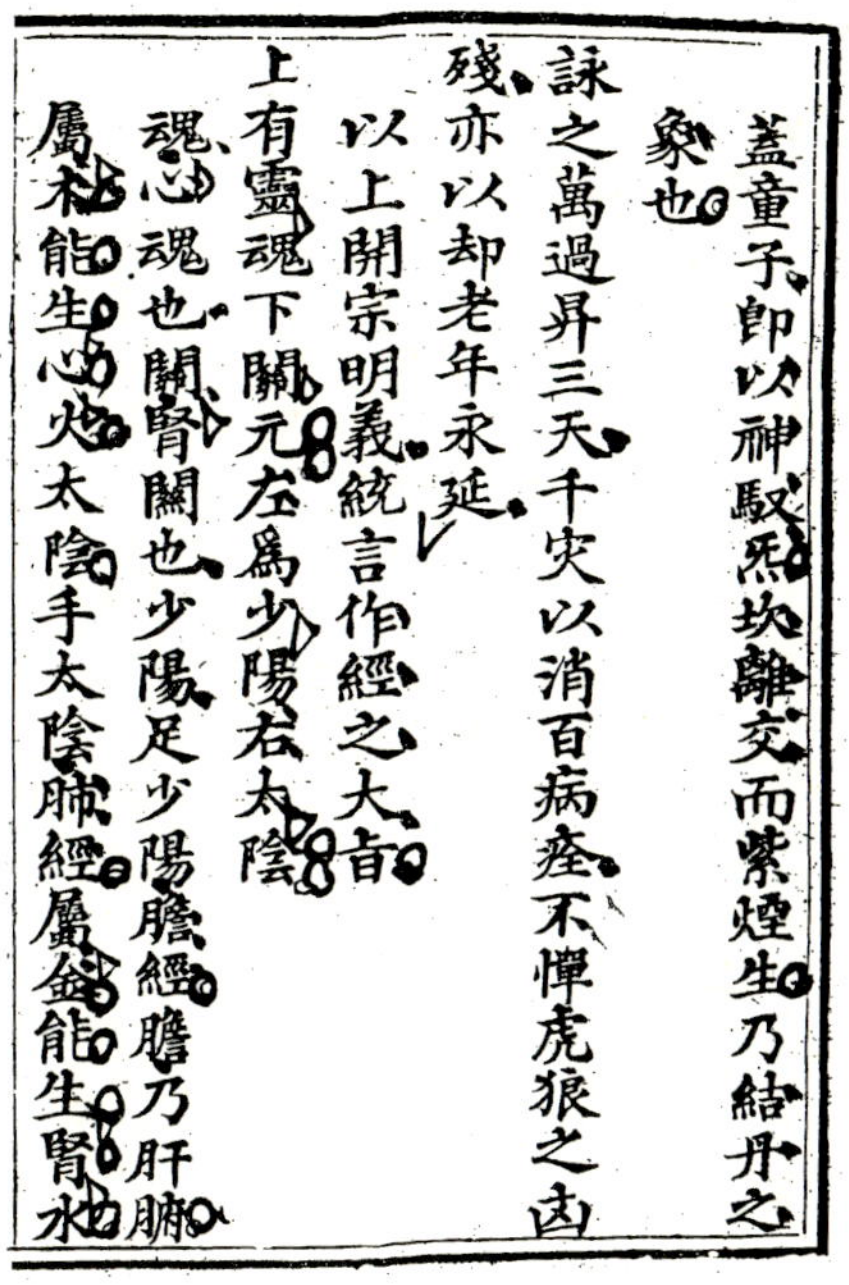
蓋童子卽以神馭炁坎離交而紫煙生乃結丹之
象也
詠之萬過昇三天千災以消百病痊不憚虎狼之凶
殘亦以却老年永延
以上開宗明義統言作經之大旨
上有靈魂下關元左爲少陽右太陰
魂心魂也關腎關也少陽足少陽膽經膽乃肝腑
屬木能生心火太陰手太陰肺經屬金能生腎水

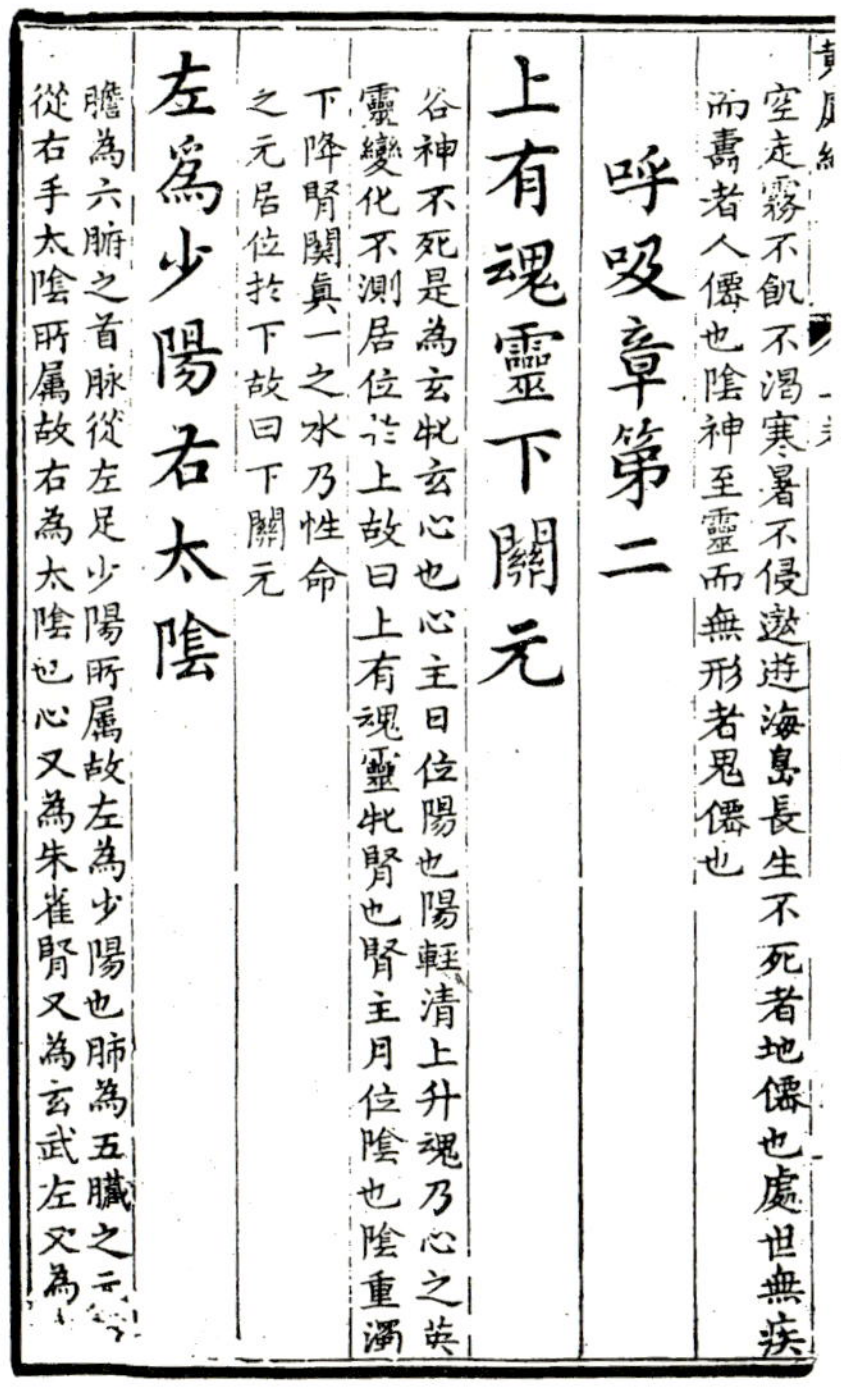
空走霧不飢不渴寒暑不侵遨遊海島長生不死者地僊也處世無疾
而壽者人僊也陰神至靈而無形者鬼僊也
呼吸章第二
上有魂靈下關元
谷神不死是為玄牝玄心也心主日位陽也陽輕清上升魂乃心之英
靈變化不測居位於上故曰上有魂靈牝腎也腎主月位陰也陰重濁
下降腎關眞一之水乃性命
之元居位於下故曰下關元
左爲少陽右太陰
膽為六腑之首脉從左足少陽所屬故左為少陽也肺為五臟之元
從右手太陰所屬故右為太陰也心又為朱雀腎又為玄武左又為

第２図　『黄庭経秘註』黄庭内景経（左）、『黄庭経秘義』太上黄庭内景玉経（右）

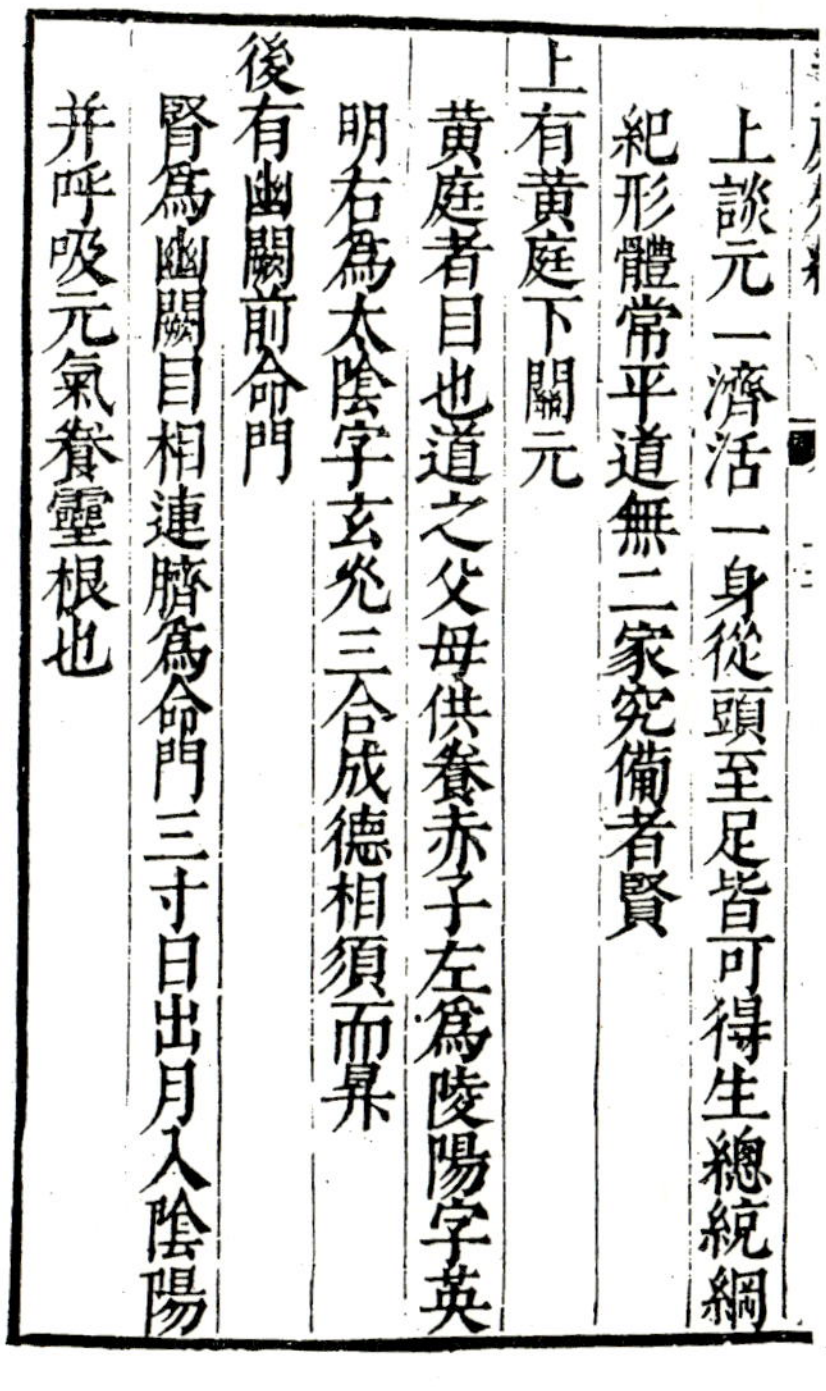
上談元一濟活一身從頭至足皆可得生總統綱
紀形體常平道無二家究備者賢
上有黄庭下關元
黄庭者目也道之父母供養赤子左爲陵陽字英
明右爲太陰字玄光三合成德相須而昇
後有幽闕前命門
腎爲幽闕目相連臍爲命門三寸日出月入陰陽
并呼吸元氣養靈根也

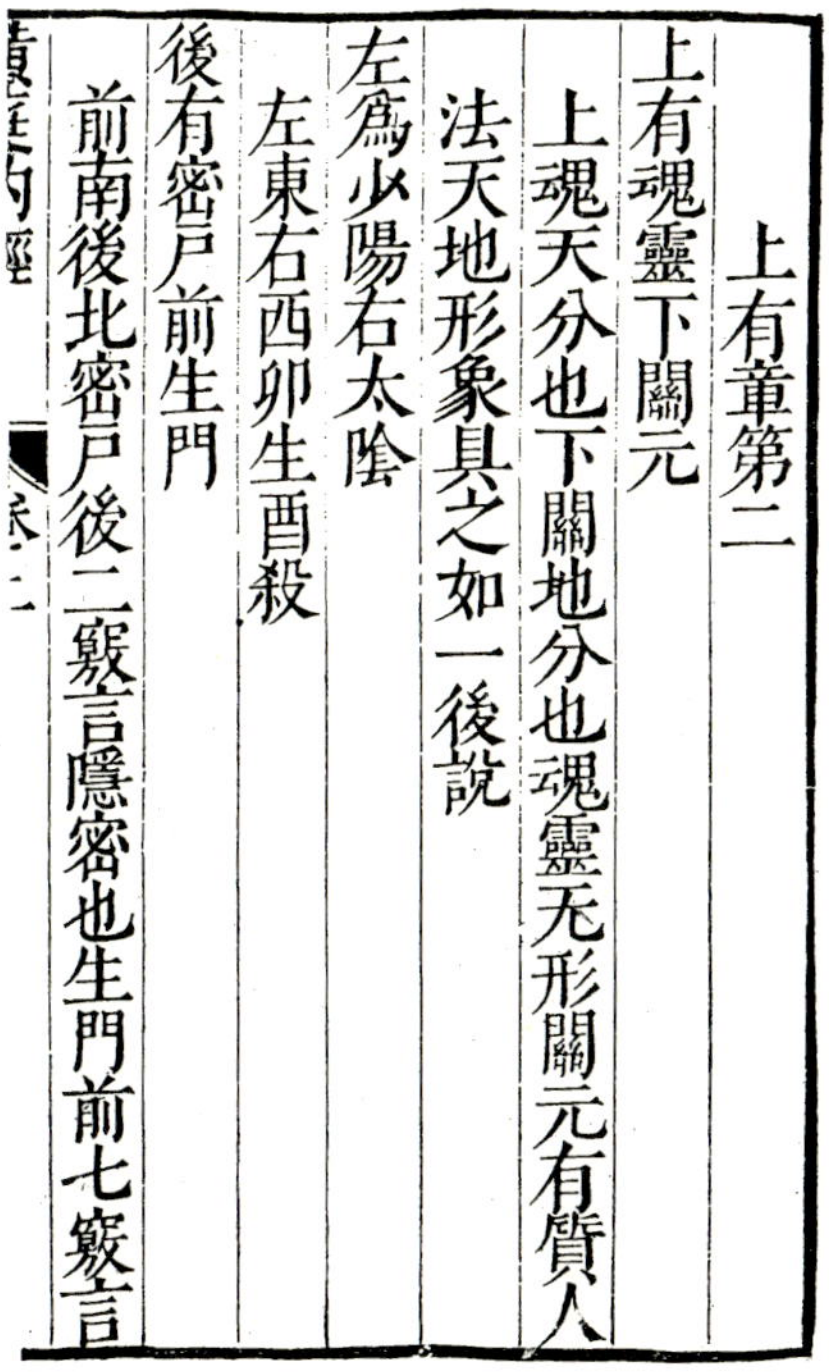
上有章第二
上有魂靈下關元
上魂天分也下關地分也魂靈无形關元有質人
法天地形象具之如一後說
左爲少陽右太陰
左東右西卯生酉殺
後有密戸前生門
前南後北密戸後二竅言隱密也生門前七竅言

第３図　『黄庭経秘註』黄庭内景玉経（左）、『黄庭経秘註』太上黄庭外景経（右）

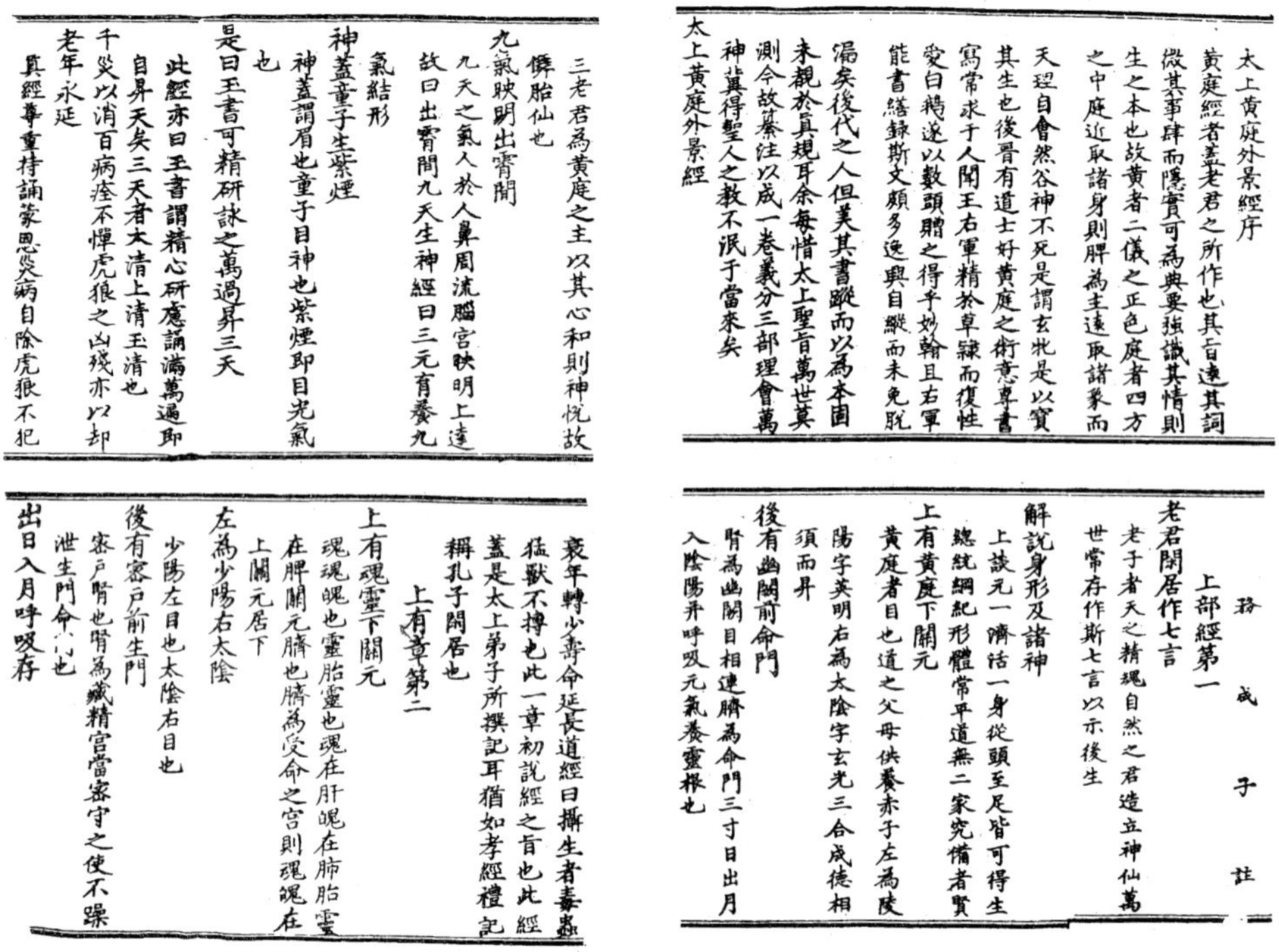

太上黄庭外景經序
黄庭經者蓋老君之所作也其旨遠其詞微其事肆而隱實可為典要獨識其情則生之本也故黄者二儀之正色庭者四方之中庭近取諸身則脾為主遠取諸象而天理自會然谷神不死是謂玄牝是以寶其生也後晉有道士好黄庭之術意草書寫常求于人聞王右軍精於草隸而復性愛白鵝遂以數頭贈之得乎妙翰且右軍能書繕録斯文頗多逸與自縱而未免脱漏矣後代之人但美其書跡而以為本固未覩於真規耳余每惜太上聖旨萬世莫測令故纂注以成一卷義分三部理會萬神冀得聖人之教不泯于當來矣
太上黄庭外景經
務成子註
上部經第一
老君閑居作七言
老子者天之精魂自然之君造立神仙萬世常存作斯七言以示後生
解說身形及諸神
上該元一濟活一身從頭至足皆可得生總統綱紀形體常平道無二家究備者賢
上有黄庭下關元
黄庭者目也道之父母供養赤子左為陵陽字英明右為太陰字玄光三合成德相須而昇
後有幽闕前命門
腎為幽闕目相連臍為命門三寸日出月入陰陽弁呼吸元氣養靈根也

三老君為黄庭之主以其心和則神悦故儛胎仙也
九氣映明出霄間
九天之氣入於人鼻周流腦宮映明上達故曰出霄間九天生神經曰三元育養九氣結形
神蓋童子生紫煙
神蓋謂眉也童子目神也紫煙即目光氣也
是曰玉書可精研詠之萬過昇三天
此經亦曰玉書謂精心研慮誦滿萬過即自昇天矣三天者太清上清玉清也
千災以消百病痊不憚虎狼之凶殘亦以却老年永延
此經尊重持誦家思災病自除虎狼不犯衰年轉少壽命延長道經曰攝生者毒蟲猛獸不搏也此一章初說經之旨也此經蓋是太上弟子所撰記耳猶如孝經禮記稱孔子閑居也
上有章第二
上有魂靈下關元
魂魄也靈胎靈也魂在肝魄在肺胎靈在脾關元臍也臍為受命之宮則魂魄在上關元居下
左為少陽右太陰
少陽左目也太陰右目也
後有密戸前生門
密戸腎也腎為藏精宮當密守之使不躁泄生門命門也
出日入月呼吸存

第４図　『雲笈七籤』上清黄庭内経（左）、『雲笈七籤』太上黄庭外景経（右）

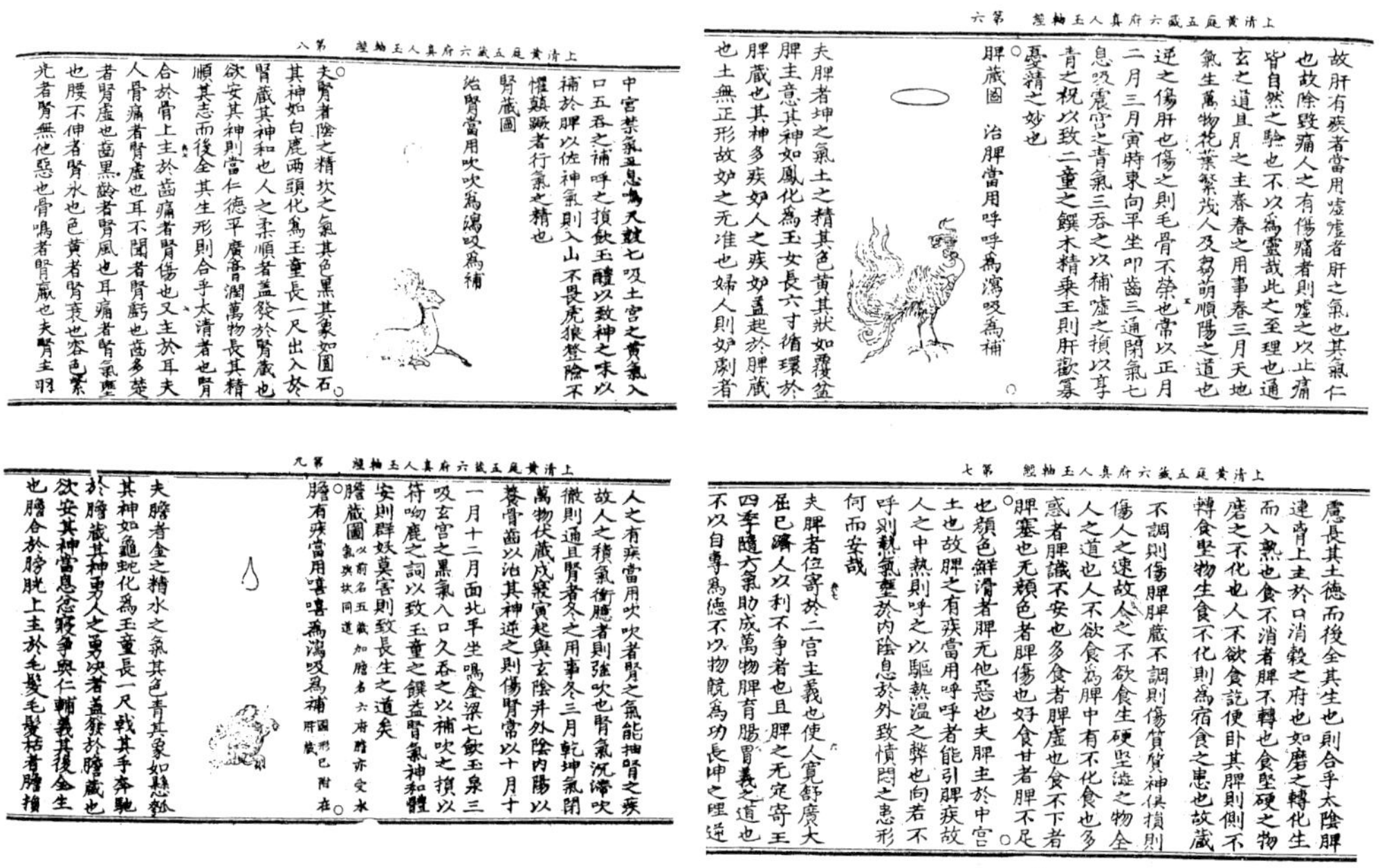

第５図　『道蔵』上清黄庭五臟六腑真人玉軸経

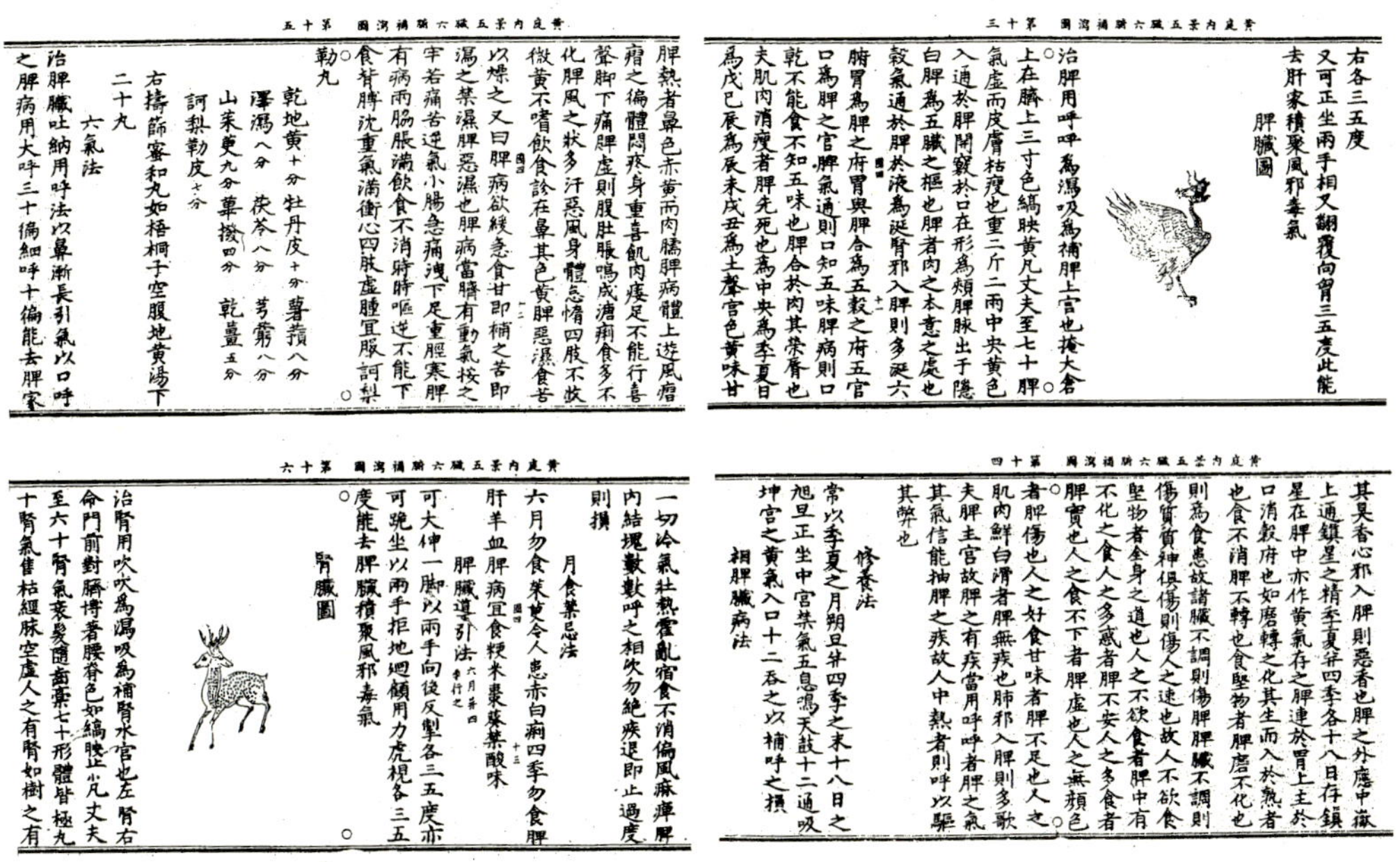

第６図　『道蔵』黄庭内景五蔵六府補注図

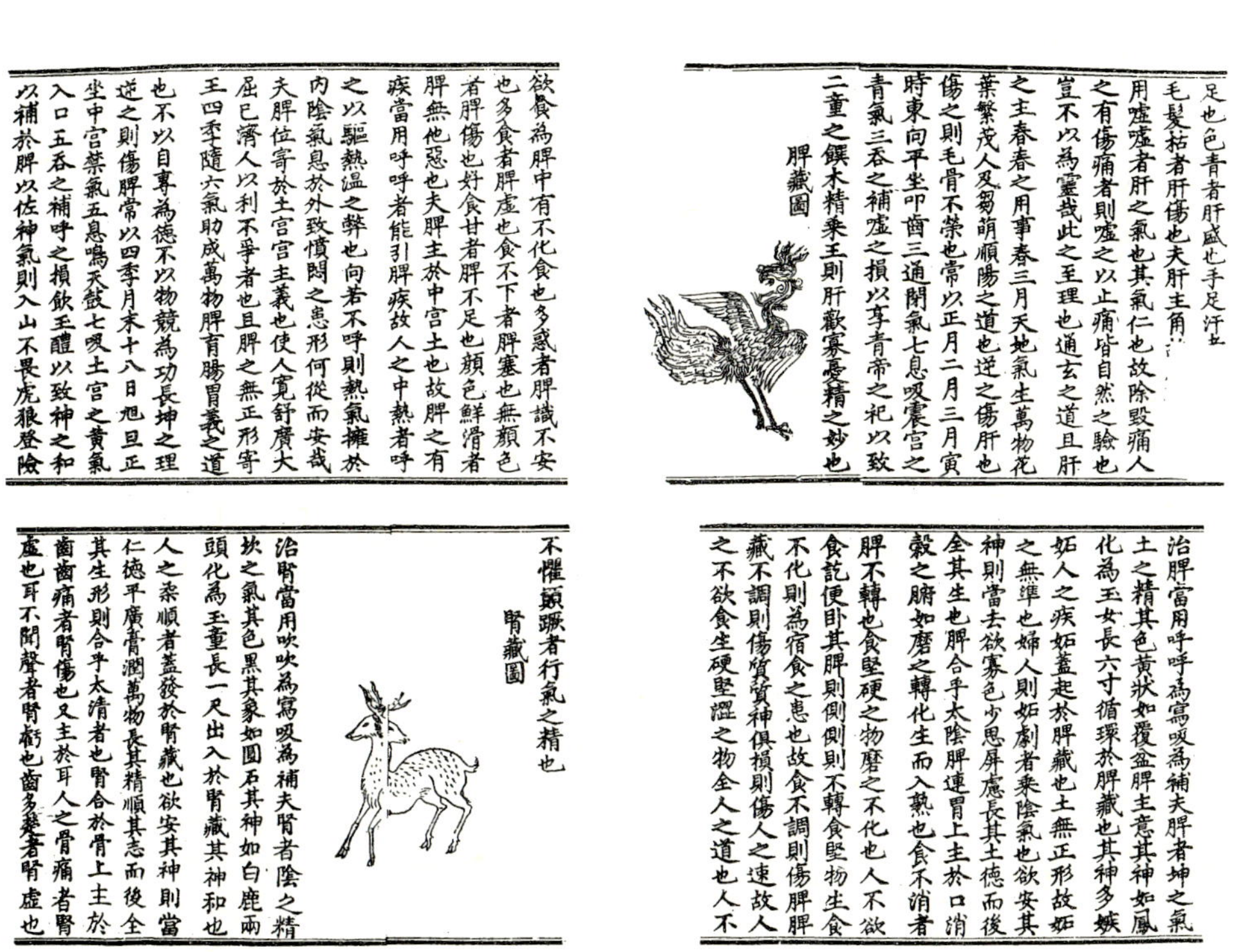

第７図　『雲笈七籤』黄庭遁甲縁身経

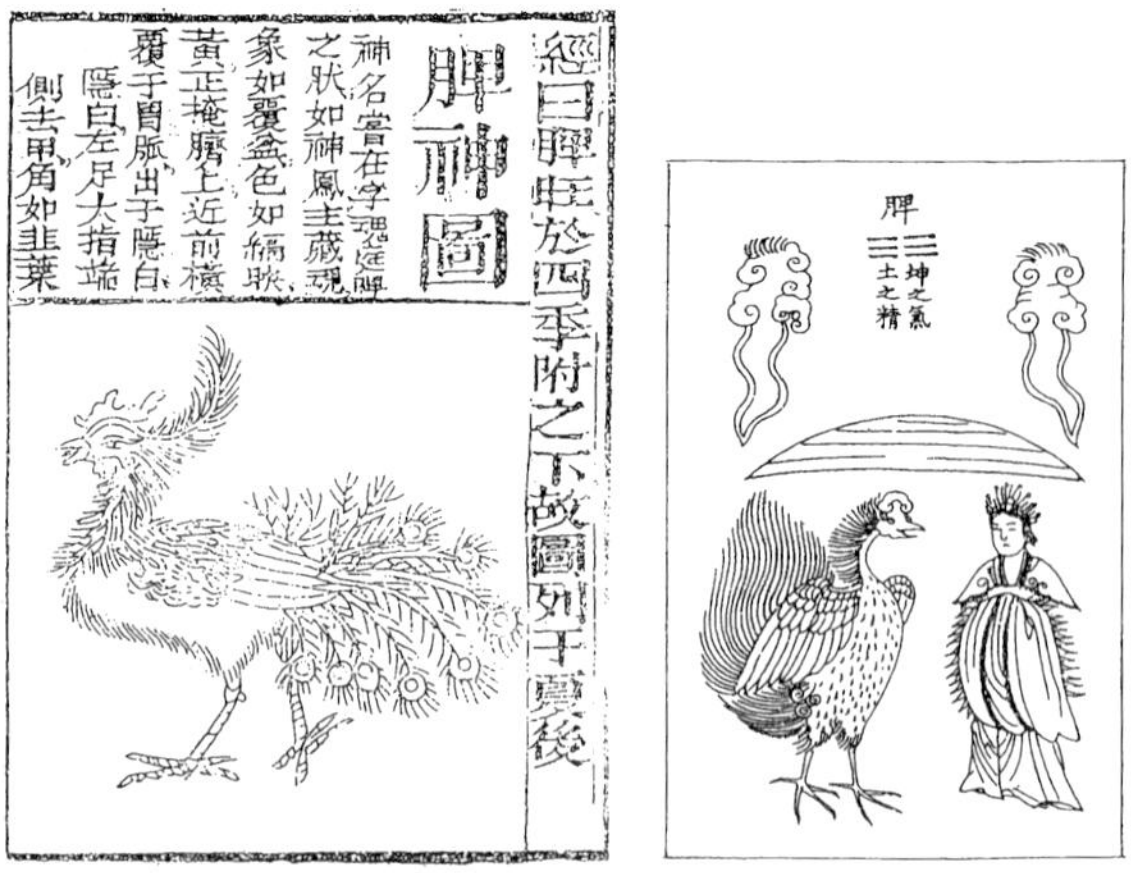

第8図　『遵生八箋』の脾神（左）、『医方類聚』の脾神（右）

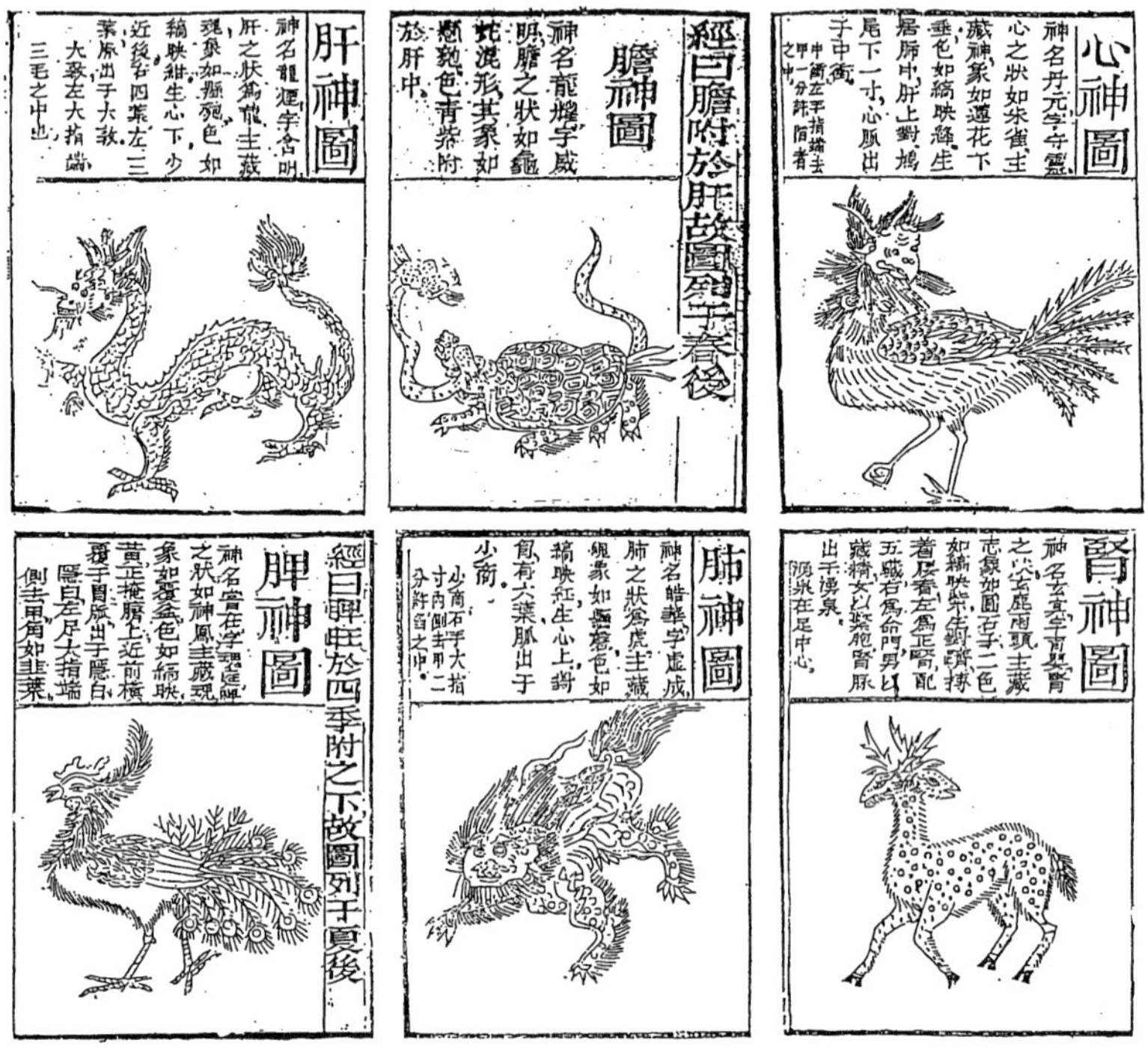

第9図　四気摂生図

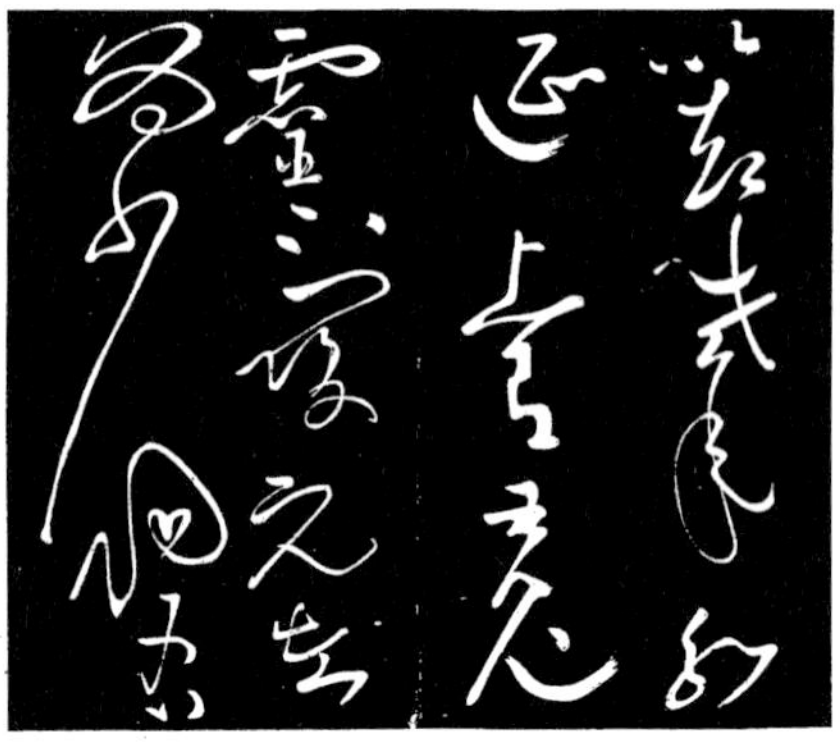

第10図　伝王羲之筆『黄庭外景経』

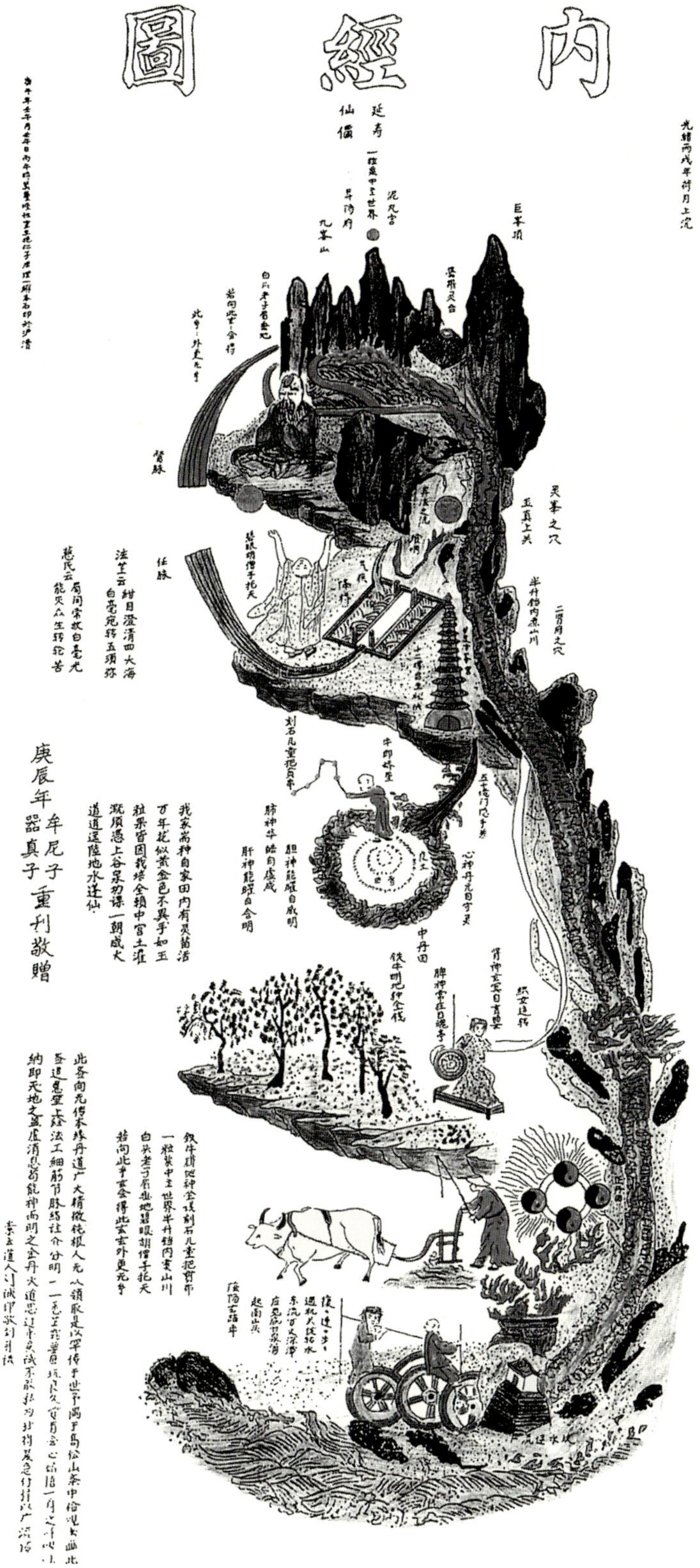

第11図『内経図』（『内経図釈解』（蔡秋白、香港法住出版、二〇〇六年十二月）より）

『太平経』（1）

吉元医院　吉元昭治

はじめに

『太平経』は後漢末期（一世紀頃）山東省琅邪の人、干（于）吉が曲陽の泉のほとりで神授されたという『太平清領書』がもとである。初め一七〇巻（『合校』、七〇九頁、巻一三七―一五三、太平経鈔部』に「太平経一七〇巻とは天地を数とし、陰陽を法とし、四時五行に順ずるということでこうすれば間違いをおこすことはない」とある）あまりあったというが現存するのはうち五十七巻だけである。

この頃、世は戦乱にあけくれ、飢餓、水害、災害が多発し、そのうえ伝染病が頻発（一一九―一八五年、十一回、ほぼ六年毎に一回）、人口は減少し、政情不安であった。人々はこの状態から早く抜け出そうとユートピアを夢見、メシアの到来を願った。

干吉の弟子、宮崇は『太平清領書』を時の皇帝、順帝に献じた。これが『太平経』とされる。この中で君主の治世の重要性をとき、人民の幸せを第一とし、天に順い、陰陽五行を旨とし、人々には道徳倫理、治家治身、命の貴さを説いた。

宮崇の弟子、襄楷については『後漢書』襄楷伝には「桓帝の時、天地、陰陽に順う事を基本とし、興国求嗣の術」を奏上したとある。この「興国求嗣の術」とは文字通り「国をおこし、後つぎをつくる」という事で、この頃の世乱による世の立てなおしと、人口減少の問題をついたものと思われる。「助国助帝」の憶いがみられる。

河北省寧晋の鉅鹿の人、張角は、この『太平経』を手に、農民を組織し、反乱をおこす。世にいう古代最大の戦乱「黄布の乱」（一八四年、霊帝の時）で、張角は山東河北地方を根城とし次第に勢力をまし、時の朝廷と対するようになるが、戦いに敗れ、その息子も死亡すると終息を迎える。丁度この頃、巴蜀地方（四川省中心）に起った同じ農民革命「五斗米道」に吸収されていく。こ

の五斗米道はのちに天師道と名をかえ、江西地方、龍虎山に移り、北魏の冠謙之により宗教の体裁が整い、「道教」となる。この宗教はのちに元代には道教の大流派の一つ、正一教に発展し今日に到っている。

『太平経』は、構成上、「問答体」（天師と真人、『黄帝内経』に似る）と「文章体」に分れるが、本稿では特に区別しないで記述した。

以下のべる頁数、巻名は、王明著『太平経合校』（台湾、鼎文書局、一九七九年版）による。

第一章　『太平経』の基本的思想理論

○天がにくむものに四つある。戦乱、疫病、水害、火災である。（四頁、太平金闕帝晨後聖帝君師輔歴紀次平気去来兆候賢聖功行種民定法本起、巻一―十七）

○「太平」とは、太とは大、つみ上げられた天の如く、大きな事天に比べようがないという事。平とは世を等しく治め、不平がないようにするという意味で善い事をすれば善い報いが、悪い事をすれば悪い報いがやってくる。天の気はいつも下に気をくばり、地の気はいつも上を気にし、これら二気は相通じ、その中間には中和の気が漲っている。ともに万物を養い、害する事はない。これを太平という。つまり天地中和は同じで共に万物をうむ。男女は一つになり子をうみ三人同じ、一家をなす。同じく君臣民の三つは共に一つになって国をつくる。とあってここに『太平経』の基本がある。

○この経典中には伝訣とするものが二十四種あり、この中にはよく分らないものもあるが、中に「開明霊符」を服用するとか、「星象符」「五神符」を身におびるとあるので符呪的効用をいっていると思われる。その他「服□」が八、「食□」が四あり、「拘三魂、制七魄」といったものもある（八頁、太平金闕帝晨後聖帝君師輔歴紀歳次平気来兆候賢聖功行種民定法本起、巻一―十七）。これとほぼ同文が（六二二頁、父母不易訣第二〇三、巻二〇三）に出てくる。

○老子の名があって「関令尹喜に五千文を説く」とあるから『老子』との関係もわかる。（十頁、太平金闕帝晨後聖帝君師輔歴紀歳次平気去来兆候賢聖功行種民定法本紀）

『太平経』には男女の事がよく記されている。

襄楷がいう「興国求嗣の術」とか、人口減少、戦乱・災害・伝染病―家庭崩壊とか、家族制度が危機におち入り、そこで『太平経』では「一男二女説」など男・女間の問題についてのべる処がある。

○陽は一、陰は二、故に陽の奇、陰は偶、それで君は少なく臣は多い。陽は尊で陰は賤しい、故に二陰は一陽に相当する。天の数は一、地の数は二、従って二人の女性に一人の男性を当てるべきだ。（巻三五、三三頁、分別貧富法第四一）

○一男は二女を当てるのは天のきまりで、陽は奇、陰は偶である。大昔から人々は天の道を失うことがあり、多くの悪者は女性を多く殺したので男が多くなり、女が少なくなってしまった。男は天、女は地とすると地のつづきが絶え、人では後つぎがうまれず、ついには人類滅亡に到る。そこで天もこのように絶えてしまわないよう、人々はみな天に心を配っていなければならない。天―男、地―女とすると天が絶えないためにも地―女が多く子孫をつくるべきだ。（巻三十五、三六頁、分別貧富法、第四一）

○一男に二女をあてることは陰陽を具体化したようなものである。陽は奇、陰は偶で、陰と陽とが合わさると太和（中和）の気がやってくる。すなわち女性が多いと陰気がおこり、男が多いと陽気が盛んとなり、そのため世情は騒がしく、世は乱れてくる。人の数は天地と相応しバランスがくずれると凶害をもたらす。（三八頁、巻三十五、一男二女法、第四二）

○男と女は互に好きあって子供をうむ。まさに陰陽の働きである。例えば陽が極まれば陰がうまれ、陰が極まれば陽がうまれる。その両者が合体するからで、寒が極まるとかえって熱になり、熱がつきると寒となるという自然の原理と同じである。それで代々絶えることなく子がうまれるが、これは天地にコントロールされているのだ。また男は天、女は地、天地父母によって人の体は養われている。（四四頁、巻五八、守三宝法第四四）

○甲子は天の正しいあり方を示している。日は冬至になってまたもとに戻る。乙丑は地の正しいあり方を示している。ものはみな地に根をはっている。丙寅は人の正しいことを示している。朝おき家の門を開けて仕事につく。この三者は天地人の生きる物事の根本の始まりをいっている。うまれるものは陽に属し、その陽のもとは天地人の元気からうまれる。ゆえに乾坎艮震は東北の方向に、その中間の中和は坎艮の間にあって陰陽の合体で中央からうまれる。それで妊婦の胎児は頭が下に、足が上に、腹の中央、わずかに中和の位置より下にある。（六七六頁、巻一一五、三者為一家陽火数五訣、第二百十二）

この項の十干・十二支をふくめて、八卦、五音等これから出てくる処を一覧しておく（別表）。以下の理解のために、甲乙は第一、乙丑は第二、丙寅は第三となる。八卦は東西南北の各部分を二分し乾より坎と一まわりする。この胎児の位置は正常位で当時すでにこのような記述があることは驚きである。

○胎児が胎内で何も食べないのに大きくなるのは母の胎内で自然の気をすっているが、生れると陰陽の気を呼吸するようになる。〔道教の胎息につながる記述。新生児はうまれると外界の空気をすって啼く〕（六九九頁、第一二〇―一三六）

第二章　天地人

「天地人」の三位一体説は『太平経』のバックボーン的な思想で随所に見られる。

（別表）　**十干**（エト）　五行（木火土金水）を陰陽に分けたもの

甲：コウ	キノエ	＞	木
乙：オツ	キノト		
丙：ヘイ	ヒノエ	＞	火
丁：テイ	ヒノト		
戊：ボ	ツチノエ	＞	土
己：キ	ツチノト		
庚：コウ	カノエ	＞	金
辛：シン	カノト		
壬：ジン	ミヅノエ	＞	水
癸：キ	ミヅノト		

十二支

子：ネ	ネ	ネズミ
丑：チュウ	ウシ	
寅：イン	トラ	
卯：ボウ	ウ	ウサギ
辰：シン	タツ	リュウ
巳：シ	ミ	ヘビ
午：ゴ	ウマ	
未：ビ	ヒツジ	
申：シン	サル	
酉：イウ	トリ	
戌：ジュツ	イヌ	
亥：ガイ	イ	イノシシ

八卦

乾：ケン	☰
兌：ダ	☱
離：リ	☲
震：シン	☳
巽：ソン	☴
坎：カン	☵
艮：ゴン	☶
坤：コン	☷

五音

木：角	カク	肝	東	春	生
火：徴	ビ	心	南	夏	長
土：宮	キュウ	脾	中央	仲夏	
金：商	ショウ	肺	西	秋	収
水：羽	ウ	腎	北	冬	蔵

六甲：
甲子・甲寅・甲辰・甲午・申申・申戌

○天を父、地を母とするが、父母が極めて貧しければその子は愁にみちみち、やはり貧しい。これは王の政治に相応している。それ故に昔の聖君の政治のことをすべてよい君主を上富の君といい、三分の二位なら中富の君、三分の一位しかない君主を下富の君といい、全くないものを下貧の君という。（三〇頁、巻三十五、分別貧富法、第四十一）

○人が生れるのは天地の正気と四時五行の気がともに合体するからである。（七三頁、努力為善法、第五二）

○自分は地につながり、命は崑崙（地のはて、西方の山）に属している。いま天師（教えを授ける最高の指導者）は北極の紫宮（紫微宮、北極星の天神のいるところとされる）にいていろいろな命を下している。（八一頁、巻四十、楽生待天心法、第五十二）

○天文を正しく観測し、五行を保持し、四時に順い、その進退を明らかにし、自分に照して正しい事を行い、天のよしあしを探知することは自分を守る重要な道である。（一〇一頁、巻四十三、大小諫正法、第五十八）

○天は生を主り父という。地は養を主り母といい、人はこれからうまれる。父は子を教化し、母は父に随って子を養う。子は命を父に、母には養い食べさせてもらっている。（一一三頁、起土出書訣、第六一）

○天は父、地は母、天は人命を養い、地は人体を養う。（一一四頁、起土出書訣、第六一）

○水を得るため井戸をほる。その井戸も大きいものは一丈の深さ、中で数尺、小でも三尺の深さにほる。一軒の家で井戸が一つとは限らないし、郷、群、州を併せたら算えきれない。それほど地を掘りつづけている。水は地の血脈である。今、たとえば人の血脈をうがったら病は悪化するだろう。むやみに地を掘ることは皮膚にできもの、脈には異常をおこし、ひいては国の政治は乱れ、地は大いに病むに至る。（一一九頁、起土出書訣、第六十一）

○地を深く掘ると、できものや、骨をいため血が出るのと同じである。これは泉は地の血、石は地の骨だからで、良い土は地の肉で、洞窟の泉は血のうる所、石を砕くのは骨を砕くことと同じになる。良土を深く掘るのは地面に瓦、石、かたい木を投げ入れるのと同じで地はひとり病む。地は万物の母で、楽しみ愛しみ子を育てる。もしお腹に子供があって妊娠している時、傷をつけなかったら母は無病でいられるが反対なら重い病にかかる。人はみだりに地を深く掘るべきではなく、その上で生活しているのである。その掘るのも三尺を限度とする。一尺はまだ太陽が照しているのでその気は天、二尺では物は育つから、その気は中和に属す。三尺は地に属しその気は陰。それを過ぎると地形を傷つけ凶となる。昔人は穴居生活をしていた。多くの山谷に穴をほり、あるいは、地中にほんの少しの木で梁や柱をたて、屋根をふき、水が流れる処で生活していた。従って病はなかった。後世になると地を傷めることが激しくなり、ために命は短くなり、病は劇しくなった。これは今では流水の近くで生活し、井戸を掘らないのに病が多く、命を全うできないのは、その一家に過ちがあり、その兄弟だけでなく、その影響は子々孫々まで及ぶ承負（後述）というものがあるからである。（一二一頁、巻十五、起土出書訣、第六一）

○人は母乳をのんで育つが、それは泉から出てくるようで、人乳は人の泉から湧き出るようなものである。（一二二頁、巻四五、起土出書訣、第六一）

○君は父で天に象る。臣は母で地に象る。民は子で和に象る。この三つが相通じ心を併せて事をなし、共に一家、一体となれば何事もなる。もしこの一つでも欠ければ事はならない。君臣民ともに天の法に順うべきである。人は頭足腹があってこそ一つの体

になるがこの一つが缺けても人にはならない。これは天地自然の理《ことわり》であり、それで昔の賢人という人は天にのっとっていた。男子はすべからくよい女性を得て、よい子をうむ。男は君、女は臣、子は民である。天は君、地は臣で、天からあまねく雨がふり、地は生きものにめぐみをもたらす。雨がふらなければ地にも、生きものにも悪い結果となる。人は子がなければ後つぎはない事になる。（一五一頁、巻四八、三合相通訣、第六五）

○君は天気を下に通し、臣は地気を導いて上に通じ、民は中和の気を通じて上下に通じる。（一五二頁、巻四八、三合相通訣、第六五）

○道は天で陽、生を主る。従って地は陰で養を主る。（二一八頁、巻五六−六四、闕題）

○天地人にはそれぞれ三皇、王帝があるという訳は、天の三皇は三光（日月星）、地の三皇は土地の高い、低い、平坦さ、人の三皇とは人の君臣民をいう。天の五帝とは五星（木火土金水星）を、地の五帝は五嶽（東西南北中嶽）を、人の五帝とは五臓（肝心脾肺腎臓）のようなものである。（二三四頁、巻六六、三五優劣訣、第一〇二）

○天を助けて物をうみ育て、地を助けて万物を養い、帝王を助けて人民を教化する。（「助帝治国」をいっている。二四八頁、巻六七、六四神十治訣、第一四三）

○人の九竅は九州を象っている。気は天地万物の命のもとであり、天地は気がめぐる事によって万物に命を与えている。（三一七頁、巻八六、来善集三道文書訣、第一二七）

○人は天地の間にいる。天地が開けて以来、人は再び生れてくることは出来ない。そして生れて名や字《あざな》をえて一人前になる。そして中和の中で暮し、すべてのものの長である。（三四〇頁、巻九〇、冤流災求奇方訣、第一三一）

○天地が病めば、人に病をもたらし、人に病がなければ天もまた無病である。（三五五頁、巻九一、拘校三古文訣、第一三二）

○日は太陽で火の精神、月は太陰で水の精神である。（三六六頁、巻九二、三光蝕訣、第一三三）

○天・地・中和のバランスがくずれ気が怒りを発すると神霊は戦いをいどみ、伝染病が拡り死者がでてくる。この訳けは天は神霊の長であり、精神は鬼となり人を殺すようになるからである。地は陰の卑しいもので、例えば洪水は陰の激しいもので地に属している。陰は妊娠を主り、もし妊娠している者が傷つけば必ず血を見る。血は水の類で、水は地の血脈で地の陰である。陰は卑しいが、もし怒ると必ず争いがおこる。（三七一頁、巻九二、万二千回始火始気訣、第一三四）

○火は陽で天の心、その心は神を主る。心が正しければまた神も明らかになる。（三七七頁、巻九二、火気正神訣、第一三五）

○天は中極（北極をいう）の最も高い処を君長とし、地は崑崙を君長とし、日は太陽を君長とし、月は満月を君長とし、星は北

極の一星を君長とし、山は五嶽を君長とし、五嶽では泰山を君長とし、諸川は江海（揚子江と黄河）を君長とし、甲羅のあるものは神亀を君長とし、鱗のあるものは龍を君長とし、飛ぶものは鳳凰を君長とし、獣は麒麟を君長とし、裸虫（毛のない動物、人も入る）では人を君長とし、人では帝王を君長とする。（三八四頁、巻九三、方薬厭固相治訣、第一三七）

○天地人の三つが一つの心になれば、徳を守るべき道が開ける。一つでも不和になれば徳の成就はできない。（三九二頁、巻九三、国不可勝数訣、第一三九）

○一とは元気の全く純粋のものをいう。その一はこりかたまって天になる。天には上下、八方に拡り（十）となる。また五方があって、その夫々に陰陽があるのでやはり（十）となる。下は地でその数も（十）で、人は天の数に象る。それで十カ月たつと人は生れるのである。天は生、地は養、人は成長を主っている。（三九二頁、巻五一、国不可勝数訣、第一三九）

○心は神を蔵する最も尊いもので、心は神聖で純陽で火である。火は動いては上り、天と同じ心になる。それ故、日は火の王である。（四二六頁、巻九八、忍辱象天地至誠興神相応大戒、第一五二）

○心が中に痛みをおこすと、心腹に及んで食事がとれなくなる。この時、祈りを捧げるのは心で、心とは意である。心意は肝の最も仁なる事を忘れない。そこで目からは涙がでる。それは思う事や悲しい事が激しくなるからである。精明とは心で、一方心に念じてやまないのも意である。その意はまた脾で、心は純陽で天に、脾は純陰で地に属する。（四二六頁、巻九八、忍辱象天地至誠興神相応大戒、第一五三）

○歳月は東北方に極り天極という。天寿を全うできるのは体力が強いからで、東北方は物の初まり、一年もここで終る。一二〇歳までも生きていられるのは天の象りで、地は陰でいつも施しを受けている。西北方は極陰で陰は万物を滅ぼしてその中から陽が芽ばえる。それ故、十二支の亥はその中心で陰は西北角に終る。西北方は地の司命（人の生命を司る）なので百歳まで生きられる。八十、六十歳は陽がとまり陰がおこる。まさに立秋に相当する。秋は白気、白虎で覇命という。五十歳は陽気は上に、陰気は下に向う。陰仵《いんご》（陰のいくさき）は陽に化するので仵命という。これ以下のものは命は定まりはない。人は悪い事から遠ざかり、害をさけ、長生したければ自愛し、自養すれば凶害はやってこない。体を長く保ちたかったら飲食を調節し、多からず少からず、門戸を閉じ家にいて、いつも俗事にわづらわされることなく、読書をし、貧しさをしのび、金銭にまどわされず、心配事はなにもしない、これが自愛自養というものである。（四六六頁、巻一〇三、経文部数所応訣、第一六七）

○真人といわれる人は益年長寿で命は永遠である。これは天の助けがあるからで、楽しむ事が少ない人は自分を楽しみ喜びはわ

かず、中位の人は楽しむ事を知り世間的にも平和だが、最も楽しみ深い人は天地と共に楽しみ、和をなし、病もおこらず、神々は大いに喜び怒る事はない。こうなるのは太平の気が到ったからで、この有様は楽音的にいうと、角（五音の一、木・東・春・青・生に相当）の音で、青帝は大いに喜び、仁・道・徳が現われ、物が生れる。青帝が出てくると肝病は無病になり、肝神の精は東方から出る。そして悪いものをこらしめ、善いものを助け、青衣を着た玉女が奇方をもってやって来て人に賜りその効き目は明らかである。南方の音色は徴（火・南・心・夏・赤・長）で物事を和に、生長させる。南方は道徳をかざし悦ばないものはなく、赤気はすべてを喜びに包む。赤神はやって来ると心は無病で心神がくると赤衣を着た玉女が迎え奇方を人に授け大いに効果がある。黄気は宮の音色で（黄・中央・仲夏・脾）で、その音は善いものをよび、悪いものは去る。商の音色は（白・肺・西・秋・収）がひびくと悪いものは来ず、善のものが来る。羽の音色が（黒・腎・北・冬・蔵）ひびくとやはり悪いものは来ないで善いものがやって来る。（五八七頁、巻一一三、楽怒吉凶訣、第一九一）

○吉事は左、凶事は右、左は陽、右は陰で天には気がある。このうち上気は楽、中気は和、下気は刑という。それで楽は陽、刑は陰、和は中央で、東南方は楽で生を好み、西北方は陰で怒り易く物を傷つける事を好み、和気はこの間を行ったり来たりしている。（六三三頁、巻一一五～一一六、某訣、第二〇四）

○地上で善い事があれば天上もまた善い事があり、反対に地上で悪い事があれば天上でもまた悪い事がおこる。人は地上で善い事をすれば天上でもまたこれに応じて善い事がある。つまり気は上に通じ、五気は相連なり、六甲（一覧表参照）は互に上下し、十二支は互に合わさり、遠い近いに関係なくみな通じ合っている（別表参照）。天に、六甲、十二支があれば地上にも、六甲、十二支があり同じ様に、両者はいつも上・下相応している。（六六四頁、巻一一七、天咎四人辱道誡、第二〇八）

○三陽とは天地人の三陽をいう。陽は一つの陰もなく、君には一人の臣もなく、男には一人も女もなくみな三陽である。もしこれが滅亡すれば子孫はできず、伝える事ができなければ再びつくる事はできなくなる。凶であって、天があっても地はなく、日があっても月はなく、上はあっても下はなく、表があっても裏がないのと同じである。（六七四頁、巻一一八、焼下田草訣、第二一〇）

○心は五臓の王で神のもと、体の中で最も重要なものである。善をなすように働き、その心に不快があると、邪悪がおき妄りな事にとりつかれる。それで人は善い事をしようとすれば清浄な心で静かにし、欲望を抑え、正しい行いをしようと心掛ける。（六八七頁、巻一二〇～一三六）

○天は太陽、地は太陰で人はその中央にいる。万物もまたそうである。天はいつも下に施しを授け、その気は下に流れる。地はいつも上の施しを求め、その気は上にのぼる。この二つの気は中

央で交わる。人はそれで中央にいるのが正しい。両者はいつも交わり中央で合わさり万物をうみ育てる。万物はみなこの二つの気を受け体をつくり、心情ができる。もしこの気がなければ何もうまれない。万物はこの二つの気が命をつなげてくれている。それ故、それで善い事をすれば天これを知り、地これを知り、悪い事をすれば天も地も知るところとなる。昔の善徳のある人は独り天意を察知しいつも善い事をしていたのだ。（六九四頁、巻一二〇～一三六）

○天はよく万物をすべて生育しているのでその功は最も大きいといえよう。平とは地の平なことで、そこで万物は安らかに生育できる。経とは常という事で、天は日月を経とし、地は嶽瀆山川を経としている。天地が道をはずせば万物はみな災をうける。従って帝王は上は皇天に法《のっと》り、下は地に法り、中は経緯に法る。星辰嶽瀆はみな万物を生育する。これが大きな守るべき道（大順之路）というものである。（七一八頁、巻一五四～一七〇）

○この「大順之路」を守れば王者は何事の心配なく太平をもたらすことが出来る。天地はゆるぎなく、風も起らず、百神が安らかでいれば、天下に災害も起らず、万物はそのいる処で安らかでいる。帝王というものは天下の心で、臣下は股肱（股と肘をいう。助けになるもの）で、輔佐するものである。心に愁いがあれば股肱もゆれ動き、手足はその動きをとめ、百姓は流転するに到る。これは自然のなりゆきで、天もまたこれと同じである。（七二六頁、巻一五四～一七〇、王君無憂法）

○気は天・地・人に分けられる。その地の気は散じて万物につく。それ故、天は尊く、地は重く、人は貴いのである。（七二六頁、巻一五四～一七〇、王君無憂法）

第三章　人体観

○頭の第一のものは頂、七正（七竅、目耳口、口などの七つのあな）の第一は目、腹の第一は臍、脈の第一は気、五臓の第一は心、四肢の第一は手掌、足蹠の中ほど、骨の第一は脊、肉の第一は腸胃である。（一三頁、巻一八～三四、脩一却邪法）

○頭の丸いのは天、足の平らなのは地、四肢は四時、五臓は五行、耳目口鼻は七正、三光（三光は日月星）の光に相当している。（二六頁、巻三五、分別貧富法、第四一）

○五臓は人の腹中に誰れも同じ処にあり、心は火、腎は水である。（三六七頁、巻九二、三光蝕訣、第一三三）

○家や城郭は離れ離れには建っていない。同じように骨節は百千と相い連なり、筋は城郭を守るようにかたい。脈は骨はつなげるためゆききし、皮内は筋肉の脈の衣のようなものである。（五七七頁、巻一一二、字書不用徒自苦識、第一八七）

○心は五臓の王で、神のもとで、一身の最も重要なものである。（六八七頁、巻一二〇～一三六、闕題）

○神は人の心陰にいて、精は人の腎陰にいて、鬼は人の肝陰に

いる。人は正しい善行をいつも念じ人にもまた善をとく。人はいつも陰をかくしていて、人を悪に導き、人に悪を教えるから人は悪に走る。昔の賢人はいつも陰を善にしようと念じていたので善行ができた。太平の気がみなぎると、風雨は時を得、万物は生長、地はうるおい長生可能になる。反対だと万物は生長しえない。天地のなりわいは陰陽が和合して初めて天下は太平になる。

（七〇六頁、巻一三七～一五三、闕題）

（『漢方の臨床』61巻12号〔平成26年12月〕）

『太平経』(2)

吉元医院
吉元昭治

第四章　陰陽五行

○一男一女があり、互に好きになれば子をうむ事ができる。まさに一陰一陽があって、陽が極まれば陰がうまれ、陰が極まれば陽がうまれる。同じように寒が極まれば熱を発し、熱がすぎると反えって寒になるという自然の法則である。こうして長い時代生れつづけ、世のずっと天地のきまりである。もし男女が会えなかったら後つぎはできない。天下に人がいなかったら何んで夫婦・父子・君臣・師弟があろうか。またどうして互に生活できたり、政治を行えようか。天地の間には雄雌がなかったらどうして子孫を残せようか。これらは重要なことで陰陽こそは天地全てを統べ、終りがないものだ。

男は天、女は地、衣服は身を包み守ってくれる頼りになるもので、天地、父母は人を包むように養ってくれている。（四〇八頁、巻三八、守三宝法、第四四）

○天地の気が初めて生れ、すべての物が出入する東南方は極陽で、陽が極まれば陰がうまれる。そこで東南方を地戸といい、西北方は極陰で、陰が極まれば陽をうむので天門という。天道というのはこのように循環して、ぐるぐるまわってまた元にもどる。

王者が興り、兵を挙げると木は大いに驚き無力になる。土はそのあおりをうけ、金はもり上り、こうなると金の兵を動かして乾《けん》兌《だ》（八卦一覧表参照、☰☱（246頁））の気がつられると西北方の夷狄、盗賊があちこちで蜂起する。これも自然の法則である。天地神霊でもとめる事はできなくなる。

天地のうち、東方は少陽、君主が生れるところ、それで日は東方から昇る。南方は太陽で、太陽は君主、月は君、南方はまた火で、従って火を君とする。南方は夏で、夏の最も四季のうちで物を養い生長させる。妊娠もまたこの時期盛んになる。それでやは

り君である。五音でいうと角は東方で徴は火、南方である。今太平の気が盛んになれば天の陽気はまさにおこる。（二二七頁、巻六五、断金平法法、第九九）

○南方を君とする。火は南方で君、太陽は南方にあって君、四季の盛衰は南方が君、五祀（『白虎通』に門・戸・井・かまど・雨を受ける樋《とい》をいうとある）のうち、かまどは南方にあり君、五気の心は南方にあり、やはり君、君は赤い着物をまとい五行でいえば火である。

東方は生を、南方は養を仕事とする。木仁には心があり、南方は火で赤々している。それ故、東方は生を主り、南方は徳で徳は養を主る。木が怒り火が動くのは上に昇るからで君主の姿である。故に君主は東にいて南方に当る。それで東を少陽といい、君主の生れる処、日が昇る処である。南方は太陽、君主の勢いの最も盛んな時である。少陽は君主の家でその父母もいるが、太陽は君主自身でいる。木は火の父母で、君主は少陽を家とし火を木の子とするのである。少陰は臣で太陰は民である。民は多数いて恰も水があふれるようで、その流れが止まらず、休むひまもない。民は国家王侯に仕えるため仕事をしている。それで水（民）は木（君）を養っているのである。（五行相生説）

少陽は少陰を畏れ（木←金）、太陽は太陰を畏れる（火←水）。それで君臣が賢明であれば民は順うのである。（五行相克説で説明される）

東南方は天に属し、万物は生れて上にいく。それで天は蒼く木に、内は赤く、火を象っている。西北方は地に属す。万物は秋冬になると枯れて地に帰る。人民は秋冬になると穴ぐらに入る。それで血の色は外は黄白、土金に象る。内には水がありその色は黒く北方に象られる。（二六三頁、巻六九、天識支干相配法、第一〇五）

○元気は恍惚《こうこつ》自然でこりかたまって一となり、天は分れて陰を生じ地となる。名づけて二、さらに上は天、下が地が相い合って人が生れる。名づけて三になる。（三〇五頁、巻七三―八三、闕題）（『老子』に「道一を生じ、一、二を生じ……」とある。）

○火は陽で心であり、心は神を主る（三六八頁、巻九二、万千国始火始気訣、第一三四）

○陰陽、男女はもともと元気から発したものである。（三八五頁、巻九三、陽尊陰卑訣、第一三八）

○三光（日月星）が気楽になごめば、四季のうつり代りも順調になる。春は生、夏は長、秋は収、冬は蔵がスムースにできる。四季が順調で五行のめぐりにもさし支えなければ人々は立ち上り生きられる。こうなると帝王の命も永らえる。人民は楽しく生き、悪いものはやって来ない。こうなると若死とか、病死するものもなくなり、太平の気がやって来る。すべての国は戦いをやめ、盗賊で盗む者もいなくなり、天地の神々も喜び、天地からは真人、仙人がでてくる。こうなると正気はことごとく現われ邪気

は全て消え去る。陰陽は和合して一家をつくり世代をのこす。およそ気楽に世をわたる者に悪者はいない。陰陽が互に楽しく睦いあうのは生の始まりで万物の始まり、男女が心を一つにして共に生きればなしえないものはない。反対になれば凶である。（六四八頁、巻一一五―一一六、闕題）

○火の中でも最高のものは天で、天は上で日月の色にかたどる。火の赤は火と同じ色で天の色は赤、火もまた赤、赤を神という。天と神が共に盛んであることはすべての元である。故、十一月を天正というが、天上でも同じで、その色は赤、赤は日の始まりで、月はまたもとに戻る。その九気の初まりは甲子で六甲の初めである。甲は精で、すべてのもとで、甲はまず子を出す。火の精神はまた人心で、その人心は神聖である。神聖は人心の最も真善のものである。よって赤の盛んなものは天・日・心である。陽気は地からおこり東から出て南で盛んとなり、西で滅弱する。天のきまりとはこのようなものである。（六七八頁、巻一一九、三者為一家陽火数訣、第一一一）

○天地・日月・陰陽・春秋・夏冬・ひる夜・左右・表裏・黒白・明暗・剛柔・男女・前後・上下・君臣・甲乙・子丑・五六・木草・牝牡・雄雌・山丘等これらはみな陰陽である。（七二八頁、巻一五四―一七〇、和合陰陽法巻）

○精気神の三つはものの第一で、天地人の気にきざしている。神はこれを天から、精は地から、気は中和より受け共に一つの道になる。それ故、神は気にのっていき、精はその中にいる。この三者は助けあって物事をおさめている。それで永生きしたかったら気を愛し、神を尊び、精を重んじる事である。上士といわれる人はこれらにより国を治め、中士という人は寿命をのばし、下士は家を治める。（七二八頁、巻一五四―一七〇、第人命人寿治平法）

第五章　十干・十二支

○帝堯舜の時代の丁亥の歳から算えて四十六回の暦数、この間の甲申の歳は小甲申といい戦争・疫病・火災は起きるが大洪水はまだおきない。次に五十五回の暦数の間の丁亥の前後の歳は以上の三災に水害が加わり、人にとって大凶害になる。この十五年から二十年の間は激しさをますが、神人は真人や上士を派遣して人を救うが、この教えに従うものは救われる。小甲申のあと、壬申の歳の前、小甲申の君は聖賢にして仁慈を施し乱を治め、人々の延年長寿をはかる。それ故、神仙については詳しく学ぶべきで、そうでないと、太平の経も学ぶことはできず、太平の世とはならない。一体に生死を記した名簿は天の明堂にあり、この中で氏名が黒く書かれていれば短命、青色ならば長生できるが、全て天神の掌の中にある。（四頁、太平金闕帝晨後聖帝師気以平気来候聖功行種民定法本起）

○元気の陽は生を主り、陰は全てを養う。従って天陽は生、地陰は養を主る。日はひるに昇り、陽で生を主り、月星夜は陰で養

を主る。春夏は陽で生を主り、秋冬は陰で養を主る。甲丙戊庚は陽で生を主り、乙丁巳辛癸は陰で養を主る。子寅辰午申戌は生を主り、丑卯巳未酉亥は陰で養を主る（別表参照）。数の九は陽、六は陰、男は陽で生を主り、女は陰で万物を養う。雄は陽で生を主り、雌は陰で養を主る。君は陽で生を司り、臣は陰で養を主る。天下万事みな一陰一陽からなりたち、生れては育っていくのである。男が生を施すことをしないと天統は絶え、女はそれを受けることができなくなり地統も絶たれる。陰陽の道がもし絶えて後がないと凶になる。同じように天地がもし一旦こわれるとまたもとの姿にはなれない。天地の性質として清らかであれば濁をも治せるが、濁となったものは再び清にすることはできない。神人は天に象り、真人は地に象る。仙人は四季に象り、道人は五行に象り、聖人は陰陽に象る。万物は和合すれば陰陽の流れを順調にする。賢人は山川に象り山川は気を遠方におくる。賢者は帝王の命令をあちこちに伝達し、人民は万物に象るが、万物には高下はない。奴婢は世が衰えた時に生じ、草木に象る。草木はいつも河の下流にいて伸び伸びしている生活はできない。奴婢者は善人になりうる。その善人は学べば賢人になる。賢人は学ぶことをやめなければ聖人になれる。聖人は天道の門戸を知り道を極めれば不死となり、仙人になりうる。その仙人は入真をやめなければ神人になる。神人は地極の紫微宮の中にいて、天帝と同じで天心神という。

○三万八千の天地（天地の全てを言う）の中で最も重要なのは人の寿命である。それで天を第一とし、地・神人・真人・仙人・道人・聖人・賢人とつづくがこれら八名はみな天人である。（二二二頁、巻五六―六四、闕題）

○天のきまりは東より始まり、南方を尊び、上は天、治を主り君長師父とする。西・北方は卑しく、地に属し、臣とし、後宮（奥御殿、妾女のすむ処）とする。従って己は甲の後宮で、甲は天で王で心星である。心星は火で、火は南方に属する。これは日は東方から出て南方で最も高く照るからである。（二六七頁、巻六九、闕題）

○陰陽があって陽の中に陰が入りこみ、万物はうまれ、やむ事がない。少陽の気は肝に位し、甲乙（十干）、寅卯（十二支）は青色がかっている。万物の精はこの前後にあちこちからでてきて、人々はその恩恵にあづかり、勇気百倍、日の出のような勢いで、万病は除かれ、寿命は三倍になる。太陽の気が盛んになると心と同じだから丙丁（十干）の家、巳未（十二支）を養う。百邪は除かれ、体は健康でいられる。その光は日中の明るさで中和の気の脾臓と相連なり四季に順じてまたもとに戻る。すなわち戊己（十干）に帰り、中に辰戌（十二支）がのこり、丑未（十二支）はまだひそんでいる（別表参照）。その精は黄龍のようで、これが出てくると寿命は五倍のびる。少陰の時は精気がまし、庚申の位にあり、申酉は悪邪を制するため厥起し、ために盗賊はおこらず、

悪いこともなく、人は害されない。腎気が盛んになり寿命は百倍のびる。陰が極まると陽を生じ、その国は大いに盛え常にここに思いを到すと死ぬ事はない。陰があってそこに陽が起るのは玄武（北方）の初まりで、龍徳（東方）は北に生れて東方になる。その後、朱雀（南方）は病を治すのに黄気の中をいき、ついには寿命がつきることがない。白虎（西方）は後方にあって禍を滅じ悪い事は消滅し、万病は自然に治る。（三三八頁、巻八九、八卦還精念文、第一三〇）

○万物は東北方に根をはり、その頭のさきは寅で、物の大きいものでは木が最も長い。それで寅は始めに木をうむ。甲は木の初めなので万物は甲寅から始まり癸亥でおわり死ぬ。それで、木は元気を太陰、水の中から生れ、甲子を始めとし六十周して癸亥をもって終る（別表参照）。（三九〇頁、巻六三、因不可勝数訣、第一三九）

○天地未だ開かれざる時、気はつもりつもって一つになり二つに分れ夫婦になる。天下に恵みを施し、玄冥の中で妊娠し子を甲子と名付ける。その根は東北方よりはり出し丑寅となり初めて卯をみる。ついで東南方で辰巳になる。枝は南方にたれ午を養う。西南方、未申は次第に老境に入り、西方では日は酉に入る。西北方の戌亥におわる。それで数は一から十まであり、十は干の初まりで五行のもとである（別表参照）。（四六三頁、巻一〇二、経文部数所応訣、第一六七）

○山は太陽、土は地の綱のようなもので、天は君である。そこから出る根は木の長でこれまた君である。みな陽で火もまた五行の長で陽である。この三君三陽は会えば互に反撥する。それで天上は急いで令して山村叢木を焼く事を禁じている。木が焼かれなければ陰はその中にいる。陰は母だから陰が焼かれると万物は育たない。三陽は天陽・地陽・人陽に対応し、もしこの三君がなくなると、臣もなくなり、男も女もなくついには滅亡の路をたどることになる。凶で天があっても地はなく、日があっても月はなく、上があっても下がなく、表があっても裏がないというのと同じになる。（六六九頁、巻一一八、禁焼山林訣、第二〇九）

○草は木の陰で、乙に対応し、木は甲と対応する。甲は陽で木と同類である。乙は陰で草と同類である。乙は金を畏れ、金は木を傷つけ、木が傷つけば陽は衰え悪い事がおこる（五行相克）。焼いたためである。乙もまた陰で、草も陰で、田もまた土の陰である。三陰共に向い合って反撥するとかまびしくなる。玄武は北極の陰の中にいて陰が極まれば陽が生れる。陰は陽を得て順調ならば吉であり善い事がおこる。田の草を焼くと陰は悦び、陽がおこるので焼くのである。天上でも同じで、甲は天上の木、乙は天上の草である。寅もまた陽で地上の木、卯は陰で地上の草である。（六五〇頁、巻一一八、禁下田草訣、第二一一）

○甲子は天正であり、日は冬至になって初めに還る。乙丑は地正で、万物は根をはり拡がる。丙寅は人正で、朝早くから人はお

き門をあけ仕事を初める。この三つはともに天地人の始まりをい い物事の根本である。初めて生れるものは陽に属し、その陽は天地人の元気のもとである。故に乾坎艮震は東北方面に、中和は坎艮の間に、陰陽は中央から生れる。（六七六頁、巻一一九、三者一家陽火数五訣、第二一四）（別表参照）

○火は極上のもの、上は天、日月は色とする。火と赤は同じ色、天の色は赤、火もまた赤、赤は故に神という。天と神が共に栄えれば何事もない。十一月を天正（周暦。十一月は陽気の始まりで地下よりおこり赤色で陽気である。十二月は万物が生れ初め白色、陰気で、殷暦で地正。一月は万物が出てきて色は黒い。夏では人正という）とするが、天上もまた然りで、その気は赤、赤は日の始まりで、またもとに還る。その九気の始まりは甲子に属し、六甲の第一となる。人の心は神聖である事を最善とする。この心が正しければ何事も為さざるはない。故に赤の盛んなものは天・日・心で、この三者はいつも明らかで照さないものはない。このようにして陽気は北からおこり、東から出て南で盛んになり、やがて西に移り、次第にその力も衰えてくる。（六七八頁、巻一一九、三者為一家陽火数五訣、第二一四）

○北方は皇の始、東方は帝の始、南方は王の始、西方は覇候の始、天には六甲十二支がある。初めの一は天皇、二は帝、三は王、四は覇候をさす。天皇は甲子から起き、地皇は乙丑から、人皇は丙寅から、覇候は丁卯から起こる。これは天暦では気の数、気暦では皇道は子、帝道は丑、王道は寅、覇道は卯から起る。（七〇七頁、巻一三七―一五二）（別表参照）

○賢者といわれる人は、文書を天から賜り飢えている人には食物を、寒さにふるえている人には衣類をくばる。故に天文は東北からおこる。このうち寅の書かれているものは、寅の方向に賢者の家があり、龍が書かれている文は辰の方向に賢者の家がある。（二一八頁、巻六四、王者賜下法、第一〇〇）

○甲は寅を家とし、乙は卯、丙は午、丁は巳、戊は辰戌、己は丑未、庚は申、辛は酉、壬は子、癸は亥をそれぞれ家にする。十二支は各々その居る処があるが十干とは共にはしない。（二六七頁、巻六九、天讖支干相記法、第一〇五）（別表参照）

○太平の気がやってくると、万物は共に楽しみ喜びにひたる。それを楽音であらわすと角音は青帝が大いに喜び、仁徳道徳がうまれ、すべてのものは楽しく生きられる。青帝が出御すると、肝気がおき、肝の病はよくなる。肝神は東方のもので悪い者を除き善い者を助ける。すると青い衣を着た玉女がやってきて奇方を人に賜る。これは明らかな効果がある。南方の徴音は全てのものを和し、生育するので南方の道徳がおこり、喜ばざる者はなく悪者は除かれる。赤気は大いにふるい、赤神がやってくると心は無病になる。心神が出御すると赤い衣を着た玉女もきて奇方を賜り効果は大きい。黄気は宮を和し宮音がひびくと善い事はくるが悪い事は来ない。角音も羽音もまた同じである。（五八七頁、巻一一三、

楽怒吉凶訣、第一九一）（別表参照）

○朝は生を、ひるは養を、暮れは施（めぐみ施す事）を主る。それで東南方は生、西南方は養、西北方は施である。人は天に象って物事を行っている。東南では種《たね》をまき生育し、西南では養育して生長を、仲秋をすぎると、夏あつくて外にも出なかったのが、女性をめとり、春にまいた種から穀物をとるように、物をとり入り、冬は家の中にいて次の春の準備をする。（七一三頁、巻一三七―一五三）

○立冬の後に立春がくる。この頃は太陰の気が大いに盛んで少陽の気はわづかだがでてくる。病気になると神の使いは黒い着物をまとってくるが、静かな処にいて自念すること四十五日から九十日もすると人は耳目聡明になる。立春の候には徳がもり上り仁がおこり、気は少陽、王気は東方に転じ木がおこる。その気はまだ弱いが仁にとみ、その神の使いは青い衣を着ている。それを静かな処で自念すること四十五日から九十日もすると病は消えて人は仁愛にとむようになる。春分の前になると少陽の気は盛んとなり太陽の気はわつかながら出てきて少陽を助け、無心に自念すれば百邪もなくなる。立夏の日は徳火が盛んで王気は南方に転じ太陽の気は中和を以て治める。その神の使いは赤い衣を着ている。これを守れば百鬼も千里の外に去っていく。夏至の日は太陽の気が盛んで中和の気がおき、その神の使いが来た事を自念すれば百病は治る。夏のさかり、六月（旧暦）は徳が盛んで王気は西南方にあり、その神の使いは黄色い衣をまとっている。これを自念すると口中に甘味が生じる。十八日の間行う。立秋の日は徳は金で盛んになり王気は西方に転じ万物の生育のもとになる。その神の使いは白い衣をまとい、これを四十五日から九十日間、自念していると病はなくなる。すると骨は強くなり寿命はのびる。秋分の日は少陰の気があり、わずかに太陰の気もある。前のように守って念ずれば病はよくなる。立冬の日、徳は、水が盛んとなり、王気は北方に転じ、その神の使いは黒衣で、人の志を強め耳の聞えをよくする。これを自念すること四十五日から九十日で病はよくなる。この五行四時の気は内に体を治すだけでなく外からの邪気をも防ぐ。それで天は清らかさ、地は安らかさを、天は生を地は蔵を重くみる。人がこれに気を配れば立ち上り、よく時気に順えれば忠臣孝子といってよい。これは天地陰陽四時五行の道にも順じることで、仁を施し賢人が生れ、愚者は生きるのが難かしくなる。（七二〇頁、巻一五四―一七〇、以自防却不祥法）

（『漢方の臨床』62巻2号〔平成27年2月〕）

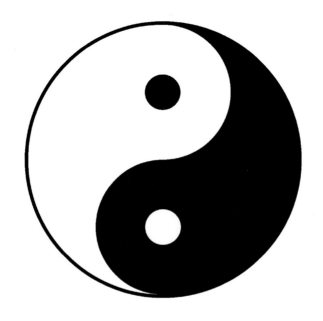

図　太極図
中央点を通る線はどこをとっても陰と陽をあらわす。
「陽中陰あり　陰中陽あり」

『太平経』（３）

吉元医院
吉元昭治

第六章　神人・真人

○神人・真人・仙人・道人・聖人・賢人・人民・奴婢と階級がある。神人は天を象り、天は万物全てを照らす。真人は地に象り、地には至誠があり天を欺かない。仙人は四時を象り、その四時は変化万様、形や姿もきまりなく、その勢いは時に盛んに時には衰える。道人は五行に象り、五行は吉凶を占い安危を予測する。聖人は陰陽を象り、陰陽は天地を治め、万物を和合し、陰陽の流れを順調にする。賢人は山川に象り、山川は気を遠方に通達し、賢者もまた帝王の通達をあちこちに伝える。奴婢は世の衰えたため生じたもので草木の弱さに象る。いつも川の下流にいるようで伸び伸びと暮せない。奴婢は賢者により善人に、善人はよく学べば賢人に、賢人は学ぶことをやめないでいると聖人に、聖人はやはり学んで天道の入口を知り、道に入って止めないでいると不死となり仙人になる。さらに仙は真人に入る事を止めなければ神になる。神になることは、皇天と同じ事になり、神人は北極の紫微宮にいる天上の帝と同じである。（二二一頁、巻五六―六四、闕題）

○一に神人、二に真人、これらはみな天の治めを助けている。神人は天を主り、真人は地を主り、仙人は風雨を主り、道人は吉凶を教え、聖人は人々を治め、賢人は聖人を助ける。（二八八頁、巻七一、致善除邪令人受道戒文、第一〇八）

○神・真・仙・道・聖・賢・一般人・奴・婢の九等級がある。この中で全く忠誠があり、修練して功なり、徳君の良臣となり輔佐でき、あらゆる質問に答えられるような能力の持ち主を任用し、その力量に応じて仕事させ、彼等がそれを拒絶して去っていかないようにする。（四一七頁、巻一五二、守一入室知神戒、第一五二）

第七章　精気神

○天と地は分れ、さらに体、形、神、精、気になりそれぞれ仕事をもって分れる。これらを三つにまとめると天地人になる。それで天は尊く、地は重要、人は貴いものになる。（七二六頁、巻一五四―一七〇、夷狄自伏法）

○太陽・天気を神という。形は太陰の祇（地の神）で万物を抱養して育てる。精気形のうち精とは万物を中和するもので従って、神は生を、精は養を、形は成育を主る。陰気と陽気は互に混交しこすり合って生がうまれる。人の気は形体の中を上下し、神と精はこれに乗って出入する。神精に気があるのは魚に水が必要なのと同じで、もし気が絶えると神精は散り、水が無くなれば魚は死んでしまう。それで養生の道は養身・養気に心掛けいたずらに喜怒をおこさないようする事である。（七二七頁、巻一五四―一七〇、還神邪自治法）

第八章　長生延命

○歳をとっても老いず、道に従っていると人にはその験《しるし》がでてくる。眼をつむり、自視し、意識を判っきりさせ、朝おきた時のように、ゆっくり席につき、温かく、筋骨は動かないように、口はしゃべらないように、体は伸び縮みして気持ちはよくなるよう、心中は愉快に、鼻中は風通りがよくなるように透きとおる。このような努力をしているとやがて口中に甘味がでてきたらその験である。それで天に順うものはその治政は長く、四時に従うと王は日に日に興る。（一一頁、合陰陽順逆法）

○飢餓がおきないように、人々に穀物の種《たね》まき、耕し方を教えて実のりをます。そして火で炊いて食べる。こうして餓死をまぬかれるが、もし種をまかないで冬になって飢えてから、種をまこうとおもってももうおそい。一人だけが困窮するだけでなく一家滅亡のおそれもある。これが真人のおかす一つの愚である。いま人は井戸をほり、渇に備えようと泉の近くに居をかまえるのは渇に備えるためである。渇してから井戸を掘って何んのためになろうか。自分が窮するだけで、これが第二の愚で、昔は洞窟の中で暮していたが、いまでは芦で家の囲りや屋根を囲い暑さや寒をしのいで楽々と生活している。ところが急に雲がわき、風雨がやってきて、その家は雨はもり、風が入り、やがてこわれるかもしれない。このような事をするのが第三の愚である。（二九六頁、巻七二、不用大吉無効訣、第一一〇）

○陽は君、陰は臣、君が盛んなら臣は服従し、人民を治め易い。ところが臣が盛んになると君を侮り世は乱れる。これは自然の法則である。陰気が盛んとなれば陽気は衰え、陰気が盛んになれば盗賊ははびこり罪人は絶えない。こうなると万物も生じなくなり障害も多くなる。このような事がこないように、なごやかな天が興これば陽気は盛んになり、この害を絶つ。天気が盛んとな

れば、君は延年益寿、寿命は永らえる。この地上のなごやかな太平の気は天にまで届く。（五八八頁、巻一一三、楽怒吉凶訣、第一九一）

○食事をしないのに腹一杯となって永生きできればそれは富国在民の道である。それにはまず気を留め保つ事である。これを服気薬というが、服用して三日は少し飢餓感があるが、七日にはわづかとなり、十日もすると成功してくる。これは疑いもない処で、まさに死から生に向ったのである。服気薬のあと、有形で固く消化し難いものは一日一回がよく、百日間節食する。これを「不窮の道」といい、助国と養民、天地が人々に飲食を授ける助けにもなる。食事は少なめがよく、多く食べるのはよくない。しかし全くとらないのは、もっと悪い。こうなると腸胃は通らなくなる。通腸の法は一食がよく、二食にましてもよいが、三食はよくない。四食だと腸がはり、五食すると再び飢餓となり、六食は大凶悪で諸々の病気もここからおこり、飢餓の歳には死んでしまう。節食すること千日もすると大腸小腸はみな満ち健康になる。病はなくなり、顔色もよくなり、禁忌とするようなものはなにもなくなる。昔の道を得て老いた人は食事を強いてとらなかった。君臣民は節食により体も心も安らかになり、各自その職務を果すことができる。富者は節食により財を貯えられ、一般の人は身体の健康を保てる。君子が行えば凶年でも危ない事はない。（六八四頁、巻一二〇—一三六）

○日月に向って坐り、日に向っては暖をとり足に熱を感じ、月に向っては足に清らかな気分をえる。これは天上と相応している。（六九一頁、巻一二〇—一三六）

○道をなそうと思えば第一に風気を食す。第二に薬を服用する。第三に少食でいる事で腸が通ればこれにかなう。（七一七頁、巻一三七—一五三）

○養生の道は気を安んじ、気を養い、喜怒にかられない事である。（七二七頁、巻一五四—一七〇、還神邪治消法）

第九章　守　一

『太平経』には「守一」という字句が多い。「守一」とは文字通り「一を守る」ということで、その「一」とは数字の「一」でもありものの始まりという事で、万物の根源、天でもありさらには神とか道ということにもなる。『老子』に「道一を生ず」とある。この「一を守る」というのは人の元気、それから発する精気神を守り長寿にもつながる（守神、守気、守精）。このためには体内に「一」を留める必要がある。そのために体内のあちこちにいる身神の名を呼び、閉目、静坐、自念し、気を体内に巡らし、体外の気は体内の気と一つになり体内を上下する。こうして体も心も「一」になると道をとげ、永生がかなうということになる。（これは道教の内丹法、現在の気功にまで及んでいる。）

○守一の者は天神が助け、守二は地神が、守三は人や鬼が、守

四、五の者は物が助ける。一を守れば命を、二を守れば悪い事はやって来ないでいろいろな予測ができ、三を守れば世の乱れを治し、四、五の者には福がやってくる。これが道を知るという事である。

頭の一は頂、眼耳鼻口の七竅の一は目、腹の一は臍、血脈の一は気、五臓の一は心、四肢の一は手掌、足蹠の中心部、骨の一は脊、肉の一は胃腸で、よく体を強固に守り、道に通暁した者は人に仁義を施せるが、道を失う者は惨な姿になる。（一三頁、巻一八－三四、修一却邪法）

○守一の道を明らかにするのは長寿の秘訣である。「一」から万神の祖が生まれ、光明の門である守一が判っきりすると火は燃え初める。始めは赤いが、その光が束になると白くなる。その中間は青色である。天地間で道は変化できないものはない。元気が道をゆけば万物はうまれる。何物も道より産れるのだ。元気は従って無形のものだが、有形のものをコントロールしている。（一五五頁、巻五八－三一四、守一明法）

○元気には三つあり、左図のようなものである。

元気	形体	天	地	人	政治
太陽	天	日	山	父	君
太陰	地	月	川	母	臣
中和	人	星	平土	子	民

この各々三つのものは世を太平にしたいため互に一つになっている。こうすれば人の命ものびる。例えば男は天に象っているが心はいつも女を思っているからで、臣は地だがいつも上をむいて天の君をおもい、やがて天と同心になる。故に万物は地から産れる。これは雲が天にたなびいて雨を降らすのと同じようだが、忠臣はいつも君主を心配しているのもまた同じである。人は中和の処にいて、その中和は万物を調和している。中和はまた産れたての子供のようで、父母によって産れる。その命は父に、養育は母がみる。これが夫婦父子で、これら三気は互に合体すれば太和の世になる。（一九頁、巻一八－三四、和三気興帝王法）

○守一の一は数の始め、一は生の道である。また一は元気のおこるもと、天のゆるぎなき、もとづなである。それで一を守思して、万事をおろそかにしない。何事も大ざっぱにすればその根本をおろそかにしてしまう。いつも根本に返えるという事を忘れないのは必要である。（五七頁、巻三七、五事解承負法、第四八）

○古今の要道は守一であり、命永らえ不老になる事をいう。これを無極の道ともいう。人は体と精神が合体している。このうち形体は死を、精神は生を主っている。いつもこの二つが合体していれば吉、離れ離れになっていれば凶である。精神が絶えれば死、有れば生、いつもこの二つが一つになれば長寿がかなう。精神が離散し、身中に集まらず外に出てしまうことをいつも心配しているべきで、聖人といわれる人は深くこの点、守一を守ってい

る。自念して休むことがなければ精神は自らやって来て百病を除く。これはいわゆる長生久視の符のようなもので陽は一を守り、陰は二を守る。昼は陽、人の魂はいつもいる。くらやみは陰で魂や神は争い夢をおこして次第にその体も失うようになると死んでしまう。守一はまたこの両者を合せて一とするもので、精神を散らさなければ世をわたられ、良民は父母になり、太平の君を見ることができる。（七一六頁、巻一三七―一五三）

第十章　身神

『黄庭経』にも身神があるが、『太平経』にもある。

○修練には誰れもいない空堂の静かな処で、五臓に相当した（例えば肝臓なら青色）色で神の姿を描き、四時（例えば春なら青色）に相応して、窓から光が当るような位置に懸けて自念する。すると五臓神は二十四節気に応じて姿を現わし、万病をみな癒してくれる。（一四頁、巻一八―三四、闕題）

○肝神が去って出たままになると日の明るさはなくなり、心神が去ると唇はチアーノゼになる。肺神が去ると鼻の通りが悪くなり、腎神が去ると耳の聞えが悪くなる。脾神が不在になると甘味が分らなくなり、頂神がいなくなるとめまいが、腹神が去ると腹がおかしくなり消化が悪くなる。四肢神が去ると人は自分の動きをコントロールできなくなる。神精はいつも静かで広々とした処にいて、穢ない場所にはいない。自念して神を還そうと思ったら斎戒し、香りがみちた室に神像を懸けて祈りつづければ百病はなくなる。もし斎戒しなかったら精神は合点しないでかえって刃向うようになる。そうして天に昇って神にその人を訴える。こうして病人はふえ、死者もふえる。（一七頁、巻一八―三四、闕題）

○天気は元気を受け、神は気に乗って行く。それで人に気があれば神があり、神があれば気があり、神が去れば気は絶え、気が無くなれば神が去り、死んでしまう。気が無くなっても死んでしまう。（九六頁、巻四二、四行本末訣、第一五八）

○四時は五行の気が腹の中に入ってくると、人の臓神になり、その色も四季の春夏秋冬に一致する。このためには人の姿をした五臓神を三種の絵具（青・黄・赤）で描き、強い王気の色は最外側に、中ほどの相気の色は中側に、弱い気色を内側に色づけして、この三つで衣類の画をつくる。こうして斎戒し自念する。すると四時五行の精神は体内に入って五臓神となり、外に出ては五行の神精になる。これらの気はみな冠をつけた馬にのってやってくる。その馬も五行の色でぬられている。まずその像を長さ二丈の絹の上を五分画し、その各々に五騎づつ、都合二十五騎を描く。東方の騎は矛、南方の騎は戟《げき》（三叉のほこ）、西方の騎は弓、斧、北方の騎は楯と刀、中央の騎は劒と鼓をもっているように描く。（一九二頁、巻七二、斎戒思致死訣、第一〇九）

○五臓の中では心は神を蔵する最も尊いもので、心は神霊があり純陽、火である。火はその性質上に昇り天と同じ光になる。故

に日は火の王である。心中に異常をおこすと、腹がわるくなり、食事ができなくなる。このため念じるのは心で心は肝が最も仁である事を忘れない。それで目に涙がでる。これは人の心に誠があるからである。つよく判っきりさせるのは心、念じてやまないのは意で脾である。心は純陽で天、脾は純陰で地に属す。誠が極まれば涙が出るのは心が意に働くからである。（四二六頁、巻九二、忍辱象天地至誠与神相応大戒、第一五三）

○人は過ちをすると顔が赤くなるのは心は五臓の主で王であるからで王というものは正しい事を行っているが、もし過ちがあれば天に向って自白する。その天は元来白いのが王の自白（心は赤）で赤くなる。また驚くと青くなるのは、肝は主人のようなもので、人が憂いがあると、肝胆は反撥して怒り、上方が青くなる。つまり顔が青くなる。諸神はそれぞれ主管している臓器があり、いろいろな情況に反応するのである。（七一九頁、巻一五四―一七○、神人真人聖人賢人自占司行是与非法）

第十一章　承　負

「守一」と同様、『太平経』では「承負」という言葉がでてくる。簡単にいうと「親の因果が子に報い」という事で、子々孫々、幸せで長く暮せるためにも現世で善行、徳行をつめば、つづく世代もその影響をうけ幸せでいられるというのである。

○人が死ぬと魂神は天に、骨肉は地に帰る。地は人の母である。そこで人々は承負を行えば益が多い。善い事も、悪い事も死んでしまえば天地に帰り、その天地は人々をみつめてその行動を看視している。（五三頁、巻三六、事死不得過法、第四六）

○例えば南山（終南山、陝西省西安附近）に大本があってその広さは数百歩、地面を覆うが、その根は一本である。枝葉には実が多くなるが、その木の生えている地面が堅くないと大雨が降ると傷がつき、草木は枯れて、実はおちやがて大木も倒れてしまう。つまり人も現在の根がしっかりしてないと、末梢の枝や葉、実にも影響を及ぼすのである。（五八頁、巻三七、五事解承法、第四八）

○承負の責めが生じると、後から生れる者の病は日に激しくなる。（三五三頁、巻九一、拘校三古文法、第一三二）

第十二章　男と女

『太平経』では父母子の関係を重視し、その一家が安泰なら国も天下も安らかであるという考えがある。従って男女の問題を重視する。戦乱にあけくれていたこの時代、女性の受難時代でもあり、さきにもふれたが「一男二女」という主張もあった。

○今天下が乱れ、正しさが失われると多くの女子は賤められ、賊に手向かうと殺され、女子は少なくなり、男子が多くなる。つまり陰気が絶え天地のバランスはくずれる。女性は地だから地気がなくなれば人類は危うくなる。地が怒ると災害がますます多く

なり、王でもよく治める事ができなくなる。男は天の精神、女は地の精神で万物は互に感じ合って活動している。王の政治が公平でないといっても、一人王の責任ではない。人は道を失し軽るはずみな事をして世を治めるのは難かしい事があり、間違えはするものである。天地全ての中では人命は最も重く、悪者は女性を殺すのは王君の治めるうちでも大いに責められるべきものである。（三四頁、巻三五、分別貧富法、第四一）

○一家の中で女性が殺されたり、妊娠しているのにお産の前に傷つけられたりすると後つぎはできなくなる。一人の男に二人の女が当るのは天の定めで、陽数なら奇、陰数なら偶である。昔から悪者がはびこると男性は多くなり、女性は少なくなって天道に反し、ために承負の責めを受けとることになる。（三六頁、巻三五、分別貧富法、第四一）

○一男に二女を当て陰陽をあらわす。陽数は奇、陰数は偶で、こうすれば太和の気がやってくる。つまり女性がないと陰気が興り、男性がないと陽気がやたらに強くなり、きまりもなくなり、凶となる。女性は土地の精神、王は天の精神で、天神は土地は万物をうむので陽の精神が強くなって争いがおこるのをおそれる。王気が乱れるからである。（三八頁、巻三五、一男二女法、第四二）

○男女があって互に好きあうと子をうむ。陰陽は陽が極まると陰をうみ、陰が極まると陽をうむ。これは寒がつきるとかえって熱くなり、熱がすぎると寒くなるという自然の法則で、世に絶えない点である。男女がもし相手を得られなければ後つぎは絶える。それで長く生れつづく事は天地もまた永くつづく事になる。（四四頁、巻三六、守三宝法、第四四）

第十三章　病　因

○夫婦があって子が産れる。父母といえば一家の徴象で、子は産まなくてはならない。万物を化生できなければ万物の父母とはいえない。また火はよく四行を化して五行となすので君に象る。木は専ら和をなすが、火にあうと散ってしまう。金は強くて硬いが火にあうと柔かくなる。土は大変軟らかいが火にあうと堅くなり瓦にもなる。水はその性質は寒だが火にあうと温かくなる。火の変化は自由自在で一定していない。その性質は上に昇り動くので陰は陽に順い、臣は君に順う。（二〇頁、巻一八―三四、安楽王法）（五行相克法）

頭が病むものは天気が悦ばないからで、足の病むものは地が悦んでいないからである。体の中が病む者は五行の気が争うからで、四肢が病む者は気が不和になったからで、目耳の悪いのは三光（日月星）が光を失ったからである。多病で寒熱がある者は陰陽の気が争い、多病で精神状態がおかしい者は万物が失われているからで、多病で幻覚を見る者は天地の神が怒っているからで、多病で発熱して死んでしまう者は太陽の気により殺され、多病で寒さのあまり死んでしまうのは太陰の害により、多病で急死する

ものは罰が急に襲ったからで、多病で腫れたり息がつけないのは八節（立春から冬至までの八つの節句）のめぐりが具合わるくなったためである。

　今、天地、陰陽がそのあるべき処を失えば万物は病害に苦しむところになる。（一二三頁、巻一八-三四、解承負訣）

（『漢方の臨床』62巻3号〔平成27年3月〕）

『太平経』（4）

吉元医院
吉元昭治

第十四章　治療

○天地が和合し、君臣民の間は平和で、太平なら帝王の寿命は永い。人々は帝王の老いる事を心配する。天地は必ず神人に霊薬をもたせてくる。帝王がこれを服用すれば命は無窮となる。（一三三頁、巻四七、上善臣子弟子為君父師得仙方訣、第六二）

○天上には仙人がのむような不死の薬が多い。恰も穀倉に粟類等の食糧をつみ上げたようなもので、仙人が着る衣類の多さは、偉い役人がまとう純白の衣を積み上げたようである。多くの仙人は第宅に住んでいるが、これは役人の官舎のようなものである。もし人が道徳が備わり善行をつめばこのような処に住めるのと同じになる。天上は白衣、不死の方を惜むことはない。（一三八頁、巻四七、上善臣子弟子為君父師得仙方訣、第六二）

○草木には徳、道あるいは官舎をもっている等級があり、草木方という。すぐさま病を治すものは天上の神草木で、天から降りてきて地上で生育する。命を延ばす働きがあるものは天上の仙草木で地上におりて生育する。すぐ薬の効果を現わすものを「立癒之方」（直ちに効きめがあるもの）といい、効き目がでるのに一日なら「一日愈方」という。このうち一〇〇％の効果があるものは草木中の帝王で、九〇％なら大臣草、八〇％なら人民草で、これ以下のものは使わないのがよい。人を誤らせるもとだからである。こうしてそれらの効果を記録しておく。「一日愈方」の次に二日で効果があるものを二日方、三日なら三日方という。一日で治してしまうものは天神が、二日のものは地神が、三日のものは鬼神が治したもので、これ以外のものは使わない。しかし自然に治ってしまうものもあり、治らないものもある。これを「待死方」という。注意しないといけない。人を救命する術は容易な事でなくよほど深く研究しなくてはならない。（一七二頁、巻五〇、

草木方訣、第七〇）

〇鳥、獣、爬虫類、虫類等の中でよく病を癒してくれるものがいる。このうち鳥類は天上にある神薬を体内にもっているからで、このうち一〇〇％治すものは天神の薬方が、九〇％のものは精方が、八〇％のものは人精、中和の神薬があるからで、この三者を天地、陰陽、中和の方といい薬は使いがもってきて治す。このうち一〇〇％治すものは帝王上皇の神が、九〇％のものは王侯の神方、八〇％のものは大臣とか有徳の者がもっている神方で、いろいろな病状についてよく考えて用いるべきで、一つでも間違いがないようにする。これらの三つの天地人の神薬による療法についてその効き目を文書化してのこしておく。このうち七〇％以下のものは悪い。さらに一つしか治せないものは天心意が得られず、二つしか治せないものは地意が得られないから、三つのものは人意が得られないからである。十のうち六、七以下のものはみな治療効果がないもので、陰陽はために逆になり、神霊はために争うことになる。故に昔の聖王、帝王といわれた人は静かな部屋に一人でいて、天の心意をつかみ、自身を全うして寿命が永えたのである。（一七四頁、巻五〇、生物方訣、第七一）

〇灸と鍼は三百六十脈を調和し、陰陽の気を通して病を除く。この三百六十脈とは一年の三百六十五日に応じ、毎日一本の脈管の機能を管理し、四時五行に相応して動き身体各部の頭の上から体内のすみずみまで巡っている。鍼を用いるとき、陰陽の有様、補瀉や、四時の様子で加減する。もしそうしないと、脈の度数は異常となり、鬱結したり、傷つけられてその流れは乱れてくる。正しい治療を行うべきである。治療したものについては文書に記載してのこしておく。昔の賢者は清らかな静かな処にいて自分で脈をみて、自分で養生した。これはただ自分の身を守るだけではなく、ひいては国をも守ることになる。（一七九頁、巻五〇、灸刺訣、第七四）

〇呪術的療法については、天上には常に神の尊い言葉があって必要があれば人に神の使いが往復して伝える。人々はこれを授かり、神咒という。咒語のうち一〇〇％当るものは天上の神人が直接やって来て、その神霊で病を治す。賢明な師や帝王はこれを記して巻本にする。これを祝讖書といい、神々が集まりそれらの発する咒語は一〇〇％の効果がある。もし九〇％ならば真神が発する中等度の神の言葉である。つまり大臣クラスの神である。次に八〇％位の治癒率ならば人神がやってきたからで、一般人という事である。以上のものは天上にある神祝の言葉が降ったもので、神の名や字《あざな》を祈ってよび、それに呼応して伝えられるものである。咒語による方法は相互が（天と人と）がよく交流して始めて効果があるもので、こうすれば治らないものはない。もし人が突発的に悪くなり薬を服用しても治らず、多くの医師も脈の正常を失し命は危険にさらされた時、口中で神咒を念じてみるのも救急の術である。つまり病人を前にして神祝、神咒を念じれば治る事

もある。（一八一頁、巻一一〇、神祝文訣、第七五）

○今ここに一人の人が百病或いは数十病かかえているとする。人々はその病気は恐ろしいといえば、或る人は病気を治す方法を知っているという。もし占い師が一つの禍り祟いを除く、一人の薬に通じた者が一つの病を治し、一人の鍼の上手な人が一つの病を癒し、一人は咒語をとなえて治す咒術師がいて、一病を一人は祭祀して祈って病を治す者がいて、一病を一人の病人の禍災のもとを検べるのに長じる人がいて、一人の神がかりになって病を癒してくれる人がいるとする。こうして一人で一病を、十人で十病を、百人で百病を、万人で万病を治せる事になる。一人で万病をかかえている事はないから、多くの力を結集して病に当たれば治せないものはなくなる。（巻七一、斎戒思神救死訣、第一〇八）

○丹朱の色でかいた神符は人の精気魂魄が散り散りなったものを回収する。これを呑んで腹に入れる。入ったら大吉の兆ですべての邪悪は消滅する。眼舌口鼻耳の五官と肝心脾肺腎の五臓が盛んになることは人々の基礎ともいえ、それは神霊がコントロールしている。このためにはこれらの体の出入口を閉じ、外邪を侵入させない事で、これを長くつづけていると、天医が下り、すべての病は消失し長生できる。修練の最も重要なのは無為自然、身体と精神の調和である。自然の道に反すれば長生はかなわない。嬰児は胎内で自然の気をすっているので何も食べないで生長でき、純真無垢の姿でいられるのである。（三三〇頁、巻八九、闕題）

○一〇〇％治す薬方は天神が、九〇％のものは地神の薬で、八〇％のものは人神の薬でこれ以下のものは使用しないのがよい。その理由は、極りない宇宙全体を考えてみると、爬虫類、動物まで、ことごとく天から生れたものであり、天神により万物は各自主管している神がいて運命をにぎられている。例えば牛・馬・羊・鶏・猪・犬の六種の家畜は人が彼等の運命をにぎっているのと同じである。天下の万物はみな天地の統率のもとで生きているのである。その万物にも等級があり、天神はこれに関与し、例えば一〇〇％治してしまうような強力な薬方を下したことになる。（二八三頁、巻五三、方薬厭固相治訣、第一五〇）

○天神が正しい事をなし、三光（日月星）のめぐりは正しく、四時五行の働きをまとめて、人民やその他の物すべてが正しい事をしていれば神は喜んで出てきて、天下の賢人は生々とし、君を輔け、すべては明らかになって神の恩恵にあつかるようになって、仙人神霊は不老の方をもってやってくる。（四一六頁、巻九六、守一入宝知神戒、第一五二）

○病を除き、道を開こうとするものは、そのさまを書いたものを朱書して呑む。（五一二頁、巻一〇八、要訣一九條、第一七三）

○悪い事をして天から見放されないかと心配しそのはて食事もとれなくなりついに鬱状態となり、日夜悩まされ、長い事はないようになる。病気はつづき、病床から離れられず、医療も効なく、日々にやせていき、食事も少なくなり、消化できず、ために

脾の働きはうまくなくなる。家人がみなもう治らないだろうと言うし、金持ちならばついに財産を費し、家の中も外も貧しくなる。こうなると死んでも棺の中に収まる事もできず、ただ土中に埋葬されるだけになる。こうなると死人の魂は浮んでふらふらたよって鬼となり、餓えては物乞いするようになる。これは全く悪行の報いで残された子はまだ成長しないうちに、母は他に嫁し、長年疎遠となり、子は「我が母はどこにいるのか?」とおもう。こうして故郷を遠ざかり、異郷で暮して父母の死生も分らなくなり、親戚もみな遠ざかっていく。（六一六頁、巻一一四、大寿試、第二〇〇）

○病がおきてから生を求めてもすでにおそく多くの人は死んでしまう。生きたかったら過ちを忘れない事で、祈禱や神をお祀りすれば軽るいものは良くなるだろうが、ひどく悪いものではそうはいかない。詐りの神をよんで自過（叩頭自摶）して生かして下さいと願っても死名というのは天にまでとどき記載されているのでどうしようもない。医家、巫家、神家は金銭が欲しく「治りますす」といって、さらに多くの御馳走や酒をくらい、神をよんでですがろうとしても死ぬのは決まっている。こうして金銭財宝を浪費したあげくその先きには死が待っている。（六二〇頁、巻一一四、病帰天有費訣、第二〇一）

第十五章　寄生虫

○歯に齲歯（むしば）がある事がある。小さい細かい虫だが、大発作をおこすと人は泣きさけび、抜歯すればよくなる。人と天地の大小の比較も恰もこの小さい虫が大きな人を害するのに似ている。歯は金属や、石、骨のように硬い。むし歯の虫は単んに肉虫にすぎないが人を害することになる。人は一丈位でこの疽虫はせいぜい一寸弱で非常に小さく問題にするほどでもないものである。この虫は長い間人の皮膚の間にあって、そのうち人の肉を喰うようになって人は病む。そして遂には人を殺すに到る。疥癬虫も小さいといっても、それが一斗にもなると人を喰い、人の病は激しく床につくほどになる。疥虫、のみ、しらみは大変小さいが、これらが集まって人の皮膚に潰瘍をつくり、創になり遂にはやはり人を殺しかねない。同じように人と虫、人と地の違いも大小からいえばそう違ってはいないとも考えられる。（一一八頁、巻四三、起土出書訣、第六一）

○人々の間に疽瘍疹瘍の有るもの無いもの、または少しかないものがある。この病気は虫が人を喰べるからで、逆に考えると虫が人を治めているようなものである。全く無道の人民はこの虫のようで返えって人々に悪い事をする。これは虫をして人を治めるような現われである。悪い無道の人民もこの虫のようでかえって人を害する。疽瘍のない人は善人で虫がいる事はない。（三二〇

頁、巻八八、来善集三道文書訣、第一二七）

○疽瘍（疽ははれもの、瘍は悪いはれもの、ハンセン病ともいう。）は疹虫が傷つけるもので、腹虫の三虫に属するものである。（三七八頁、巻九二、洞極上平気無虫重複字訣、第一三六）

第十六章　その他

○水の甘美なものは酒で、酒は水の王、飲みものの中で最も貴いものである。（二六八頁、巻六九、天讖支干相記法、第一〇五）

○太古の臣には長寿者が多く、その君主もまた長寿者が多い。中古の臣は多くは道徳を知っていたのでその君主は何んの心配もなかった。下った時代になると臣に真実はなく、愚か者が多くなり政治は乱れ天の心も得られなくなった。（四三六頁、巻九七、事師如乎父言当成法訣、第一五五）

○天命のうち天寿は百二十歳、地寿は百歳、人寿は八十歳、覇寿は六十歳、忤寿は五十歳を限度としこれ以下で死んでしまうのは承負の責めを負っているのである。（四六四頁、巻一〇二、経文部数所応訣、第一六七）

○道を失うものの第一は不孝、第二は後つぎがない、第三に食糞飲小便の者、第四は物乞い、これら四人はみな天の正道を汚辱している。（六五五頁、巻一一七、天咎四人辱道誡、第二〇八）

○尸解とはその人の形骸が分解し骨骼はわかれる。尸は身体のことをいうが、精神は人尸といい、人は尸解を見てもう死んでしまったという。（五五三頁、巻一一一、善仁人自貴年在寿曹訣、第一八二）

○神人は元気に、大神人は天を、真人は地を、仙人は四時を、大道人は五行を、聖人は陰陽を、賢人は文書をあつかうのをそれぞれかかわっている。（八八頁、巻四二、九天消先王災法、第五六）

○天使は雲を車とし、龍を駕して、神仙を従え隊伍をくんで天から降りてくる。（五七四頁、巻一一二、有過死謫作河梁誡、第一八八）（別図参照）

○仙人は白日昇天するが、このような事は百万人のうちでもなったひとはまあいなく尸解の人も百万人のうちには一人ぐらいしかならない。（五九六頁、巻一一四、九君太上親訣、第一九三）

おわりに

『太平経』は、巻末にある『道蔵』のように、判っきりいって難解である。が、しかし王明氏の『太平経合校』により、身近になって理解が進んできた。本稿はそれにより、内容を分別し、出来るだけ平易な、意訳、口語訳してみたものである。御覧になっていただければ、後漢末の世乱の中で、人々が如何に理想郷を夢見ていたのかよくわかる。まず「太平」といい、世は平和で調和がとれ人は明るく健康でなんの不安もなく生活できる世の到来を祈った。

本稿は、その思想的、理論的、或いはのちの道教の芽朋えの処

を示し、もう一つは実際的、医学的な処を分けたつもりでそのポイントを挙げておく。

〇思想的・理論的な内容について

兵病水火が巻首にあって世の乱れのもととあり、『太平経』の基本は「天地人」の三者の合反で世も治まったり、乱れたり、人も健康で幸せになったり、飢餓や病気が流行して死者も多くなるという天地人の間は固く結ばれているとある。その天地人も元気から生まれ、天地人はそのまま君臣民・父母子の関係になる。つまり宇宙―国―家族となり、父母子という最少ユニット集まりよってその動向は君臣の善悪となり、ひいては国にも影響する。つまり「助国助帝」の太平の国を望んでいたのである。

天地人の間はその変化や現象は、陰陽説・五行説・十干・十二支・八卦・六甲・五音等のいろいろな要素が、からみあっているのでこれらについての理解が必要となり、のちの「運気説」が顔出しているとおもわれる。倫理的には善行を推し「承負説」がある。

第二の人体の健康については、精気神・守一・養生等を中心とし、人には五臓神がいて、その神の意向は健康に関わっているという。そのために、自身の修練とともに神像をかかげて自念し、節食して腸胃の通りをよくする。なによりも重要なのは五臓の主は心で、心は太陽で、神で赤とする。次に腎で太陰で水である。すなわち中医学でいう「心腎交」が健康であるとするのと同じである。ついで重要なのは脾で、脾が働いていないと消化が悪くなるという。心＝神＝気でもあり、人から神や気が去れば、恰も魚が水の中にいるが水がなくなると同じように人も気が去れば死ぬとある。実際的には草木方・生物方・灸刺・神祝等の方法が挙っている。薬物・鍼灸・巫医的な方法であるが、そのくわしい内容は書かれていないが、一〇〇％から七〇％位までの治癒率について文書に記しておくという事も書かれている。そして各療法に通暁した人が自分の得意とする方法で一病を、他の療法の上手な人が一病を、こうしてこれらの人々が集まって治療できれば治らないものはないという。

病因としての自然環境に影響されるのは勿論で、天候・天災・飢餓・洪水は病因となりうる。また寄生虫にもふれ、むし歯、皮膚病は寄生虫（腹中の三虫ともいう）が人を喰うという考えがあり、小さい虫が集まれば大きい人も倒す事がでてくるが善人にはこのような事はないとされる。

こうみてくると『太平経』でいっている事は、中国古代医学の思想と共通している処が多い事が判明し『素問』等と同じようなフレーズが並んでいる。『漢書芸文志』方技略の「医方・経方・房中・神仙」とも併せてみる事も重要になる（ほぼ同時代なので）。

中国古代医学思想を知るうえにはこの『太平経』その前の『黄庭経』を一読する必要を強調しておきたい。次回も続けるつもりである。

『太平経』を見てみると驚くほど今日の我々に教えてくれる処が多い。戦争・天災・人災・人口問題・老令化問題・健康問題・治療問題などどれをとっても現在直面している処と同じですでに二〇〇〇年も前に警鐘を鳴しているのである。

稿を終るに当って従来あまり言われてなかった点を私見ではあるが指摘しておきたい。

一、『太平経』では人体の中で最も重要な臓器は心であるとある。心は神で火で、火を重要視しているのは読んでいただければわかる。火というと宗教的にはペルシア起源のゾロアスター教（拝火教）をおもいださせる。この宗教の主神はアフラ・マズダで（のちに中国では祆《けん》教といわれる）、教祖ゾロアスターの活動は前二千年頃より前七−六世紀頃とされ一定してないが、その教義は善と悪、明と暗の二面の戦いを説き終末論的である。今でもわづかながらイラン・パキスタン、インドにのこっている。太平道がおこったのは一世紀頃だから、その思想・教義の影響が伝播するのには充分な時間である。なお万二千という言葉も経文中に多いが、これについては明確な意義を見出せないがやはり、拝火教と関係しているのだろうか。

二、「一男二女」に見られる、うらには「集団婚」があったのではないかという考えである。一般に原始宗教（今でも未開社会でも、我が国の歌垣にも）の拡大には、集団婚が関与している。忘我の世界は、神にも性にも通じている。『道蔵』の中にも集団

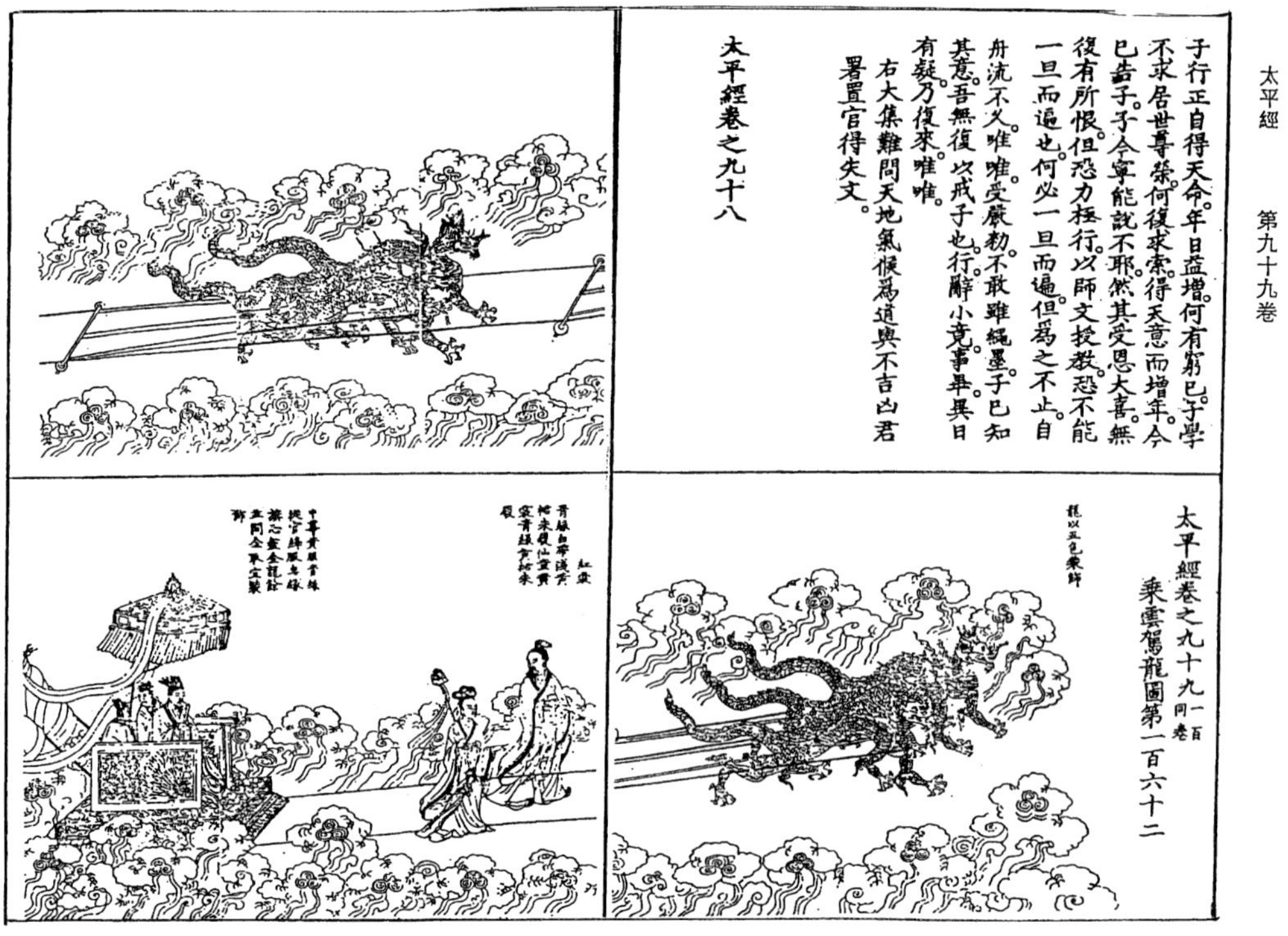
太平經　第九十九巻
子行正自得天命。年日益增。何有窮已。子學
不求居世尊榮。何復求索。得天意而增年。今
已告子。子今寧能說不耶。然其受恩大喜。無
復有所恨。但恐力極行。以師文授教。恐不能
一旦而遍也。何必一旦而遍。但爲之不止。自
冉流不久。唯唯。受嚴勅。不敢離繩墨。子已知
其意。吾無復以戒子也。行。辭小竟事畢。異日
有疑。乃復來。唯唯。
右大集難問天地氣候爲道與不吉凶君
署置官得失文。
太平經卷之九十八
太平經卷之九十九一百同卷
乘雲駕龍圖第一百六十二
龍以五色乘騎

附図 1

太平經鈔甲部卷之一　　外一

太平金闕帝晨後聖帝君師輔歷紀歲次平
氣去來兆候賢聖功行種民定法本起
問曰三統轉輪有去有來民必有主姓字可
得知乎善哉子何爲復問此乎明師難遭良
時易過不勝喁喁願欲請聞愚闇冐昧過厚
懼深噫非過也天使子問以開後人今悟者
識正去僞得眞吾欲不言恐天悒悒亂不時
平行安坐當爲子道之自當了然無有疑也
○昔之天地與今天地有始有終同無異矣初○
善後惡中間興衰一成一敗陽九百六六九
乃周周則大壞天地混韲人物糜潰唯積善
者免之長爲種民種民智識尚有差降未同
浹一猶須師君君聖師明教化不死積鍊成
聖故號種民種民聖賢長生之類也長生大
主號太平眞正太一妙氣皇天上清金闕後
聖九玄帝君姓李是高上太之胄玉皇虛無
之胤玄元帝君時太皇十五年太歲丙子兆
氣皇平元年甲申成形上和七年庚寅九月
三日甲子卯時刑德相制直合之辰育於北

玄玉國天岡靈境人鳥閣蓬萊山中李谷之
間有上玄虛生之母九玄之房處在谷陰玄
虛母之始孕夢玄雲日月纏其形六氣之電
動其神乃冥感陽道遂懷胎眞人既誕之旦
有三日出東方既育之後有九龍吐神水故
因靈谷而氏族用曜景爲名字厥年三歲體
道凝眞言成金華五歲常仰日欣初對月歎
終上觀陽氣之煥赫下覩陰道以虧殘於是
欽魂和魄守胎寶神鍊精塡血固液凝筋七
歲乃學吞光服霞咀嚼日根行年二七而有○
○金姿玉顏棄俗離情擁化救世精感太素受
教三元習以三洞業以九方三七之歲以孫
樓挫銳四七之歲以伉會和光五七之歲流
布玄津功德遐暢六七之歲受書爲後聖帝
君與前天得道爲帝君者同無異也受記在
今故號後聖前聖後聖其道一焉上昇上清
之殿中遊太極之宮下治十方之天封掌億
萬兆庶鑒察諸天河海地源山林無不仰從
總領九重十疊故號九玄也七十之歲定無
極之壽適隱顯之宜刪不死之術撰長生之

附図２

君因更名字遂入蜀去策覧鏡見君首在鏡中因發面瘡而卒時咸以䙝辱神仙致斯早殞故孫權立益信奉道術師葛仙公介先生亦遊其庭南朝喪亂太平不復行暨梁陶先生弟子桓法闓闓東陽烏傷縣人於溪谷間得太平本文因取歸而疾作先生曰太平教未當行汝强取之故疾也令却送本處未幾疾愈至陳宣帝時海隅山濵人得素書有光燭天宣帝勅道士周智響往祝請因得此文丹書煥然周智響善於太平經義常自講習○

○時號太平法師宣帝略知經旨而不能行陳氏五主宣帝最賢爰自南朝湮沒中國復興法教雖存罕有行者綿歷年代斯文不泯纔寫寶持將俟賢哲壬辰之運迎聖君下降覩太平至理仙侯莅事天民受賜復純古斯文之功彰也凡四部九十五章二十一百二十八字皆太平本文其三百六十二章是千君從本文中演出並行於世以複相輔成教而傳受焉故不謬也

太平經聖君祕旨

傳　上　相　青　童　君

聖君曰三氣共一一為精一為神一為氣此三者共一位本天地人之氣根神者受之於天精者受之於地氣者受之中和相與共為一故神者乘氣而行精者居其中三者相助為理欲壽者當愛氣尊神重精夫人本生混沌之氣氣生精精生神神生明本於陰陽之氣氣轉為精精轉為神神轉為明欲壽者當守氣而合神精不去其形念此三合以為一○

○久即彬彬自見身中形漸輕精益明光益精心中大安欣然若喜太平氣應矣脩其內反應於外內以致壽外以致理非用筋力自然而致太平矣

守一明之法未精之時瞑目冥冥目中無有光

守一復久自生光明昭然見四方隨明而遠行盡見身形容群神將集故能形化為神

守一明法長壽之根萬神可御出光明之門

守一精明之時若火始生時謹守勿失始赤

附図３

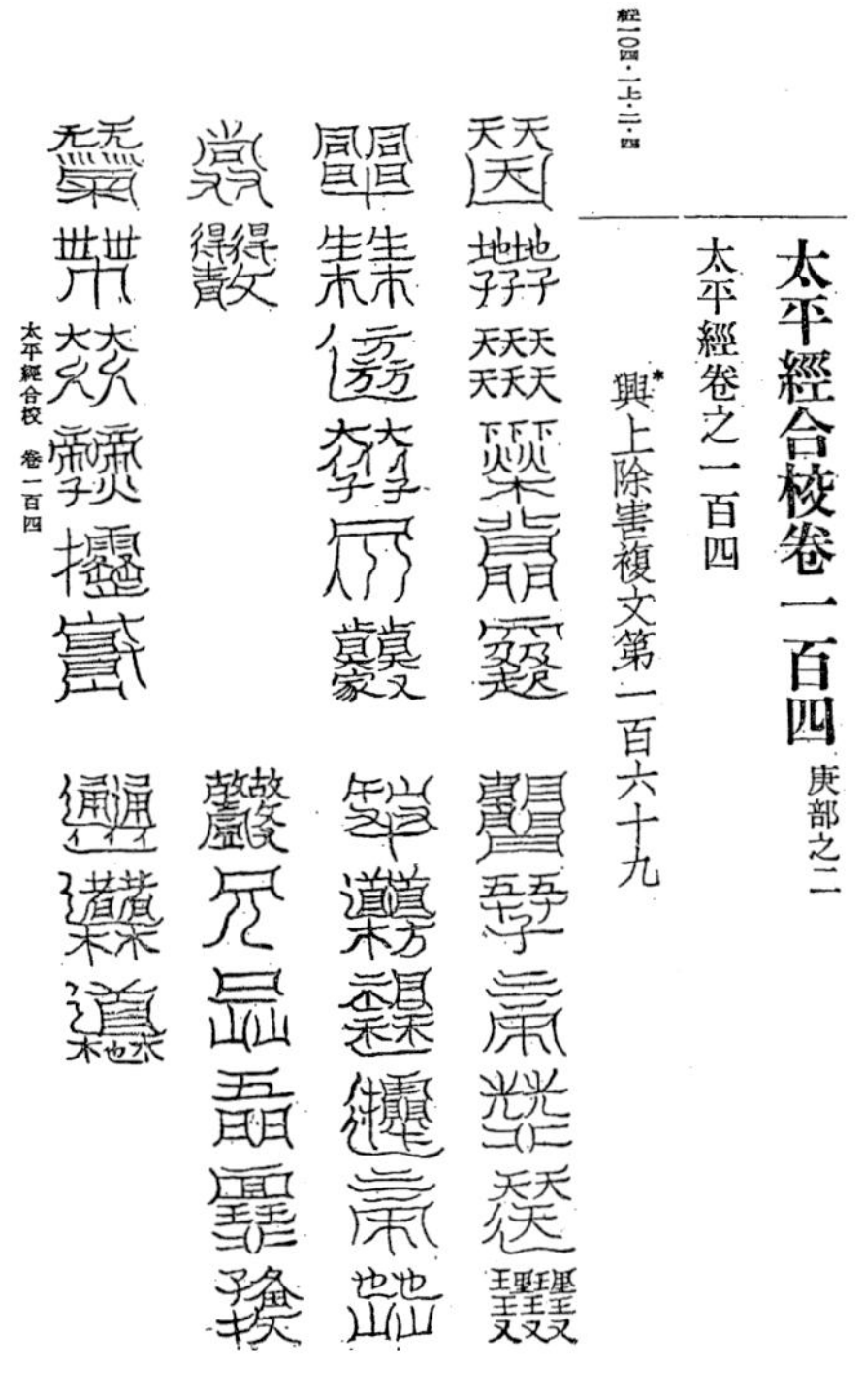

附図4

婚を思わせる経典がある。人口問題としても考えられてもいいのではなかろうか。

参考文献

一、王明：太平経合校、鼎文書局、一九七九年七月
二、太平経、諸子百家叢書、上海古籍出版、一九九一年一月
三、王平：「太平経」研究、文津出版、一九九五年十月
四、兪明：「太平経」正読、巴蜀出版、二〇〇一年四月
五、龍晦他：「太平経」全譯、貴州人民出版、二〇〇二年二月
六、揚寄林：「太平経」今注今譯、社会科学出版、二〇〇七年十月
七、姜守：「太平経」研究、社会科学出版、二〇〇七年十月

（『漢方の臨床』62巻4号〔平成27年4月〕）

『中蔵経』

吉元医院
吉元昭治

はじめに

本書名はまた『華氏中蔵経』ともいい、華佗の撰とされる。しかし偽書ともされ、華佗の弟子、呉普、樊阿の輯録ともいわれている。三巻に分かれ上・中巻四十九論、下巻六十八の処方を挙げ、一～二十巻は総論、二十一～三十二巻は臓腑虚実寒熱死生逆順の法、三十～四十九巻は雑病論、決生死法。末巻に救急療法疾諸方等に分かれ、天地・陰陽、水火・寒熱・虚実・弁臓腑・脈証等をのべ、脈証を中心とした臓腑弁証学説、臓腑弁証の基礎を記した早期のものである。本稿はこのうち巻七までの陰陽五行についてふれている処をのべる事にした。

参考書は、『中蔵経訳注』華佗原著、中国人民大学出版、二〇一〇年四月、である。

○人法于天地論第一

・人は上は天、下は地に属し、天の陽気は人を輔け、地の陰気は人を養う。天地の気が順調にめぐっていれば人の気も安泰で、逆になると人の気はつまり、病をおこす。

・天地には四時五行があって冷暖が交互に変り、静動をくりかえす。激しい怒りは風、気が凝結すれば霜、開閉すれば虹でこれらは天地の気の変化のきまりである。人に四肢五臓があり、呼吸し、ねたりおきたり、精気が流れて広くゆきわたれば、顔の色沢でわかり、開閉は呼吸でわかり、声音のはりなどは人体の精気変化のきまりである。

・陽気は形に、陰気は精に現われる。これも天地の共同的なきまりである。この正常のきまりが間違えると、暑気に会い、上方はむして熱くなり、熱病になり、陰気がつまると、寒病をおこす。気血が鬱結すれば、甲状腺がはれたり、体内や筋骨に腫瘍がで

る。肺気が盛んになるとぜいぜいし、筋肉はやがて萎る。
これらの病変はまず顔面に、病証は体に現われる。天地の気が流れたり、つまったりするのと同じ事である。それで五星（木・火・土・金・水星）のみちかけ、星の運行のちがい、日月の蝕環、流れ星が流れおちたりなど天地の変異がおこる。寒温が時によらないのは天地の蒸発、閉塞で、土石が高くそびえ立つのは天地の瘡疽、風雨の暴風雨は天地がうまく息ができないのでぜいぜいするのと同じ。江河が干乾するのは天地の気が焦れて枯れるからである。人の自然変化を明察し、薬を用いるときに陰陽の失調を調和し、鍼を用いるときは経絡のつまりを通じ、治療には天地の閉塞を平滑にし、医療はいろいろの災いから逃れる手助けする。このようにすれば体は病いを除き、天地の災害から逃げることができる。

• 人の病や生死は天地からうけている。陰病はゆっくりやって来て、ゆっくり去ってくる。陽病は速く来てまた速やかに去る。陽病は熱より初まり熱はゆっくりくる。陰病は寒より初まり、寒にあうと体はふるえこごえる。寒邪を体の下部を熱邪は上部に、飲食によるものは体の中部にでる。人の活動は天地にもとづき、人の変化を知ることは自然の変化を知ることになり、自然の変化はまた人の変化としてあらわれる。このように人の変化は自然と一致しているのである。天地の気の順逆により人の盛衰が分る。人に百病、百候があり、病候は絶えず変るがこれは天地陰陽が逆向きになったためである。もしこの変化を知り奥儀を極めることができたら、それこそ神人聖人というべきである。

○陰陽大要調神論第二

• 天は陽気のもと、地は陰に属する。陽は生のもと、陰は死のもとである。天地の間で陰陽は人を輔けている。陽を得るものは生、陰を得るものは死、この中でも陽中の陽は神仙のように長寿を、陰中の陰は幽鬼のように人を短命にする。

• 多熱の者は陽が主、多寒の者は陰が根ざしている。陽気は体の上部を、陰気は体の下部に、陽気のめぐりは速く、陰気は緩慢で陽気の質は軽く、陰気の質は重たい。陰陽が平均する事は天地の和諧で、人の気も安泰にいられる。もし陰陽が逆乱すると天地の気はとどこり、人の気も厥逆する。それで天地は陽気を得れば炎熱し、陰気を得れば寒冷になる。

• 陽気は十一月以前に萌芽え五月以後漸衰し陰気は五月以後に生じて十一月前には衰退する。各自はそれぞれ盛衰があり循環し、止む事はない。人々はよく変化についていければ、永く聡明で智慧が働くようになる。『金匱』（原文『金匱』のみ。後で『金匱大要論』という名がでてくる）では、陽気は建子（仲秋、農暦十一月）から初まり、陰気は建午（仲夏、農暦五月）から初まり、農暦七月は養陽、農暦正月は養陰で、陽気は外表が閉塞しないように防衛し、陰気は体内を守っていたずらに正気が外に洩れ散らないよ

うにしている。火は陽気で木より、水は陰で金から生れる。水火が互いに通じていれば上方の陽気は下方の陰気と互に輔け合える。人々はよくこの規律を知れば永遠に病邪に侵されることはない。

•無智な者はこの明白な道理すら分っていない。彼等の行いは陰陽規律に反し自分で病気を招いている。外因の風寒湿熱にあたり、内因の飲食事不節制、肉体過労により正気は衰退し自分で体を傷めつけて精神は消耗して、やがて死んでしまうのは明々白々である。

•脈に五臓の死脈、気に五臓の生気がある事を知るのは難かしい。陰病の脈は按んずると重く陽病の脈は軽い。もし陽病に陰脈が生じると長くはない。陰病に陽脈がでると病はさらに強くなる。多言多語の者は治り易く、無言無声の者は治り難い。陽病は早朝に、陰病は夜に起る。これは陽気は昼間、陰気は夜間に動くからである。陽虚の病人は夜にもだえ苦しみ、陰虚の病人は早朝に激しさをます。早朝と夜おそい頃は陰陽が入れ替る時期で、この陰陽二気が乱れるとこうなる。

○生成論第三

•陰陽は天地の変化の重要な処、五行は陰陽運動の終始である。陰陽なくては天地はならず、五行がなければ陰陽はならない。それで人は天地の気でき上り、陰陽の相互作用が衰えれば死んでしまう。

•天地に陰陽と五行がある。五行とは金・木・水・火・土で、五臓とは肺・肝・心・腎・脾である。金は水を生み、水は木を生み、木は火を生み、火は土を生み、土は金を生む。それで前後の臓器を互いに栄養している『金匱』では心は血を生み、血は肉のもと、脾は肉をうみ、肉は気の宿る処、肺は気に属し、気は骨のもと、腎は骨に対応し、骨は筋肉のもと、肝は筋肉につらなり、筋肉は血のもとである。五臓は五行に属し、五行は相成、相生、昼夜循環して終り始まりがない。この規律に沿えば吉、逆になれば凶である。

•天地、陰陽、五行の規律は人の生命にも関わっている。もし人がこの規律をよく把握し、五行の相生、相克をつかんで運用できれば命も終ることなく不死の神仙となるであろう。

○陽厥論第四（略）

○陰厥論第五（略）

○陰陽否格論第六

•陽気が上に向いて下降しなく、陰気は下って昇らないもの、また陽気が下って上らないもの、陰気が上って降りないものは共に陽気、陰気の上下昇降が逆になっているのである。

•陽気は奔騰して脾肺を熱し、甚だしいと疽となる。疽は皮膚の

色を橙黄に、陽熱は甚だしくなる。陰気は下って腎肝を寒凝し腎肝が寒が極まると厥となり皮膚の色は青黒くなる。多くは陰寒の極的段階である。疸とは黄疸、厥とは寒厥をいい、いずれも陰陽の不適の状態で、陽気の熱には水で冷すことを積極的に、陰気の厥冷には火で暖める。

○寒熱論第七

• 人の寒熱往来とは、陰陽が片方によって盛んに、または衰え、互い相乗作用をおこした病である。陰気が不足すれば先づ悪寒のもと後ちに発熱、陰気が不足すると発熱のあとに悪寒がやってくる。また上部が発熱、下部が実すれば悪寒がくる。皮膚が寒となると、体内は燥状態となり陽不足。皮膚が熱を発すると体内は寒となり陰寒が強く、皮膚が熱く体内も熱するのは陽盛の盛んな有様である。

• 天地は人でいえば父母であり、陰陽は人の根本である。天地陰陽に従わないものは未だかつて無い。これに順うものは生、逆うものは死。寒がくりかえすものは死、熱をくりかえす者は生。『金匱大要論』に夜発寒するものは従、夜熱を発する者は逆、昼熱を発するものは従、昼寒を発するものは逆、この従逆の徴候をよくわきまえる必要がある。

おわりに

本書の後半部分はぜひ『傷寒論』を研究されている方に、原文でよんでいただきたい。参考に価する処があるとおもう。

本書の前半部分を摘訳、意訳してみたが、五行より陰陽について詳しい。陰陽は中医学の教えるところでは「陰陽互根」「陰陽消長」「陰陽転化」「陰陽対立」といっているが、本稿の部分でもここの点が納得できるとおもう。

いずれにしろ『中蔵経』という偽書とされてはいるが、やはり我々は参考とする部分があるのである。

（『漢方の臨床』62巻5号〔平成27年5月〕）

『春秋繁露』（上）

吉元医院
吉元昭治

はじめに

『春秋繁露』は漢武帝（前一四一〜一八七年）に仕え、儒教を主唱し、国教にまでたかめる基をつくった董仲舒（生没年不明）の作である。この書名の「繁露」という意味はいま一つ判っきりしないが、十七巻。『春秋公羊伝』の主旨をとり、天地人の相関、陰陽説、五行説、養生説、倫理道徳観、君主の政治のあり方等を儒教のいう仁・義・智・礼・信・仁・徳・楽・孝などに色どりしたもので、本稿ではこれらのうち、天地人の自然観、陰陽説、五行説、養生、人体観など古代医学思想と共通する点を、分別、摘訳、現代訳してみた。『黄庭経』『太平経』でもそうだったが、難かしい事を難かしく書く事は易しいが、難かしい事を易すく書く事は難かしい事を痛感している。よく広く理解していただきたいからである。

本稿は『春秋繁露校釈』（上・下、校補本、鐘肇鵬主編、河北人民出版、二〇〇五年五月）を中心とし、『新訳春秋繁露』（上・下、朱永嘉他注訳、三民書局、二〇〇七年二月）を参考にした。

第一章　天地人

○天人の方則は民衆は君に従い、国主は天に従うべきで、民衆の願いとするところは、一日でも君主がいないことがないことである。（巻一、玉杯二）

○人が元来もっている善悪はみな天から命をうけているから で、学んで修養すれば悪を善に改めることができる。（巻一、玉杯第二）

○天地万物は人を養うためにあるので、身体に適したものを選んで行うべきで、外観で人が立派に雄々しく見えるのは顔だちや、服飾が整っているのは礼があるからである。剣を左に佩びる

のは青龍（東）の表徴、右に佩びるのは白虎（西）の表徴、膝を掩うように前垂れをつけるのは朱鳥（南）の表徴、冠を頭にのせるのは玄武（北）の表徴である。この四つの正装は昔も今も変らず、このうち玄武（亀蛇、北）が最も威厳があるもので、冠を頭にのせるのは最も高い地位を示し、武威を現わしている。（巻六、服制象第十四）

○君主は国の政治のもとで、人々を教化するのには君主がしっかりとしていなくてはならない。このためには君主は天地人は万物のもとであることを知るべきである。天は万物を生み、地は万物を養い、人はこれらによって成立できる。天は孝悌を以って万物を生育し、地は衣食で養い、人は礼楽を以って社会の中で暮している。この三者は人の手足のようなもので、ともに合わさって体となり、このうち一つを欠けても人にはならない。孝悌が無ければ生れて成長できず、衣食が無ければ養うこともできず、礼楽を欠ければ社会秩序を守ることもできない。これらが揃わないで人々が好き勝手に欲にかられてくると、父は子を指図できなくなり、君主は臣下を服従させることができなくなり、城郭があっても空っぽの廃墟になってしまう。（巻六、立元神第十九）

○天の現象はそのまま人にも現われる。人の四肢には各々三節あり、四×三で、十二節の関節は人の形体をつくっている。天は四時（四季）あり、その一時は三カ月からなり三×四、十二カ月に符合し一年になる。官制にも四つの階級があり、各々に三人の家臣がいて四×三、十二人の臣が互に輔けあっている。つまり天の数、人の形、官の制度は同じで人と天の関係もこのようである。（巻七、官制象天第二十四）

○気の清らかなものは精で、修養して精を貯える事は宝というべきだ。国を治める者は賢士を集めて事を行うのが道である。人は心こそが根本で、国は君を主とする。これらの基本をつみ重ねて賢人はその上の君主に仕え上下あいまって政務が完うできる。人々にとっても国がうまく機能しているのは血気がよく流れているようなもので、血気がよく流れれば人も苦しい所はなくなる。また君主も臣下も各々その所を得れば身体も苦しむ所はなく、後ちには安らかな境地になる。百官がその所を得ていれば国は守れる。もし精気を欲したければ体を虚静に、賢人に対して謙虚にする。それ故身を治めたかったら虚静にして精をつみ、国を治める者は謙虚な姿勢で賢人を招き入れ、よく静にしていれば長寿を、賢人をよく招くことができれば君主の徳はあまねく行きわたり、国は大平でいられる。（巻七、通国身第二十二）

○天は人を生む。この時、道義と利益を供う事を求め、物質上の利益で体を養い、道義で人の心を養う。人の心は道義的なうらづけがないと心は楽しむことはできず、体に物質的なうらづけがないと安楽に暮せない。道義は心を養い、物質的なものは体を養う。従って養生には道義を守ることにすぎるものはない。（巻九、身之養重予義第三十三）

○地は雲がわいて雨になる。地気は動いて風をよぶ。風雨は地のなせるわざだが地はその功名をみせびらかしたりしない。これは天の命じたためで天雨とか天風とはいうが、地風、地雨とはいわない。それらの働きは天に帰するので、下が上に仕えるのは地が天に仕えるのと同じでこれは天の大きな恵みというべきである。（巻十、五行対第三十八）

○人が人でいられるのは、父母が養育してくれたからだが、本質は天から生を受けたからである。従って天は曽祖父といえ、人と天とは相似しているといえる。人の身体は天数が変化してできるもので、人の血気は天の意志が変化したもので、仁とか徳は天理が転化して道義になり、人の好悪は天の暖さと、清涼の感が転化したものであり、人の喜怒は天の寒暑であり、人の感情は天の四時の変化である。人の喜怒哀楽は天の春夏秋冬に似て、喜は春、怒は秋、楽は夏、哀は冬となる。上記のものは全く天命によるもので、こうすれば堯舜のような聖王が現われて国を治めるようになる。（巻十一、為人者天第四十一）

○伝えられるところでは、天は人を生育し、地はこれを受けて支えているという。君主は人の心、民衆は君主の体のようなもので、心がよい処で安んじていれば、民衆も安らかで、君主の欲するままに従う。故に君臣の間では孝悌や礼義を重んじ、仁をつみ、金銭にこだわらず、君主自ら親しく政事をすれば万民もよく従い、人々の間には善が生れる。それで「昔の聖王は秀れた見識をもち、人々を教化した」というのである。（巻十一、為人天第四十一）

○陽気は五月に地から起こり、上にのびて生育をし、十カ月で完了する。人もまた十カ月たって生れるのも天の数である。つまり天の道も人も十で出来上っていることになる。陽気は東北方にきざし、西北方に入る。孟春から孟冬でおわる。万物もこれに応じ、陽が出て物もまた生れる。陽が盛んになると万物も盛んになり、陽が衰え初めると万物も衰えはじめる。万物は陽に従って出入し、数もまた陽に従って終始する。（巻十一、陽尊陰卑第四十三）

○大昔、文字を創造した人は、三画をもって「王」という文字を造った。三画とは天地と人をいい、その中にあるものが道である。天地と人の間で三画中の中は貴いもので王者でなくて誰れが相当しよう。それで王は天の施しをうけ、政治を行い、法律をきめている。そのもとは仁で、天は万物を覆い育て、成長し絶えず励んで終ってもまた始まる。人の命は天に受け、君主は仁を以って政治を行う。父子兄弟は互に親しみ合い、忠信慈愛の心、礼義、謙譲の行い、善悪をわきまえ、政治を行い、勉学の輝きと深い知識があまねくあるのは、まさに人道と天道とが相合しているのである。（巻十一、王道通三第四十四）

○天地人はもともと一つで、人の好悪喜怒は天の暖清寒暑で、暑い気候の時に寒かったり、寒い時候の時暑かったりするのはその歳は悪い歳で、人が喜ぶべき時に怒ったり、怒るべき時に喜ん

だりする。このような時は世も乱れる。それ故君主たる者は自分の重責を認識し、自分の感情はおしとどめ、容易に外界の刺激をうけないようにして、自分の好悪喜怒は道義にはずれることなく、正に春夏秋冬の四季の暖清寒暑が自然に来るようすべきである。（巻十一、王道通第四十四）

○天道には順序と期限があり、法度と節度があり、変化と恒常性、相反、相合し、広大だが充実、虚だが実しているといった。まことに広大無辺、変化万様さがある。（巻十一、天容第四十五）

○天の徳性は施し、地の徳性は化育、人の徳性は仁義である。天気は上、地気は下にあり、人気はその間にある。春生、夏長、万物はおこり、秋冬には万物は収蔵される。天地宇宙の中で気より粹粹でしかも細かいものはなく、地では物が豊富にあることは他と比べようがない。天地の精により生れたもののうちで人に比べられるものはない。人は天から命を与えられているから万物の上で超然としていられるのだ。また人のみが天と比べられる。人には三百六十の骨節があるが、これは一年に相当し、身体の骨肉は地の厚さに相当している。耳目聡明というのは日月にたとえられ、体の空隙、血脈は谷や川にかたどられる。心の哀楽喜怒は神気の類である。獣類は四つ脚ではっているが、人のみはまっすぐ直立し前を向いている。これは天地に相対しているからで、頭は大きく丸く、髪は星のようで、耳目は日月のかたち、鼻で呼吸するのは風気が上下するのと同じ、胸中が充実して智慧があるのは天の神明を、腹がみち足りたり、空腹になるのは地の万物のあわれ、獣類が大地をかけめぐるのは地面に近いからである。体の腰以下は地、頸以上は精神の尊厳さを現わし天と対応し、頸以下は豊厚だが卑しいものとされ土壌に比べられ、足は方形で地の形を現わし礼服の腰帯はたれ、頸にまっすぐでなくてはならない。体の上方は陽、腰以下は陰で、各部分の陽には天気、陰には地気があり両者は互に動きあって影響しあう。足に痛みがあれば喉頭に異常があることがある。これは地気が昇って雲雨になるのと同じで天気と人気とは相応している。

人の体は天に符合し陰陽は互に動いてすべて人体上に反映している。一年に三百六十の骨節や、十二の大関節はこれと符合し、体内の五臓は五行と、体外の四肢の動きは四季の変動と、目を開けたり閉じたりするのは、昼、夜に、体の剛柔は冬夏に、悲しんだり、楽しんだりするのは陰陽に、心の中で配慮するのは天の運行の度数を現わし、倫理的となるのもみな天地と相参しているのである。（巻十三、人副天数第五十六）

○人の身長の平均八尺にすぎない。宮は中央の音で、甘は中央の味であり、四尺は中央のきまりである。それ故、王の礼式では味は甘く、声は和やかにするか、自身もまたそうすべきで、そうすれば次第に天地の道に近づいてくる。

天道のめぐりは秋冬には陰気が初まり盛んになり、春夏にはゆっくり去っていく。それで昔の人は霜が降り初めに嫁を迎える準

備をし、氷がとける頃にはやめる。陰気と共に男女は近づき陽気とともに遠ざかる。君子というものはその精気を大切にすべきで、男女間の事は天意をくんで謹んで行うべきで、もしこれを間違えると陰気と陽気はかみ合わなくなる。故に房事は若い人は十日に一回、中年では倍、体の衰えた年寄りは月に一回が適当でこれも天意に相当している。人の精気が未だ充分に盛り上らない時に、軽々しく交接すべきでなく、春気の頃には頻々とすべきではない。

民衆は目前の衣食を重視し、天気にはあまり関心がない。じつは天気は人にとって衣食より重要なものである。たとえば衣食がなくなっても死ぬまでの時間はあるが、人の気は消耗し無くなれば立ち所に死んでしまう。生気を大切に、愛気があれば精神状態は生れて強くなり、そこから意識とか意志が生れる。この過程で緊張したり、疲労すれば生気は減少し、日常生活に支障をきたし、ついには長いことがなくなる。それ故、君子たる者は欲望をおさえ、悪い事はしないで平穏無事にしていれば精神もおちつき、生気は養われ、体も養われることになる。（巻十六、順天之道第七十七）

○天地の運行は完全で美しい。天地万物は安らかであれば生き、安らかさが失われると死んでしまう。四季の変化はこれと関わる。すなわち冬の水気は東方、春になると木気が生じ、これにのっていれば安らかで、西の金に到るとやがて死ぬ。東は生が主で、金で死ぬというのは、金が生じると火となり木を燃し易いので死ぬというのである。春に生れるものは秋を越すことはできず、秋に生れたものは夏をすぎてからというわけにはいかない。これは天の定めで、飲食物の臭や味はそれぞれ成熟した四季による。飲食物にも季節が影響している。

四季の気は同じではなく、気にはそれぞれ適しているものがある。その時に応じてできたものはよく、視た目にもよいものは体によい。薺《せい》（なづな、甘菜）は冬の味がよく、茶は夏にできる。春夏でも時に応じてできたものを食べるのはよい。冬は水気、薺は甘い。味よく甘は寒にまさる。茶は苦味で、火気に乗じてできたものは苦味になり暑に負けないものだが、これは天が人に告げるもので薺は甘く、茶は苦い。冬夏は時宜にあったものを、春秋にはいろいろなものをまぜて調和をはかる。（巻十七、天地之行第七十八）

○天道は万物に施しを与え、地道に万物を育て変化させ、人道には仁義、礼義がある。聖人は物事の判断にはその物事のもとを知るが、これは精を貯え、道義をきわめた極地にいるからである。君子は礼節に違えることなく、女色にふって生活が乱れ、飲食、礼義をないがしろにして事を起こし、そのため社会の混乱を招かないようすべきである。目は正しく臣を見る、耳は正しい声をきく、口は正しい味を、行いは正しい道を、情緒の変化を起こさないようにする。礼義を以って道をなすのは文徳で、要するに

は天道と人の本性に忠実で、外的には刺激を受けず、自分の本性を守る事で、恰も蟬が汚濁の中にいても脱皮するようなもので、聖人が心から願うものである。（巻十八、天道施第八十二）

第二章　陰陽

○陰気は人に刑罰を与えるような厳しさがあり、人に憂いとか悲しみを与えるものがある。陽気には人に仁義あふれた優しさがあり、施しを受けた人々は喜び楽しみ春が初まる。春は喜び、夏は楽しみ、秋は憂い、冬は哀しむ。その悲しみの余り死んでしまうこともあるので楽しく生きることが重要になる。夏は春の生を育て、冬は秋の憂愁を埋めてくれる。まず先に愛育されて後で厳しい状態になったり、初めに楽しくても後に悲哀に終ったりするのも天の常である。万物で天の変化に応じないものはなく、四季の変化は、よい風が吹いて暖気になり物は生れるが、悪い風が吹くとひやっと涼しくなり物みな死にそうになる。すなわち喜びは暑気のせいで物を養長し、怒りは寒で全てを閉じこめる。人の好悪喜怒は生きざまを変え暖清寒暑は草木を変化させる。喜怒が当をえていればその歳はよいが、もしそうでないとその歳はよくない。（巻十一、王道通第四十四）

○陰陽が出合うのは一年に二回ある。仲夏（四季の一つを孟・仲・季と三分する）の時は南方に、仲冬の時には北方にともにいる。陰陽は木火土金水の協力により自分の職務を果している。すなわち、少陽は東方より起り春の助けで万物は萌生え、太陽は火気をおこし、夏の助けで万物を養育し、少陰は金により起り秋の助けで万物を稔らせ、太陰は水気で起り冬の助けで万物を貯蔵する（生・長・収・蔵）。陰気は水気と一つになって協力し合うというが、その実この二者は同じではない。水は独り万物の衰微の課程であって陰気は直接には関わっていない。それで陰陽が仲夏で交わり合っても万物の衰微とは直接的関係はないことになる。春は仁愛の心志、夏は歓楽の心志、秋は威厳の心志、冬は悲哀の心志を現わす。すべて四季がめぐる方則である。喜怒の情、哀楽の情は春夏では陽、秋冬では陰で独り人のみならず天にもある。人にもし春気がなかったら何んで博愛の心になって人々を受け入れられようか。人に秋気がなかったら何んで物事をなしとげられようか。人に夏気がなかったら何んで養育を盛んにできようか。人に冬気がなかったら何んで死者をいたみ、残された家族を慰められようか。天に喜気がなければ何んで暖かくなって万物を生育できようか。天に怒気がなかったら何んで清涼な気候になって万物みな枯れられようか。天に楽気がなければ何んでのびのびと物は育てられようか。天に哀気がなければ激しい陰気が襲い冬にものみな閉蔵することのできようか。故に天の喜怒哀楽は人にも春夏秋冬の気があり共に同類といえる。陰陽の一年の運行は各々六カ月づつ動いている。陰陽の運行はその割合は同じだが、その位置は異っている。

○陰陽の運行は、春は東、秋は西、夏は南、冬は北にある。陰は夏には下、冬には上にあるがここは陰がいる所、陽は春は上に、冬は下にあるが、ここは陽がいる所である。

陰気は陽気の補助のようなもので一年を通して陽気は終始重要な位置を占めている。昆虫は陽に随って出入し、あらゆる草木も陽に従って萌ばえてついで枯木になる。夏・殷・周三代の君主も陽によっていつも替わっている。幼者は少陽に、高齢者は老陽に、貴い者は陽の盛んな位で、貧賤の者は陽気の衰えた処にいる。陽は臣子ではなくて君父で、君主は南面して坐っている。陽を以ってその位としているからである。陽貴陰賤は天のきまり、礼式上、右を崇ぶ（殷礼では右、周礼では左を尚び左は陽、右は陰とする）のは功なった事を意味している。（巻十一、天弁在天第四十六）

○陽気は東北方から始まり南行し、そこに位置する。それから西方に向い北に入って、かくれて休む。一方陽気は東南方から出て北に向いそこで位置し、さらに西に転じて南に入って休息する。すなわち陽が位置する処は非常に暑く熱があり、陰は非常に寒く凍る処にいる。陽が休息する時は地下にもぐり、陰が休む時は陽をさけて地下にもぐる。夏は万物をのび育つが、冬にもどり地下が陽気になる。夏には地下が空虚となり、冬になると上方が空虚になる。（巻十一、陰陽位第四十七）

○天の運行は終ったとおもうと、また始まる。それ故、北方の天の運行は終始、陰陽が合ったりまた別れたりする。冬至のあと陰気は西に向ってゆっくりと地下にもぐり、陽気は地から上をむいて東から出る。つまりこの出入は相反している。陰陽二気の盛衰は互に配合と適応がある。春夏には陽が多く陰は少なく、秋冬は陽が少なく陰が多い。春秋の季節には陰陽は平衡状態にあり、仲春は生、仲秋は殺といえる。春の少陽は東から出て、木、生。夏の太陽は火で火木は互に配合しその働きを促進して自分の職務としている。秋は少陰の気がおこり金に従うが、火に会うと損傷してしまうので全く金に従うことはできない。秋は西方からでてやがて一年はおわる。陰気はいつも空虚な処にいて、太陰は冬の空虚な北方にいるが、水は寒気をおこす。これらはみな天道運行のきまりである。

天にも喜怒の気があり、哀楽の心があるのは、人もまた同じで、まさに天人合一である。春は喜気があり生、秋は怒気があり殺、夏の楽気は養、冬は哀気、これらの四つは天人ともにある。（巻十二、陰陽終始第四十八）

○天道の運行はいってみれば一陰一陽といえる。陽とは仁徳を、陰とは天の下す刑である。陰のあと陽が出てきて一年が終る。それでよく天体観測する。清涼にして寒冷の歳は正に人の酸と鹹の味と同じである。（巻十二、陰陽義第四十九）

○仲春の日には太陽が正東に、陰は正西に、これが春分になると陰陽相半する。昼夜も同じで、寒暑はない。陰は陽に従い日に

まして暑くなり、大夏の日には南方で陰陽が合って一つになるのは夏至で、その後、互いに別れて去る。陽は左上、陰は右下、上は暑く下は寒い。これが天の夏で、右陽左陰で、上は右、下は左、夏がすぎると陰陽は共に還る。陽は北に還って甲、陰は北に還って辰となる。これが陰陽の出発と終結である。仲秋の月は太陽は正西、陰は正東にあり秋分という。秋分は陰陽半ばし、昼夜時間は同じで寒暑は等しい。陽は陰に従い、陰は盛んになると季秋となり霜がおり初める。孟冬は初め寒く小雪がちらつく。やがて大寒となって万物はおわる。これは天地の働きである。(巻十二、陰陽出入上下第五十)

○陰陽、四季の変化に対応するには養生が第一である。これを循天の道という。天には東西の和と、南北の中がありぐるぐるまわってつきることはない。冬至の日は北方の中でもし東方の和が得られなければ成長できない。東方の和は仲春の春分で、地上のものが生育するには西方の和がなければ成熟できない。西方の和があれば仲秋、秋分に万物は稔る。すなわち南方の万物の生長の初まりには東方の和がなくてできず、養長には西方の和がなければできない。和は生長に必要で、中は初まりも終りもその中間で、万物の運行の始終点である。故に中和という事は天地の究極で、聖人もよくこれを守っていなくてはならない。中和をもってその身を養えば寿命は極りない。

○男女の間のきまりも陰陽二気に関係する。陽気は北方から起こり、南方で盛んになり、陽が極まれば陰と合し、陰気は仲夏に起こり初冬で盛んになる。陰が極まると次第に陽と合するが一年二回互いに合する。これは天地のきまりで通常の事である。男子の発育が不充分なら妻をめとり家をつくることはできず、女子の発育が不充分なら男性と接することはできない。精力を充実し徒らに洩らすことがなければ養生可能で若死することはない。これは天地の道理である。

天気はまず男性の性機能を亢め後ちに精を出させる。この精気が強固なら地気は女性の身心を旺盛にして、よい子を産むようになる。陰陽二気が合うのは冬は北方で、地面の下で物は動き、夏は南方にいき、地上で物は動く。地下・地上が動き初めるのは夏・冬至の後で天気が寒冷になると水は凍って氷がはり、地面は凍結して裂ける。天気が暑熱になると砂はこげ、石はただれる。精気の威力とはこのようなもので、天地万物は春気により生れ、夏気で養長し、万物はのびる。秋気によれば殺気がきざし、万物は枯れ、冬気にあうと何事も収斂し、万物は収蔵される。天地の陰陽は男女に相応し、人の男女もまた陰陽に相応している。

天地の常道は東方、春分から生長が初まり、西方、秋分になって完成する。一年のうち春夏秋冬と四回の節目があるが、このうちに必ず中があり、中には必ず和があるので和とは重要なものである。和は天地を正しくし、陰陽を平衡にし、その気が最良な時に万物は生じる。天地の道はたとえ不利な事があっても和と中が

あって順調にもどす。それで陽は北方から出て南方を中とする。一方陰は南方の中から初まり北方の中でとまる。陰陽の道は同じではなく盛んになると、みな中でとまる。従って中とは天地の太極で、太陽と月の運行も中に到って昇ったり、降りたり、満ちたり、かけたりする。これは天地の道で、順天の道は天の定めである。陽気は天のゆったりに、陰は天の厳しい激しさを表わしている。中は天の運用を、和は天の功効をいっている。天地の間で和よりよいものはなく、万物の生長には気を貴としなし、気に接して自分の養育に役立てる。孟子は「自分は浩然の気を養うのを喜びとする」(孟子、公孫丑上、浩然の気とはひろびろとした天地に漲る気といった意味)といい、また公孫(公孫君子、孔子七十人の弟子の一人、孟子より早い人。『漢書芸文志』に『公孫尼子』二十篇がある)は養気について「内臓の働きでもし邪気が積って阻害されたら正気は滑らかにめぐらなくなる。正気が弱まれば気は不足し、陽が強くなりすぎると陰虚となり寒冷の症状がでてくる。これに反し陰気が盛大すぎると陽熱の症状に転化する。人は過労すぎると気が不足し、憂慮がすぎると精神狂乱し、恐怖にかられすぎると自然に頭が重くなり、気を失う。これらはみな不中、不和の情況なので、君主は怒りにかられた時は喜びの心をもって心を中和し、喜びすぎて興奮した時は気持ちを落ちつかせて興奮を鎮め、過労に注意し、自分の心を速やかに中和の状態に、恐怖の時は自分の心を平穏無事の状態にすることである。人はもし偏った精神状態になったら、自分の心を中和状態にもっていくことが重要である」といっている。

君子は過ちをおこすと気は昇り上に、気は心のままになる。心は気の君主で、修養をつみ、仁徳があれば長寿でいられる(孔子は「智のあるものは生を楽しみ、仁ある者は命は長い」といっている)。外見もみすぼらしい処もなく、内面は心が清浄で平和であれば中正状態を失う事はない。こうして天地のよい処をとり入れ自分の養育にし、体内の気が充満すれば鶴のような長寿になり、体内の気は鬱積することなく、飲食物が腹にたまる事もなく、猿のように長寿でいられる。猿は自分の四肢を自由活溌に伸展させて気を発散させている。上方の気はいつも下に流れ、道をわきまえた人は導引して足を挙げるが、これは上方の気が絶えず地の運動を阻害しないからで、天気は常に滞らず人を養っている。君子は気を養い和し、常に和という事を心懸ける。高台には陽が多く、広々とした室は陰が多い。天地の気は遠くはなれていて、和している。聖人は中を重視すべきである。(巻十八、遁天之道第七十七)

○陰陽の気は天上にも人にもある。人の好悪喜怒はそのまま天の暖清寒暑で、陰陽の出入、上下、左右、前後もこの二つは平行している場合も互いに反対方向にいくことがある。このような事なく鬱滞を起さずよく行きわたっていれば四季の運行はスムースにいく。もし喜怒哀楽が動きを止めてしまうのも、起るのもまた

天に応じている。暖清寒暑も同じである。もし徳行をしないで夏至のくるのをまったり刑罰をとどめて秋分のまつのは四季の順序でもあっても天地の定めには逆行している。人もまた天と同じで、気を永く留め、鬱滞をさせれば正しい四季のめぐりにはならない。正しくめぐっていれば春には五穀が生じ、秋には麦が生え、収獲でき、余計な雑草はかりとり餓を救う。こうして人は救われる。（巻十七、如天之為第八十）

○天・地・陰・陽・木・火・土・金・水は九つあるがこれに人を加えると十になる。これが数の終わりで、天から出て人に終る。人は万物の上に超然としてあり天下で最も貴いとするもので、人は万物の長で、人の順逆、動静は天の陰陽に影響する。

天地の間に陰陽の気があるが、絶えず人に及んでいる。これは魚が生きるのには絶えず水が必要であるのと同じで、水は気に相当する。天地間の陰陽変化は傷害をおこし、邪気が生れ、君主の政治は危くなる。そこで君主は徳を施しその恩沢をあまねく施し万物を見守る。もし君主が悪い事をしたり、間違っていれば民衆の生活を傷つけ、万物の生長にも悪い結果をもたらす。陰陽はこのように人に相応し影響する。（巻十七、天地陰陽第八十一）

（つづく）

（『漢方の臨床』62巻7号〔平成27年7月〕）

『春秋繁露』（中）

吉元医院
吉元昭治

第三章　五行

○天に五行がある。木・火・土・金・水がそれである。木は火、火は土、土は金、金は水、水は木をうみ、水は冬、金は秋、土は季夏、火は夏、木は春で、春は生、夏は長、季夏は養、秋は収、冬は蔵を主る。父は子を育て、うむ。その子は成長してやがて親の跡をつぎ、父の意志に従う。これが人の道である。それで五行は父がこれを授け、子はこれを受けているのが天の道である。すなわち孝行は天の定めである。

天の定めとはこのようだが、地の意味する処は、雲は地からわき出て雨となり、気をおこして風になる。風雨は地のなせるものだが地はその功を誇りにはしない。必ず天命によるので、天気とは天風、天雨とはいうが、地風、地雨とはいわない。下が上に仕えるのは地が天に仕えるのと同じで、臣下が君主に仕えるのを忠という。

土は火の子、五行で土より貴いものはない。四季の季夏、土以外のものはみな土に属している。木は春、火は夏、金は秋、水は冬で忠臣、孝子の行いはみな土の品徳によっている。五音でいえば宮、五味では甘、五色では黄が最も貴く重要なもので、これが孝が天地の道義たる所以である。（巻十、五行対第三十八）

○天に五行、木・火・土・金・水があり、木は五行の初まり、水で終る。土は五行の中で、これらは天の順序や並び方を示している。木は火、火は土、土は金、金は水、水は木をうみ、この関係は父子である。木は左、金は右、火は前、水は後、土は中央にいるが、これが父子の順序で、木は水、火は木、土は火、金は土、水は金を受けるが、これは父が子に接するといい、授けられるのは子である。これも天の道で、木は生れて火を養い、金は死

んで水を蔵し、火は木を喜んでむかえ、陽をもって水は金をせめて陰を終らせる。土は天に仕えることはまことに忠実なので、五行とは孝子忠臣の行いそのままである。（『内経』ではここの父子関係を母子関係としている）

○父には威厳があり、子は父に仕え、父が死んだら謹んで葬送する。これも天のきまりで、子が父を迎えるのは火が木を喜ぶように陽を以ってし、父を失った時は水が金に克つような陰を以って哀儀を行う。土のように天を敬い、地のように君主に忠をつくす。これは五行を孝子忠臣の規範とすべきものである。

土は中央にあって天を潤し、天の手足になって助ける。その徳性は立派で美しく、金・木・水・火には各々その務めがあっても土なくしてはなり立たない。酸鹹辛苦の味も甘味があってこそ味付がよくなる。甘は五行のもと、土は五行の主である。五行の主は土気で、五味があるのは甘味があるからである。それ故、聖人の行いは忠をつくすのが貴いので土徳といえる。（巻十二、五行相勝第五十八）

○天地の気は合さって一になり、別れて陰陽に、並立して五行になる。行には同じものはなく、五官といい、これに相生と、相勝があり順序を間違えないことが重要で、そうでないと世は乱れる。

東方は木で農業のもと、司農（農業を主る官、『周礼にある』）、司馬は軍の食糧を備蓄する長官で、五官の一つである司馬は五行では火、木は火を生じる。

南方は火で司馬に相当し、これは天文を知り、いろいろな兆候を予知し災いを未然に防ぐ役目があり国家の存亡に関わる仕事で、忠義に厚く仁愛にとみ、細心の注意で君主を補佐する。

五官中、司営は土に属し、火は土を生む。

中央は土に属す。土は五官中最も高い位にいる。司営は徳行があり誠があって、礼義をわきまえ、辛苦し、絶えず昔の賢人の事蹟をもって君主に仕える。虚心のうえ君主に建議し意見をのべ、心からつくす。天道に応え敵が来ると武力で戦う。五官のうちで大なるものは司徒で、金に属す。これで土は金をうむというのである。

西方は金に属す。五官中の大なるものは司徒で、徳行、道義を尚び、臣は忠、人は孝、親属間でも長幼尊卑を、職務では上下の区別し、恥じるような行いはしない。敵や罪人には判っきりと対応し、いやしくも私欲に走らない。廉潔《れんけつ》、威厳をもつ。司法長官でもあり司寇は水に属し、金は水を生じるという事である。

北方は水で五官中では司寇といい、五官中でも礼義を尚び、君臣序列、長幼順序を正しく、賄賂などは受けつけず、裏工作などはしない。またいろいろな器械をつくり司農に供与する。司農は五官のうちで木に属しているので、水は木を生むというのである。（巻十三、五行相生第五十九）

○木は司農で犯罪をおかし、郎党を結成し、君主をないがしろ

にし、賢明な士大夫を排斥し君主との間に溝をつくる。人には贅沢を教え、農事はしないで斗鶏や犬や馬のレースに夢中となり長幼順なく、大小となく争い事をおこし、遂には司徒に誅せられる。木春の官であり農で、農は民衆であり、もしこれに反すれば司徒は誅して正す。それで金勝木という。

火は司馬で、もし讒言《ざんげん》したり、訴人のいうまま信じたり、対内的には骨肉の親情、体外的には忠臣を疎遠にし、聖人、聖人は逃げさり、権勢《けんせい》を欲するままに、国威をけがすようなことがあれば、これをこらしめるのは五官の中で水に属する司寇で、水は火に勝つという事になる。

土は五官中の高位で丞相に相当する。司営でもし悪ければ君主に迎合し悪事をさせ、不義に到り、大宮殿をつくったり、美しい器物をつくらせ、民衆には無節制に暴力をふるい、財物をかすめ、労働を強い、その生活をおびやかし遂には民衆は国外に逃亡する。君主から離れてしまうので木勝土という。

金は五官中の司徒で、悪いと賊になったり君主をないがしろにし、外には驕慢暴虐、無辜の民を殺し、隣国と戦い、その財物を奪い無法となる。五官中の司徒は金に属し、もし司徒が軟弱不能で戦いもできない有様になると司馬がやってきて、罰する。それで火は金に勝つというのである。

水は五官中の司寇でもし乱をおこし、甘言をもって君主をたぶらかし、賄賂をとり、一方に加担して政争をおこし、無実の民衆を傷害する。司寇は自己の私利私欲で徒党をくみ、法を下すのにも平等ではなく、遂には司営がこれを殺すようになる。故に土は水に勝つというのである。（巻十三、五行相勝第五十九）

○木は春、温暖で万物の生長を促す。万物の元ともいえ、君主は春に民衆に農をすすめる。一年の間、人民を使役するのは三日に留め、租税を収獲はその十分の一を超えないようにする。政治、経済に精通した者を任用し、各種の禁令をゆるめ、微罪はゆるし、獄につながれている罪人に暴力を加えてはならない。閉まっている門を開き、道路の通行は自由にする。君主の政令は恩澤が五行の木に及べば樹木は立派に成長し瑞草が生える。恩徳が鱗がある動物に及べば魚類は繁殖し、かじきとか鯨のような大きく凶暴な魚はでてこない。龍は群り大きな河や海にやってくる。もし君主の出入が時の定めに従わず、犬や馬のレースや、狩猟に夢中となり、放蕩、酒におぼれ、色にふけり政治を顧みないと、事件は多発、民衆の財物を奪い、租税をます。人々は疥癬のような皮膚病に悩み、体は発熱、下肢や足が病み、災害は樹木まで及び枯れてしまう。洪水がおきたと思うと、溜め池の水は枯れ、漁民は魚もとれなくなる。災害が鱗のある動物まで及び龍はひっこんでしまい、かじきや鯨のような大きな魚が反対に出てくる。

火は夏、成長を主る。君主は夏には賢良な者を用い、その才能に応じて官職を授け仕事をさせる。功なれば賞賜し、徳行があれば官爵を与える。困窮している人民には国庫を支出し、国境を定

め、使者を四方に派遣して国情を視察させる。もし君主の徳行が鳥類に及べば天を飛びかう鳥は多くなり、天宮中には黄鶴や鳳《ほう》凰《おう》が出現する。もし君主が讒言をする者を用い奸邪にまどわされ、身内では骨肉の間をさき、外では忠臣をうとんじ、政令は気分のままに改め、罪のない民衆を殺して功臣を排除し、妾を正妻とし、その妻は政治に口を出すようになる。このような禍が五行の火に及ぶと天は大旱を降し人々は火災にあう。鳥の巣をとってる幼鳥を促え、災いが鳥類に及ぶと繁殖せず、冬には大雁がやってきたり、凶悪なふくろうやとんびの群が上空でけたたましくなく。鳳凰は高く飛んで去っていく。

土は季夏で正に万物の成熟する時で、君主は季夏の政令を下す。宮廷の尊卑の制度を定め、夫婦の間は仲よく、親属の長幼順序を正しくすれば、君主の政治は五行の土に沿い、五穀は実り、禾はよくのび、君主の恩徳は倮虫（毛のない動物、人も入る）まで及ぶ。こうなると民衆は君主になつき、城郭門の民財は豊かに、聖賢の者はそれに相当した地位を与えられる。そして仙人は天より降ってきて人の群に入ってくる。これに反してもし君主が荒淫驕慢、妾をめとり、親属は利益を求め、甚だしいと父兄まで侮り、先輩を尊ばず、民衆をだまし、大きな建造物をつくり、彫刻や絵画は五光十色でぬる。こうなると民衆は顔色が黒黄色になり、病をかかえ、舌はただれて病む。災禍は土に及ぶと五穀は実らず、暴虐、殺しをくりかえし、害は倮虫に及び民衆は離反して逃亡する。

金は秋、殺気が漲る初め。君主はこの時、旗幟を立て、太鼓をうち鳴し、将軍には武器を与え賊をうたせる。一切の暴虐行為は禁止し、民衆を安堵させる。軍隊を動かすにもよく訓練して戦に臨み、防備も怠りなく城郭を修理し、城壁を堅固に、軍令は厳しくする。安全な時でも何事か起きたらすぐ対応できるようにしておく。君主の命令は五行の金を遂行するのにあるので、恰も秋の涼風に会うようなもので、君主の恩徳は毛虫にも及び、走獣は大いに繁殖し麒麟もまたあちこちから出てくる。これに反し、もし君主が戦いを好み近隣諸国を侵略し、その国の城や村の財産をかすめ、そこに住む人々の命をおびやかし、病気、例えば咽喉炎、せき、手脚の痙攣、鼻閉をおこし、災害が金に及ぶと、金属は溶けてまた固る性質があるが、一旦こわれた器物はまたもとのようにはならない。猟《りょう》をするにも君主が四方に網をはり、山村を焼いて獣類を追えば獣類は繁殖できず、吉獣の白虎もまた捕えられて殺されてしまう。こうなると麒麟も遠く逃げ去る。

水は冬蔵、太陰で、君主は祖先の廟で祭祀するが、一年四季の祭りに充分準備をする。城や街の門を閉じ、城内の各家をまわり悪者がいないかよく検べて罪のある者には刑罰を加える。重要な道路や橋は整備し、内から外に出るのを防止する。君主の政令は五行の水に順う。こうすれば甘泉が地下から湧き出し恩澤は介甲類の動物にまで及ぶ。これに反してもし君主が祭祀をおろそかに

し、法を行うにも公正さを欠き、天に違背すれば民衆は浮腫、充血、水腫、四肢関節の異常、各孔竅の気血は不通となり、災禍は五行の水にまで及ぶ。ひどい霧が大地を掩い、天地は暗やみに包まれ、大水が出現、洪水が人々に危害を及ぼし、災禍は介甲類まで及ぶ。こうなると霊亀も深くかくれて出てこなくなり、すっぽんは乾いた泥の中でも息をしているようになる。（巻十三、五行順逆第六十）

○冬至から七十二日後、五行では木となる。その気は燥濁して青色がかっている。そのさらに七十二日後は火でその気は旺盛で赤い。その七十二日後は土で、その気は混濁し黄色い。その七十二日後は金で、その気は清淡で色は白い。その七十二日後は水で、その気は清虚で色は黒い。その後七十二日たってまた木になる。

木の時は君主は民衆に対して柔軟な政令を下し各種禁令をゆるめ、立春以後は軽罪人はゆるし牢獄から出し解放する。門は開き、各種障害になるものは除き、幼児、孤児、一人暮しを援け、無暗に樹木を伐採しない。

火の時季には、田畠の境界を定め、使者を地方に派遣し、立夏の時には賢良な者を推挙し、有徳の者は賞し功のある者をほめ、国中に使いを出し火災など起こさないようにする。

土の時季には、老人を養い、幼い孤児を育て、一人暮しの者を援け、孝悌の者は賞し、人々には恩沢を施し、無暗に土木工事はしない。

金の時季には、城郭や城壁を修理し、各種の政令は厳しく執行し、武器を調達し、百官に戒をたれ、不法行為は罰し、長老には優しく、金石をむやみに焼焚したりしない。

水の時節には城の池の水門、街の大門は閉じ、違法分子を捜索し、刑罰を与え、橋を看視し、人が外に逃亡するのを防ぐ。決して池や堤防の門を開けてはならない。（巻十三、治順五行第六十一）

○もし火気が木気を犯したら、地面下にいる冬眠中の虫が早く出てきて、雷電も起る。もし土気が木金を犯すと野獣はその親の胎内で死んでしまい、鳥卵も雛になれない。もし金気が木気を犯すと戦争が突然おこる。もし水気が木気を犯せば春に霜がふる。

もし土気が火気を犯すと雷電はふえ、もし金気が火気を犯すと、草木は傷害をうける。もし水気が火気を犯すと夏に氷雪がふる。もし木気が火気を犯すと大地震がおこる。

もし金気が土気を犯すと百穀は実らず、もし水気が土気を犯すと夏に寒冷となり霜がふる。もし木気が土気を犯すと倮虫はふえず、もし火気が土気を犯すと大旱になる。

もし水気が金気を犯すと魚類はふえず、木気が金気を犯すと草木は秋にまた生えてくる。もし火気が金気を犯すと草木は秋になっても枯れず繁茂する。もし土気が金気を犯すと五穀は実らない。

もし木気が水気を犯すと虫は冬眠して出てこない。もし土気が

水気を犯すと冬眠していた虫がでてくる。もし火気が水気を犯すと流星が現われおちる。もし金気が水気を犯せば冬に厳しい寒さが襲う。（巻十四、治乱五行第六十二）

○五行に変異がおこれば、徳政を施し、人々を救い全ての災害を防ぐようにするが、そのままだと三年もたたないうちに隕石がおちてくるので君主は戒めとする。

もし木発生の変異では、春に草木は枯れ、秋に繁茂する。秋には樹木に氷がはり春には多雨になり異常気象になる。さらに君主が民衆を徴発して過労させると、民衆は困窮の余り逃亡し故郷に背をむけ遂には飢餓が襲い、救う方法がない。よろしく使役をゆるめ、税を軽くして、国庫から穀物を放出して救うべきである。

もし火の発生が変化した時、春は温暖、夏には寒冷になる。君主は人を用いる時、善悪を明らかにしないと善人は賞にあづからず、悪人がはびこるようになる。愚者が職につき賢人はかくれてしまう。気候はこのため、寒暑失調、冷熱が反対になり民衆は病気になる。政治は才能ある者を撰び、功労する者は賞し、徳行のある者には爵位を与える。

もし土の発生に変異をおこすと、大風がふき、ために五穀は傷害をうけ、君主は仁人、賢人を任用できなくなる。自分の父兄を敬まわず、淫乱な生活、宮殿の大改築をする。君主はよく孝悌、有徳者を用い、民衆の生活を保護する。

もし金の発生に異常があると天の星の運行が変化し、星は光を失い暗黒になり、戦争が起る。軍人は多くなり、盗賊もあちこちではびこる。君主は仁義を行わず、財宝をむさぼり、民衆の命を軽んじ、民衆の財産をかすめる。政治にはよろしく廉潔な、無欲で正直な者を用い、兵の数をへらし、軍備費用を少なく、文治を強化し、武器をへらし、戦争がおきないようにする。

もし水の発生に変化があると、潮があふれ、湿気がまし、霧が多くなる。春夏には大雨となり、氷雪がふる。法令の過度をゆるめ、刑罰をやたらに行わず、政治的には獄中の未決案件に間違った判定は下さず、真の犯人を罰する。五日の間に国内を大捜索し疑わしい人物の居場所をつきとめる。（巻十四、五行変救第六十二）

○君主は臣下の間に礼節がなく、恭敬でないと、木の曲直の性質がうまれず夏に暴風雨がおこる。風は木の気の表現で、五音では角で、暴風雨に相応している。もし君主の言う処に臣下が従わなかったら金はその形状を変化することは出来ず、秋には霹靂《へきれき》がおこる。霹靂は金の表現で、五音では角で、君主の眼光がにぶると火の性質は上に向かっていく事ができず、その秋には稲妻がふえる。君主が意見を聞くとき、善悪を聞き分けられなくなり、水の性質は下に向い湿潤するので春夏には暴雨がおこる。これらは水気の表現である。水は五音では羽で暴雨に対応している。君主の心は寛容を失えば田園の収獲は充分でなくなり、秋には雷鳴が多くなる。これらは水気の表現である。土には音では宮で雷鳴に対応している。

○五事というものがある。外観の風貌、言葉の確かさ、眼力の鋭さ、聴力の正確さ、思想が充分にまとまっているなどをいう。これらは天から与えられたもので君主はよく五事を修め民を治める。民の為には法律を明らかにし、物事の基準を正しくする。君主は恭敬であって、よく賢人の言に従い、よく目を開いて賢人を大切にし、よく聴いて事の黒白を区分し、心は寛容に、恭敬の態度で人に接し、話す時は人に譲ってよく聴く。難題にぶつかったら臣下と議をつくし誤りがないようにする。

○王者は恭敬にして粛々《しゅく》と事をすすめる。粛とは春で、陽気はまだわずかで、万物はまだ弱く、容易に変りやすい。事が起きると陰気がでてきて傷害を起し易い。よって君主は事に当っては恭敬、謙譲の心をもつ。こうすれば万物は順調に生れる。木はその性質は曲直だからもし春に秋の政令を下せば草木は枯れ、冬の政令を下せば多雪に、夏の政令を下せば作物は傷害され、その発育は止る。

○君主はよく智慧を働かせ、善悪を区分する。夏には陽気がおこり初めて万物は成長する。君主はよく智慧を働かして何事も退化、疎漏のないように心懸ける。夏以後は仲夏となり大いに熱くなり、万物はぐんぐんと生長する。君主はこの時、自分の到らぬ点を明察し黒白を判っきりさせる。寒気はこの頃しのびより、傷害を起こしかねないので、人々を賞賜し、恩徳を施すと草木は霜害をうけなくなる。火はよく上に向う性質があり、夏に春の政令を下すと大風が吹き、秋の政令を下すと大水害になり、五穀は実らない。天気は大寒、凍結してしまう。

○君主はよく他人の意見を聴いて失策がないよう心懸ける。もしこのような時に冬気がやって来たら、冬には陰気が盛んになって草木は枯死する。君主が聡明なら冬には軍を動かさず、罪のある者は罰する。冬至のあと大寒となるが、万物は閉蔵する。水は次第に下を潤す作用がある。もし冬に春の政令を下すと地気はむれ、夏の政令を下せば雷鳴し、秋の政令を行えばひでりとなる。冬に失政すれば夏には草木が結実せず五穀は病になって萎縮する。（巻十四、五行五事第十四）

（つづく）

（『漢方の臨床』62巻8号〔平成27年8月〕）

『春秋繁露』（下）

吉元医院
吉元昭治

第四章　四時

○三正（夏《か》は一月、殷は十二月、周は十一月を正月とする）は黒から初まり、歳の初めの元旦は太陽と月が営室（二十八宿の一）にあり北斗星の柄が寅（夏暦で十二月をいう。なお一月から十二月まで各々に一月寅月、二月建卯、三月建辰、四月建巳、五月建午、六月建未、七月建申、八月建酉、九月建戌、十月建亥、十一月建子、十二月建丑という）に、天地の気は初まり、万物をうむ。万物は初め黒色なので朝廷の君臣の礼服は黒色、君主の服装、もちものも皆黒、旗幡も黒、祭祀に用いる犠牲の牛は黒色、雄で、その内臓の肝臓を上位に飾る。奏でる楽器も黒色、妊娠している婦女は罰せず、歳初めのこの月は死刑は行わない。

白を正統とするのは暦で歳の初め、太陽と月とが虚宿（二十八宿の一）で合う時で、北斗星の柄が丑時にあり、天地の気は初まり万物は芽をふき、これらは金で白色を呈する。朝廷の君臣の礼服は白、帽子も白、君主が乗る車色も白、物ちもの、服装、旗幡、宝物も白、祭祀に用いる犠牲の牛の色も白、その内臓の肺臓を供物として上位に飾る。楽器の色も白、妊婦は罰せず、歳の初めには死刑を行わない。朝賀の元旦の儀式は鶏が鳴き初める頃に行う。

赤を正統とするのは暦法で太陽と月とが牽牛星のところで出合い、北斗星の柄は子時の方向を指している。天地は夏の初まり、万物が萌えて赤色になる。朝廷での君臣の礼服は赤、帽子も赤、君主の東の色も赤、旗幡、宝物も赤、犠牲の牛は雄を用い、毛色は赤、その心臓を祭祀の際に上位におく。楽器も赤色、この時は妊婦は罰せず、死刑は行わない。朝賀は元旦夜半に行う。（巻七、改制質文第二十三）

○天地のめぐりの規則性は一年を四時（四季）に分け、四季も

また四つに分ける。まず春は少陽、夏は太陽、秋は少陰、冬は太陰といい、各四つはまた孟・仲・季と区分する。一年は四つの季節、さらに各々が三つに分かれていることになる。天の運行は規則性があり、人もまたこれに影響されている。君主は四つの職務の官の下に十二の臣下をそれぞれおく。そして励めば王道と天道とは共に一致する。（巻七、官制象天第二十三）

○天は常に愛情を万物に注いで生長と養育をその仕事としている。春夏秋冬の四季の養育の過程で天の作用を現わしている（『黄帝内経素問』四気調神大論に「四時の陰陽は万物の本であり、聖人は春には陽、秋には陰を養う、それが万物の本である」とある）。君主は愛情をもって、民衆を安楽にさせる。君主の好悪喜怒はそのまま春夏秋冬万物をつくる上に影響する。天の寒暑の変化は君主の喜怒哀楽で、喜気は暖和で春、怒気はひやりとする秋、楽気は太陽が頭上にいる夏に、哀気は太陰が占める冬季である。節制して物事の順序を正す。四肢のあるのは四季のようで、寒暑が入れ代った歳は悪い歳で喜怒が移りやすくなれば乱世になる。賢明な君主が喜びにひたるのは正に春で、怒りにまかせるのは秋、楽しみにふけるのは夏に、哀しみにくれるのは冬である。春気は愛、秋気は厳、夏気は楽、冬気は哀で、愛気をもって物は生れ、厳気をもって衰退し、楽気をもって養生し、哀気をもって喪儀を行い一年は終る。これは天の意志である。それで春は暖かく、冬気は寒く、天は哀気をもって物を蔵する。春は生長、夏は養育、秋は収獲、冬は閉蔵する。父母が生きている間は孝養をつくし、世を去ったら哀悼の気持ちで葬る。これは人の子としてあるべき道である。同時にこれは天の意志、君臣の間の忠義、陰陽の原理、聖人の守るべき法である。（巻七、官制象天第二十四）

○天に喜怒の気、哀楽の心があるのは人もまた同じである。天人合一で、春は喜、夏は長、秋は怒気で殺気があり殺、冬は哀気で蔵、これも天人合一である。（巻十二、陰陽義分第四十九）

○仲春の日になると陽気は正東に、陰気は正西にあり陰陽半ばし、春分という。昼夜半ばし寒暑の差もない。ついで次第に陰気は夜は半々日ましに弱まり、陽気は日ましに強くなる。こうして孟夏の時に陰陽二気は共に南方で一つになる。夏至にはこの後、陰陽は再び分れ、陽気は右に転じて上方に、陰気は左方に転じ下に向うので上方は暑く、下方は寒くなる。季夏には陰陽二気は南方に転じ、ついで北方に還える。陽気が北に還る時日没の時間は申の方向、陰気が北に還る時は日出は辰時で陰陽二気は秋冬には地から昇り、地下にもどる。仲秋には、陽気は正西方、陰気は正東方にあり、秋分である。陰陽二気及び昼夜は半々で寒暖の差はない。その後、陽気の日ざしは弱まり、陰気はましてくる。季秋になると霜がおり凍り、孟冬（農暦十月）の十月には天気は寒冷になり小雪が舞うようになる作物はすでに成熟し、収獲される。天地の一年はこのようにして終る。（巻十二、陰陽出入上下第五十）

○天のめぐりの道は、春の暖かさで万物は生れ、夏は暑く万物

は発育し、秋は涼しくなりものみな枯れ、冬は寒くなり、貯蔵されて姿をみせなくなる。聖人は天道の働きを自分の政務に生かし、春の暖かい時は慶びを分ちあい、夏の暑い時には賞与を与え、秋の涼しい時には刑罰を行い、冬の寒には争い事があれば争う。天と地とは相応し、慶賞とか刑罰は正しく行われねばならない。（巻十三、四時之副第五十五）

○君主たる者は恭敬で何事も起らぬよう気を配り、注意を怠らないようする。春の陽気はまだ弱く、万物もまだ柔弱で変化しやすく、陰気がやって来て悪い事をするようになる。君主は恭敬な態度で、木は曲直だから、もし秋の政令を下すと草木は枯れ、冬の政令を下すと雪になり、夏の政令を行えば作物は枯れてしまう。

君主の理想は国家を第一とし、よく正義を行う。もしそうすれば秋は気をうみ、万物はその処を得て、秋気には殺伐の気がおこり、万物を輔け、民衆を治め、万物が成熟するようになる。もし夏の政令を下すと作物は稔らず、冬の政令を下すと作物は枯れ、秋の政令を下すと失政し、次の歳の春には大風がふきあれ、雷光があっても音を出さない。（巻十四、五行五事第六十四）

○君主はよく頭を働かせ、善悪をわきまえると夏気がえられる。夏気は陽気、大いに盛り上り、万物は生長する。君主は自分の智慧を充分に発揮すれば物事はとどこおる事はない。充分に恩賞を与えれば夏に草木は霜にあわない。焰は上に昇るからである。もし夏に春の政令を下せば大風がふき、秋には大水、冬はものみな枯れ、夏の政令を下すと冬になっても凍らず、五穀の収獲はできなくなり、大寒にはならない。

○君主は他人の意見をよく聴く。冬気は陰気が盛行し、草木は枯れる。もし君主が物事を慎重に、周到に事を図れば、冬になっても大兵を動かすことなく、死んだ者や生きている者からも恨まれない。君主はこのためにも決断は急がねばならない。水は潤下する。冬に春の政令を下すと、地気はむれてくる。

夏の政令を下すと雷が、秋の政令を下すと大旱が、冬の政令を下すと草木は実らずに霜が五穀を枯らす。（巻十四、五行五事第六十四）

○昔の人は宗廟で先祖を祭るとき四祭を行った。四季の農作物の生長は父母先祖のお蔭と考えたからである。春の祭りは祠、夏は礿、秋は嘗、冬は蒸祭といい、この祭りを行わない者は人の子として道をはずした事になる。祠には正月に韮、礿は四月に新麦、嘗にはきび、ひえ、蒸には新米を奉納する。これらは天地のきまりであり、もしこれを行わないと不孝の罪をうける。（巻十五、四祭第六十八）

第五章　養生

○天に順い、養身をするのは人の道である。男女の事は陰陽にのっとっている。陽気は北方でめばえ、南方で盛んになり、その

極点で陰と合し、さらに仲秋で盛んになりその極点で陽と合う。十カ月の間に陰陽二気は一回づつ極点となり（夏至・冬至）、一年の間に二回交わる（春分・秋分）。

この天地二気の運行は常に不変である。男女の間も陰陽という本性から生れ、体は養身、保全が必要で、女性を娶るのも女性が充分発育して交接に支障がない状態でないとしてはならない。人の精気は容易に精力を使うと体力は衰える。人が長寿で若死しない為にも養生の問題は天地の間の大きな問題である。（巻十六、循天之道第七十七）

○男女の交接はその体が強健な時に行うべきで、飲食物を四季のうちで、その時々のものをとるのがいい。すなわち、春は酸、夏は苦、季夏は甘、秋は辛、冬は鹹味をとるべきである。居る処も高い場所は天地の和をえる。仕事と休息も必要で、衣服も気候にあったものを着て、飲食は過度にならないよう、性欲にかられることなく、自然に振舞い、喜怒哀楽の感情は平静に、恐怖にかられる事なく、一切の急激な変化から逃がれる。これは一個人の問題ではなく天地の交わりが安泰になって、その結果寿命ものびる。人にはまた先天的なものと、後天的なものがあるが、寿命は先天的なもので、どうしようもないが、後天的なものの養生次第であって、若死するのは養生を守らなかったからである。（巻十六、循天之道第七十七）

○昔、ある道士が「無欲で固く守一を守る」といった。この言葉は心も体も無にし、気を体内に充実し、飢餓や寒さに堪え、楽しみはゆっくりと、体の外は安らかに、内の精神は充実していれば傷害を受ける事はないという事で、もし怒りや憂い恨みを懐くのは生を傷つける事になる。調和し喜びをもつのは長生である。君子は小さい事に慎重であれば、大きな失敗もない。春には葛衣を着て、秋には風に当らないように、冬には川の深淵をさけ、衣類はさっぱりとした清潔なものを、腹は余りすかさない。体は疲労することなく、行いは中道、声はよくひびき、意気は激しいことはなく、平静に、居る処は安楽な場所に、これらが養生というものである。養生は行う者は気を強める。こうすれば男女の間も盛んになり、四季に応じたものを食べる。働くのもほどほどにし、寒暖に負けぬよう、過食せず、欲望は過度にならないよう、その行為は物事にかない、憂いや怖れは正し、中和という事をいつも心掛ける。こうすると天地は安らかとなり、寿命ものびる。反対に天地の安らかさを得られない者はその寿命も短かい。人生の長短は人が天から受けているのである。養生次第という事になる。（巻十六、循天之道第七十二）

第六章　人体観

○天は人々を生育し、地は人をのせている。聖人は人々を教化する。君主は人でいえば心であり、人民は体である。君主が心が安らかならば人民―体も安楽になり、君主の好む処は人々もこれ

に従う。故に君民はともども孝悌礼義を尚び、仁が生れる。財産を軽んじる君主は軽々しく政治も行うので、万民の声を聞き、人々が善に向うようにする。それで「昔の賢王はぬきんでている見識をもち、民衆を感化教育した」というのである（巻十一、度人者天第四十一）

○国の君主は体でいえば心臓である。君主は奥深い宮殿にいて、心臓が胸中にあるようなものだ。君主に刃向う者はいないと同じで、心の神霊は他の臓器と比べようもない。君主は上位にいて、立派な人物を上位に任命し、下位にはそれほどではない人物を任命する。朝廷内には四輔という君主を輔ける臣がいるが、心臓は肝・脾・肺・腎臓より心臓が上位にいて他の臓器は心を補佐しているのと同じである。君主が朝廷で百官をおくのは心臓に孔竅があるのと同じで、君主の周りに聖賢がいるのは神明がすべて心に集まるので同じ、上下の官僚が君主に従うのは人の肢位の有様と同じ、君主が仁政を行い恩沢を及ぼすと人の皮毛の中に天気が流れるのと同じ、民衆が得る処があれば血気もなごやかになり、体の苦痛はなくなる。君主が立派な政治を行えば、天下太平となり、人でいえば自然の深い淵に水が湧くようなもので、こうなると天から黄竜、鳳凰がおりて来て、仙人を招き、玉女は神芝をもってくる。君主が賢明で、臣下がその恩にあづかれば、人の心神は安定し、体は安全になり、心配する事はなくなる。君主がもし悪い事をすれば下々に被害を及ぼし、人々は耳目不聡明になり、手足は傷つけられ機能しなくなる。臣下に不忠な者があれば君主は危くなる。もし体が妄動すれば心もその働きを失う。それで君と臣は心と体が一つであるのと同じで、君主は賢明であるべきで、体は順調であるべきで、臣は忠であるべきで、心の働きが万全であれば、体も異常をおかさない。君主を安んじることは臣下の務めである。（巻十七、天地之行第七十八）

第七章　治国

○万物は生れ、養育され、成長して成熟して、また次に新たに生れて一年が終ってまた始まる。こうして天下万民は衣食を施せられ、生活がつづけられる。天は何言もいわないが民衆は充分満足している。昔の聖人はこのような天意をもって人々を導いたので南面して政治を行う際、天下庶民の願いを聴いた。遠方の人々を視る事もできず、その声も届かなかったので、都から千里もある処を分けて封建制度をとり、諸侯に参賀するとき、各地の有様を質問した。諸侯は各地方にわり当てられ、斥候のようなものである。（巻十、諸侯第三十七）

第八章　仁

仁については「巻八、仁第二十九」「同巻必仁且知第三十」があるが後者の一部を紹介しておく。

○仁とは何か？　仁とは同情の心と人を愛する心をもつ事をい

う。君主は人に恭敬の心をもち、社会に争いもなく、善悪を知り、自身の修養をたかめ、故意に人を傷つける事はしない。身を飾ったり、いやな気持はかくし、嫉妬などはしない。人に恨みをもたれるような事はしない。自分の心はいつもオープン、気は和やかにもち、自分の欲望はおさえ、よく人と交わり、正道を歩み、楽しく平穏無事な生活をおくる。合理的に物事を処理し、徳行を行う。このような事を仁を為すという。（巻八、必仁且知第三十）

第九章　善

人はすでに生れながらに善をもっているというが、それなら礼義作法も教える必要はないはずである。自然に人は善に到達できるのであろうか。例えば米と禾。善は人と禾（稲）にたとえられる。禾は多く生産できても禾は米にはならない。米とか善は自然に備わった本性の上に、外部からの努力によるもので、自然に生れるものではない。王者の礼義教化によって次第に善という品位が生れてくる。例えば繭・麻・禾はどれも原料だが麻を織って布に、繭をつんで糸に、禾を脱穀して米にするのと同じく、人を教化して善良にすることで、人はそのままでは善にはならない（巻十、実性第三十六）

第十章　求雨・止雨

農業社会では大旱で雨の降らない事は死活にも及び、一方大雨も大水害を起こしやはり生活をおびやかす。「巻十六、求雨第七十四」と「同巻止雨第七十五」がある。

◯求雨については、

四季に応じて、例えば、春の求雨では、まず祭壇をつくる。県や各戸では神に祈り、木を伐るのはしない。県の東門の外に祭壇をつくり、供物を捧げ、青色の衣を着た見えのいい女巫が祈り言葉を奏上し、甲乙の日には大きい青竜と四つの小竜をつくり東方に向って並べ、各竜の間は八尺、各々八人の子供がかつぐ、前もって三日、斉戒沐浴して、やはり青衣着て竜をもって舞う。村でもやはり斉戒沐浴三日、青色の衣をまとい、溝を通じ、五匹のがまを池に放す。供物を捧げ、青衣を着た女巫が祈りを行う。水路、道路、橋などは不通の処があれば通ずるようにし、豚一頭、酒・塩・黍を供え、神霊を願う。以下同じように夏・秋・冬の儀式がつづく（巻十六、求雨）

◯大雨には県邑は土の日に水が流れている川をふさぐ。令を出し三人の県令以下の役人と巫の一人で祭礼を行う。供物を捧げ、時季にあった服を着て、豚・米・塩・酒を供えて三日間つづける。もし止雨すれば閉じていた水路をひらき、紅色の服を着て紅色の帽子をかぶった祭りに関わった者が集まり祭をとり行う（巻

十六、止雨第七十五）

おわりに

本稿を終るに当って、まず参考書類として、和訳本を探したが、わづかに「中国古典新書シリーズ、明徳出版、春秋繁露」しかなかった。これも部分訳で、全訳ではなく（巻七まで）目的に沿えず、「はじめに」の項で挙げた二冊を頼りに、意訳して、容易に理解していただきたく書いた。

『春秋繁露』十七巻を、前稿の『黄庭経』『太平経』にならって次のように分類した。

第一章　天地人
第二章　陰陽
第三章　五行
第四章　四時（四季）
第五章　養生
第六章　人体観
第七章　治国
第八章　仁
第九章　善
第十章　求雨・止雨

このうち、第七章以下は儒教的な記述で、直接、医学的関係はないが、そこに流れる天地人、陰陽、五行といったものは、やはり、間接的にはあると思う。さらに養生、人体観は儒教的に色どりされた、医学的なものでもある。従来、このような視点でとらえたものはないと考えている。

『春秋繁露』に流れる思想の中心は、自然観より導かれた「天地人」であり、これはまた『太平経』と同じくそのまま「君臣民」の関係であり、前者が儒教的、後者が道教的ともいえよう。次いで、陰陽、五行とつづくが本稿を見ても判明するが、陰陽説と五行説とは別個であり、一口に「陰陽五行説」というのは正しくはない。

陰陽説、五行説は、戦国時代末の「諸子百家」のフィルターを通して、それぞれ儒家・道家・墨家・法家・兵家・雑家等に分れていく。このうち儒家は孔孟、道家は老荘さらには黄老思想を基本にすえ、道家より、医家がうまれてくる。道家はのちに道教に大きな影響を与え、医家からは、『素問』『霊枢』を中心とした医学の方に進むが、一方、道教の洗礼をうけると、「道教医学」の道をあゆむようになる。いずれにしろ天地人、陰陽、五行、四時の流れの中に循環の思想が見られる。

ここで左図のように、天と一としてみると、二は陰陽となる。

①	天
②	陰陽
③	天地人（君臣民）
④	四時（四季）（四神）（四方）（東西南北）
⑤	五行（五臓）（東西中央南北）
⑥⑧	六行（六甲）（六腑）
⑩	十干
⑪⑫	十二支

数字の順序に並んでいるのもおもしろい。

要するに、天地人、陰陽、五行は四時とあいまって儒教では君臣民、仁義智礼信徳孝楽といった儒教色彩に包まれ、道教の方面では、五臓といったあくまで人体の生命観と結んでいく。『春秋繁露』の養生、人体観は医学思想とは余り乖離してないようである。つまり、同一なところから初まって、片方は儒家に、片方は道家となっていったのではないか。

『春秋繁露』は『太平経』でもそうだった（『素問』なども同じ）ように、同じ事がしつこい位に前後して出てくる。これは著者なり、編者が特に強調しておきたかったともとれる。

以上、『春秋繁露』を通覧し、分類してみると、中国古代医療思想を見るうえで、一つの側面が明らかになってくるとおもわれる。

本書のもう一つの見方として、内容が驚くように現代に警鐘をならしているように思われる。為政者は人民を圧迫することなく、戦争はしない。中和というバランスは、人々の養生につながり国にとっては平和でいる事が国を富ますというのである。天地人の関係は自然環境の重要性をとってるようである。

なお追加すると、

- 『素問・霊枢』などでは、五行＝五臓で人体内の臓器をいうが、本書を見る限り五行＝動物の内臓を、四季に応じて祭祀に捧げるとあるから、五臓説もここから初まったのではないか。
- 文中に、道士とか、守一、神芝、導引の事にもふれているので、この頃、道家と儒家の強い区別もまだなかったのではないか。つまり同じ処から別れていったと思われる。

本書では天＝命といっているが、後になると『抱朴子』『養性延命録』にも見るように「我命在我、不在天」という自我の主張がでてくる。

（おわり）

（『漢方の臨床』62巻9号〔平成27年9月〕）

『白虎通』

吉元医院　吉元昭治

はじめに

『白虎通（又は白虎通義）』は漢の劉向の撰。後漢、章帝は建初四年（七九年）、諸国の儒学者を白虎観に集め、五経の異同を論じさせ『白虎通徳論』を作ったが、のち班固が撰集して一冊にまとめ『白虎通』と名付けた。爵号・諡・五祀・社稷・礼楽等に分け古くからの伝えを集めている。清、陳立撰『白虎通疏証』によると闕文まで十二巻になっている。このうち巻四「五行」（八章よりなる）を中心としてのべることにした。

なお参考書は『漢魏叢書』収録『白虎通』。明、程栄、各大書局（民国六十六年、一九七七）。『白虎通疏証』、清、陳立撰、中華書局（二〇〇一）である。

五行　巻四（七章よりなる）

［総論五行］

五行とは金・木・水・火・土をいう。天行の気といった意味で、地は天をうけるということから、妻が夫に、臣が君主につかえるといった関係でつまり五行とは孝子忠臣の行いをいうのと同じである。『尚書』では五行を水・火・木・金・土とあり、水は北方、北方は陰で黄泉の下にあり、万物を養う。物を濡すという働きがあり、そこから木が生じる。木は東、陰陽の気が芽ばえ、万物は始動しそこから木が生れる。木とは触という意味があり、陽気は躍動して地上にでてくる。火は南、南では太陽は真上にあり、万物はみな枝がたれるように茂る。火とは委隨といったい意味があり万物は火によって変化し、陽気は万物の変化するもとである。金は西、西は陰の始まりで万物はその変化をとめる。金と

は禁（収斂し万物はその動きをとめる）という意味がある。土は中央にあり、万物を吐き次を産むという意味がある。東方を生とするのは『楽記』に「春生、夏長、秋収、冬蔵」とあり、地は土の別名で、五行の中で最も貴いものだから、特に自分では仕事をすることはない。『元命苞』では「土は位はないが、道があり、例えば地から雲がわき雨になり、気がおきて動いて風になる。地はあえて自分の功名とはせず、天命、つまり天より命ぜられている」とある。

［論　五行之性］

○五行の性質として上にいったり、下にいったりするのは、火は陽で尊いので上にある。水は陰で卑しいので下にある。木は少陽で、金は少陰、中和の性質があり、曲り易く、何んなものにでも形をかえられる。土は最も大きく、生れ出ようとする万物を包含し、清濁をいとわず万物を育てる。『尚書』では「水は潤下、火は炎上、木は曲直、金は従革《じゅうかく》、土は稼穡」とある。

［論　五味五臭五方］

○水の味が鹹いなのはその性質による。それは、北は鹹で、万物は鹹によって堅固となる。木が酸なのは、酸は生を成し、五味も酸により万物は地上に達する。火の苦いは南は長養を主り、苦も長養で、五味は苦によって万物を養っている（苦は『素問』五運行大論では「苦勝辛」（相勝）とある）。食味が辛味のわけは、西は万物を枯して、そこからまた新らしい物をつくる。辛とは枯らし、殺傷するといった意味がある。土は甘、中央、中和であり、甘は五味の主である。『尚書』では、「潤下は鹹を作り、炎上は苦を作り、従革は辛を作り、稼穡（穀物のかり入れ）は甘を作る」とある。東方は木で万物は新しく地中から出てくる。故にその臭は羶（羊肉のなまぐさい臭い）。南方は火で陽が盛んでよく動く。それでその臭いは焦（こげくさい）。西方は金で万物は成熟しまた生えてくる。それでその臭いは腥（豚肉の油っぽくなまぐさい）。中央は土で、土は万物を養うのでその臭いは香（かぐわしい）。『月令』に「東の臭いは羶、南方は焦、中央は香、西は腥、北は朽（腐ったようなにおい）である」と記されている。東は万物が生れ動き始める方向、南は万物は懐妊し次代を育てる、西は万物を遠くにおいやって、枯れおちる方向、北とは物事がかくされるという性質があり、万物はかくれ、表に出ないで貯蔵される方向である。

［論　陰陽盛衰］

○少陽は寅の方向にある。寅とは演、すなわち万物が初めて生れるという事。孟春の月で卯で盛んになる。卯とは木は亥より始まり、卯で盛んとなり、みな茂るという意味がある。辰になると衰える。辰とは震で、ものみな三月に陽気が動き、生長する。孟

春の月は甲乙で、百菓草木、甲より生れ、乙には草木がやんわり茂る頃だが、なお陰気も残っている頃で、時は春。春は喜楽を現わし、春は虫が地下でうごき始めるように、物みなうごめき始まる頃である。位置は東、五音では角。地は気にふれて動き初める。帝は太皞《たいこう》（伏羲《ふくき》）、神は句芒《じゅうぼう》、句とは物のはじめ、芒とは萌で、その精は青龍、陰中の陽である。太陽は巳の方向にあり、物みなここからおこる。四月には陽気は出て、陰気はなくなる。巳とは蛇を現わし『礼記』月令に「仲夏の月、律は中呂とある」。仲夏六月には、火は寅より始まり午に盛んとなる。午とは物が生長の極期を迎えるということで、『礼記』では律では蕤賓《すいひん》（陰暦五月に相当）で未に衰える。未とは味で、陰暦六月をさす。律では林鐘である。ついで丙丁。丙丁とは孟夏の月。丙は南方、万物は成熟し、陰が芽ばえ、陽はだんだんかけていく。丁とは強いということで、万物は強壮になる。時は夏、位置は南方、その色は赤、その音は徴。徴とは止るということで、陽の度合が盛極となる。その帝は炎帝（火徳の王、神農、南方の神）、太陽であり、その神は祝融《しゅくゆう》、その精は朱鳥。少陰は申。秋、立秋の月、申とは身で、万物はみな、そのもとから生れているということである。酉の方向で盛んとなる。酉とは老で万物はみな収斂される（卯は春門、万物がでる。酉は秋門、万物はとり入れされる）。八月、仲秋の月、律では南呂。ついで戌の方向で衰える。戌とは滅、律では無射、陰暦八月、仲秋の月、無射とは無声ということ。庚辛、庚とは更、西方、万物はみのり、陰陽は万物を更新する。辛は陰の始まり、時は秋、秋とは愁で、その位置は西方、色は白、音は商、商とは強いということ。その帝は少皞《しょうこう》（黄帝の子、南陽金天氏、西方の帝）、その神は蓐収《じょくしゅう》（縮むという意味、金神）、その精は白虎、虎とは猛獣、ものを払うという意味がある。太陰は亥の方向にあり亥とは侅、該で陽気は下方に蔵せられる。十月、孟冬の月、律は応鐘。子は十一月、子とは滋、すなわち物みな地下に滋る。仲冬の月、律で黄鐘、丑で衰える。丑とは紐、繋がるということ。十二月、季冬の月、律では大呂。壬癸、壬とは任、陰が陽にまさるということ、位置は北方。癸とは揆、万物は物を払いのけて生れてくる（揆度）。時は冬、冬とは終である。立冬で万物はみな終りを迎える。北方で音は羽、色は黒、帝は顓頊《せんぎょく》（黄帝孫、水徳王、高陽氏、北方の帝）、神は玄冥《げんめい》（水神、北方の神）、その精は玄武、亀蛇が合体したかたちで表わされている。土は中ほど、戊己、戊とは茂、己とは起で、音は宮で五音の中位、帝は黄帝（少典の子）、神は后土（土宮の神）。

[論　十二律]

○『月令』十一月の律を黄鐘というのは、黄は中和の色、鐘とは動、陽気が地下で動き始め、万物を養うからである。十二月の律を大呂というのは、大は大、呂とは助。十二月には陽が生長に働くが、陰気がこれを助けるという頃でこういう。正月の律は太

簇というのは、太は大、簇とは湊（あつまる）で、万物の始めは大で陰気（太陰）が衰え、陽気（少陽）が出はじめ万物は動き始め地上にでて集まってくる。簇も、湊もみな同じ意味がある。二月を夾鐘というのは、夾とは俠で、俠義（おとこ気）があるということで、太簇（力のある豪族といった意味）の助けで四方の気が生れ、万物のもとになるということ。三月の律を姑洗というのは姑は故で、洗は鮮で、万物はみな古いものはなくなり、新しくなるということ。四月を仲呂という。陽気はまだ中央にあり、拡大してもとにもどれない。呂とは距で難ということである。五月の律を蕤賓《すいひん》というが、蕤とはたれ下るということ。賓とは敬で、陽気はのぼりきり、陰気がおこり始まり共に賓敬しているということである。六月を林鐘というのは、林とは衆で、万物は成熟し、その種類も衆多である。七月を夷則というのは、夷とは傷で、則とは法である。万物は始めて傷つき、刑罰を蒙る時期である。八月を南呂というのは南は任でまだ陽気があるということ。なづなや麦が生えてくる。九月を無射というが、射とは終りで、万物は陽に随って終りを迎え、一方では陰気がおきてきて、ついには終るところがない有様となる。十月を応鐘というのは応とは応、鐘とは動で、万物は陽に応じて地下に蔵せられる（各月は陰暦である）。

［論　五行更生相生相勝変化の意義］

○五行が変化するのは、その相生により始めと終りがあるからである。すなわち、木生火、火生土、土生金、金生水、水生木である。また木を主として考えると、火は相生、土は相勝で死。金は因（相）、水は休（母子関係）で終りとなる。木と火は相生だが、君臣でもある。土は相勝により死を迎え、その子、火は父の仇を報じるからで、木を中心にみると、火は相生、金は相、火は金をせめ、金は木に勝つ。金は水をうみ、水は火を滅し、火は土をうみ、土は水を害する。天地の性質として多いものは少ないものに勝つ。それで土は水に勝つのである。火は君の表象で、水は陰で臣で、その臣が君に勝つのを無道という。例えば紂王である。水が流れていこうとしても、金が邪魔し、土がこれを助ける。天には陰陽があり、木生火とあるが、その母を焼くというのは、金は木に勝ち、火は木のため金を害するにしても、金は堅強で消し難い。そこで木は火の力をかりて、金を焼こうとするのである。火も金も盛んになると、火は死し、その子、土がこれを受けつぐ。

土が四季の中でも一番であるのは、木は土なくては生ぜず、火は土なくしては栄えず、金は土なくしては成らず、水は土なくしては堤防は高くならず、土は物事の衰えを防ぐのを助ける働きがあり、それで土は四季を支配し中央にいるのである。また陽気は陰気を圧迫する。火中では生物はなく、水中に生物がいるのは、火は陽で、水は陰だが、その中にも火陰、水陽があり、ともに内にあって表にはでてこないからである。また南北は陰陽の極で東

西は極ではない。水・木は食せるが、金・火・土は食えない。それは木は陽で陽は生をもたらすので食えるが、火は陰を内にひめ、金は陰を嗇（むさぼる）するので食えない。火・水が人を殺しかねないというのは、水気が盛んになると人を殺し、火は陰を内にひめているので、これらが盛んになると人を殺すというのである。肝は沈み、肺は浮くというのは、肝は木、肺は金で、『難経』三十三難には肝は水を得て沈み、肺は水を得て浮くとある。

性情　巻八（六章よりなる）

[総論　性情]

○性情とは何か。性とは陽気で仁、魂であり、情とは陰気で、貪、利慾にみられる。魄でもある。情は静で性で、生でもある。

[論　五性六情]

○五性とは、仁・気・礼・智・信をいう。仁とは人に施しを与え愛すること。義とは宜で、物事の判断を正しく下すこと。礼とは履で、道をはきちがえないこと。智とは知で見聞を広め事に惑うことがないこと。信とは誠で何事にも心を専らとし、他に気を移らせないことをいう。六情とは喜・怒・哀・楽・愛・悪をいい、五性の助けになる。性は五、情を六というのは人にはもともと六律五行の気があって生れ、一方、体内にはもともと五臓六腑があり情性が出入するところである。

[論　五臓六腑主性情]

○五臓とは肝・心・肺・腎・脾をいう。肝とは幹、肺は費で、心とは任、腎とは写、引、腎は水に属し水気を引いて諸脈を貫く。脾とは弁で、積精と気をめぐらす。また五臓は肝仁・肺義・心礼・腎智・脾信である。肝が仁なのは肝は木の精、仁は生を好み、東方は陽、万物は生れ始める。それで肝は木、色は青、枝葉がある。目がよく涙を出すのは、目は内にものを入れることができない。木もよく枝葉を出すがやはり内にものを入れられない。肺は金の精で、義とは決断すること。西方もまた金で、万物を殺す働きがあり、肺は金に象り、色は白である。鼻は気の出入するところ。鼻は高く、そこに二つの鼻孔がある。山もまた金石が重なりあって高くなっている。心を礼とするのは心は火の精で、南方、陽は高く上に、陰を下に見下している。礼には尊卑の順がある。それで心は火に象り、色は赤くて鋭い。腎を智というのは腎は水の精で、智とは疑惑をはらすということで、水もまた自分で進んで惑うことはない。北方は水、腎の色は黒い。水は陰で二陰なので（二陰三陽）腎は両側にある。脾は土の精で、万物を養う働きがあり、何かと区別しない。信の最も究極の姿で、脾は土に象り色は黄色である。口はよく味わい、なめる。また声を出し、口中はぬれる。『元命苞』に目は肝の使、肺は金の精、天では昴《ほう》畢《ひつ》（すばる星）。耳は心の候、心は火の精。天では張星（南方にある二十八宿の一つ）、腎は写（泻）、腎は水の精、天では虚危（玄武

が宿る）に宿る。口は脾の門戸、脾は土の精、天上では北斗星、中央にあってめぐっているので変化を主っている。肝は目に、肺は鼻に、心は口に、腎は耳につながっている。六腑とは、大腸・小腸・胃・膀胱・三焦・胆をいう。腑とは五臓の官府といった意味がある。胃は脾の、府で稟気《りんき》（穀気）を主る。胃は脾の委（貯える）なので脾は稟気でもある。膀胱は腎の府、腎は泻を主り、そのため膀胱はいつも熱をもっている。また膀胱は腸の府で肺は断決する力があるが、膀胱にはすぐ決断する力はない。三焦は包絡の府であり、水穀の通りみち、気の終りと始まりところでもあり、上焦は竅（あな）、中焦は編（あつまる）、下焦は瀆（みぞ）のようである。胆は肝の府、肝は木の精、仁を主り、仁は事を忍ぶことができない（仁は広く施しを与えるので）ので胆が代って判断を下す。それで仁は勇が必ずある。小腸と大腸は心肺の府で、礼義を主るが、礼義とは、物事を弁ることで、腸の大小は互にその働きが区別される。心肺は腸を主り、心は体を主るので大・小腸という二つの府が一つになっている。目は心の窓、口は心の譚（かたり）、耳は心の聴、鼻は心の嗅、これらはみな四肢躯幹の主な処である。

［論　六腑所配之方］

○喜は西、怒は東、好は北、悪は南、哀は下、楽が上というのは、西は万物がなる方向なので喜、東方は万物を生じ怒、北は陽気が出始めるので好、南は陰気が出始めるので、悪である。上に楽があれば下には哀が多い。

［論　魂魄］

○魂とはつぎつぎに伝わっていくので休むこともない。少陽の気も休みはない。それ故、いつも動いて休むことがない。人では外、情を主る。魄は少陰の気、金石は人には移行しない。性を主る。魄は芸で、情を以って穢濁を除く。魄は白で性は内にある。

［論　精神］

○精神とは、精とは静、太陰による気で、水が変ったものに象られる。神とは惚恍といった意味があり太陽の気である。出入には切れ目がなく、総じていえば四肢・身体が変化して動くもとである。

おわりに

「陰陽説」「五行説」というと我々はつい『素問』『霊枢』から始める。しかし儒家のこの『白虎通』や前の『春秋繁露』を見ると、儒家中心に考えると、儒家思想の「仁・義・智・礼・信」や「孝・悌・忠」などといった或いは、君臣・父子・夫妻といった徳目・思想のオブラートに包まれた、「陰陽説」「五行説」もあった事を知る。従来あまり指摘がなかった処で、考えてみる必要

がある。つまり一の天というのを始めとする自然観から、陰陽の二、さらに四の四季（四時）、ついで五の五行になったのではないか。諸子百家というフィルターを通して、儒家ではこの『白虎通』『春秋繁露』などに導かれ、道家では、『老荘』から『素問・霊枢』の医家の「陰陽説」「五行説」になったと考えている。この場合、五行の五臓は人体の内部に入る。「五行説」の始まりは祭祀で、春の祭りには肝臓（動物の犠牲による臓器）を捧げ、夏には心臓、秋には肺臓、冬には腎臓を祀ったが、さらに中央の土、土用、仲夏に脾臓をもってきたのではないか。

また律音を四季に配するという儒家の「楽」についての記述がある。

いずれにしろ、「陰陽説」主に「五行説」のルーツにこれらのことを考えておく必要があるといいたい。

（『漢方の臨床』62巻10号〔平成27年10月〕）

陶弘景と『養性延命録』（1）

吉元医院
吉元昭治

はじめに

陶弘景の名は我々は、『神農本草経集注』や『肘後百一方』の編著者として知っているが、この他に彼は、多方面にわたる、まさにマルチ人間の一面をもっている人物である。この医学的方面の著述の中にこれからのべる『養性延命録』がある。

陶弘景は魏晋南北朝の梁の頃の人（四五六〜五三六、八十一歳）で、本書の撰者とされるが一説には唐の孫思邈ともいわれている。

養生に関する初期の文献だが、すでに養生の大要が記され、『正統道蔵』（図1）に収められている。『道蔵』中には、この他いくつもの養生書が並んでいる（表1）。（道蔵、縮印版第三十一冊の目録部分）

陶弘景がマルチ人間だといったが、彼の足蹟を見てみよう。

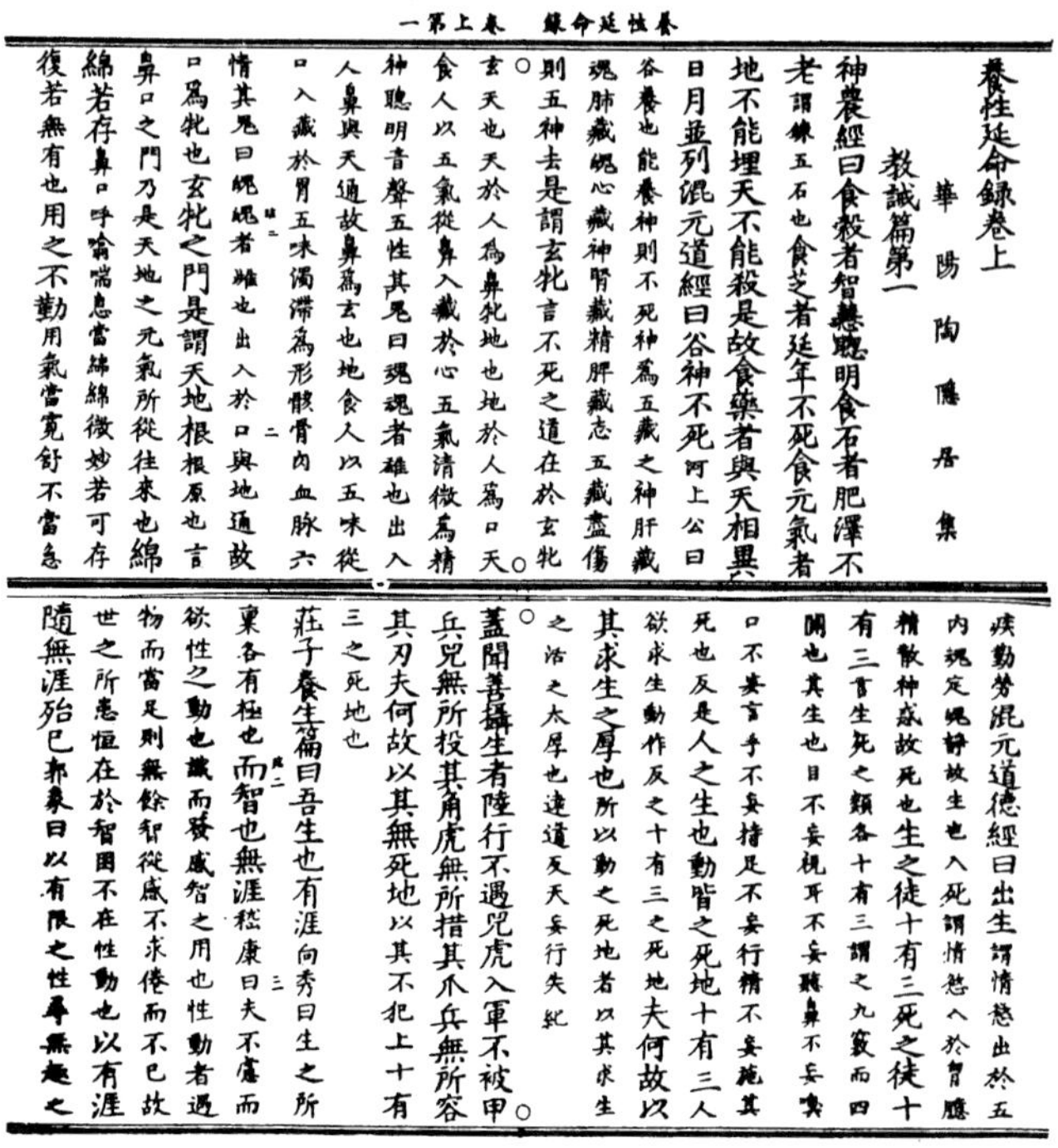
養性延命録　巻上　第一

養性延命録巻上
華陽陶隱居集
教誡篇第一
神農經曰食穀者智慧聰明食石者肥澤不老謂餌五石也食芝者延年不死食元氣者地不能埋天不能殺是故食藥者與天相異日月並列混元道經曰谷神不死河上公曰谷養也能養神則不死神爲五藏之神肝藏魂肺藏魄心藏神腎藏精脾藏志五藏盡傷則五神去是謂玄牝言不死之道在於玄牝○
○玄天也天於人爲鼻牝地也地於人爲口天食人以五氣從鼻入藏於心五氣清微爲精神聰明音聲五性其鬼曰魂魂者雄也出入人鼻與天通故鼻爲玄也地食人以五味從口入藏於胃五味濁滯爲形骸骨肉血脈六情其鬼曰魄魄者雌也出入於口與地通故口爲牝也玄牝之門是謂天地根根原也言鼻口之門乃是天地之元氣所從往來也綿綿若存鼻口呼噏喘息當綿綿微妙若可存復若無有也用之不勤用氣當寬舒不當急疾勤勞混元道德經曰出生謂情慾出於五内魂定魄靜故生也入死謂情慾入於胷臆精散神惑故死也生之徒十有三死之徒十有三言生死之類各十有三謂之九竅四關也其生也目不妄視耳不妄聽鼻不妄嗅口不妄言手不妄持足不妄行精不妄施其死也反是人之生也動皆之死地十有三人欲求生動作反之十有三之死地夫何故以其求生之厚也所以動之死地者以其求生之活之太厚也違道反天妄行失紀
○蓋聞善攝生者陸行不遇兕虎入軍不被甲兵兕無所投其角虎無所措其爪兵無所容其刃夫何故以其無死地以其不犯上十有三之死地也
莊子養生篇曰吾生也有涯向秀曰生之所稟各有極也而智也無涯嵇康曰夫不慮而欲性之動也識而發感智之用也性動者遇物而當足則無餘智從感不求倦而不已故世之所患恒在於智用不在性動也以有涯隨無涯殆已郭象曰以有限之性尋無趣之

図　1

（一）宗教家としての一面。北魏の寇謙之は新天師道（四五〇年頃）を成立し、道教は宗教の体裁をとるが、この約五〇年後、こんどは江蘇省茅山を中心とした一派がおこる。茅山派とも上清派ともいわれ、西晋の女巫ともいう魏華存を初祖としている。彼女は南嶽を支配したので南嶽魏夫人ともいわれ、すでに本誌にのせた『黄庭経』を授けられ（内観法に重きをおく。一説に上清派は彼女ではなく、揚義から初まるというのもある）、この流派はついで陸修静により上清派の基礎がつくられ、次いで陶弘景により大成される。符籙（いわゆるおふだ）を重んじ、内観法を強調した。上清派の中心経典『眞誥』（神のお告げを集める）をつくり、『真霊位業図』で道教の神々のヒエラルキーを記した。また『登真隠訣』では内観法を説いている。『道蔵』中には『上清……』とい

表１　道蔵目録索引

		方法類	
568	817	太清中黄真経　２巻　尽上	31-24483
568	818	太清導引養生経　１巻　尽上	31-24500
568	819	太上養生胎息気経　１巻　尽上	31-24509
569	820	太清調気経　１巻　尽下	31-24514
569	821	太上老君養生訣　尽下	31-24525
569	822	太清服気口訣　尽下	31-24529
569	823	荘周気訣解　尽下	31-24533
569	824	嵩山太無先生気経　２巻　尽下	31-24535
570	825	延陵先生集新旧服気経　１巻　命上	31-24544
570	826	諸真聖胎神用訣　１巻　命上	31-24558
570	827	胎息抱一歌　命上	31-24566
570	828	幼真先生服内元気訣　命上	31-24568
571	829	胎息精微論　１巻　命下	31-24575
571	830	服気精義論　１巻　命下	31-24579
571	831	気法要妙至訣　１巻　命下	31-24585
571	832	上清司命茅真君修行指迷訣 命下	31-24591
571	833	神気養形論　命下	31-24594
571	834	存神錬気銘　命下	31-24595
571	835	保生銘　命下	31-24597
571	836	神仙食気金櫃妙録　１巻　命下	31-24597
572	837	枕中記　１巻　臨上	31-24606
572	838	養性延命録　２巻　臨上	31-24620
572	839	三洞枢機雑説　１巻　臨上	31-24636
572	840	彭祖摂生養性論　臨上	31-24643
572	841	孫真人摂養論　臨上	31-24644
573	842	抱朴子養生論　臨上	31-24647
573	843	養生詠玄集　臨下	31-24648
573	844	神仙服食霊草菖蒲丸方　臨下	31-24662
573	845	上清経真丹秘訣　臨下	31-24664
573	846	太清経断穀法　臨下	31-24667
573	847	太上肘後玉経方　臨下	31-24673
573	848	混俗頤生録　２巻　臨下	31-24676
573	849	保生要録　臨下	31-24687
573	850	修真秘籙　臨下	31-24892
574	851	三元延寿参賛書　５巻　深上	31-24697
575	852	太上保真養生論　深下	31-24744
575	853	養生弁疑訣　深下	31-24746

う経典が多い。

（二）政治家としての一面。時の梁武帝は厚く陶弘景を信任し、政治顧問とし、政治的問題があると茅山まで訪れていったという。そこで「山中宰相」又は華陽隠居ともいわれる。また貞白先生ともいう。（先生とは元来道教の道をえた者に与えられる尊称である。）

（三）医学者としての一面。この中で注目されるのは『神農本草経集注』だろう。『神農本草経』（薬物三六五種）以後、『名医別録』を参考とし、さらに合計七三〇種に及ぶ薬物を挙げている。この書で本来の『神農本草経』を朱書し、追加部分を墨書して区別するという新機軸をうむ。これはついで唐代に入り蘇敬の『新修本草』（我が国に招来され、平安時代医学教育の教科書になる）、宋の『政和本草』類、明の李時珍の『本草綱目』につづく。『道蔵』中に『補闕肘後備急方』があるが、これは葛洪の『葛仙翁肘後備急方』を編し補足してある。『肘後』とはハンドブックのような意味があり、この序文を見ると上巻三五首治内病、中巻三五首治外発病、下巻三五首治為物所苦病とあって、合計一〇一の処方がのっている。『肘後百一方』ともいう所以で、一〇一とは仏教の一百一病に由来しているので、この点、仏教と接点があると思われ、さらに内観を重視し（内観は仏教でも禅をみても分るように坐忘を重くみていた）、さらに後述の曇鸞との関わりをみても、すでに「三教合一」「三教同源」の気運はきざしていたのかもしれない。

（四）僧曇鸞との関わり。曇鸞は仏教浄土宗を確立した人物だが、初め長生法を学ぼうと、陶弘景を訪ね服気法を伝授される。帰途、洛陽により、そこで菩提流支に会い、仏教には「観無量寿経」があるとさとされ、服気法をすて、浄土宗の中心人物となる。『雲笈七籤』に『曇鸞大師服気法』があり、この間の消息を物語っている。

『養性延命録』

そう長大な経典でもない。上下巻よりなり上巻に「教誡」「食誡」「離試誡忌攘害災祈善篇」、下巻は「服気療病篇」「導引按摩篇」「御女損益篇」からなる。このうち「教誡」篇が総論的な記述であり他は各論的な性格がある。

一、序文

人が生れつき持っている気と霊魂は二つとも人だけのものであり貴いものである。人が貴ぶものは生きるという事である。生とは神（心）と、形（肉体）の両者があいまって初めてなるものである。この神を使いすぎると体は衰弱し、体は労すればついには斃れてしまう。そこで心を虚静に淡白とし、心配事にわずらわされる事なく、自然の気は夜半にとり、閉じた部屋の中で導引し、養生におこたりなく、さらに良薬をのめば一〇〇歳の長寿を

得る。しかし欲のおもむくまま遊びにふけり、色に迷い頭脳をつかって金もうけをたくらむような連中は若死するのは当り前である。そこで古い仙人の教え、真人の業蹟を集め、彭祖、老子の長生術、神農黄帝時代から今の魏晋の時代までの養生に関する著述を集め、長をとり、余分なものは除き上下二巻とした。これを『養性延命録』という。

二、教誡篇　第一

○神農経に「穀物をとる者は智慧があり、聡明であり、五石〔『抱朴子、金丹』に丹砂、雄黄、白礬、曽青、慈石〕を錬って服用しているものは体がふくよかになり老いる事はない。霊芝を食するものは歳をとっても死ぬ事はない。元気を吸って体内にとり入れる者は地にうめる〔死ぬ〕ことはできないのでいくら天でも殺すことはできない。それ故、さらに薬を服用すれば天と終りを同じくし、日月に並ぶ」とある。

○混元道経〔『老子河上公注』にある〕に「谷神は不死〔河上公曰く〔谷とは養、よく神を養えば不死となれる。神とは五臓の神をいう。すなわち肝蔵魂、肺蔵魄、心蔵神、腎蔵精、脾蔵呼であり、五臓がみなダメージを受ける五神はすべて出て去ってしまうとある〕〕。これを玄牝という〔不死の道とはこの玄牝にある。玄とは天、人では天は鼻に相当する。牝とは地で、人では口に相当する。天は人を養うに五気を以ってし、その五気は鼻より入って五臓に蔵せられる。五気は非常に細やかで清らかで、精神聡明となり音声は五性〔仁・義・礼・智・信〕になる。その鬼〔死者の霊魂〕を魂という。魂は雄で、人の鼻より入って天に通じている。それで鼻を玄という。地は人を養うのに五味〔酸・苦・辛・鹹・甘〕を以ってし口より入って胃に蔵せられる。五味はドローとして濁って体の骨肉や六情〔喜・怒・哀・楽・愛・悪〕になる。その鬼を魄という。魄は雌で、口より出入して地に通じている。それで口を牝とする。玄牝の門とは「天地の根」である〔根とは原、もとという意味。鼻とか口は天地の天気の出入する処である事をいっている〕。長々とつづけ、絶える事なくゆったりとし、急いだり、働きすぎないようにする〕」とある。

○混元道徳経〔老子想爾注二十四章〕に「出生〔情慾を体に留め魂魄が安定し静かなら生き〕入死〔情慾のほしいままに、精を散じ、神がウロウロすればやがて死ぬ〕、生には十三、死にも十三ある〔生死に十三あるというのは九竅〔耳目鼻の両竅、口、前陰、後陰＝肛門〕と四関〔耳目口心〕をいう。目はみだりに見ず、耳はみだりに聞かず、鼻はみだりにかがず、口はみだりにしゃべらず、手はみだりに動かさず、足はみだりに歩かず、精をみだりに洩さずいれば生、反対なら死になる〕。人の生死はみなこの十三にかかっている。人は生きんとして返えって動きまわる。十三の死である。それは生きようとする気持ちが強いからである。よく聞く事だが、養生を重ねる人は、陸を行っても猛獣に会わず、戦に行っても傷を負う事なく、角がある動物にあっても無事、虎にあってもその爪で傷つく事な

く、戦いの中でも刃を受ける事はないといわれるが、それは何故かというと、死を超越しているから、つまり、以上の十三の死地を犯すことがないからである。」

○荘子、養生篇に「人の人生には限りがある（向秀は〔生には各人差がある〕しかし、〔智には限りがない〕と嵆康はいう）この限りがあるのに、限りがないというのは危い事である」。

○列子は「若い時はむやみに体を使わず、壮年になったらそうせかせかせず、さらに歳をとったら、清貧に甘んじ、老をとったら欲をかかず心を静かにし、体をいとうのは養生できる」という。

○列子は「体の虚実の有様はみな天地に通じ（張堪は〔人、陰陽と気に通じる〕という）、終始和という事を第一とし精神を鎮め、心配事がないようにする事は生の道である」という。

○混元妙真経に「いつも人が道を失うというが、道は人を失うというのではない。人が死ぬといっても、生が人を去るわけではない。それで生を養う者は謹んで道を失う事がないようにする。また道を行う者は、謹んで生を失う事がないようにする。道を以って生と互に助け合い、生をして道と助け合わせるようにすべきである」。

○黄老経玄示に「天道は変化しつづけ、万物と共に終るところがない。人道は変化しつづけ体も精神もやがてなくなる。神が働いて精を使い、精がやがて枯れれば体も衰える。体はもと精より生れ、その精は神より生まれる。精を洩さないでいると、天と徳が一つになる」。

○玄示にいう「形骸が化する者は尸解である。精神と肉体がはなれ、別れ別れになる。気を以って養生するものは生の可能性があるが、体を鍛えて生を破る者は注意すべきである」。

○道機にいう「人が生れながら命に長短があるのは自然に決まっている事ではない。すべて身をいとわず、飲食過多、房室過度、男女間の事を激しくし、霊魂という人間の心を守らず精力を浪費して、諸々の病気をおこし、寿命を全うしえないからである」と。

○河図帝視萌に「天を侮る者は凶、順うものは吉、春夏には山の高い処で楽しみ、秋冬には低い処にいて静かにしていれば吉になり、福が多く、寿命は限りなくなる」と。

○雒書宝予命に「大昔の人の治療は、体を平衡して調和するために、醴泉をのみ、体を潤すのに天気を以ってした。薬は苦くも、辛くもなく、甘味のものを多くとる。いつもこうしていれば、気血は五臓を流れ心肺につながる。一生涯病となることはない」とある。

○孔子家語に「肉を食う者は勇敢でたけだけしい（虎狼の類）、気を食するものは精神が判っきりし長生（仙人や霊亀はこれ）、穀物を食べる者は智慧はあるが若死し食べない者は不死で神のようになる」（服餌、絶穀をいっている）という。

○伝に「雑食すると、百病や妖邪が集まる。食を少なくするとますます心が開いて歳はますますすすむ。食べるものが多すぎると心は塞がり、やがて元気がなくなり歳は損われる」と。

○太史公司馬遷は「神は生のもと、形、肉体は生の器である。神を大いに使いきると体は枯渇し、体を酷使すればついには斃れる。精神も肉体も、もはや衰えているのに天地と共に永久にありたいとは聞いた事がない。それ故、人が生きていられるのは神、その神のより処は肉体である。神と形が別れれば死で、死ぬと再び生き帰れない。離れたものはもとに戻らない。聖人といわれる人はこの点を重視した」と。

○少有経に「心配事を少なく、考え事は少なく、欲を少なく、悲嘆を少なく、楽を少なく、喜びを少なく、怒りを少なく、好き勝手な事は少なく、悪行を少なくする。この十二少を行うのは長生の基本である。考え事が多ければ、精神は危くなり、考え事が多いと脳の働きがぐらつき、欲が多いと意志を損い、心配事が多いと心が乱れ、楽が多いと意識があふれ、喜びが多いと、心が乱れ、怒る事が多いと、脈が乱れ、好き勝手が多いと心に迷いが生じて安定せず、悪い事が多いと、やせ衰える。この十二多を除かないと生を失うことになる。この多のない者は真人に近い」（この処は、『千金方』養性、道林養生、『雲笈七籤』雑修摂、『呂氏春秋』尽数、『抱朴子』養生論、『養生要集』『太清道林摂生論』などに同文、類文があるので有名な文脈であったようだ）。

○胡昭は「目は不正のものを見たくなく、耳はみだらな音楽を聞きたくなく、鼻はなまぐさい、香りのないものをかぎたくなく、口は毒のあるものを入れたくなく、心は人をだます謀りごとをしたくはない。これらは神をはずかしめ、寿命を損う。またいつも坐ってため息をしつづけ、朝夜となく歌ったり大声をわめき散らすのは正気をいため邪気を招く。正常な人でも欲がない者はない。また何事もなくすごせる事もない。ただいつも心を和ませ、雑念を少なく、静かに、思慮を損い、精神を乱し、男女の災いを起す事はさける。これは神（心）を大切にする第一歩である」。

○黄庭経に「玉地の涌水（口中の唾）は霊根（生命のもと）に注ぐ。詳しくこれを修行すれば長生できるとある。名づけて飲食自然（自然に飲食する）という。自然とは華地をいう。その華地とは口中の唾をいう。呼吸も規められた通り行い、この唾を飲用すれば飢える事はない」。

○老君尹氏内解に「唾はわいて醴泉になり集まって玉漿になり、降下して甘露となる。従って口を華地という。その中に醴泉があり、漱いでこれをのみ、五臓に注いで身を潤せば体の脈に流れ、身体にいるいくつもの神々を養う（身神のこと）」。

○中経に「静かな者は長生、騒がしい者は若死、静であっても養生しなければ寿命をちぢめ、騒がしくしてもよく養生すれば歳はのびる。しかし静はコントロールしやすく、騒がしいのは難か

しい。養生をなしとげたければ、静なる者も、騒がしくしている者も、共に養生を心懸けるべきである」と。

○韓融元長は「酒は五穀の精華で、味の最もいいものである。しかし人をよく傷つける。一般に美しいものは扱いが難かしく、度をすごし易い。養生するにもこの点をよくわきまえて慎重にすべきである」とある。

○邵仲湛は「五穀は体全身を充分栄養にするが、寿命を延ばすことはできない。多くの薬は病気を治し、歳を伸ばすことはできるが口には甘くない。口に甘くてしかも皮膚を滑らかにするものは俗人にとって珍品とするものであり、一方、口に苦く寿命を延ばすことができるものは道士の宝とするところである」という。

○素問にいう「黄帝が岐伯に問う『大昔上古の人は百歳をこえてもその動作の衰える事なく血気盛んであった。ところが今の人は百歳も半ばで体力が衰えているのは世の移り変りかそれとも人が悪いのか？』。岐伯は、『大昔の人で道を知っている者は陰陽の法則に従い、男女の法をわきまえ、飲食には節度があり、寝起きしたり、一日中の生活に規則性があり、むやみに動きすぎない。それで体と共に精神も働き、天命を終え、百歳すぎまで生きられたのである。今の人はそうではなく、酒を飲みものとし、よからぬ事ばかりを考え、酔っては房室に入り、その精を使いきってしまう。こうして百歳も半ばで体は衰えてしまうのです』」と答えている。

○名医叙病論に「世の人、寿命を全うせず、みな若死する者が多いのは、みな、自分の体をいとしいと思わず、怒りにかませて争い事をなし、功名を得ようと利益に走り、毒物を集めては体を傷つけ、体内では骨髄をいため、そとには筋肉をけずっていて、血気がもう無くなろうといった有様でいる。そこで、訳のわからない病にかかり、正気は日に衰え、邪気は反対に日ましに強くなって来る」とある。

○彭祖は、「道とは面倒くさいものではない。着るもの、食べるものに執着しないで、声色を思わないで、勝ち負けはどういう事もなく、損得を考えず、栄辱を思わず、心労せず、体がひどく悪くならないようといつも、導引・納気・胎息するだけで千歳の寿命を保つだろう。長生無限を欲すればそのうえ、いつも上薬を服用すべきである」という。

○陳紀元方は「百病があって若死してしまうのは多くは飲食の害による。この飲食の害は声色の害よりひどい。声色は絶つのに年をこすが、飲食は一日もやめる事はできない。飲食は益する事も多いが、一方、害となる事もまた切実なるものがある（多ければ傷つけられ、少なければ益増する）」とある。

○張湛は「動は寒に勝り、静は熱に勝る。よく動き、よく静かならば長生が可能である。精気が清静なれば道と一体になれる」。

○荘子は「真人は寝ても夢はみない」と。

○慎子は「ひる何事もないと夜夢はみない」という。

○また「養生の道は長く歩く、坐る、ねる、みつめる、聴きつづける、過食、強飲などはしない、心配しすぎない、考えすぎない。中和すなわち、何事もほどほどにするのが長生のみちである」という。

○仙経に「我が命は天にはない。（我れにある）ただ凡人はこの道の生命の要諦を知る事ができない。百病がおこり、病が初まるのは、自分で大事にすることを知らないのである。それで徒に虚しく生を損しているのである。例えば枯木が風に吹かれて折れ、すでに崩れかかっている岸辺に水がおしよせ、崩壊するのと同じである。もしここで薬をのむ事ができなくても精を大切に、情慾を節する事ができればなお一、二百年の寿命があるだろう」と。

○張湛養生集叙に「養生のポイントは、一に神（心）をおしむ、大事にする。二に愛気、三に体を鍛える、四に導引、五に言語を正しく、六に飲食、七に房室をつつしむ、八に世間常識と反対のことはしない、九に医薬、十に禁忌にふれない」と記されている。

○青牛道士（姓は封、字は君達）は「人はなおさら楽しようとは思わぬ事だ。楽する人は長寿ではない。強健でも力まかせに、また重たいものをもち挙げ、地を掘って労作し、息をつかなかったら、筋骨疲労し体力は消耗するようになる。しかし、労働は逸楽に勝る。朝から暮までいつも仕事があって、こうしていたら、大変に愉快である。しかしもう極限だと思ったら休息し一息ついてからまた働くことだ。これは導引と何等変りはない。流れる水は腐らず、いつも動いている扉は錆つかないというのと同じである。腹一杯食べたら坐ったり、ねたりはしないで、歩いて消化を助ける。そうでないと腹の中に食物がたまり手足は麻痺し、ついには顔に黒くしわがより、寿命をちぢめる」と。

○皇甫謐は青牛道士に問うのに「養生の要はいつも動いている。食事は少なく、働いても極限に到ることなく、何事も少ないのはよいが、過多はよくない。美味な濃いものは除き、鹹味や酸味を減じ、思慮はほどほど、喜怒にわたらず、駆けひき、争いはせず、房室は慎む。武帝はこれらを用いて効があった」と答えている。

○彭祖は「人は気を守りもりたてれていれば、たとえ方術を知らなくても、そのわけを理解していれば、寿命は百二十歳にもなろう。こうでない者はみな偏っていているからで、それからでも道に通暁すれば二百四十歳にもなるだろう。またこの上に薬物を少しでもとれば四百八十歳にもなれるだろう（嵆康は〔養生を極め、その極致に到れば寿命は上は千歳、下でも百年になる〕）と」。

○彭祖は「長生の法は養生の道を損わない事で、冬は暖かく、夏は涼しく、四季に応じた生活を行い体の状態をよい環境におく事である」という。

○彭祖は「着物を重ね、ねるふとんを厚くして、体を動かさな

いでいると、風寒の病になる。酒をくらい、美味なものを食べつづけると体内にしこりをおこす。美人をはべり、セックスに夢中になれば体は虚損する。悩ましい歌や音楽にひたり、心を楽しませ、耳を喜ばせていればそれに聞きほれふけってしまい災いをおこす。馬を馳せ、原野で猟をしてるとついには我を忘れて発狂するに到る。戦いに勝とうと相手より弱いのに戦乱を起せば、おごりの敗戦を喫する。聖人、賢人はこれらの理屈をよくわきまえていたのである。養生の方法はたとえば火と水のようなもので、適宜という中庸を欠いて返えって害をよぶのである」という。

○彭祖は「人は道を得持していないのにすぐ薬を服用する。すると体は損傷し、血気は不充分になり、筋肉は痿え、脳は充実せずまず体内が先きに病む。それで外界の刺激を受け易いところとなり風寒酒色がおこる。体がもとから充実していればなんで病気になろうか」という。

○仙人はいう「罪で淫色より大なるものはない。禍では貧より大なるものはなく、罪では人をおとしめるより大なるものはない。この三者は禍の三つの車のようなものである。小さければ身を危険にさらし、大きければ家族をも危くする。もし長生きしたく、病気になりたくなかったら精を注意して使い、若死しないよう気をつけ、体を温めては骨髄を保護し、非常な寒さにあって体をいためることなく、つばやたんをはいて体の水分を失う事なく、大声をあげては自分の魂魄を驚かしてはならない。長々と悲嘆にくれる事なく、怒りの余り心が楽しまないようになる事なくひそかに念じて心は恍惚となり、我れを忘れてしまうことのないようにする。よくこのことをふまえて道をいけば長生はできるだろう」と。

（つづく）

（『漢方の臨床』62巻11号〔平成27年11月〕）

陶弘景と『養性延命録』（2）

吉元医院
吉元昭治

三、食誡篇　第二

○真人といわれる道を達成できた人がいう「いつも薬をのんでいても、養性の術を知らなかったら長生はおぼつかない。養性の道は腹一杯たべたらすぐ横になったり、一日中坐っていることなどはしない事である。寿命を縮めかねないからである。人はほんの少し体を動かそうとしても、これが何回もくりかえしていると、疲労がたまってくるので強いて動きすぎるのもよくない。食事が終ったら、いつも歩くのがよく、気持ちがよいものである。それでよく言われるが、たえず流れている水は腐らず、いつも開いたり閉じたりしている扉のとめ金は錆つかないというのと同じである。これはいつも動いているからである。それでおそい夕食はとらぬ方がよく、終ったら庭をぐるぐる歩きまわるのがよい。腹を一杯にしてすぐねると百病を生じ、消化がわるくなり、腹中にしこりを生じる。故に食事の量は少なく、何回にも分けて食べるのがよい。腹がへる前食べ、のどが乾く前にのむのがよい。腹がへってから食べると量は多くなり、のどが乾いてからのむと水分の量が多くなる」といっている。

○青牛道士は「食事はもう一杯で食べられないという前にとどめておく。道士は腹がへる前にたべ、飲みものも多すぎないほどにのむ。食後は数百歩、歩けば中等度の益がある。夕食後、五里（一里は旧制で六町四方）位歩いてねれば病は除かれよう」といい、さらに「食事は初めに熱いものを食べ、ついで温いもの、次ぎには冷たいものをとる。温かいものを食べてから冷食がない場合は、冷水でもよい。これは養生の要法である。食前に、ゆっくり気をとり入れてから食べると病にはならないだろう」といった。

○真人は「熱食は骨を損い、冷食は臓を傷つけ、熱物は唇をやき、冷物は歯が痛くなる。食後はあぐらをかく、こうすれば養生

できる。満腹になったら、しゃべりすぎない。飲みすぎると血脈は閉じてしまい、深酔すれば精神がおかしくなる」と、いっている。

○春には辛味、夏には酸味、秋には苦味、冬には鹹味のものを食べるのがよい。これらは五臓を助け、血気をまし、いろいろな病気をよくする。しかし酸鹹甘苦味は多すぎてはならない。春には肝臓、夏には心臓、秋には肺臓、冬には腎臓、四季にわたっては脾臓は食べない。これらをこの時期に食べない事は、天の教えに従う事になる。

○満腹になってすぐ横になると、背中がいたくなる。飲酒がすぎると吐く事が多く、よい事ではない。酔ってねて、風に当るのはよくない。また扇を使うのもよくない。これらは人を傷つける。白蜜とすももを一緒に食べてはならない。五臓を傷つける。酔ってから食べすぎてはいけない。できものをつくりやすくなる。酔ってセックスすると小さい事では顔に炎症をおこし、さらにせきを出させるようになる。不幸な事では臓脈を破壊して命をうばう。

○食事はいつも温かいものがよく消化しやすい。冷たいものより勝っているからである。熱いものは生ものより勝り、少食は過食に勝る。腹一杯食べてから馬にのり、走れば心臓を悪くする。水をあせってのみ、むせぶような事のないよう注意したい。バターやチーズのような乳製品をとった後に酢物を食べてはならない。血痰や血尿になる。熱食して汗がでたら顔を洗ってはならない。顔色を失いかねず、顔がムズムズ、虫がはっているような感じを与える。熱食した後に酢で口をそそいではならない。口臭や歯から出血をおこす。

○馬の汗や息がかかったもの、馬の毛が食物に入ると人を害する。鶏・兎・犬の肉は併せて食べてはならない。ただれきった茅の屋根からおちた水滴に浸った干し肉を鬱脯（しめった乾肉）というが人を害する。空腹の時、食べすぎない。そうすると癖病（痞結。食物が腹につかえてふさがる病気）となる。満腹して夜ねて、かける物がないと、吐いたり、下したりしてついには死んでしまう。病気が恢復した時、生魚を食べると下痢をおこす。生魚を食べたら乳製品を食べてはならない。すると虫を生ずる。兎肉を食べたら乾姜を食べてはならない。嘔吐、下痢をおこす。

○あつい脂っこいもの、餅を食べる時、冷たい飲みものや水はとってはならない。失声する。生葱と白蜜と食べると人を害するのでよく注意する。乾燥したほし肉と水をのみ、動きまわると人を殺しかねない。肉をさらしてほし肉をつくっても、強いて乾燥したものばかり食べないで水分をとる。羊の肝臓とさんしょう（山椒）とを一緒に食べてはならない。人の心を傷つける。きうりと羊肉をとると熱がでる。酒を多くのみ、そのうえ肉をたべると脂肪分がかたまりをつくりついには発狂してとどめがなくなる。良薬をのんで、五穀を充分とっている者は中士というが、そ

れでも病になる。気をとり、精を保ち神を存するものは上士で、寿命は天と共にある。

四、雑誡忌攘害折善篇　第三

○長く物を見つめていると血を損い、長くねていると気を損い、長く立っていると骨を損い、長く歩き続けるとすじをいため、長く坐っていると筋肉をいためる。頭を使いすぎ神経をすりへらしたり、喜楽が度がすぎたり、怒りや恨みが解けないでいたり、いつも汲汲としていたり、寒熱への対処を間違ったり、陰陽がうまく合致しないとやはり人を傷つける。これらをスムースにするには導引のいろいろな方法によるのがよい。もしいろいろな傷害をのりこえ、陰陽の術に通暁すればこれこそ不死の道である。大いに楽しめば気はとび散り、大いに憂いあれば、気が塞がり、精を使いすぎると気力はおとろえ、長く見つづければ目の明るさを失い、ねむりすぎると心がわずらわしくなり、ごたごたする。美食しすぎると腹の調子をわるくする。凡人は五味の美食を知っていても気の服用は知らない。聖人は五味が病をうむ事を知っているので美食をむさぼる事はなく、気の服用を知っている。そこで聖人は口を閉じてしゃべらないので精気は自らわいてくるのである。唾をのまないでいると体は潤わなくなり、潤わないと、体の水分が乏しくなる。このようなわけで、気を服し、醴泉(唾のこと)をのむのは延年のおおもとである。

○絶えず風呂に入るのは不吉、夫婦で同じ風呂に入るのも不吉、新らしい風呂に入り、のみ、食いは激しく、その上、遠くに出かけて大いに疲れたり、その上、セックスしてはならない。病を生じるので強く注意する。北枕でねてはならない。北枕すると六神〔星占家が生れの年月日の干支、五行関係から六神〔六格とも〕を当てる。六神とは財・官・印・食・傷・死神をいう〕は安んじていられないで、心配事が多くなる。井戸をまたいではならない。昔からいう大きな禁忌である。もし十歩ぐらいの塀があったとしたら、塀に沿って坐ったり、横になったりしてはならない。風に吹かれて、癲癇の発作のようになる。目を怒せて日月を長く視てはならない。盲になる。大汗をかいて着物を脱ぎすててからはじっとしてないと半身不随になる。風呂に入って頭をだして風に吹かれるままにしてはならない。不幸ならば半身不随の病気になる。寒さにあったら火に顔を当てない事である。痙攣をおこして意識不明になる。汗をかいたらベットのはしで脚をぶら下げて坐る事のないようにする。この状態が長いと血流をわるくしてしびれなどをおこして足は重く腰は痛む。汗をかいて水に入ってはならない。骨をいため体が動かなくなる。長い間小便をこらえていると、膝が冷えて体がひえて感覚がなくなる。熱物を食べて汗が出てから、風に当らぬようにする。痙攣をおこしたり病んだり目はしぶって睡くなる。眠ろうとする時、声を出して歌わぬ事で不吉な事がおこる。目がさめてから大きな声を出してはならない。

人の気を損ずる。

○飛んでいる鳥が懐にとびこんできたら食べてはならない。口を開いていたり、毛の下にできものがあるものも食べてはならない。熱い湯で頭を洗い、冷たい水でそそぐとくらくらめまいをおこす。ねむる時、枕辺は明るくしてはならない。頭重、目の発赤、鼻乾をおこす。ベットに横になったら枕元を明るくしてはならない。人の六神を安らかにしないからである。冬は頭寒足熱、春秋には頭足とも涼しくしておく。これは聖人のいつも守っている法である。哭泣した後、すぐ食べると気の病いをおこす。頭にものをかぶってねてはならない。婦人はかまどに脚をたれて坐ってはならない。大忌である。唾をはくにも遠くにしてはならない。肺の病となり、手が重たく背中がいたく、せきこむ。魔がさしたら明りをとぼしてはならない。鬼邪にみいられて死んでしまうことがある。暗いまま大声をだしてどなるのはいいとしてもその魔に近づいて大声をだしてはいけない。口を開いたまままねてはならない。長くつづけばのどがかわき、排尿異常をおこす消渇になり血色が失われる。

○「朝おきて目を開いたまま冷水で顔を洗うのはよくない。目がしぶり明るさを失い涙がとまらなくなる。旅行して熱くなり河辺にいって顔を洗わぬのがよい。顔が黒ずんでしわがよるようになる。ねむってから目がさめ、水をのんでまたねてはならない。皮膚がはれかゆみをおこす。はやりの病で汗をかいた後に冷水をのんではならない。心腹を害しもとにもどらない。空腹時に死骸を見てはならない。死気の臭いが鼻に入ると新らたに病気をつくる。死骸を見る時はまず酒をのみ、ねぎやにんにくなどの臭の強い野菜をかみ、毒気をさけるべきである。小児は月を指さしてはいけない。両耳の後ろに瘡をつくる。これを月蝕病という。がまがえるをつぶしてすった粉末をぬるとよくなり、他には出なくなる。妊婦は死人を見てはならない。腫れものをおこす。ねるのに神木の下でねてはならない。六神（前述）を不安にする。ねるのにも春夏には頭を東に、秋冬には西にしてねるとよい。男は空腹時坐って小便をし、満腹なら立って小便をすれば病気はなくなるだろう」と。

○人はねるのに膝を曲げて側臥するのがよい。気力がます。ねたら時々側転し、話しをしようと思ったら言葉数は少なく、小声にする。春には日がくれてからねて、早くおき、夏秋には夜おそくにねて早くおき、冬には早くねて、おそく起きるようにすれば益がある。早く起きるといっても鶏が鳴く前という事ではなく、おそく起きるといっても日出の後という事ではない。冬は天地が閉じて陽気がかくれている。人は労働しても汗をかかない事で、そうでないと陽気がもれ人を害する。風呂に入ってから、風に当ったり、体がまだ湿っている時には余り話してはならない。頭がぬれたままねてはならない。頭風・めまい・髪がぬける・顔がはれる・歯を痛める・耳が聞えなくなる等の症状をおこす。ぬれた

り、汗ばんだりしている衣類は長く着てはならない。できものをつくり、痒みをおこす。

○老君はいう「人は道を求めようとするなら、五逆六不祥を犯してはならない。犯す者は凶である。大小便を西に向ってするのは一逆、北に向ってするのは二逆、日に向ってするのは三逆、月に向うのは四逆、天を仰ぎ星を見てするのは五逆である。夜おきて裸でいるのは一不祥、朝おきて目をみはって怒るのは二不祥、かまどに向って暴言をはくのは三不祥、足で火をけるのは四不祥、夫婦が昼に交わるのは五不祥、師匠や父から盗んだり、恨んだりすることは六不祥である。朝おきていつも善い事を言っていれば天は福を与える。ベットで横になり歌うのは凶、飲食してベットにねるのも凶である」。

○一月一日、二月二日、三月三日、四月八日、五月一日、六月二十七日、七月十一日、八月八日、九月二十一日、十月十四日、十一月十一日、十二月三十日には杓杞葉を煮て風呂に入れ沐浴する。人の血色をまし、不老、不病にさせる。

五、服気療病篇　第四

○元陽経に「いつも鼻から気を入れ、さらに唾を口中一杯にし舌で唇や歯をなでまわしてのみ込む。一日で千回もできれば大いによろしい。飲食は少なく、多いと気逆をおこし、体のあちこちの脈は閉塞する。こうなると気が通らなくなり、病がでる」と。

○玄示にいう「志は気を統率（志は気の帥）、気とは体を充実させる。これらをよくするものは生、悪い状態だとやがて体も損ってしまう。それ故、行気の法とは食を少なく、自分を節し、体は動かし、気を調和する。血は流れをよくコントロールして激しくはしない」ことという。

○彭祖は「いつも気は閉じ、内息すること。朝から昼まで行う。跪坐して目をふさぎ、体をこすり、唇をなめ、唾をのみ、気を吸うこと。数十回してから起き上り談笑する。たまたま疲れて不安だったら導引を行い、気を閉じ、患っている処を存念し体を保護する。頭の九竅、五臓、四時から髪のはしまで全身に気がゆきわたるようにする。鼻口から手の末端まで気がいけば眞神といわれる状態になり、針灸、薬を用いる必要はなくなる」と。

○気をめぐらせて、病気を除こうとすれば、病がある部位によって対応する。頭痛ならば頭、足痛なら足を専念し、気を以って和す。こうすれば時と共に自然にこれらの症状は消えていく。この間、気が冷えてくる事がある。こうなったら気を閉じて、汗を出させ、体に気を巡らせばよくなるだろう。この理屈はよくわきまえるようにする。身心ともに空虚であるべきで、気がとどこおり、流れなければ、できものがでる事がある。源泉が固渇すると水が流れなくなるのと同じ理由で、生魚、生野菜、肉などを食べ、その上、喜び怒り心配事、、恨み事などを除かないで、服気だけをすると気は体の中で昇ったままになってしまう。気を学ん

で実行しようと思ったらまずゆっくりとする事である。

○劉君安は「生を食し、死を吐いて長生きするといっているが、この訳けは鼻から気を入れるのを生、口から気を吐くのを死という事である。吐故納新とはこの事をいう」と。

○服気経にいう「道とは気で、気を保てば道を得、道を得れば長生できる。神とは精で、精が保たれば神は明らかになる。こうなると長生できる。精は血脈の川の流れのようなもので骨を守る霊神である。精が去れば骨は枯れ、枯れると死ぬことになる。そこで道を達成しようと思ったら、できるだけ精を保つことである。夜中より昼までを生気といい、昼間から夜中までを死気という。生気の時にきちっと腹ばいになり眼を閉じ、握固（ベビーの拳のように、手指の拇指を曲げ、他の四指で掩い、拳をにぎる）し、気を閉じ息をこらし、心中で二百まで数え気を吐き、日毎にその回数を多くする。このようにすれば身神ともに丈夫になり五臓安泰になる。この気を閉ざす事、二百五十位まで算えられたら耳目聡明となり全身病はなくなり、邪は人を侵すことはなくなる」と。

○行気には、鼻から気を入れ、口から吐く。わづかだが長くするのを長息という。気を入れるのに一つ、気を吐くのには六つある。気を入れるのに一つというのは吸気のこと。吐気に六つあるのは、吹・呼・唏・呵・嘘・呬をいいみな気を出す方法である。吐気は、寒い時は吹、温ければ呼、などを、こと細かく行って病を治す。吹して風をとり、呼して熱を去り、唏してわづらわしさをとり、呵して気を下げ、嘘して鬱滞をとり、呬してつかえをとる。この法は男女とも同じで仙経に始まっている。行気をする者はまず鼻毛をぬく。気が通る路だからである。天候悪化、寒熱の激しい時は気を取ってはならない。

○明医論に「病気になるのは五労が生じるからである。この五労があるとまず二つの臓がやられ次いで心腎がやられ、臓腑ともに病気になる。五労とは志労・思労・心労・憂労・疲労をいう。この五労は六極をうむ。六極とは気極・血極・筋極・骨極・精極・髄極をいう。さらに六極は七傷を生じ、七傷は七病となり病気をおこす。人は邪気が多く、反対に正気が少ないと、往々におちつきがなくなり驚喜亡我し、悲嘆して楽しみなく、食欲なくなり、皮膚のつやは失われ、髪は白くバサバサし、甚だしいと、半身不随となり筋は萎縮し、四肢はつっぱり、関節は拘縮する。やせて気短かくなり脚腰が痛むのは、早く結婚し精を洩しすぎて血気不足し疲労の極致となったからである。およそ病気がおこるのは五臓からである。すべての根本を識らなくてはならない。心臓の病は体に冷熱があり呼吹二気を用いる。肺病では胸背部がはれた感じがあり嘘気を用うる。脾臓が病めば体はかゆみをおこし、いたみがおこる。唏気を用いて、これに対処する。肝臓が病むと、眼がいたみ、愁憂して楽まない。呵気で対応する。これらの長気法はいつも鼻から気をとり口よりはく。そして声をおのおの

吹呼嘘呵唏といって気をはく。この方法はより謹んで行えば病の治らぬ事はなく長生きの要術である」（別表１）。

（つづく）

（『漢方の臨床』62巻12号〔平成27年12月〕）

別表１　『道蔵』中の『上清大洞真経』の一部
六気訣に似た記載がある

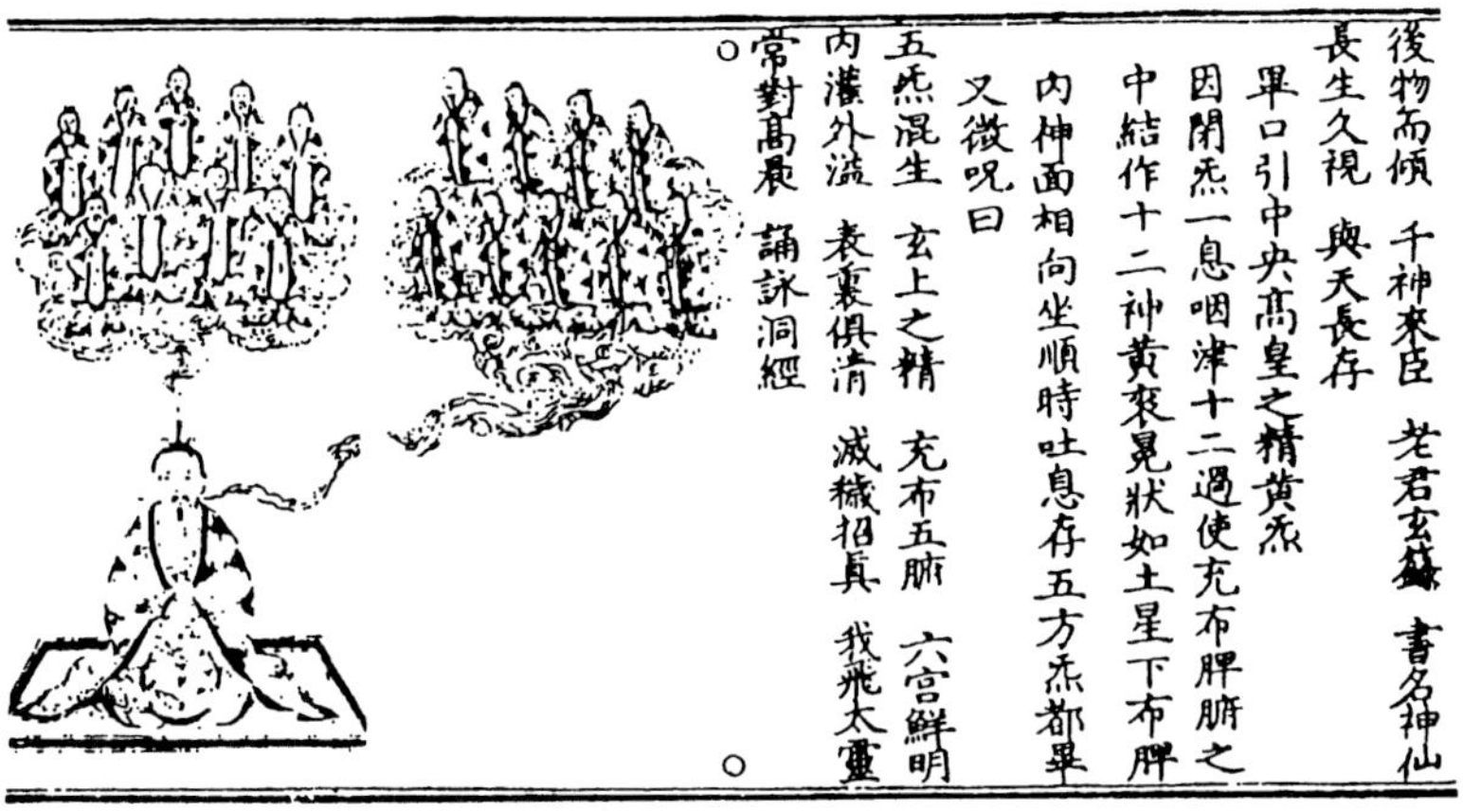
後物而傾　千神來臣　老君玄籙　書名神仙
長生久視　與天長存
畢口引中央高皇之精黄炁
因閉炁一息咽津十二過使充布脾臓之
中結作十二神黄衣冕状如土星下布脾
内神面相向坐順時吐息存五方炁都畢
又微呪曰
五炁混生　玄上之精　充布五臓　六宮鮮明
内灌外溢　表裏倶清　滅穢招真　我飛太靈
常對高晨　誦詠洞經

陶弘景と『養性延命録』（3）

吉元医院
吉元昭治

六、導引按摩篇　第五

○導引経に「早く、まだ起き上る前に、まず啄歯（歯を上下あわせてかみ合せ音を出す。辟邪、入山の時行う、修行法の一つ）を十四回、眼を閉じ唾を口中に満しすすぐこと三回、呼吸して息を吸い、とめ、我慢の極限になってから、徐徐にゆっくり息を出すこと三回、次いで狼踞鵄顧（狼のうずくまり、とびの左右の首ふり）のように体を左右にゆさぶり、また息をとめ、極限にまでこらえる。このような事を三回くりかえし、ベットからおき上る。拳をにぎり（握固）息をとめ、足首を上下すること三回くりかえし、片方の手を上に、反対側の手を下に、また息をとめ極限にすること三回、また手を項の上で交叉しながら前に倒し、極限になるまで三回、これらは朝夕行う。昼間は両側の手掌を互にこすり熱くして、眼にあてる事三回、次いで手の指で目をなでれば明目になる」と。

○経文を読むと「魂をとどめ、魄を抑えることを握固というとある。魂魄の門戸を安んずることで、これは精を強め、目をはっきりさせ、歳を延ばす法である。一日中できたら邪気百毒も入ることができない」

○内解に「一に精、二に唾、三に涙、四に鼻水、五に汗、六に尿、これらはみな人の害になる。害になるといっても、程度の差はある。一日中、口中に唾を満たしてのみこむ。この上、いつも棗の核を口に含んでいれば気を保ち、水分がわいてくる。これが大筋の法である（水分をとる方法で棗の核をのむわけではない）」。

○朝夕、櫛で頭をすく事千回近くになると頭がクラクラしたり意識がおかしくなることはなくなり、髪の白さもでなくなる。

○華佗は弟子の呉普、樊阿に術を授けた。華佗は呉普に「体はいつも動いていようとするが、極端にしてはいけない。いつも動

いていると、穀気はなくなり、血脈流れ病はでてこない。例えばたえず開閉している戸の金具は腐らないと同じである。昔の仙人、漢代の有道の士、君倩は導引の術、熊の立ちあがり、とびの首ふりのさまをまねた法をつくり、体や腰をひねり、体の関節を動かし老化を防いだ。これを五禽戯という。すなわち虎・鹿・熊・猿・鳥である。病気を除き手足の運動には絶えず導引（運動、摩揉、呼吸などを併せて行う修行法）する。体に不快があればこの五つのうちの一つを行い、わずかながら汗がでるまで行う」といった。呉普はこの法を守り九十歳ばかりになっても、耳目聡明、歯は欠ける事なく、飲食は若者と同じようであったという。

○五禽戯は力一杯に、汗が出る位にする。また一法として、安坐し、食事前に自分で按摩し、両手を互に交叉し、脚をのばし、血脈の流通をよくして導引する。この方法は湯薬より勝る。また正坐して天を仰ぎ、念じれば食べすぎ、飲みすぎの気はすぐなくなる。夏の日にこれを行えば涼しくなって熱さから脱れられる。

七、御女損益篇　第六

○道をなすには精を大切にすることである。この精により人は生れ、保持すれば生きられる。身が生きていれば修行して仙人になろうとし、人と生れては功とげ、名をあげたら身をひく。こうすれば、如何に欲にくらむことが劇しいかも分る。そうでないといたずらに損することが重なり遂には疲労して命を失う。天地には陰陽があり（男女があり）、陰陽は人の貴しとする処で、道はひらけてくる。慎しんで精を浪費しない事である。

○彭祖は「上士はベットを別々に、中士は着るものを別々にする。薬をいくらのんだとしても一人でねるのにこした事はない。色というものは人を盲に、声は人を聾に、味は口をまどわす。道に沿ったことをよく行い、道を閉すことがないようにすれば寿命はのびる。一日の忌むことは夕食を腹一杯食べることである（こうすると一日寿命が縮まる）。一月の間に忌むことは夜に飲みすぎてはならない（こうすると寿命は一月縮る）。一年の間忌むことは夜に男女の交わりを絶つべきである（そうしないと一年、寿命が縮る。仲々復旧しない）。一生注意しなくてはならないのは気を守ることである（夜ねる時口を閉じてねるのを習慣にする。口を開けたままにしておくと気が失われ、邪気が口から入る）」と。

○采女が彭祖に「六十歳にもなったら精を閉じ、何もしないでただ一（道）を守るのがよいか？」と問うと、彭祖は「そうではない。男はいつも女を欲している。女がないと、情慾が動き精神が疲労する。こうなると寿命が縮る。全く思う事がなければよいのだが、このような事は万が一にもない。強いて絶つと体はもたなくなり危くなる。精が洩れ尿は濁り、悪魔と交わるような鬼交という病になる。また性交の気分が充分でなく、男性の性器が充分きざしてないのに、女性と接しようとする者は、強いて動いて無理に性器を立たせようとする。そうではなく、ゆっくりと女性

に近づき陰気を得るようにする。陰気がきざせば性器は興奮してくる。こうして精気がめぐってくると精を閉じ、息はゆるやかに、目を閉じ、横になって導引を行う。こうして体が充分にもどったら、更に他の女性と交わり、一回したら女性をかえた方がよい。人を変えれば長生できるだろう。もし一人の女性としていれば、陰気（性情の気）はわずかしかでなく有益だとは思われない。男性は火、女性は水にたとえられ、水は火を消すので、陰も陽を消してしまう。長くつづけていると、陰気が陽気をおさめてしまう。すると陽は損せられ、損失を補うわけにはいかない。十二人の女性と接して精を洩さないでいれば年をとっても老化はない。もし九十三人の女性と接して洩さなかったら歳は万年になるだろう（いわゆる還精補脳のこと）。およそ精が少ないと病となり、精がつもれば死ぬ。注意する必要がある。何度も交わりその度に精を洩していればやがて精はなくなってしまう」。

○男は女が、女は男がいなければすまない。もし一人なのに交わりたいと思いつめれば寿命を損い病気がでてくる。鬼にみいられて、鬼と交われればたとえ一回でも百倍もの害が与えられる。

○仙経にいう「男女ともに仙人になる道は、性交の際深く挿入し動かない事である。臍の中に赤い色をした卵のようなものを思い浮べ、ゆっくり出し入れする。精がきざしたらとる。一日中数十回となくくりかえすと益がます。男女ともにこの点をよくわきまえ、一生懸命行うことである」。

○道士の劉京は「春には三日に一度、夏秋には月に二回精を使い冬には精を閉じて洩らさない。それは天のめぐりは冬にはその陽を蔵するからで、よくこの法を守れば長生できる。冬の一回の精洩は春の百回に当る。」と。

○蒯道人はいう「六十歳にもなったら、セックスは絶つべきである。交わっても精を洩さないと思ったら女性と仲よくして、遊ぶのがよい。もし出来ないと思ったら女性を遠ざける事である。」

○道村がいう「命本とは生命の根本をいい、道を達成するのはここにある。多くの薬をのみ、導引し、つぶさに万物を修めるといっても命の根本は重要である。根本とは樹のようなもので、いくら枝葉が生えていても根がしっかりしていなくても長く生きる事はできない。この命本とは房中の事で人を生かしもするし殺しもする。例えば水火のようなもので、よくこれを知っていれば生を養える。これを知らないでいる者は死んでしまう」と。

○性交する時は、満腹状態や飲みすぎの状態は大いに禁忌である。百倍も人を害する。小便がでないのに我慢して交わると淋病（排尿異常、現在でいう性病とは異る）になったり或いは排尿困難におち入り、陰茎はいたみ、下腹がはる。怒りにくるって交接するとできものができる。

○道機に「交接の禁忌。みそかと一日、月の上下弦と満月、日月蝕、大風、ひどい雨、地震、雷や稲妻、（天変地異）、非常な寒暑、四季の移り変りの節日などの時はしない。本命（生れ年に相

当した九星〔一白、二黒、三碧、四緑、五黄、六白、七赤、八白、九紫〕の年、月、日は最も注意する（もし交われば、血気を損い正気を瀉し、邪気を入れ、正気を傷う事が甚だしい。よく戒めとすべきである）。頭を洗ったり、歩きすぎてつかれたり、喜怒が激しい時は交接はしてはならない」と。

○彭祖はいう「男女の間のやりとりは知らなくてはならない。寒熱雨雪の激しい時、日月蝕、地震、雷の時はさける。これを天忌という。満腹、のみすぎ、喜怒、憂愁、恐愕は人忌。山川、神のいる処、社祠、井戸、かまどなどの前は地忌でこの三忌をさける。一方では吉日もある。すなわち春は甲乙、夏は丙丁、秋は庚申、冬は壬癸。四季の月は戊己はみないい日である。このような時に交わるのはよい。長生可能となりもし子が生れるとその子も長生きできる。もし忌日にすると生れた子は病気になり、或いはすぐ早死する」と。

○老子は「還精補脳すれば老いる事はない」と。

○子経に「精瀉の法は弱入強出である（弱入強出とは陰茎を女性性器に入れ陰茎が大きくなったら出し、弱くなったらまた入れることをいう）。これをくりかえし八十回ともなればよい」とある。

おわりに

約一五〇〇年前の中国魏晋南北朝を生きた陶弘景の著とされる『養性延命録』をえらんで和訳してみた。通覧すると「養性」と「養生」の違いがよく分ってくる。「養生」は体を中心に考え、健康増進とか、病後の手当てなどといったつまり「Before care」、「After care」に相当する「care」であって「cure」ではない。一方「養性」とは、人間の生れつき――命と心、人としてのなりたちなどを含めたトータル「care」である。道教では「性」と「命」という言葉がある。道教が宗教として確立すると「性命双修」などといわれてくる。この場合「性」とは「養性」の「性」、命とは「養生」（命は体）という事で、『西昇経』にいう「偽道養形、真道養神」という言葉が生きてくる。神とは心、精神という事で、精神と肉体とから人間はなり立っている事になる。

この『養性延命録』は体の養生のことばかりでなく、人としてこの世は生れてきた限り、如何にして生命を全うするかを伝えてくれている。

総論ともいうべき「教誡篇」では一生の間、若い時は働きすぎて体をいためない、壮年になったら人と争いをしない、歳をとったら金銭に執着しない、老いたら欲をかかない、心静かに体をいたわるのが養性の要点であるとし、さらに出しゃばらない、心を和せる、歳相応に体を動かすなど、現在の老人社会でも反省すべきものがある。

天に順って生きる（自然に生きる）、唾を大切に十二少という基礎的な心構えをのべている。

食誡篇では「食養」を中心に、まさに「医食同源」をいい、道

教でも重視している「服食」が記されている。当然、食べるには味が重要で、味と健康との関係、薬を服用するのと劣らない重要性をとく。『周礼』天官に、すでに医療スタッフに「食医」があった事を考えると、重視されていたかが分る。過不足なく食べる事、食後の注意にも及び、酒ののみすぎを戒めている。しかし中には首をかしげたくなる記載もあるのは事実である。

雑誡忌攘害折善篇ではいわゆる禁忌にふれている。今日的に見るとおかしな面もあるが、当時病源を探すに、天帝とか上帝といった天の支配者のもとにいると考え、陰陽風雨晦明に寒暑、雷、地震等の気候、自然現象、環境変化等に求めたから、これらの災害を防ぐ、遠ざけるといった考えが生れ、宗教が生れ宗教と関わりをもつようになる。昔は禁忌に囲まれて生きていたのである。

服気療病篇では服気・調息といった呼吸法――気――の重要性がのべられている。「吹・呼・唏・呵・嘘・呬」のいわゆる「六字訣」（孫思邈の『千金方』にもある）がある。「精気神」の三つは体の基本であり、文中にみるが、中医学でいう「気は血の帥」とあるように人体に気は必要で、天の気、地の気、人の気があり天地人の関係で天の気と人の気が一つになると道教でいう最高位、真人となる。しかし唐代に盛んとなる内丹――内視・内観にはまだ及んでいない。

導引按摩篇では気の呼吸法に対して、体を動かして健康を図ろうとする方法で、華佗（『後漢書』）の「五禽戯」を例にひき、啄歯という道教の修行法を紹介している。

御女損益篇ではいわゆる房中術が養性の重要項目であるとしている。「還精補脳」という房中術の奥儀や性交の方法、禁忌もいっている。性交するにも吉凶の日や男女の状態も書かれている。しかし、精は洩さぬこととストイックな面があるかとおもえば、相手の女性を毎回とりかえ（九十三人も）るのが精をたくわえるのに必要だと矛盾もする。本書が論文集のようなものだと思えば当時いろいろな説があった事になる。

以上のように本書は初期の養性書だが、すでに食・禁・気・導引・房中という養生の項目が並んで後の養生説に大きな影響を与えている。しかし葛洪『抱朴子』でいう金丹とか、後の内丹には言及してない。

別表2は医学（或いは医術）のシステムを時代の変遷を見たものである。『周礼』天官では医師を内・外・獣医の他、食医があり、まさに「医食同源」は古くからあった事になる。

『漢書』芸文志では医経（医）・経方（本草中心の医療）という医薬にたずさわる者と神仙・房中という、現代的に見ると首をひねるようなものが並んでいるが当時のレベルでは同一視されていた。神仙説や房中術が医学と関係している証しになるが、一方、この両者は道教の一つの柱だからここに医宗（医道）同源の憶いを強くさせられる。道教医学の養生部門は筆者のいう道教医学の三層構造の第二（中間）層で、自己修行である導引・却穀・調

別表2　医療システム

『周礼』天官	医師・食医・疾医・傷医・獣医
『漢書』芸文志方技略	医（箴石湯火）・経・神仙・房中
道教医学（養性部門）	導引・却穀・調息・服餌・房中
方術	医（薬）・卜（筮）・占（星）・呪（呪術）
唐太医署	医師・鍼師・按摩師・咒禁師
明十三科	大方脈（内科）・小方脈（小児科）・婦人・瘡瘍・鍼灸・眼・口歯・接骨・傷寒・咽喉・金鏃・按摩・祝由
養性延命録	食養・禁忌・服気・導引・房中

息・服餌・房中のことであり、ここでも食・気・導引・房中がでてくる。方術とは医とか呪術的なテクニック的な医療をいい、巫の系統をふむマジカルのものが医と共にある。「医巫同源」といってよい処である。唐の太医署のシステムでは医師・鍼師・按摩師と共に咒禁科（日本の陰陽道）という呪術的専門の職業があったことになる。次の明の「十三科」にも祝由科が他の医療システムにある。「祝由」とは『素問』にもでてくる古い言葉で明の時代まで存続してきた事になる（宋の『清明上河図』の中にも「祝由科」の看板を見る）。

『養性延命録』は陶弘景という医学者でもあり、道教学者であった事をふまえてみると、道教と医学の関係を強く意識させられる書であるといえる。

（おわり）

参考書目
・麦谷邦夫・他：養性延命録訓註、中国古代養生思想の総合的研究、昭和61年度科学研究費補助金（総合研究A）研究成果報告書（代表坂出祥伸）、1987

（『漢方の臨床』63巻1号〔平成28年1月〕）

道教と医学の接点

吉元医院
吉元昭治

はじめに

道教と医学の結びつきは、過去に何回もいっているが、ここでもう一回ふり返えって簡便にのべて、そのアウトラインにふれたい。最近、中国からの「道教と医学」に関する出版物には必ずといってよいほどに著者の著作が引用され、参考文献に挙げられているのをみている。これに対して日本のこの方面の著作は皆無といってよく今更、この領域の研究のない事を普段から淋しく感じている。いわゆる東洋医学、漢方、鍼灸はいうまでもなく中国由来の医学で、そのルーツを知り、分解し、そこにある理論が奈辺にあるのかを知る事は重要な事といえる。「木を見て、根を知らない」では地上に見える木の姿だけをみている事になる。

その根の部分に、ニーダムや魯迅のいうように道教があるので、木々の中に「医の木」があるとすれば、その根は「道教医学」という栄養部分である。

そこで以下、これらの点について簡潔にのべておきたい。

一、道教とは

「道教」という定義は難かしい。それほど多要素をふくんでいる。「道教」を「タオイズム」ともいうが、欧米では「タオイズム」というと「道家」と「道教」を兼ねている。元来、「道教」と「道家」とは別々であって前者は中国の魏晋南北朝頃に確立した宗教、後者は、「老荘思想」を中心にした哲学、思想を主唱した学派である。春秋戦国時代、中国に「諸子百家」という斉（現在の山東省）を中心として史上空前の言論自由の時代があった。まさに百花斉放・百家争鳴・百花繚乱といった有様であった。この諸子百家時代というフィルターを通して、道家（のちの道教）、儒家（のちの儒教）、墨家、兵家、法家、従横家などの学派（スク

ールといってもよい）が生れ、以後大きな影響を与えるようになる。

ここで、道教の定義として筆者が最も納得できる、また筆者の道教の恩師のお一人である故東大名誉教授窪徳忠先生のお説をおかりし、それを別表のように整理してみた。こうすると道教の定義も判っきりしてくる。（表1）

表　1

道教のなりたち（窪徳忠氏による）

◦基盤	民間信仰
◦内容	神仙説・道家の思想 陰陽・五行・讖緯・医学 占星・巫の信仰
◦方向	呪術的傾向
◦目的	不老長生 現世利益

中国伝統医学と道教医学の接点

中国伝統医学	湯液（漢方）・鍼灸・気功
共通理論	自然観・天地人の思想・天人相感 陰陽説・五行説 臓腑説・養生説
道教医学	導引・調息・却穀・房中 内、外丹・服餌（食養・内服） 外服（符佩）・籙・斎・祝・呪 （易・十干・十二支・八卦・運気説）

まず、基盤に、「古代民間信仰」があり、その内容は「道家の思想・神仙説・陰陽五行・讖緯・医学・占星・巫の信仰」を含む複合的なものであり、その示す方向は「呪術的傾向」で、その目的とする処に「不老長生と現世利益主義」である。簡にして要をついた定義である。

二、中国伝統医学と道教の接点

それでは、中国伝統医学と道教を結びつけているもの（理論）は何か。

中国伝統医学は申すまでもなく、湯液（漢方）・鍼灸と、気功を加えてもよい。

道教医学には今迄も何回も書いているが、導引（運動法）・調息（呼吸法）・却穀（食養法）・内、外丹・房中・服餌（内服・外服・服食をふくむ）などの養生法・符・斎・祝・呪（この四者、宗教的）、これに易・十干・十二支・八卦・運気説等も加わる（表2）。

中国伝統医学と道教医学の共通理論として、自然説・天地人の思想・天人相感（合一）・陰陽説・五行説・臓腑説などがある。これらについてはすでに個別的にのべているが、またつづけるつもりでいる。

表２　道教と道教医学の基盤

◦民間信仰 … 神話、伝説、神仙説
◦巫の信仰 … 呪術、巫医
◦自然観 … 陰陽説
　　五行説
　　天地人…天文・地理・人事、天人相感（合一）
　　気の思想…元気・天気（自然の気）・地気・人気（人体の気）
　　循環の思想…四季・経絡・生老病死
　　易・暦・十干・十二支・八卦
　　精気神…目・耳・口
◦不老長寿 … 養生説
◦現世利益 … 福・禄・寿

三、『正統道蔵』中の「黄帝」を冠名とする経典

『道蔵』のうちで、「黄帝」を冠名とする経典を「目録索引」から抽出してみると次のような三十六種があった。

(1)黄帝九鼎神丹経訣　(2)黄帝八十一難経　(3)黄帝内経素問註釈文　(4)黄帝内経素問遺篇　(5)黄帝内経霊枢畧　(6)黄帝太一八門入式秘訣　(7)黄帝太一八門順逆生死訣　(8)黄帝太乙八門入式訣　(9)黄帝水経薬法　(10)黄帝本行記　(11)黄帝宅経　(12)黄帝金匱玉衡経　(13)黄帝素問霊枢集註　(14)黄帝授三子玄女経　(15)黄帝陰符経　(16)黄帝陰符経心法　(17)黄帝陰符経夾頌解註　(18)黄帝陰符経疏　(19)黄帝陰符経註　(20)黄帝陰符経註　(21)黄帝陰符経註　(22)黄帝陰符経註　(23)黄帝陰符経註　(24)黄帝陰符経註　(25)黄帝陰符経註　(26)黄帝陰符経註解　(27)黄帝陰符経註解　(28)黄帝陰符経註解　(29)黄帝陰符経集註　(30)黄帝陰符経集解　(31)黄帝陰符経集解　(32)黄帝陰符経解　(33)黄帝陰符経解義　(34)黄帝陰符経頌　(35)黄帝陰符経講義　(36)黄帝龍首経となっている。以上をまとめると、

素問・霊枢に関する医書　五
黄帝陰符経と名がつくもの　二十一
（黄庭を冠名とする黄庭経類は十）

『道蔵』中にまず「黄帝」とつくのが多いのは、黄帝は、「黄老思想」もあるように、道家の尚ぶところで（儒家では尭・舜など）、当然道教の中にとり入れられていることと、医学関係の書が経典としてあることは、道教徒―道士は、医師でもあった事が判明する。『雲笈七籤』庚申部、『道蔵』の『太上霊宝五符序』に「道士医師」という言葉もある。

「黄帝陰符経」の同名異書が多いが、「陰符経」は「天機経」ともいい、著作も年代も判っきりしてなく、戦国時代とか晋代のものとか唐代のものともいう。「目録索引」に二十一もあるのは、宋・唐・金・元にわたり、撰釋者がいたわけで、それだけポピュラーによまれていた事になる。大体二つの系統に分けられ、一つは唐末の張果、もう一つは同じ唐の季筌の系統でこれらが今でも伝わっている。言う処は、兵家權謀の書、道家の書、宋代になると内丹術、或いは儒家の方面から解釈しているといういろいろである。天地や陰陽の変化が人事に関係するという天地人、天人合一の思想が見られ、さらに治国治身思想にまで及び万物の変化を説き、道士のみならず儒者も重視していた。

道教経典集の中に「素問・霊枢」があり、その他医書としては唐の孫思邈の『千金方』や、その他の医書類もある（『傷寒論』は入っていない。この事は考えてみる必要がある。『正統道藏』は明代の作であり、当時すでに宋版『傷寒論』はあったはずである）。黄帝（神農も）の素性は、すでに『神農、黄帝と岐伯』（本誌）でもふれてあるように中国西北方であり、この点も考えておく必要がある。

四、「道教医学」の一例

『道藏』の中に『修身十書』という経典がある。撰編者も分っていないが、経典の中では大きいものである。その簡約編ともいえる『修身十書雜著捷徑』というのがある。図（図1）のようなものである。

図　1

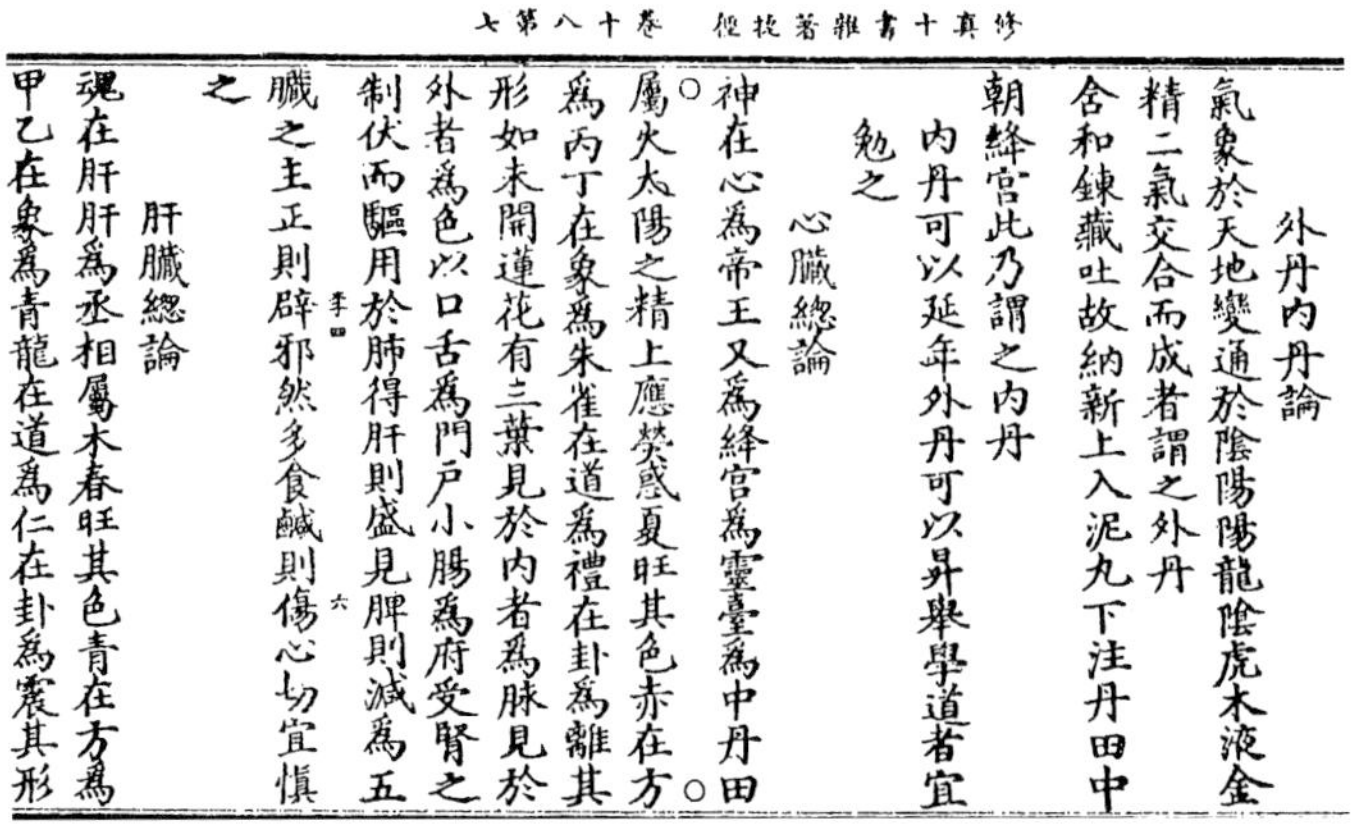
修真十書雜著捷徑　卷十八第七

外丹内丹論
氣象於天地變通於陰陽陽龍陰虎木液金
精二氣交合而成者謂之外丹
含和鍊藏吐故納新上入泥丸下注丹田中
朝絳宮此乃謂之内丹
内丹可以延年外丹可以昇舉學道者宜
勉之
心臟總論
神在心爲帝王又爲絳宮爲靈臺爲中丹田○
○屬火太陽之精上應熒惑夏旺其色赤在方
爲丙丁在象爲朱雀在道爲禮在卦爲離其
形如未開蓮花有三葉見於内者爲脉見於
外者爲色以口舌爲門戸小腸爲府受腎之
制伏而驅用於肺得肝則盛見脾則減爲五
臟之主正則辟邪然多食鹹則傷心切宜慎
之
肝臟總論
魂在肝肝爲丞相屬木春旺其色青在方爲
甲乙在象爲青龍在道爲仁在卦爲震其形

もので短かいもので、その中の「五臓」に関する部分を見てみる。原文は図のようで複雑なのでこれを整理して表（表３）にしてみた。こうすると一目、理解できる（この表解作業は現在『素問』『霊枢』についても行っているので他日発表したい）。

表から分る事は、五臓が、天地人、四季、五行、道、八卦等に関わり、形以下は医学関係の項目が並んでいる。つまりこの一表の中に道教と医学、すなわち道教医学というものの存在が浮きでてくる。

表３　修身十書雑著捷径

	心臓	肝臓	脾臓	肺臓	腎臓
禁多食	鹹	辛	酸	苦	甘
腑	小腸	胆		大腸	膀胱
外	口舌門戸	目門戸	肉、唇歯門戸	皮毛、鼻門戸	髪、耳門戸
内	脈	筋	均養心腎肝脾	皮膚	骨
形	未開蓮花三葉	肝左辺 七葉、胆為将軍	刀鎌	華蓋	右命門、左烈女
卦	離	震		兌	坎
象	朱雀	青龍		白虎	玄武
道	礼	仁	信	義	智
方	丙丁	甲乙		庚申	壬癸
色	赤	青	黄	白	黒
四季	夏	春		秋	冬
星（方位）	熒惑星（南）	（歳星）（東）	（鎮星）中央	（太白星）（西）	（辰星）（北）
属	太陽之精 火 霊台、中丹田	木	土	金	水
為	帝王、絳宮	丞相	丈夫	尚書	玄英
在	神	魂		魄	精

（　）は原文になく追加、玄英は臓神名。

おわりに

以上のべた処から、道教の定義の中に、医学が含まれ、道教と中国医学の中立ちをする理論の構成から道教医学の存在がある事が分り、さらに、『道蔵』中には医書がそのままある事から、道教と医学は密なる事を確認し、最後に、一経典を例として道教医学の存在を示した。こうなると道教医学の存在は否定できないし、その存在が中国医学を理解し、その奥にある思想・哲学を知りうる捷径である事を強調しておきたい。

（『漢方の臨床』63巻2号〔平成28年2月〕）

道教に魅せられて

吉元医院
吉元昭治

故間中喜雄先生の鍼灸研究会に入会した。先生からは鍼の実技は教わった事は一度もなかったが、先生のマルチ的人間に接し、物事の考え方、見方をよく教えていただいた。先生は「融通無碍」という言葉がお好きだったが、文字通りのお方であった。

当時、鍼などをする人は「変人」と言われていたが、鍼麻酔を手掛け、人工中絶や帝王切開、和痛分娩まで行なっている。また当帰芍薬散の妊娠・分娩・産褥一〇〇例について効果がある事を実証し、これらは発表してある。

しかし理論武装の必要がある事に気付き、中国医学の聖典ともいわれている『素問』『霊枢』の原文本を手に入れたがその第一頁で大きな衝撃を受けた。そこには黄帝の紹介として「昔在黄帝、生而神霊、弱而能言、幼而徇斉、長而敦敏、成而登天」とあった。この終りの処は「事をなしとげてから、天に登った」といっている。すなわち「白日昇天」と言う神仙のはなしと同じではないか。

はじめに

口を開くと「道教、道教」と言っている筆者を見て、人から「馬鹿じゃなかろうか」ときっと思われているとおもっている。ひがみもあるが、道教に魅せられて、道教を志した。本誌にも書き散らしご迷惑をおかけしているので、ここで懺悔と弁明の意味で「何でこうなった」という処を述べて大方の同情やご理解を得たいと考えている。

筆者は、以前は「道教」とは「古代中国からある民間信仰で、あやしい面が多々ある宗教とはいい難いもの」位と思っていたし、そのイメージは「ほこりや、蜘蛛の巣がはった半壊の薄暗い廟に人々が集まっては手に線香を持って跪拝している」という姿であった。

しかし、ひょっとした事でいわゆる東洋医学に首を突っ込み、

ないのかと考えた。そこで『列仙伝』『神仙伝』を見ると黄帝は仙人となり、人々に見送られ龍にのって昇天した事になっていた。つまり黄帝は神仙伝と結びつき、その神仙説は道教の大きな項目（山岳信仰や養生説とも関わる）で、不老長寿、現生利益を目的とする道教と密なる事、道教の前段階でもある道家の尚ぶところ、中国文明の祖でもある事を知る事になる。さらに漢代に入ると戦国時代、諸子百家時代の「老荘思想」と共に「黄老思想」という思想の一派が生まれてくるという事も後に知った。以下筆者の道教を学んだ航跡を追ってみる。

黄帝の紹介

今、『素問』の「上古天真論」の黄帝の紹介をのべたが、実は同じような文言が次のようにある事が判明した。

『史記』五帝本紀第一。『史記』もここから初まる。

「黄帝者、少典之子、姓公孫、名曰軒轅、生而神霊、弱而能言、幼而徇斉、長而敦敏、成而聡明」とある。黄帝の出自については本誌に「神農、黄帝と岐白」という一文をのせているので参考にされたい。

『雲笈七籤』紀伝部、軒轅本紀

「軒轅於寿丘（地名在東門之外）、帝生而神霊、幼而徇斉（疾而達也）、幼而能言、長而敦敏、成而聡明」

『雲笈七籤』も『道蔵』の中にあり、『小道蔵』ともいわれているもので、寿丘の東門とは、戦国時代斉の都・臨淄の城門の一つをいう。諸子百家の時代である。

『太載礼』巻七、五帝伝第六十二

「孔子曰、黄帝少典之子也、曰軒轅、生而神霊、弱而能言、幼而徇斉、長而敦敏、成而聡明」。孔子、つまり儒家でも黄帝は無視していなかった事になる。

などを探す事ができた。『素問』や『史記』などの黄帝の記述の同文は何を意味するのか？　ただ末尾のところが「成而登天」と「成而聡明」となっている違いだけである。これは、どちらかが、どちらかをそのまま取り入れたたと考えられる。『内経』の原著者や成立時期が不明なのに『史記』以下は判っきりしている。つまり『素問』の初頭は『史記』よりおくれてでてきたと想像される。しかも「成而登天」と言う道教の修飾は、道家で黄帝が尚ばれたのと一致する。道家－黄帝、儒家－堯、を尚ぶというラインも分かってくる。さらに道家の思想は老子、荘子という楚の国など（南部地方）に儒家が魯斉という北部地方に発している処を見ると道家は南、儒家は北という風土、風俗の違いから発したとも見えてくる。これらの点も重要な指摘である。

『道蔵』を見る

次に、道教を知るにはどうしたらよいかという事になった。道教についての入門書、啓蒙書を集めてみたが、道教とは宗教だか

らそのお経—経典を集めたものがあるはずと思った。それが『道蔵』というもので仏教の『大蔵経』に相当することを知った。ところがその『道蔵』はどこにも見当たらなく、神田の中国図書店で、台湾に注文してとりよせたところ、六十冊もあった（いわゆる『正統道蔵縮印版』）。それから五年半かけて二回半『正統道蔵』の第一冊から読み初め、その中から医学的関係経典の部分を抽出、プリントして『道蔵』という二十二冊の私製版をつくった。これがのちの『道蔵等中国医学関係経典索引』をつくる上に大変役立つことになった。話は戻るが、『道蔵』の第一冊は目録だがそこを見て驚くことになる。その中になんと『素問』『霊枢』『八十一難経』『千金方』『急救仙方』などの全くの医書があったのである。（『傷寒論は入ってない。『正統道蔵』は明代のものだから、その時にはすでに宋版『傷寒論』はあったはずであるが。）これも頭をひねった。それで、宗教である道教と、中国医学は同源（医道同源、医宗同源）と思うに到った。すなわち道教徒＝道士は、一面医師でもあったのではないかとも思った。のちに『雲笈七籤』庚中部に「道士医師」という言葉をみてその感を強くした。道教が不老長寿、現生利益を目的としている上では当然な事ともいえる。こうして、本年（平成二十七年）の日本医史学会まで、三十五回連続、「道教と中国伝統医学」というテーマで発表をつづけている。

平成元年に『道教と不老長寿の医学』（平河出版）を出したが、大きな反響を呼び、重版となり、さらに韓国語、台湾語（重版）、中国語の訳本も出て東アジア全体で読まれる事になった。現在でも「道教医学」に関する中国等の出版物では必ずと行ってよい位、筆者名が紹介され、これらの書が紹介され、参考文献に挙げられている。その他『養生外史』（医道の日本社、中国編、日本編、訳本がある）、『不老長寿一〇〇の知恵』（ベストセラーズ社、訳本がある）、『不老長寿への旅』（集英社）『老荘とその周辺』（たにぐち書店）などの他に、雑誌類にも投稿している。近頃は余りなくなったが、研究会やセミナー等でしゃべらしていただいている。

この他のテーマとして日本の神話伝説を訪ねて全国四十七都道府県を歩きカラー版の前・後編をつくっている。カラー写真が豊富で分かり易い。ぜひ日本人なら見ていただきたいものである（全部で一五〇〇頁に近い著作である）。「変弱」のペンネームでエッセーを、神田で生まれ育った神田子なので落語『笑う門』というのも書いた。フラフラ病は治っていないようだ。やや本題から外れるが、ここで著者の事を少し述べたい。

間中喜雄先生の鍼灸研究会に入会して後、鍼灸を主としていたが、当時、「漢方と鍼灸の二足わらじを履くべきではない」という風潮もあった。間中先生から教えていただいた「イオンパンピング」療法を進めて「ダイオード療法」を開発、出版したが、筆者の全く関係ない処で製品、販売されている。

「足の反射療法」（リフレクソロジー）は、創設者ドイツのマル

カート女史のセミナーに加わり十日間の指導を受けた。南ドイツのシヴァルツバルト、日本の箱根のような処で静かだが世界各地から受講者がやってきた。帰国後、マルカート女史の原著を訳し医道の日本社より出版（訳本は十八版を数える）したが、どうも理論だけでは分からないので実際に応用できる実技編（十六版）も併せて出版した。これで火がつき、各地で講習会を開き普及につとめた。中国や韓国にも何回か招待実技講演をしている。新聞、週刊誌、雑誌等にも取り上げられ、テレビにも何回か出させてもらった。このテレビの影響は、筆者が神話・伝説の取材で九州に行った際二カ所で、「貴方を見た」「何処かで見たようだ」などと言われ、ある処では昼食をいただいたりして今更驚いた事を覚えている。瀬戸内海のある小島に渡った時には、島の民宿で「東京から大先生がやってきた」といって昼食をいただき、そして色紙を持ってきて「何か書いて置いていけ」と言われた。こうして全国四十七都道府県を全て取材した。

その後、ドイツ鍼アカデミーの招きで、バーデンバーデンで講演、ついでウィーン大学で鍼灸の話しをした。終わって実技をしろというので何か治療を受けたい方は手を挙げてくれというと何人か手を挙げたがそのうちの一人、中年女性医師を選んだ。聞くと左鼠径上部がいたいという。早速、間中先生のイオンパンピング療法を行なった処、すぐ圧痛がなくなり、固い部分が軟らかくなった。女性医師も首をひねって不思議そうに喜んでくれ、先程まで意地悪い質問をしていた男性医師は帰りに握手を求め「エクセント」の連発であった。

この帰りの飛行機の中、女性乗務員が「ドクターはいらっしゃいませんか」という。「はい」といって立ち上りついていくと、日本人のご夫婦の男性が、息を苦しそうにしている。早速、横になってもらい、足の反射療法をした処、約十分もしないうちに楽になったといわれる。長旅で疲労が重なったとおもわれる。モスクワ（当時直行便はまだなく、北廻りか、南廻り）の飛行場でお二人で買い物をされていた。帰国後礼状をいただき、また機長がやってきて名刺を求められ、ファーストクラスの乗客用の品を多数いただいた。

しかし良い事ばかりでなく、十二年前位前、突然心不全となり意識消失、救急車で近くの昭和病院に搬送された。後で聞くと十二日間意識不明で危険で心肺機能低下、とうとう気管切開した。ここでやや意識がもどりそこで「臨死体験」を味わう。気管切開すると発音できないので「アイウエオ」の文字盤をさしては意志を伝える有様。一日何回となく気管を吸引するのが苦しかった。無事退院後、何処から聞きつけたのか、「医者で臨死体験」という事で、週刊誌にも二、三、とり上げられ、テレビの座談会にも出た。臨死体験の内容については書いてある。救急救命にたずさわってくれた医師やスタッフの皆様にはいつも心から感謝している。

このようにいろいろな出来事が長く生きているとあるもので、書いておかないと分かってもらえないので「道教に魅せられて」の紙上をかりて述べさせていただいた。

今後、なお執筆はつづけたいが（神田生れの神田育ちが、下町風情が身にしみ、ついには落語をかいて『笑う門』という本も出ている。落語は自分が馬鹿にならないとかけないとおもっている）、果して何時まで続くやら。頑張っている。

道教の研究

さて、道教を学ぶのに文献等のソフト面は揃えてみたものの、その研究方法、ハード面は全く分からなかった。筆者は医者のはしくれの一人だから、自然科学の人間といってよい。それだから人文科学―文科系の研究方法は全く身についていなかった。医学は基礎実験―臨床実験を重ね仮説から理論を組み立て、組織化、分類化、結論までもっていき、その上追試で追認するという一連の研究方法で真実はただ一つあるはずであった。一方、人文系では甲論乙駁、A論、B説、C説と並んでいる事も知った。この両者の違いには今更のように感じ入った。

たまたま朝日カルチャーセンターで「道教とは何か?」という連続公開講座がある事を知った。講師はお名前は存じ上げていた大正大学の吉岡義豊先生である。先生は当代道教学者の第一人者で、是非受講したいとおもったがその頃、病院経営、救急病院、分娩等多忙を極め、カルチャーセンターの事務所の了解のもとに家内をわづらわせて録音をとらせていただいた。その十回最終回、先生に御挨拶に伺った。先生は医者で道教とは珍しいとお考えになったのか、温かくお迎え下さった。筆者は図々しくも「古代中国の医学は巫より発したと思っていますが、いつ頃から巫医とは別れたのでしょうか?」とおききすると、先生は「巫医分離は一応、扁鵲のいっているように『六つの不治の一つ』として巫を信じて医を信じないとありますからその頃と思いますが、その後も巫と医は別れてはまたくっつき、中国医学の臨床のもとになりました。巫はその後、民間信仰に、巫医の部分は民間療法に、医の部分は理論化、組織化されて中国医学になりました」と明解なお答えをいただいた。先生は何も知らない筆者を「文科省、科学研究班、道教と科学」の一員に推して下さり、その報告書を書くに当って四苦八苦した覚えも懐かしい。先生には、当代の道教学者にも御紹介いただき、研究会、セミナーにも出席するようとりはからって下さった。

こうして以後視野も拡がったが、先生は昭和五十四年六月、大学で講義中、斃れられ救急病院に搬送された。その一報を受け池袋の病院にかけつけたが、すでに先生は御意識なく脳出血の診断で帰らぬ方になった。先生は大正大学学長になられる寸前で、まだまだ御教えを願いたかった。その多くの御遺著は『吉岡義豊著作集』にも一部のっている。

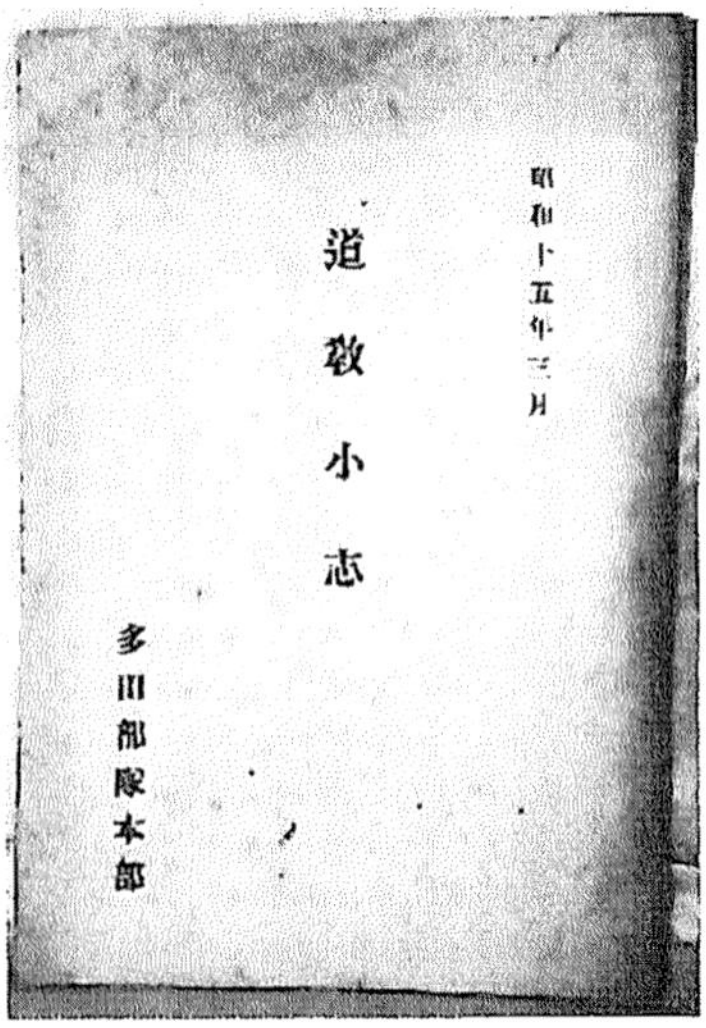

道教小志

ここに『道教小志』という小冊子があり（写真）、昭和十五年、多田部隊発行とある。この多田部隊とは日中戦争のさなか、北支派遣軍の宣撫工作、宣伝工作を主任務とした部隊で、著作名はない吉岡先生である。先生は単身、道教全眞教総本山、白雲観に一修行僧として入られ、研究成果を挙げられた。この小冊子は道教を要にして簡潔に記した素晴らしいもので道教入門書としてもぜひ推しておきたい。その他『道教の実態』『道教の研究』『道教と仏教』など多くの著をのこされている。第一代道教学者の中には仏門関係の方がいられるが、先生はそのうちのお一人で、大僧正の僧職をおもちである。先生のお弟子は第二代といえるが、この中の方々も定年期を迎え初めていられる。

道教について御教示賜った諸先生

順不同でお許し願いたいが、筆者がおせわになった道教関係の先生方についてお礼方々、その一端を紹介したい。どなたもお優しい温厚な方々で今もって懐かしく憶っている。

窪徳忠先生、東大名誉教授。大きなお声で学会での討論の姿は焼付いている。近寄り難い方と思っていたが、先生をお招きしての研究会の帰り、筆者の運転する車でご自宅までお送りする事になった。道中、いろいろなおはなしをしたが、包容力のある先生でお声の大きいのは謡曲をされている事だった。その時、「声の大きい方は長生きされる」と申したら先生はその通りに長寿を全うされた。先生はお手紙をさし上げると必ず御返事を自筆して下さる方であった。御研究は道教のみならず、庚申信仰研究の第一人者で、また沖縄の道教の片鱗や、中国との関係でも多大な業績を挙げられ、『窪徳忠著作集』がある。先生の御著にはその他『道教史』『道教の神々』『道教百話』等、入門書としても優れたものもある。どれもが平易な文筆で流れるような文脈はぜひ御一読をすすめておきたい。一般に学者の書いた専門書は筆者のような能力（脳力）のない者には苦手である。難しい事を難しく書くのは易しく、難しい事を易しく書くのは難しい。ある歴史学者のお話を承った事がある。「歴史を書くのに必要なのは、洞察力・記憶力・文章力の三つが必要である」といわれた。筆者もいつも

書くときにはこれらの事に心懸けているつもりである。

宮川尚志先生、東海大学教授。定年御退職後、お目にかかる機会があり、先生の主宰された「太平経セミナー」に参加することができた。原文での購読とは初めて。中には米国の留学生がおられ、日本語と中国語で原文を読み、書きするのには全く驚いた。世に優れた人もいるものだと気付いたのである。そこで若い第二代、第三代の道教研究者とも交流できた。先生はわざわざ筆者宅にお目見えになり教示を賜った。新宿のホテルで先生が宿泊された一夜、ゆっくりお話できたのもよい憶い出になっている。

牧尾良海先生、大正大学学長。仏門の出の方だが、『喜寿記念儒仏道三教思想攷』(国書刊行会)、『頌寿記念中国の宗教・思想と科学』(山喜房)に共に論文をのせていただいた(薬枕・霊芝など)。先生の叙勲記念式にも末席でお祝いした。

福井文雅先生、早稲田大学教授。御尊父の福井康順先生のお話しを承った事がある。「私が今日あるのは、専門がなかったからである。もし専門性を守っていたらその学説がくずれた時は、学者の生命をも失う事になる。またあちこちで口出しをするので『コワシヤ』と言われている」とおっしゃった。よく身に沁みるお言葉で、そういえば筆者も「道教、道教」といっているが専門家でもなく、憶えば鍼麻酔、漢方、リフレクソロジー(足の反射療法)の日本初の紹介、ダイオード療法の開発、エッセー、落語、雑文などあっちにフラフラ、こっちにフラフラして今日まで来ている。これも間中喜雄先生の影響が大きかった。先生には今更のように感謝申し上げている。この食べちらかしの有様はよく言えば筆者の何んでも興味がある、人のやってない事をやってみようというチャレンジの現れでもあった。道教と医学の関係も後継者が余りないのもこのためで、認められるのにはなお時間がかかりそうだ。話しをもどして文雅先生と重雅先生の御兄弟お二人とも早大教授で、文雅先生は日本とフランスの東洋学との仲立ちに大活躍され、道教の文献も多く出されている。吉祥寺のお宅にお伺いした事もある。

中村璋八先生、駒沢大学教授。先生とのおつきあいも長く、韓国の国際会議に先生のお弟子さんと出席、韓国語は判らないので英語でスピーチしたが、韓国側に日本語の分る方が多くいられて不便ではなかった。駒沢大は、「東洋心理研究会」という筆者の順天堂時代の同級生が立ち上げた研究会が毎年開催されその主宰の特別講演に数回招かれた事がある。その他、おせわを賜った先生方に、村上嘉実、沢田瑞穂、秋月觀暎、平野顕照、安井香山、野口鉄郎、坂出祥伸先生などがいられる。どなたも筆者のよい指導者でいらっしゃった。外国の先生では、韓国の都珖淳先生、『道教と不老長寿の医学』を韓国版に訳して下さり、今もって交流させていただいている。台湾の劉枝萬先生、著名な先生で、台湾に行ったとき研究所と御自宅にお邪魔している。弘前で道教学会があった時、お目にかかり、中国の「雷符」をいただいた。中

国の傳維康先生、有名な方で、北京で国際会議があったときおせわになった。日本にこられた時、東京をご案内させていただいている。

おわりに

時間的にズレがありお会いした事もないが、故矢数有道先生がもっと研究を進めていたらこの方面の進展が早まっていただろうと、今更残念である。ご教示賜りたいことがいくらでもあるのだが、幽明その処を異にしていればそれもかなわない。なお江戸末期の平田篤胤はすでに道教と医学の結びつきを『志津能石屋講本』などで述べているが、この点は後日書かせていただきつもりである。

道教の学会も第二～三代の研究者となり、筆者も歳で道教学会には出席しないので次第に疎遠となってしまった。

「道教」と「中医学」の関係は重要であり、今後、開拓していくべきと思っているが、中国と日本との関係は冷えている。パルトゥールが「学問に国境はなく、学者に祖国あり」といっているように、政治と学問は別である。早く彼我の状態が雪とけて、以前にもました自由な交流、研究発展を望むのはただ筆者のみではないはずである。

最後に一言、順点堂時代の恩師のお言葉。

「Neues（ドイツ語、New）第一、追試は第二」をもって結語、結論とする。「道教」というサイド、ライフワークを持った事は大きな幸せに思っているが、ものを書くには脳力（能力）だけではなく、体力、気力が必要だと痛感している今日此頃である。

（『漢方の臨床』63巻3号〔平成28年〕）

『黄帝内経章句索引』に見る主要文字出現頻度について

吉元医院　吉元昭治

はじめに

著者の手元に、中国の任応秋氏編『黄帝内経章句索引』（一九八六年、人民衛生出版）という大冊がある。本書は『素問』『霊枢』の中の章句を字毎に分類整理しているので、『内経』を検索する時に大変に便利にしている。

そこで、本書を基として、一体『素問』『霊枢』では何んという字が最も多く出てくるのか、またその出現頻度を順序に並べてみることで、この古典の主張する処がサイドから判明するのではないかと思った。

(一)　慣用的にペアーに並べた場合（表1）

まず『内経』の基本的理論である自然説から発した陰陽説、五行説、臓腑説、四時、四方、病因、経脈等に分けて見た。

この表をみると一目して分ることは、まず陰陽が突出して多いことである。陰陽は自然観より導かれた概念でもあるし、基本的思想の事が判っきりする。ついで陰陽が分れた天地人となるが、やはりこの天地人も多い、天地人の三位一体は、上中下にも関わっている。天地人の間に循環する気も一〇〇〇をこす数があるが、気の概念は中国医学思想の大きな柱である。陰陽説につづく五行説の現われとして、肝―腎、木―水があるが、やはりどちらも平均した数を保っている。四時（四季）もやはり『内経』の中では重きをなしている。病因としての寒暑風熱等もくりかえして出てくるが、精気論も上中下の関係にあるが耳口目と対応している。血経脈では脈が断突に多い。脈を重視している事が分るが、

表1　『黄帝内経章句索引』の主要文字一覧

文字	数	文字	数	文字	数
陰	1383	寒	256	病	1219
陽	1394	暑	44	疾	47
		熱	177		
天	586	湿	48	栄	43
地	788	燥	44	衛	67
人	513	風	89		
				前	17
肝	134	上	454	後	78
心	191	中	202		
脾	108	下	252	左	719
肺	134			右	717
腎	231	精	22		
		気	1179	鍼	69
木	35	神	84		
火	66			医	8
土	39	目	72		
金	41	耳	84	祝	3
水	163	口	38		
春	91	血	847		
夏	76	経	122		
秋	85	脈	1201		
冬	84				
		補	77		
東	15	実	52		
西	12	瀉	2		
南	9	虚	49		
北	9				

表にはないが、十二経(6)、十二経脈(5)、十二経水(2)、十二経絡(2)と十二経としても出て、三百六十五は(10)ある。病という字も一〇〇〇をこすが、この病と関係ある寒暑等の病因、補瀉等の対応、榮衛等のミクロ的概念、前後左右の病位等も数が多い。その他、祝という巫術的なもの、鍼とか医という実際面もある。

(二)　出現頻度一覧（表2）

この表は、（表1）分解して数の多い順に並べている。どのような文字が重視されていたか、これからも『素問』『霊枢』の言いたい処が見えてくる。

(三)　五行説に関する字句出現回数（表3）

この表はひとくちに五行といっても、五臓六腑、五味等がある。ここでは例えば五色なら五色単独ででてくる回数と、他の章句と共に出てくる回数、例えば「五色独決于明堂乎」は『霊枢』「五閲五使篇第三七」と「五色篇第四九」の両者にでてくる。

といった具合に、他の字句と共に出てくる回数を示している。五味が最も多く、六腑、五色等とつづいている。

表２　『黄帝内経章句索引』の字句出現頻度一覧

陽	1394	春	91	口	38
陰	1383	風	89	木	35
病	1219	秋	85	脳	24
脈	1201	耳	84	精	22
気	1179	神	84	前	17
血	847	冬	84	東	15
地	788	後	78	西	12
左	719	補	77	南	9
右	717	夏	76	北	9
天	586	目	72	医	8
人	513	鍼	69	祝	3
上	454	衛	67	瀉	2
寒	256	火	66		
下	252	実	52		
腎	231	虚	49		
中	209	湿	48		
心	191	疾	47		
熱	177	暑	44		
水	163	燥	44		
肝	134	栄	43		
肺	134	金	41		
経	122	土	39		
熱	117				
脾	108				

表３　『黄帝内経章句索引』の中の「五行」に関する字句出現回数

	単独字句記載	他の字句と共に記載	計
五臓	22	118	140
六腑	11	29	40
五味	9	24	33
五色	8	25	33
五運		17	17
五行	8	8	16
五気	3	12	15
五穀	2	9	11
五音	4	5	9
五禁	4	1	5
五変	4	1	5
五形	1	3	4
五官		2	2
五菜		2	2

おわりに

この短文と表から、『素問』『霊枢』の中でどのような文字が最も多く用いられているのか、それらを通覧すると中国古代医学思想の側面からの検討に大いに役立つと考えている。このような点から見てみるのも必要であろう。中国古代思想は医学思想をふくめて自然観よりうまれた「気」「陰陽」「天地人」等の概念がそのもとにしっかり根付いているという筆者の主張をうらづけるものでもある。

（『漢方の臨床』63巻4号〔平成28年4月〕）

『東医宝鑑』と道教医学（1）

吉元医院
吉元昭治

はじめに

すでに、筆者は、第九三回日本医史学会総会（平成七年、一九九二）で『中国医学と道教』（Ⅻ．韓国医書について）を発表していて、その際『東医宝鑑』にも言及し、道教と関係していることを述べている。

最近、次のようないくつかの、『東医宝鑑』についての発表・論文・出版が日につくようになったので[1][2][3]、再度、『東医宝鑑』を見直し、その内容にふれてみたい。

一、韓国医書の主要なもの

(一)『郷薬集成方』（一四三三）（図1）

三木栄氏『朝鮮医書説』（一九五六年初版、一九六八年再版）によると、朝鮮医書として最重要なものと記されている。八五巻、世宗（第四代王）十五年（一四三三）、兪孝通他の編著で郷薬とは中国由来の唐薬に対する朝鮮の地産の薬という意味である。この頃すでに李朝であったが、高麗、李朝初期の医書に併せて唐・宋・元・明朝の医書や、李朝医官等が実践、経験を通して郷薬を集成したものである。本書は以後、多くの類似書をうむ。

三木氏によると、この時代、朝鮮は草木薬材の産は充分であったといっても、この国では医学が疎遠され（儒学第一）、薬材の採取に時を失し、近くにあるのに、遠く唐薬を求めたりしていた。ために人々は命を失う事が多くあった。唐薬と郷薬が一致するものもあれば、全く異種のものもあったのである。細々と民間の医師でもない故老の経験をもととして治療を行っていた。そこで世宗は医官に命じ、郷薬と唐薬の正誤をただし、明にも問い正している。

(二)医方類聚（一四四五）（図2）

世宗は、文官、医官に古今の医書を集め、編集し、成宗に到って刊行される。図2は『道蔵』中の『黄帝内景五臓六腑補瀉図』と同じ。

この本はすでに韓国では亡佚していたが、壬辰の役（一九五二、日本の文禄元年、豊臣秀吉の第一回侵攻）で我国に招来され、江戸後期に到り、これを厖大な唐・宋・元・明朝の医書のコレクションとして刊公される。二六六巻。総論1として『千金方』より初まっている。

(三)東医宝鑑（一六一三）（図3）

『郷薬方編』が第一なものであるが、宣宗時代になると、すでに明医学が入って来て実用性がなくなり、新らたに医書の集成、編成に迫られ、この書がうまれた。

撰編者は許俊（一五四六～一六一五）。字は南源、宣宗に重用される。当時の医師は御医（官廷医、テレビ「チャングム」でよくその有様が分る）、儒医（当時の医師は儒教を旨とした）、業医（一般開業医、民間医）、薬師（薬剤師、薬草の採集、販売）の階級があり（その他医女というのもあった）、彼は儒医でもあり、御医でもあったのである。他に数種の著書がある。

この書の出版前には壬辰、丁酉の乱（文禄・慶長の役）があり、混乱もあった時代である。二五巻。

(四)方薬合編（一八八四年）（図4）（A、B）

黄度淵（一八〇七～一八八四）他編（黄度淵は恵庵と号し、高宗二一年（一八八四）に死去）、一巻。

本書は、画期的ともいえる、ハンドブック的、便覧の医書として数多くの版があり、著者等（川島繁男・工藤和穂）も日本語版を、平成八年（一九九六）に、たにぐち書店より出版している（共訳）。韓国の韓医は日常机上においているようである。

この本が出版してから約二十二年後に日韓併合になる。

(五)東医寿世保元（一八九四）（図5）

李済馬撰（東武と号す。初め官にあったがのちに開業医、一九〇〇年死去）、人体をその体質体性によって易の四象すなわち、太陽、少陰、少陽、太陰の四象に分け、人はいずれかのタイプに相当し、同病異治があるという。四巻。

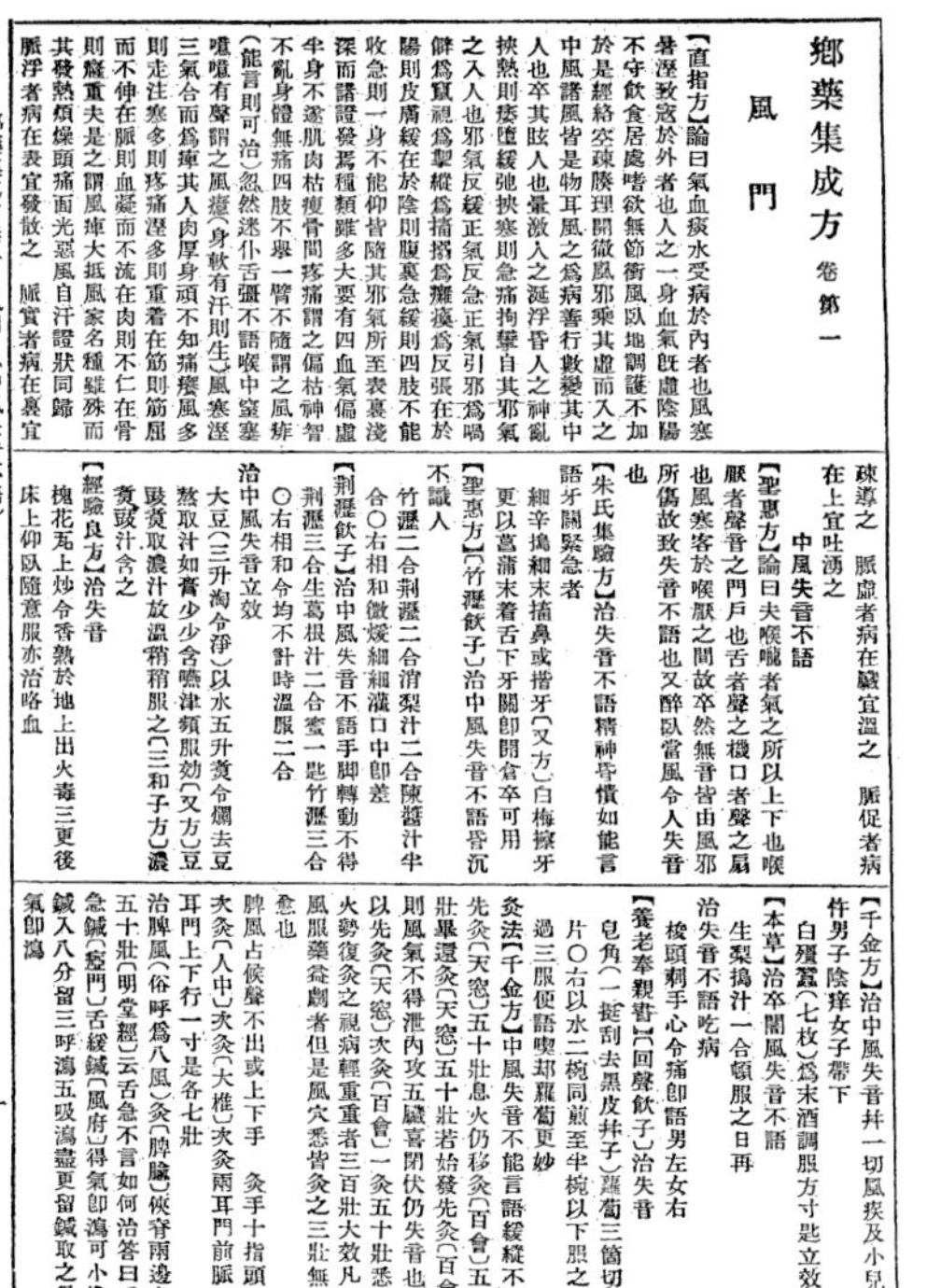
郷薬集成方　巻第一
風門
【直指方】論曰氣血痰水受病於內者也風寒暑溼致寇於外者也人之一身血氣既虛陰陽不守飲食居處嗜欲無節衛風臥地調護不加於是經絡空疎腠理開徹風邪乘其虛而入之中風諸風皆是物耳風之爲病善行數變其中人也卒其眩人也暈激入之涎浮昏人之神亂挾熱則痿墮緩弛挾寒則急痛拘攣自其邪氣之入人也邪氣反緩正氣反急正氣引邪爲喎僻爲竄視爲掣縱爲搐搦爲癱瘓爲反張在於陽則皮膚緩在於陰則腹裏急緩則四肢不能收急則一身不能仰皆隨其邪氣所至表裏淺深而諸證發焉種類雖多大要有四血氣偏虛半身不遂肌肉枯瘦骨間疼痛謂之偏枯神智不亂身體無痛四肢不擧一臂不隨謂之風痱（能言則可治）忽然迷仆舌彊不語喉中窒塞噫噫有聲謂之風懿（身軟有汗則生）風寒溼三氣合而爲痺其入肉厚身頑不知痛癢風多則走注寒多則疼痛溼多則重着在筋則筋屈而不伸在脈則血凝而不流在肉則不仁在骨則癰重夫是之謂風痺大抵風家名種雖殊而其發熱煩燥頭痛面光惡風自汗證狀同歸脈浮者病在表宜發散之　脈實者病在裏宜疎導之　脈虛者病在臟宜溫之　脈促者病在上宜吐湧之
中風失音不語
【聖惠方】論曰夫喉嚨者氣之所以上下也喉厭者聲音之門戶也舌者聲之機口者聲之扇也風寒客於喉厭之間故卒然無音皆由風邪所傷故致失音不語也又醉臥當風令人失音也
【朱氏集驗方】治失音不語精神昏憒如能言語牙關緊急者
細辛搗細末搐鼻或揩牙（又方）白梅擦牙更以菖蒲末着舌下牙關卽開倉卒可用
【聖惠方】〔竹瀝飮子〕治中風失音不語昏沉不識人
竹瀝二合荊瀝二合消梨汁二合陳醬汁半合○右相和微煖細細灌口中卽差
【荊瀝飮子】治中風失音不語手脚轉動不得
荊瀝三合生葛根汁二合蜜一匙竹瀝三合○右相和令均不計時溫服二合
治中風失音立效
大豆（三升淘令淨）以水五升煮令爛去豆煎取汁如膏少少含嚥津頻服効（又方）豆豉煮取濃汁放溫稍稍服之〔三和子方〕濃煮豉汁含之
【經驗良方】治失音
槐花瓦上炒令香熟於地上出火毒三更後床上仰臥隨意服亦治咯血
【千金方】治中風失音幷一切風疾及小兒客忤男子陰痒女子帶下
白殭蠶（七枚）爲末酒調服方寸匙立效
【本草】治卒闇風失音不語
生梨搗汁一合頓服之日再
治失音不語吃病
梭頭刺手心令痛卽語男左女右
【養老奉親書】〔回聲飮子〕治失音
皂角（一挺刮去黑皮幷子）蘿蔔三箇切作片○右以水二椀同煎至半椀以下服之不過三服便語喫萊羅蔔更妙
灸法【千金方】中風失音不能言語緩縱不隨先灸（天窓）五十壯息火仍移灸（百會）五十壯畢還灸（天窓）五十壯若始發先灸（百會）則風氣不得泄內攻五臟喜閉伏仍失音也所以先灸（天窓）次灸（百會）一灸五十壯悉泄火勢復灸之視病輕重重者三百壯大效凡中風服藥益劇者但是風穴悉皆灸之三壯無不愈也
脾風占候聲不出或上下手　灸手十指頭次灸（人中）次灸（大椎）次灸兩耳門前脈去耳門上下行一寸是各七壯
治脾風（俗呼爲八風）灸（脾兪）俠脊兩邊各五十壯（明堂經）云舌急不言如何治答曰舌急鍼（瘂門）舌緩鍼（風府）得氣卽瀉可小幾鍼入八分留三呼瀉五吸瀉盡更留鍼取之得氣卽瀉
郷薬集成方巻一　風門　（中風失音不語）　一

図1　郷薬集成方

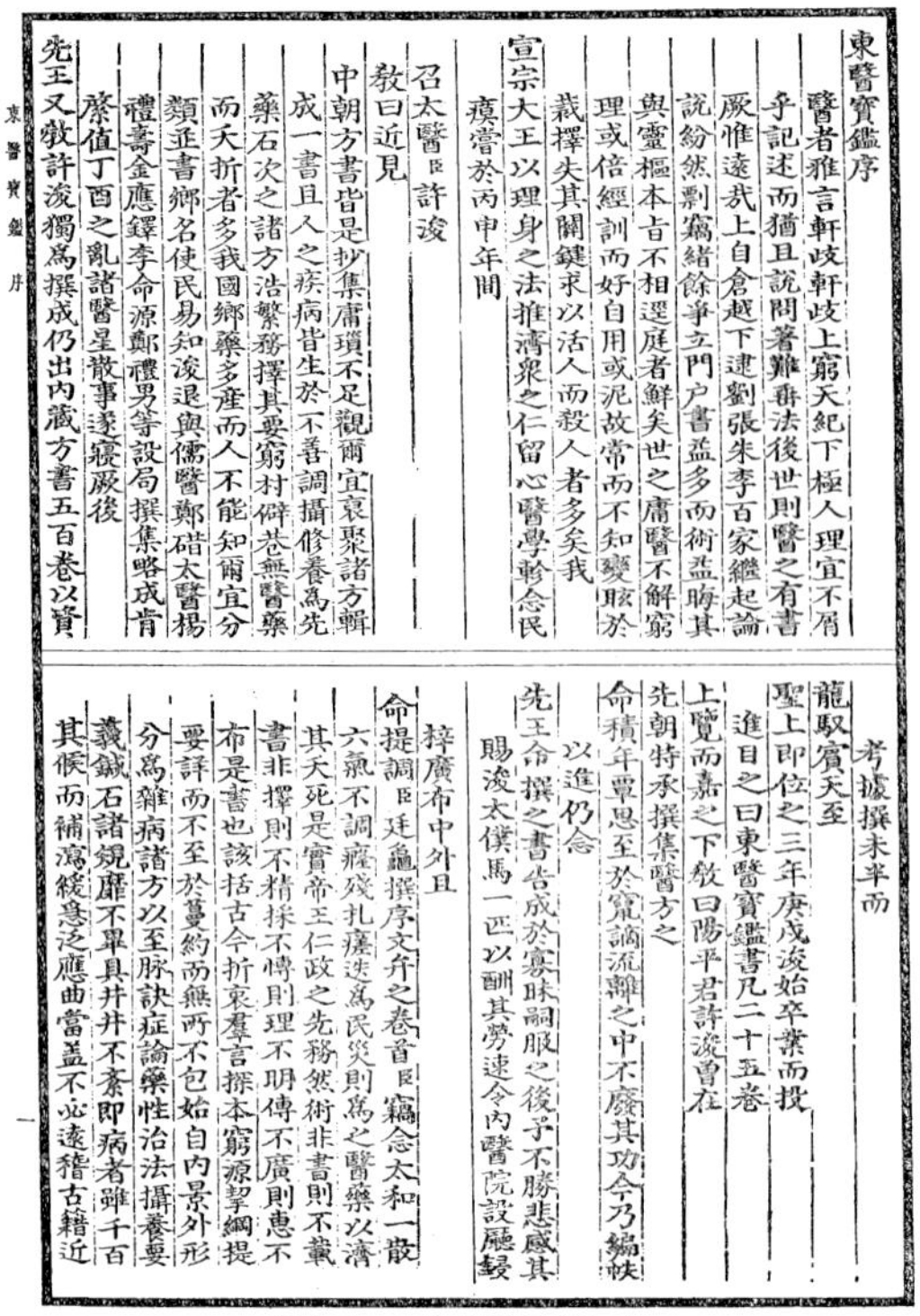

東醫寶鑑 序

東醫寶鑑序
醫者雅言軒岐軒岐上窮天紀下極人理宜不屑
予記述而猶且説問著難垂法後世則醫之有書
厥惟遠哉上自倉越下逮劉張朱李百家繼起論
説紛然剽竊緒餘爭立門戶書益多而術益晦其
與靈樞本旨不相逕庭者鮮矣世之庸醫不解窮
理或倍經訓而好自用或泥故常而不知變眩於
裁擇失其關鍵求以活人而殺人者多矣我
宣宗大王以理身之法推濟衆之仁留心醫學軫念民
瘼嘗於丙申年間
召太醫臣許浚
教曰近見
中朝方書皆是抄集庸瑣不足觀爾宜裒聚諸方輯
成一書且人之疾病皆生於不善調攝修養爲先
藥石次之諸方浩繁務擇其要窮村僻巷無醫藥
而夭折者多我國鄉藥多產而人不能知爾宜分
類並書鄉名使民易知浚退與儒醫鄭碏太醫楊
禮壽金應鐸李命源鄭禮男等設局撰集略成肯
綮値丁酉之亂諸醫星散事遂寢厥後
先王又敎許浚獨爲撰成仍出內藏方書五百卷以資
考據撰未半而
龍馭賓天至
聖上卽位之三年庚戌浚始卒業而投
進目之曰東醫寶鑑書凡二十五卷
上覽而嘉之下敎曰陽平君許浚曾在
先朝特承撰集醫方之
命積年覃思至於竄謫流離之中不廢其功今乃編帙
以進仍念
先王命撰之書告成於寡昧嗣服之後予不勝悲感其
賜浚太僕馬一匹以酬其勞速令內醫院設廳鋟
梓廣布中外且
命提調臣廷龜撰序文弁之卷首臣竊念太和一散
六氣不調癃殘扎瘥迭爲民災則爲之醫藥以濟
其夭死是實帝王仁政之先務然術非書則不載
書非擇則不精採不博則理不明傳不廣則惠不
布是書也該括古今折衷羣言採本窮源挈綱提
要詳而不至於蔓約而無所不包始自內景外形
分爲雜病諸方以至脉訣症論藥性治法攝養要
義鍼石諸規靡不畢具井井不紊卽病者雖千百
其候而補瀉緩急泛應曲當蓋不必遠稽古籍近

図3　東医宝鑑序

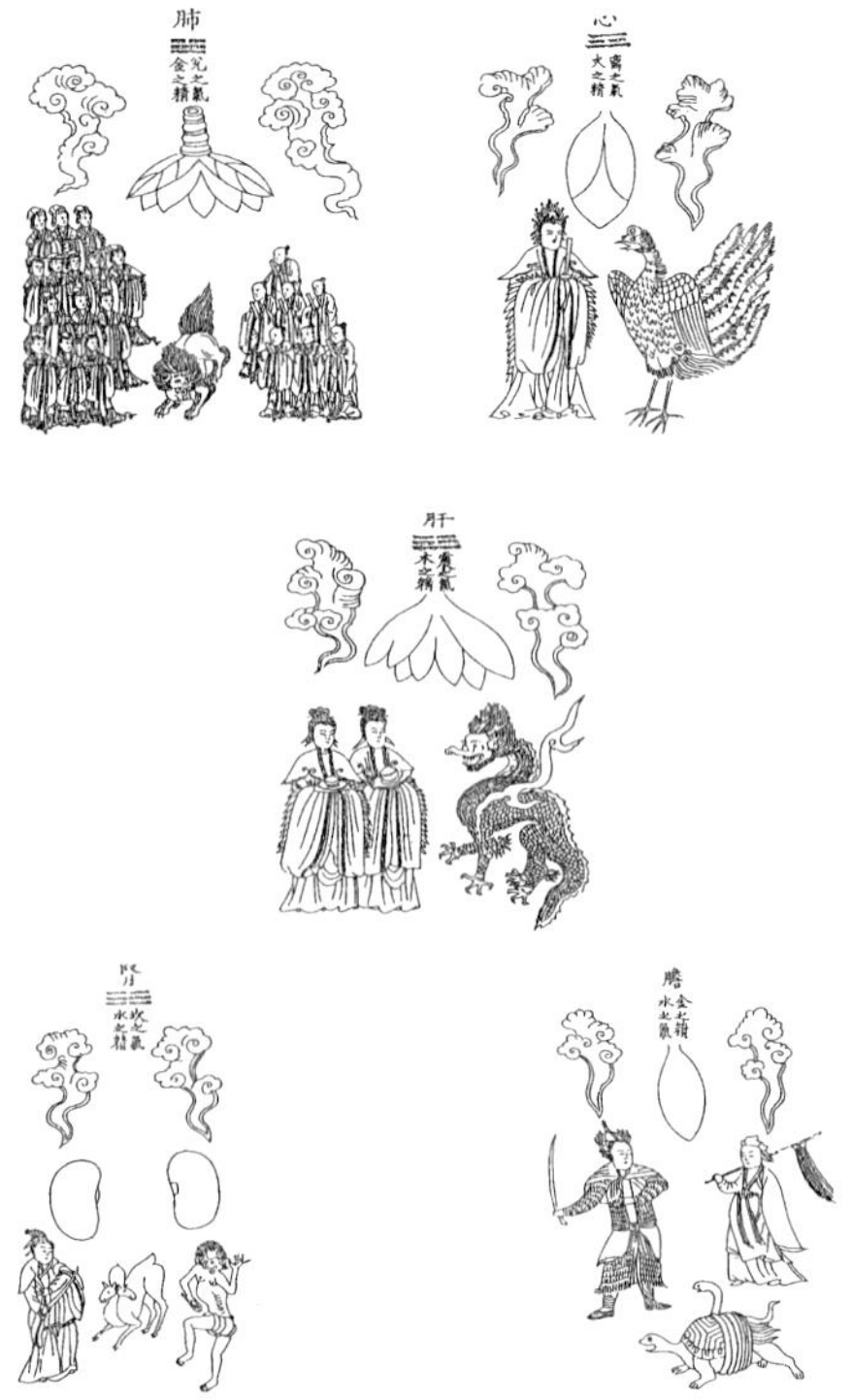

図2　医方類聚

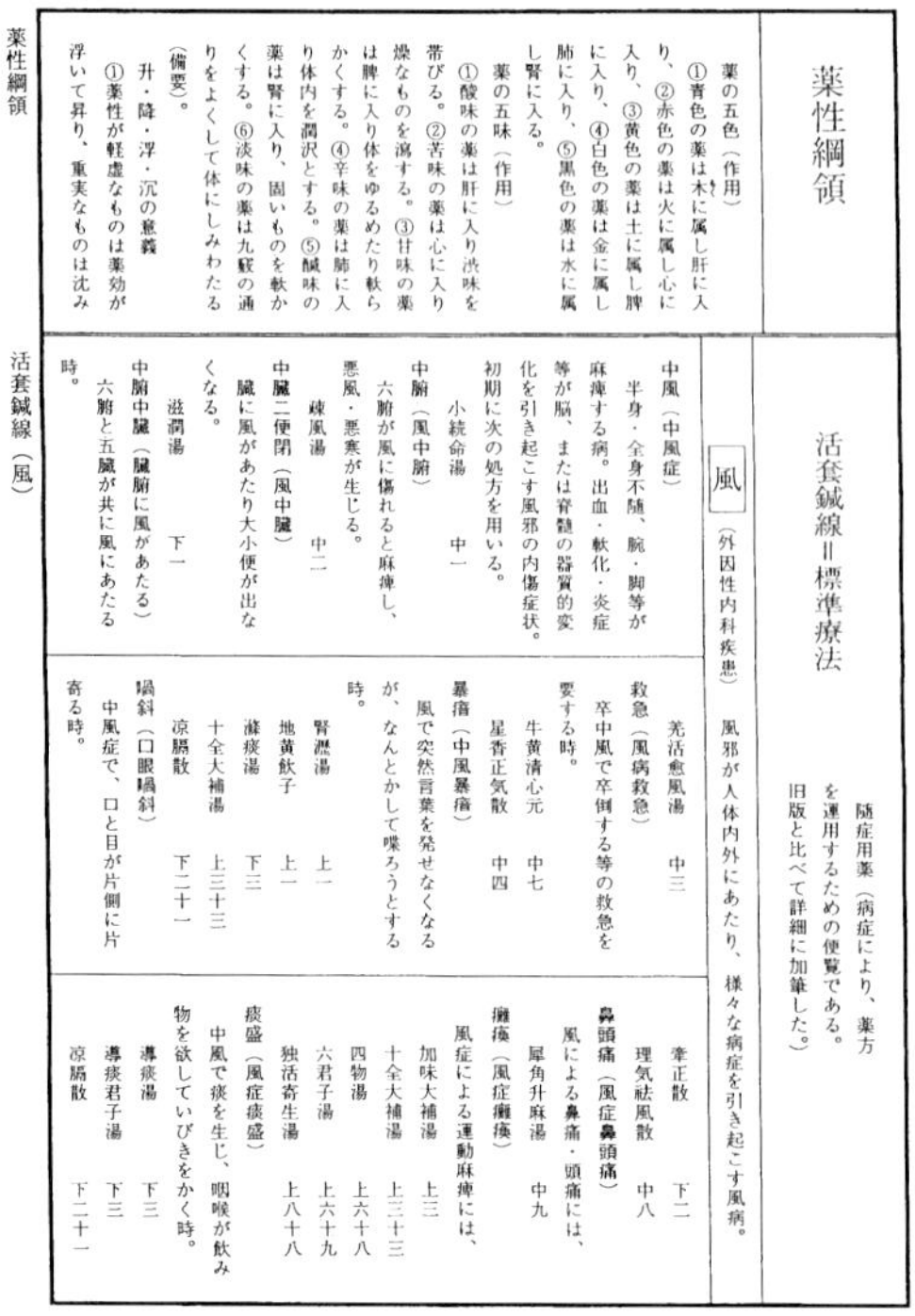

薬性綱領

薬性綱領

薬の五色（作用）
①青色の薬は木に属し肝に入り、②赤色の薬は火に属し心に入り、③黄色の薬は土に属し脾に入り、④白色の薬は金に属し肺に入り、⑤黒色の薬は水に属し腎に入る。
薬の五味（作用）
①酸味の薬は肝に入り渋味を帯びる。②苦味の薬は心に入り燥なものを瀉する。③甘味の薬は脾に入り体をゆるめたり軟らかくする。④辛味の薬は肺に入り体内を潤沢とする。⑤鹹味の薬は腎に入り、固いものを軟かくする。⑥淡味の薬は九竅の通りをよくして体にしみわたる（備要）。
升・降・浮・沈の意義
①薬性が軽虚なものは薬効が浮いて昇り、重実なものは沈み

活套鍼線（風）

活套鍼線＝標準療法
随症用薬（病症により、薬方を運用するための便覧である。旧版と比べて詳細に加筆した。）

風（外因性内科疾患）
風邪が人体内外にあたり、様々な病症を引き起こす風病。

中風（中風症）
半身・全身不随、腕・脚等が麻痺する病。出血・軟化・炎症等が脳、または脊髄の器質的変化を引き起こす風邪の内傷症状。
初期に次の処方を用いる。
小続命湯　中一
中腑（風中腑）
六腑が風に傷れると麻痺し、悪風・悪寒が生じる。
疎風湯　中二
中臓二便閉（風中臓）
臓に風があたり大小便が出なくなる。
滋潤湯　下一
中腑中臓（臓腑に風があたる）
六腑と五臓が共に風にあたる時。

救急（風病救急）
羌活愈風湯　中三
卒中風で卒倒する等の救急を要する時。
牛黄清心元　中七
星香正気散　中四
暴瘖（中風暴瘖）
風で突然言葉を発せなくなるが、なんとかして喋ろうとする時。
腎瀝湯　上一
地黄飲子　上一
滌痰湯　下三
十全大補湯　上三十三
涼膈散　下二十一
喎斜（口眼喎斜）
中風症で、口と目が片側に片寄る時。

牽正散　下二
理気祛風散　中八
鼻頭痛（風症鼻頭痛）
風による鼻痛・頭痛には、
犀角升麻湯　中九
癱瘓（風症癱瘓）
風症による運動麻痺には、
加味大補湯　上三
十全大補湯　上三十三
四物湯　上六十八
六君子湯　上六十九
独活寄生湯　上八十八
痰盛（風症痰盛）
中風で痰を生じ、咽喉が飲み物を欲していびきをかく時。
導痰湯　下三
導痰君子湯　下三
涼膈散　下二十一

図4（B）　方薬合編（和訳）

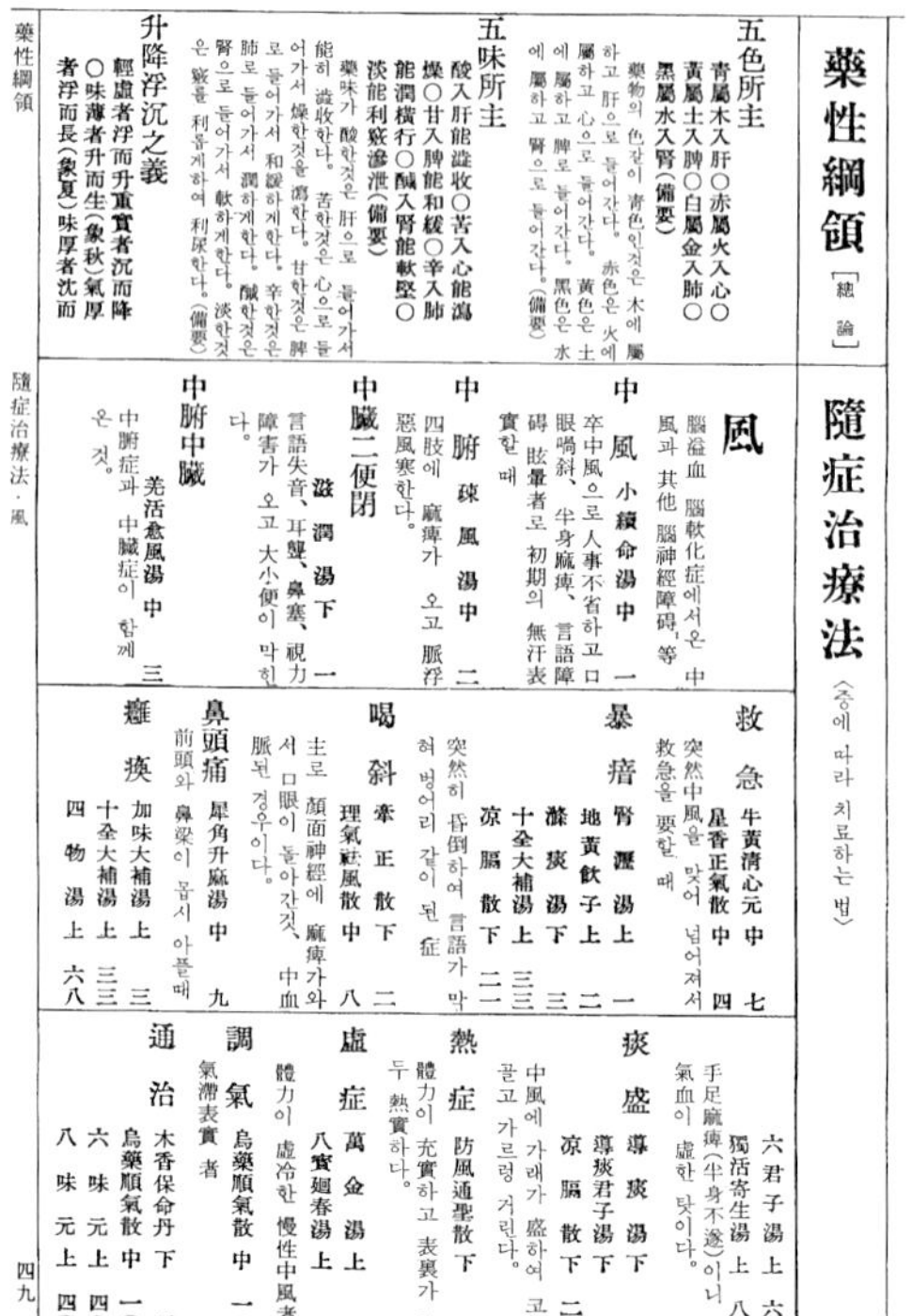

藥性綱領

藥性綱領［總論］

五色所主
青屬木入肝○赤屬火入心○黃屬土入脾○白屬金入肺○黑屬水入腎（備要）
藥物의 色깔이 青色인것은 木에 屬하고 肝으로 들어간다。赤色은 火에 屬하고 心으로 들어간다。黃色은 土에 屬하고 脾로 들어간다。黑色은 水에 屬하고 腎으로 들어간다。（備要）
五味所主
酸入肝能澁收○苦入心能瀉燥○甘入脾能和緩○辛入肺能潤橫行○鹹入腎能軟堅○淡能利竅滲泄（備要）
藥味가 酸한것은 肝으로 들어가서 能히 澁收한다。苦한것은 心으로 들어가서 燥한것을 瀉한다。甘한것은 脾로 들어가서 和緩하게한다。辛한것은 肺로 들어가서 潤하게한다。鹹한것은 腎으로 들어가서 軟하게한다。淡한것은 竅를 利롭게하여 利尿한다。（備要）
升降浮沈之義
輕虛者浮而升重實者沈而降○味薄者升而生（象秋）氣厚者浮而長（象夏）味厚者沈而

隨症治療法・風

隨症治療法〈증에 따라 치료하는 법〉

風
腦溢血 腦軟化症에서온 中風과 其他 腦神經障碍, 等
中風　小續命湯　中　一
卒中風으로 人事不省하고 口眼喎斜、半身痲痺、言語障碍 眩暈者로 初期의 無汗表實할 때
中腑　疎風湯　中　二
四肢에 痲痺가 오고 脈浮惡風寒한다。
中臟二便閉　滋潤湯　下　一
言語失音、耳聾、鼻塞、視力障害가 오고 大小便이 막힌다。
中腑中臟　羌活愈風湯　中　三
中腑症과 中臟症이 함께 온 것。

救急　牛黃清心元　中　七
星香正氣散　中　四
突然中風을 맞어 넘어져서 救急을 要할 때
暴瘖　腎瀝湯　上　一
地黃飮子　上　二
滌痰湯　下　三
十全大補湯　上　三三
涼膈散　下　二一
突然히 昏倒하여 言語가 막혀 벙어리 같이 된 症
喎斜　牽正散　下　二
理氣祛風散　中　八
主로 顏面神經에 痲痺가와서 口眼이 돌아간것、中血脈된 경우이다。
鼻頭痛　犀角升麻湯　中　九
前頭와 鼻梁이 몹시 아플때
癱瘓　加味大補湯　上　三
十全大補湯　上　三三
四物湯　上　六八

六君子湯　上　六九
獨活寄生湯　上　八八
手足痲痺(半身不遂)이니 氣血이 虛한 탓이다。
痰盛　導痰湯　下　三
導痰君子湯　下　三
涼膈散　下　二一
中風에 가래가 盛하여 코를 골고 가르렁 거린다。
熱症　防風通聖散　下　四
體力이 充實하고 表裏가 모두 熱實하다。
虛症　萬金湯　上　四
八寶廻春湯　上　五
體力이 虛冷한 慢性中風者
調氣　烏藥順氣散　中　一〇
氣滯表實者
通治　木香保命丹　下　五
烏藥順氣散　中　一〇
六味元　上　四〇
八味元　上　四〇

四九

図4（A）　方薬合編

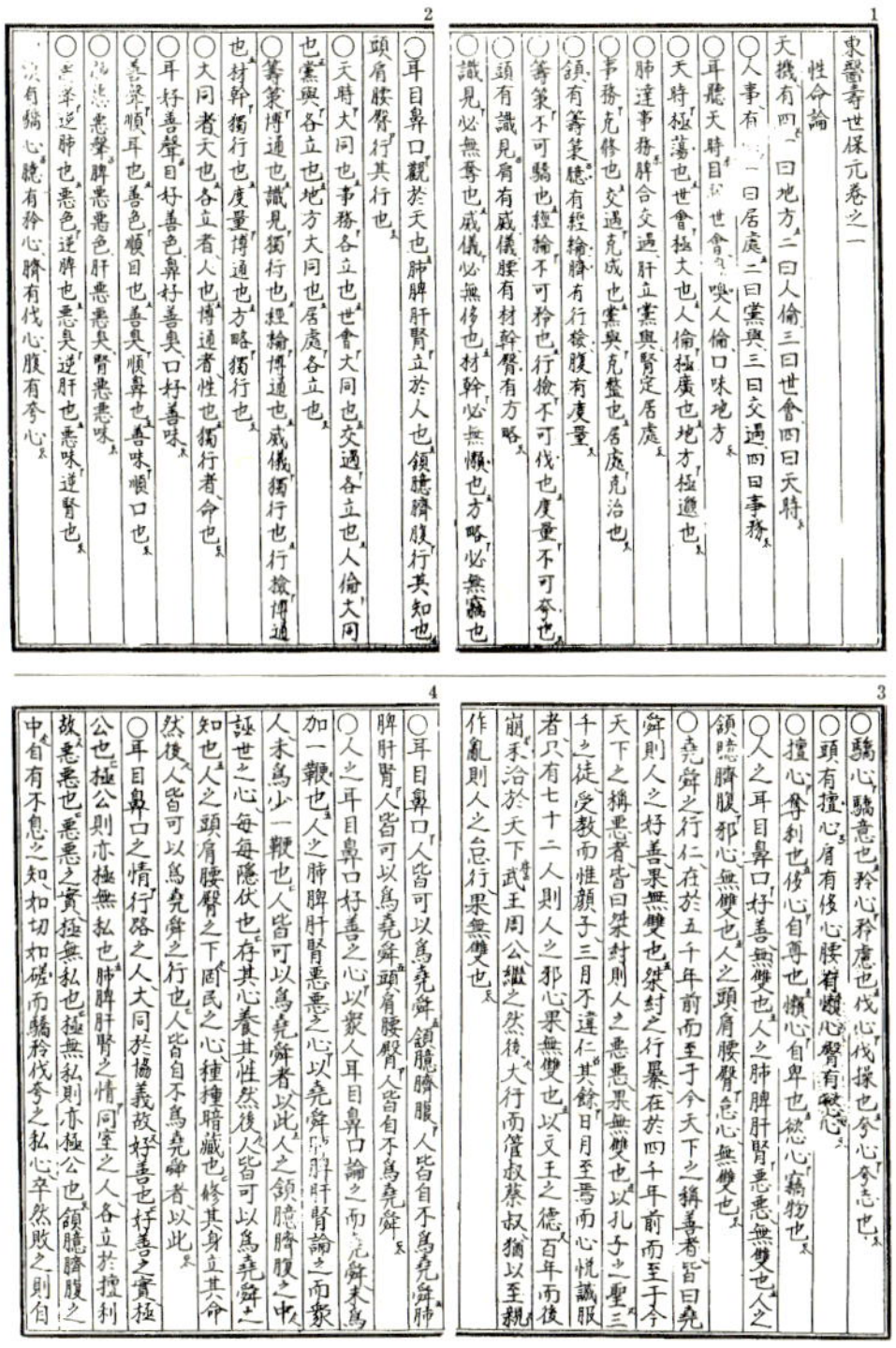
東醫寿世保元巻之一
性命論
天機有四一曰地方二曰人倫三曰世會四曰天時
○人事有四一曰居處二曰黨與三曰交遇四曰事務
○耳聽天時目視世會鼻嗅人倫口味地方
○天時極蕩也世會極大也人倫極廣也地方極邈也
○肺達事務脾合交遇肝立黨與腎定居處
○事務克修也交遇克成也黨與克整也居處克治也
○頷有籌策臆有經綸臍有行檢腹有度量
○籌策不可驕也經綸不可矜也行檢不可伐也度量不可夸也
○頭有識見肩有威儀腰有材幹臀有方略
○識見必無奪也威儀必無侈也材幹必無懶也方略必無竊也
○耳目鼻口觀於天也肺脾肝腎立於人也頷臆臍腹行其知也
頭肩腰臀行其行也
○天時大同也事務各立也世會大同也交遇各立也人倫大同
也黨與各立也地方大同也居處各立也
○籌策博通也識見獨行也經綸博通也威儀獨行也行檢博通
也材幹獨行也度量博通也方略獨行也
○大同者天也各立者人也博通者性也獨行者命也
○耳好善聲目好善色鼻好善臭口好善味
○善聲順耳也善色順目也善臭順鼻也善味順口也
○肺惡惡聲脾惡惡色肝惡惡臭腎惡惡味
○惡聲逆肺也惡色逆脾也惡臭逆肝也惡味逆腎也
○頷有驕心臆有矜心臍有伐心腹有夸心
○驕心驕意也矜心矜慮也伐心伐操也夸心夸志也
○頭有擅心肩有侈心腰有懶心臀有慾心
○擅心奪利也侈心自尊也懶心自卑也慾心竊物也
○人之耳目鼻口好善無雙也人之肺脾肝腎惡惡無雙也人之
頷臆臍腹邪心無雙也人之頭肩腰臀怠心無雙也
○堯舜之行仁在於五千年前而至于今天下之稱善者皆曰堯
舜則人之好善果無雙也桀紂之行暴在於四千年前而至于今
天下之稱惡者皆曰桀紂則人之惡惡果無雙也以孔子之聖三
千之徒受教而惟顏子三月不違仁其餘日月至焉而心悅誠服
者只有七十二人則人之邪心果無雙也以文王之德百年而後
崩未洽於天下武王周公繼之然後大行而管叔蔡叔猶以至親
作亂則人之怠行果無雙也
○耳目鼻口人皆可以爲堯舜頷臆臍腹人皆自不爲堯舜肺
脾肝腎人皆可以爲堯舜頭肩腰臀人皆自不爲堯舜
○人之耳目鼻口好善之心以衆人耳目鼻口論之而堯舜未爲
加一鞭也人之肺脾肝腎惡惡之心以堯舜肺脾肝腎論之而衆
人未爲少一鞭也人皆可以爲堯舜者以此人之頷臆臍腹之中
誣世之心每每隱伏也存其心養其性然後人皆可以爲堯舜之
知也人之頭肩腰臀之下罔民之心種種暗藏也修其身立其命
然後人皆可以爲堯舜之行也人皆自不爲堯舜者以此
○耳目鼻口之情行路之人大同於協義故好善也好善之實極
公也極公則亦極無私也肺脾肝腎之情同室之人各立於擅利
故惡惡也惡惡之實極無私也極無私則亦極公也頷臆臍腹之
中自有不息之知如切如磋而驕矜伐夸之私心卒然敗之則自

図５　東医寿世保元

二、『東医宝鑑』の紹介

本書は一六一一年版、二十三巻。本稿では明の万暦版を基にしている。

「序文」を見ると、「黄帝、岐伯より、金元の四大医家に到るといろいろの説が乱立し、医書といわれるものも数多くなってきた。凡医は究極の理も知らず、自分勝手に振舞い人を活かすどころか人を殺してしまう事がままある。

宣宗は体を守る方法をいつも考えていて、人々を救おうと医学に理解があった。そこで太医許俊を召し、今ある医書を見ても一長一短である、そこで諸方を集め一つにして書をつくり人々の病を救いたい。まず調摂修養（養生）を先にして薬石（治療法）を次に考える。我が国では辺鄙な処が多く無医村、無薬の処があり人々若死している。我が国では郷薬（地産薬）が多いのによく分っていない。そこで我が国の郷薬を分類しその採取した郷名を記して使い易くしたい、とおもい儒医・太医などに命じて書をつくらせた」とあって、宣宗が許俊に五〇〇巻に及ぶ内蔵方書を参考にさせたとある。

三、『東医宝鑑』の目録

●内景篇、一（身形・精・気・神）、二（血他）、三（五臓六腑、他）、四（小便、大便）

●外形篇、一（頭・顔・眼）、二（耳・鼻・口他）、三（胸・乳・腹他）、四（手・足他）。雑病一（天地・運気・吐・下他）、二（風寒）、三（内傷、虚労）、四（嘔吐・咳嗽）、五（積聚・浮腫他）、六（邪祟・癰疽上）、七（癰疽下、諸病）、八（諸傷、解毒、救急他）、九（婦人）、十（小児）。湯液篇、一（序例、水部、土部、穀部、人部、禽部、獣部）、二（魚部、虫部、果部、菜部、草部上）、三（草部下、木部、玉部、石部、金部）、鍼灸篇。

ここで重要なのは、巻首の内景篇一にある身形・精・気・神で本書でいえば総論的な部分ともいえる。精・気・神についてはいままでよくふれているが、広くいえば道教医学の範疇に入る。ここにあるという事は編者、許俊が儒医であっても道教に深くかか

わっているといえよう。時代は中国では明である。本書は唐宋金元医学の遺風をもっているにしても、道教の影響はここ朝鮮にも及んでいたことの証しになる。

四、『東医宝鑑』の集例

巻一の初めに「集例」がある。東医宝鑑は今のべたように大きく「内景と外形」に分けられているが、『黄庭経』も「内景と外景経」があり、両者の共通項――道教医学――がよみとられる。

ここで許俊は、体の内に五臓六腑が、外には筋骨、肌肉、血脈、皮膚があって人の体をなしている。さらに精気神は臓腑百体の主である。道家のいう三要、仏家のいう四大（地水火風）もみなこの事をいっている。

『黄庭経』には内景に医書があり、また内外境の図がある。道家はまず清静修養を本とし、医家は薬剤鍼灸で治療する。今この書は内篇に精気神、臓腑、外境、等を記してある。

古い時代、「備用局方」を各村々におく事は難かしく、その局方薬材も多く、貧しい寒村ではとても無理であった。また値も高かった。昔の人は医学を学ぼうと思ったらまず本草をよみ、薬性を知らなくてはならないといったが、その本草も数多く、又諸説入り乱れ、今の人はそのあり場所も知らない。また書には唐薬、郷薬があり、その郷薬にその産地の郷名も、採取に適当な時期もまた乾燥させる方法も判っきりしていない、そこで容易に役にたち備用に、遠くにわざわざ探しに行かなくてもよいようにしたい。

王節歳は「李東垣を北医、朱丹渓を南医といい医に南北があるが、我が国は東方に僻在し、医学の道も細々とし、東医というべきである。」とあり、本書の所以を述べている。

五、『東医宝鑑』の参考書目

『東医宝鑑』の参考書目として「歴代医方」八十六種を挙げている。その主なものは次のようなものがある。

天元玉冊・神農本草経・霊枢・素問・難経・傷寒論・金匱玉函経・内照図・針灸甲乙経・脈訣・肘後方・外台秘要・諸病源候論・千金方・本草拾遺・素問註・玄珠密語・明堂図・備用本草経史証類・医説・直指方・日華子本草・三因方・聖済総録・素問玄機原病式・儒門事親・東垣十書・丹渓心法・経験良方・婦人良方・医学綱目・医学入門・万病回春・医方類聚・郷薬集成方等

六、内景篇第一

本稿ではこの巻一が、目的とする道教医学との接点がある処なのでここを摘訳、要訳している。

身形

まず初めに身形蔵府図（図6）がある。側面図で、四肢が描かれていない。

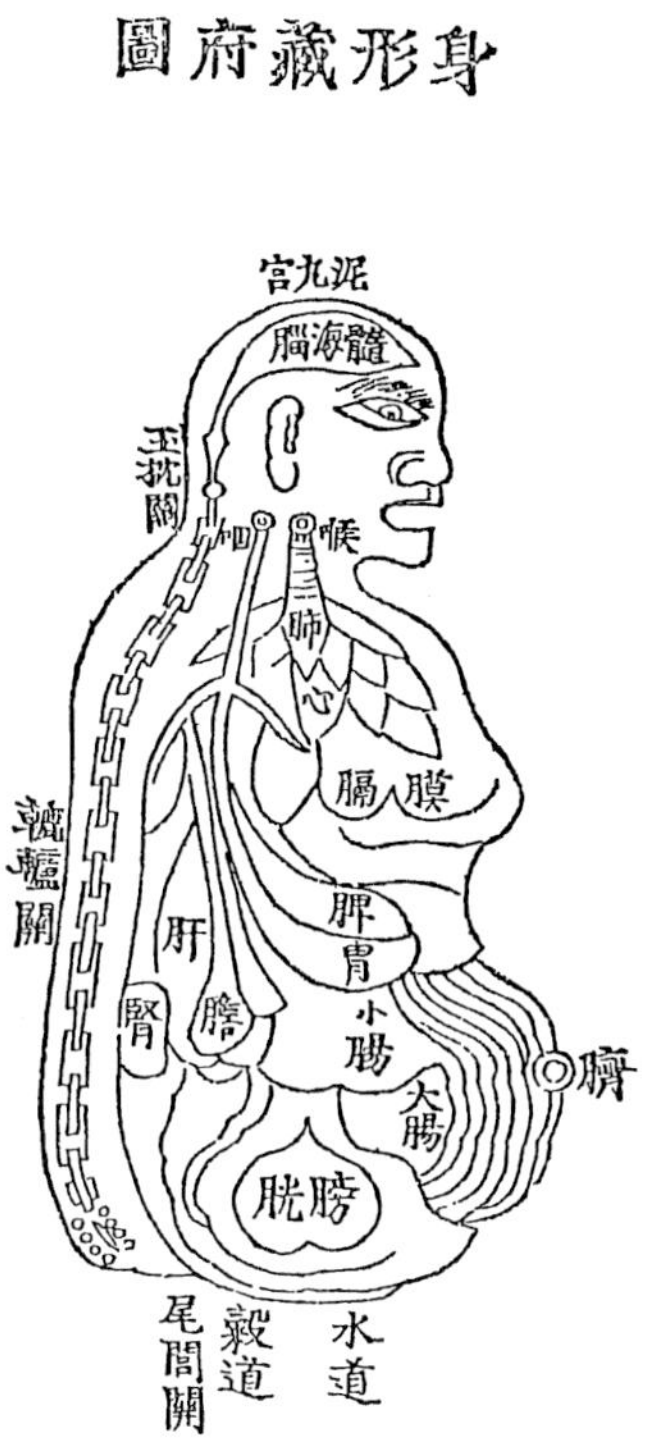

図６　身形蔵府図

孫真人は天地の間で、人が最も尊い。頭の丸いのは天、足の平たいのは地、天に四時、人に四肢。天に五行があるが如く人には五臓。天に六極、人に六腑。天に八風、人に八節。天に九星、人に九竅。天に十二節、人に十二経脈。天に二十四気、人に二十四兪。天に三百六十五度、人に三百六十五節。天に日月、人に眼目。天に昼夜、人に寝寐。天に雷電、人に喜怒。天に雨露、人に涕泣。天に陰陽、人に寒熱。地に泉水、人に血脈。地に草木、人に毛髪。地に金石、人に牙歯。みな四大五常がかみ合って人の体をつくっている、といっている。

肥満の人には湿が、痩せには火が多い。顔色の白い者は気虚、黒色のものは腎気は足りている。外見の体つき、顔色は体内の臓腑の状態と一致しなくとも同治法のことがある。

●形気之始。『乾鑿度』に「天の形は乾より出る。太易・太初・太始・太素があるが、太易とはまだ気を見ず、太初は気の始め。太始は形の始め、太素は質の始まりである。形と気が具わり、病気もここからおこる。人が生れるのは太易より、病は太素よりおこる」とあり、『参同契』に「形気未だ具わらないものを鴻濛という、まだ離ればなれにならなかったものを混淪という。易の乾坤は太極の変ったもので乾坤が合わされ太極が分れて天地が生れた」とあり、『列子』は「太初は気の始め、太始は形の始めである」といっているのと同じである。

●胎孕之始。『聖恵方』に「天地の精気は万物の形になる。父の精気は魂、母の精気は魄になる。妊娠すると一月の胎はチーズのよう、二月で李のような形に、三月で形になり四月で男女に分かれる。五月で筋骨ができ、六月で鬚髪が、七月でその魂は遊離し初め右手を動かす。八月でその魄が遊離し左手を動かす。九月で体をぐるりと転身し、十月で足がしっかりとし母子は別かれる。分娩が延びる者は高貴、早く産れるものは貧賤であり未熟児で死ぬこともある」とある。

●四大成形。仏教では「地水火風（四大）と人が和合して人の筋骨、肌肉となるというが、精血津液みな水に属し水が温暖をとり入れ、火となり火の霊明は活動し風をよぶ。風がとまれば気が絶える。火が去ると体は冷え、水分は枯れ、血は無くなり、土が散り散りになると体は裂けるようになる」という。『上陽子』は「髪歯骨爪は地の変ったもの、涕は精血、血液は水の変ったもの。温暖燥熱は火の変ったもの、霊明の活動は風の変ったもので、こ

の四大が合体し生まれるのである。骨が金属のように強いのは金水の盛んなこと。精が王のように強いのは火が盛んであり、気が雲のように流れるのは風が盛んである。」という。

●人気盛衰。『霊枢経』では黄帝の問いに岐伯が答えて「人は生れて十歳で五臓の働きが定まり血気は巡り、真気は下にある。それでよく走れる。二十歳になると血気始めて盛んになり肌肉は平らに長くなる。それでよく勢いよく走れるようになる。三十五歳にもなると五臓は安定し、肌肉、血脈は充実しよく歩ける。四十歳にもなると五蔵六府、十二経脈はみな盛んになり大いにもり上り、皮膚もきめ細かくなるが顔色やや劣え髪に白いものが混る。五十歳になると心気、肝気が初めて衰えて、肝はうすくなり、胆汁の分泌も少なくなりだるく横になりたがるようになる。六十歳になると心気が始めて衰えよく心配したり悲しんだりし血気もおとろえ始め、横になりたがる。七十歳になると脾気虚となり皮膚は乾燥してくる。八十歳にもなると肺気衰え魄は遊離し言葉を誤るようになる。九十歳になると腎気は力がなくなり他の四臓の経脈は空虚になる。百歳にもなると五臓はみな虚、神気は去っていき（精神状態は働かず）体のみがのこって命は終る」といっている。『素問』では「四十歳にもなると陰気が半分になり日常生活にさし支えがでるようになる。五十歳になると体が重く耳目不聡明となり六十歳になるとインポになり気は大いに衰え、九竅も働かず、下虚上実の有様になり涙やはな水がでるようになる」と記している。

●年老無子。『素問』に、黄帝が岐伯に、歳とっても子ができない理由をきくと答えて「女子は七歳で腎気盛んとなり歯は生え代り腎気盛んに髪は延びてくる。…以下『素問』上古天真論と同文」

●寿夭之異。『素問』（上古天真論）に「余聞上古之人、春秋皆度百歳。と以下同文がつづく」。虞摶は「人の寿命は天命である。天命というのは天地父母の元気である。父は天、母は地。父の精、母の血の強弱は誰れでも同じではない。人の寿命もまた異なり生れる時、初めて気を受けて盛んなものは上、中等度の寿命のものは気の受け方が片寄っているからで、中の下の寿命のものは気が少なくよく保養が必要になる。下寿のものはそうではなく、早死する。風寒湿熱に加えて飢え労働しすぎ、傷などの場合もあるが、つまりは天気の良否である。上古の聖人は百草をなめ医薬をつくり人々を救った。伝える処では身を修め命を大切にし人事を盡して天意に沿う。こうすれば凶なものでも吉、死ぬものも生きることができる」といっている。

●形気定寿夭。『霊枢経』に「形と気が互にかみ合っていれば寿、そうでないと夭折。血気経絡が体にみなぎっていると寿、そうでないと夭折する。体が充実し皮膚にはりがあれば寿、体がしっかりしていても皮膚にはりのないものは夭折。体はしっかりして脈が堅く大きなものは順調。形はしっかりしても脈が小さく

て弱いものは気が衰えている。そうなると危くなる。体がしっかりしても顴骨がもり上っていない者は骨は小さい。骨が小さい者は夭折する。体がしっかりして筋肉が太いものは寿、形はしっかりしていても筋肉は太くてもその運動がうまくいかないものは筋肉はもろく夭折する」。『類纂』に「殺気が天気にまさると人が肥えているのに長生できない。やせていれば命はのびる」とある。虞搏は「遅脈の者は多くは長寿、頻脈の者は多くは夭折する」と『内経』では「意識がなくなり頻脈のものはわるい。気血は人身の神で、頻脈のものは気血がこわれ易い。そうなると神気がやんで死んでしまう。脈がおそくゆるやかな者は気血は調和し神気も損ずることなく長生する」とある。

●人身猶一国。『抱朴子』に「人の体は一国に象られる。胸腹は宮室、四肢は境界、骨節は百官、神は君、血は臣、気は人民のようである。体を養うのは国を治めるのと同じだ。人民を愛するのは国を安らかにする事になる。気を惜むのは体を全うする事であり、人民が散りぢりになると国は滅びてしまうように、気が枯れれば死んでしまう。死ねば生き帰れなくなる。このわけで、至人といわれる人はまだ起きてもいない病を未然に防いでいる。医師は何事もない時は何もしないで病がおきてから仕事にとりかかって危くする。気というものは滑らかになり難く濁りやすい」とあり『素問』に「十二官として心は君主の官…以下『素問』霊蘭秘典論篇第八がつづく…」。この十二官は互に失う事はないようにする。君主が明主ならば下々は安泰で、養生をしっかりしていれば寿命は長く、そうなると天下太平になるが十二官が危うくなると体の流通がわるくなりそうなると大きな傷をうける。養生に欠くる処があれば天下もそのおおもともおかしくなるから大いに戒むべきである。

●丹田有三。『仙経』に「脳を髄海、上丹田。心を絳宮、中丹田。臍下三寸を下丹田といい下丹田は精の中心、中丹田は蔵神の中心で上丹田は気の中心である」とある。『悟真編註』には「人は天の秀気をうけて生れ、陰陽が合って体をつくる。それで体の中には精気神が主となり神は気から、気は精から生じる。すなわち道を修めるには何事もなく、精気神の三つをおろそかにしない事である」という。邵康節は「神は気を。気は腎を、体は首をコントロールしている。形と気は互に交わり三戈（天地人をいう）の道である」といっている。

●背有三関。『仙経』に「背後に三関があるという。脳の後に玉枕関、背骨に轆轤関、水火のふれあう処（心腎）を尾閭関という。これらはみな精気の上下往復する道すじである。この上下循環のさまは、恰も北斗七星が天の川を廻転しているようである」とある（図1参照）。『参同契』には「人の気血の循環は上ったり下ったり、ひる夜の区別もない。丁度、黄河や長江の水が東に流れて海に注ぐようにたえまがなく、また枯れる事もない。水は地中にもぐって流れ循環往来しているが日月の運行もそうである」

とある。

●保養精気神。『臞仙』は「精は気の本、気は神の主。形は神の家である。それで神を使いすぎると精が枯れ、精を使いすぎると精はつきる。気をわずらわせすぎると絶え絶えだえになる。人が生きていられるのは神（精神作用）があるからで、体が身を寄せているのは気である。もし気が衰えれば体は消耗する。体は神の家のようなものだから安心して住めるようにすべきで、そのためには修身、養神して気を散らさないようにし魂が遊離しないよう心懸ける。もしこうならないと丁度、燭台の火が消え、堤防が決壊して水がなくなったと同じになる。魂は陽、魄は陰で、神がよく働いて服気し、体はよく食べ味い。気は晴明であれば神は爽やかである。反対になれば体が疲労し気が混濁する。服気しているものは多くは不死になり天に飛べるが、食穀だけとっているものは多くは死んでしまう。すなわち地に帰るという事である。魂は天に飛び、魄は泉水におちてしまう。これは丁度、木の下で火をもやすと煙は上にのぼり灰は下につもるのと同じである」

●古有真人至人聖人賢人。『素問』上古天真論と同じ。

●論上古天真。『素問』上古天真論と略同じ。

●四気調神。『素問』四気調調節論と略同じ。

●以道療病。臞仙は「昔、神聖者でもあった医師はよく患者の心を療し病気を起こさせなかった。今の医者はただ人を治す事は知っていてもその心を治すことを知らない。愚かといってよい。時にうまく行くと安心してしまう。世間の凡医は取るに足らないのである」といい太白真人は「病気を治そうと思ったらまずその心を癒してやることだ。心（神）が自然に清浄になれば病は自然によくなる」という。至人といわれる人はまず未病を初めに治す。すなわち治心で病後の養生も大事でなお薬、鍼灸もあるが二の次である。

●虚心合道。白玉蟾は「修行にはまず体を鍛え錬形を行う。すると神（精神、心）が凝縮して気が集まってくる。そうなると丹が完成する。丹がなると体は強固に、さらに神は全うする」といい、宋斉丘は「忘形して気を養い、忘気して神を養い、忘神して心を養う、といっている。この「忘」というものは物もないという事で、それでは物も無いという事は一体物は何処にあるのか。それはちりほこりの中にある」といっている。

参考書目

（1）崔仙任：『東医宝鑑』道教医学思想研究、巴蜀出版、二〇一四年五月（中国・出版）
（2）孫亦平：従『東医宝鑑』看道教養生論対東医学的影響、宗教学研究、二〇一五年三月（中国・論文）
（3）金兌根：『東医宝鑑』医学体系における養生と修養の思想、日本道教学会第六十六回大会、二〇一五年十一月（日本・発表）
（4）李泰浩：郷薬集成方、杏林出版、一九七七年一月（韓国）
（5）金礼蒙：医方類聚、人民衛生出版、一九八一年四月（十一冊）（中国）
（6）許浚、東医宝鑑国訳委員会：原本 東医宝鑑、南山堂、一九六六

年八月（韓国）
（7）笠原之也訳：東医宝鑑、日韓経済新聞社、一九七二年六月（日本）
（8）笠原之也訳：続東医宝鑑、日韓経済新聞社、一九七三年六月（日本）
（9）許浚等：東医宝鑑、台湾国風出版、一九七七年一月（台湾）
（10）黄度淵：証脈・方薬合編、南山堂、一九七七年六月（韓国）
（11）黄道淵（原著）、李泰浩（編）：新訂対訳大方薬合編、一九七七年三月（韓国）
（12）許浚等：東医宝鑑、人民衛生出版、一九八二年二月（中国）
（13）申載鏞：方薬合編解説、新光文化社、一九八八年九月（韓国）
（14）吉元昭治、川島繁男、工藤和穂（共訳）：方薬合編、たにぐち書店、一九九六年一月、（日本）
（15）李済馬（原著）、名越礼子（訳）：東医寿世保元、一九八八年二月（日本）
（16）三木栄：朝鮮医書読、横田書店、一九七三年十二月、（日本）
（17）金斗鐘：韓国医学史（韓）、探求堂、一九六六年四月
（18）金信根：韓国医書攷（韓）、서울大学出版部、一九八七年六月

（つづく）

（『漢方の臨床』63巻5号〔平成28年5月〕）

『東医宝鑑』と道教医学（2）

吉元医院
吉元昭治

●学道無早晩。百二十歳になってもなお還乾（乾、八卦で☰、天で陽）できる。例えば老樹に若枝を接着して活きかえることができるように、真気還補すれば返老還童になる。昔、馬自然は六十四歳になって死を怖れ汲々として道を求めたが、たまたま劉海蟾に会い長生の秘訣を授り命は窮りなかった。『悟真篇註』には呂純陽は六十四歳の時、正陽真人に、葛仙翁は六十四歳の時、鄭真人に、皆金丹の道を教わり修めて道成り仙人になった。この三人の仙人は晩年になってから道を修めたのである。世人欲にかられ、精を消耗し、思慮に欠け、精神を疲労させ気を損い、真陽がすでに失わってしまうのは大方、六十四歳前であろう。六十四歳前でも成功はおぼつかなくなる。道を修めるのには晩くてもやる気があれば可能なのである。

●人心合天機。北斗七星は天の主要なところ、人では心が重要なところ、心が体を動かしているのは北斗七星が天中でまわっているのと同じである。上陽子は「人の気が丹田に下るのは陽の微候で体が温かくなる」といっている。

●搬運服食。『養性書』にいう、「およそ人が修養、養生するのには大きな法がある。すなわち精気を損しない、気を消耗しない、精神を傷めないの三つである。道家でいう全精、全気、全神とはこの事である。朝一番鶏がなく前に起き調息、叩歯して心を集中しているとしばらくすると神気が一定してくる。さらに力一杯動くようにする。すると血脈はのびやかになり、自然にめぐるようになる。この時、口中に唾がたまり、神気を覚えるようになったらのみ下し下丹田に納めて、元陽を補充する。補養的な薬剤は両手をこすり熱くなったら服用する。導引し、終ったら櫛で頭をすき、顔を洗い、香をたき、静かに読誦（原文「洞章」とあり、『黄庭経』か）を一通りしてから庭を百歩近く歩く。そのうち日が高くなったら粥を食べたら手で腹をなで、二、三百歩、歩く。

これは養生の大畧で知らなくてはならない」とある。『胎息論』に「およそ食事をとるのは、夜中子の刻（十二時頃）以後とし、目を閉じ、床上にあぐらをかくように坐り顔を東に向け「呵」と腹から声を出し、古い気をはき出す。これを三回してやめると鼻の中にかすかながら清気が入り、舌の下にある二つ穴があるがそこから腎に下る。さらに口中の唾が口一杯にたまったらゆっくりのみこめば五臓に注ぐようになる。これは気が丹田に帰ったからで午前二時頃より午前四時頃まで行う。これらの法は横になってねていてもよい。また人はいつも玉泉（口中の唾）を食べているとと長寿となり、顔がつやつやしてくる。一番鶏がなく早朝より夜中までおよそ九回口をそそいで玉泉をのむ」。臞仙は「漢蒯京は歳百二十歳になっても気力衰えず毎朝玉泉を服し、叩歯する事十二回、名づけて錬精といい、昇王真は常に玉泉をのみ胎息といった」という。

●按摩導引。『養生書』に「夜ねていて目がさめたら叩歯九回、唾をのむ事九回、手で鼻の左右をなでるのを十回行う」とあり、また毎朝早くおき歯をみがき、唾を口中一杯にしてのみ下し、鼻をすぼめて気を閉じ、右手を頭に挙げて左耳を引っぱる事十四回、ついで左手で同じように十四回行う。また手掌をこすって温め両眼に当てる事二十回、すると眼は自然に障りをおこさず、明白となり額を何回となく拭う。これを修天庭という。また鼻柱の両側を二、三十回つまみ上げるようにして鼻のうら、おもてが熱くなるようにする。これを中岳（鼻梁のこと）をうるおすことになり、ひいては肺をうるおすことになる。また耳介を数カ所手で摩擦する。これを城郭を補修することといい、補腎と難聴によい方法である。

●摂養要訣。太乙真人の七禁がある。「一、言葉は少なく内に気を養う。二に色欲を慎み精気を養う。三にうす味のものを食べ血気を養う。四に玉泉をのみ蔵気を養い、五に怒ったりしないで肝気を養う。六に飲食に注意して胃気を養い、七に余り心を乱すような事はせず余り考えすぎないで心気を養う」といっている。人は気によって生きているので気は神により盛んとなり、気を養えば神は全うできる。『黄庭経』に「もし不死を願うなら崑崙を修める」とあるが、これは手で顔をなで、叩歯し、津液をのみほすことで、こうすると気はますますよく錬られるようになる。この三つを「崑崙を修める」という事でこの崑崙とは頭の事をいう。『葛仙翁清静経』では「もし人が欲を取り払おうと思ったら、心静かにすます。こうすると神は自らに清らかになってくる。人の心を空しくし澄まし、坐忘の境地にひたり、言葉少なく聴くこともなくしていると神が保存してくる。それで命は保てるようになる。思うに多言は気を損じ、多喜は心情がとびちり、多怒は意識を損う。多悲哀思慮は精神を傷つけ、働きすぎると精を傷つけてしまう。これらはみな修行の人にはあってはならない事である」とある。また養性を心懸ける人は、遠くに行くにも早く

走らない、耳に強い音はきかない、日に強い刺激をうけない、飢えてから食べない、食べすぎない、のどが乾いてから水をのまない、またのみすぎない。嵇康は養性に五難があるという。「名利をむさぼるのが一、喜怒を除かないのが二、色欲が三、美味を欲するのが四、心を虚にして精を消耗するのが五難である」。『類纂』に「目力を養うにはいつも目をつぶっている。耳力を養う者はいつも腹をすかさない。腕や肘を大切にするには屈伸し、大腿や脛を大切にしたかったら歩くのにいつも足ふみを欠かさない」という。孫真人は「いつも薬を服用している者は本当の養性の術を知っていない。養性の道はいつも少欲で疲れすぎない事である。「流れる水は腐らず、いつも開閉している戸はさびない」という事でこれはいつも運動しているからで、養性の道は長く走らない、長く立ってない、長く坐していない、長くねていない、長く見つめない、長く音を聞かない、これらは損ずるもとになる」といった。

●還丹内練法。金丹子問答に「金液とは金水で、金は水の母、母は子を隠す。胎とは還丹の事である。昔のある賢人は丹とは丹田であり液とは肺液である。肺液によって丹田に還る。よって金液還丹という」といった。

●養性禁忌。『養生書』に「養生する者は忌日には暮れから腹一杯食べない。月の忌の月末のみそかには大声を出さない。一年の忌とは冬には遠くに行かない。夜寝室の光りを絶さない事」とある。また、「喜怒は意志を損じ、哀感は気力を失わせる。贅沢は徳を惑わし陰陽をからす。学に励む人の大いに忌むべきものである」とある。『真論』は「眼は身の鏡、耳は体のとびら、視る事が多ければ鏡はくもり、聴く事が多ければ戸びらは閉じる。顔は神の庭、髪は脳の現われで、心が憂えると顔がやつれ、脳の働きが弱まると髪は白くなる。精は人の神明で体の宝である。労多ければ精は費やされる」と書いてある。『抱朴子』は「よく養性するものはいつも少思、少念、少欲、少事、少語、少笑、少愁、少楽、少喜、少怒、少好、少悪などこの十二少を守る。これは養性の要諦である。多思すれば神がおかしくなり、多念ならば志は散り、多欲ならば目がくらみ、あちこち手を出し忙しく体はつかれてくる。多語になると気がとぼしくなり、多笑は内臓を傷つけ、多愁は心をいため、多楽は心が一杯となり、多喜は錯乱状態になり、多怒は百脈不定、多好は理窟に合う合わないに迷い、多悪は体は憔悴して心がおちつく事がなくなる。この十二多を除かないと栄気、衛気はその動きを失い血気はむやみに走りまわり、やがて命を失う破目となる」と書いてある。

●四時節宣。『養生書』に「春にはおそくねて早くおきる。夏や秋では夜おそくねて早くおきる。冬には早くねて朝はおそくおきるとあってみな人に益となる。早起きするといっても一番鶏がなく前でなく、おそく起きるといっても日の出のあとではない」とある。月のおわりと初めの日の入浴はよく空腹の時や満腹の時

の入浴はよくない。人は春夏は東に、秋冬は西に頭をむけねるが北に枕をしてはならない。大風、大雨、大霧、暑熱、大寒、大雪の日は何事も禁忌に心懸けする。また大風、暴雨、雷電、暗天などの日は龍鬼神が横行しているのですぎ去る時まで、室の戸を閉め、香をたき静坐してまつ。こうすれば人は傷つけられる事はない。「臞仙」は「夏は人の精神が往々滑りやすい時で、そのため心の働きが強く腎は弱る。腎は水だから秋には凝まって冬になると固くなる。よく体を保護する事が重要である。すなわち夏には老幼を問わず煖いものをとれば秋に下痢、嘔吐をおこすことはない。腹を暖めていると病は生ぜず血気も盛んになる」。

●先賢格言。『真人養生経』にいう「人は体を動かし働き病気にならないようするには、酒をのんでも酔いすぎない。食事したら百歩位あるき、腹をなでる。寅丑の日には爪を切り頭を梳くこと百回。満腹の時は立って、空腹の時は坐って小便する。歩くにも風に当らぬよう、室も隙間風が入らないように、ねる時は足をそそぐ。腹一杯たべてから寝るのは全く益がない。思慮は最も神（心）を傷つける。喜怒は最も気を傷つける。いつも鼻毛をぬいておく。地平線が明るくなったら起きるが、その時ベッドからおきるときまず左脚でおきれば一日中邪気に会う事はない。酸味は筋を、苦味は胃を、甘味は肉に、辛は気を、酸は寿命を損う。春夏には精を余り洩さないで、秋冬には陽気を固めなくてはならないから一人でねる。慎しみ静かにしているのが最もよい。財産は生活できるのに充分であればそれでよく欲をかかない事である」とあり、「東垣省言箴」に「気は神の祖、精は気の子、気は精神のおおもと。気を積めば精が、精を積めば神が全うできる。清らかにまた静かにこれらを制御できれば道を達成できる」。

●養性延年薬餌。延年益寿の効がある薬剤は九種。その主なものを次に並べておく。

瓊玉膏。補髄、養性、返老還童、百損を補い、百除を除き万神ともに備わり五臓充実、白髪は黒く、歯は生え代り、走る事奔馬の如く、数服すれば一日中飢えたり口渇もしない。例えば二十七歳で服用すれば三百六十歳、六十四歳で服用すれば五百歳は生きる。生地黄、人参、白茯苓、白蜜等よりなる。

◦三精気。長く服用すれば軽身延年、益寿、童子のようになる。蒼求、地骨皮など

◦延年益寿不老丹。何首烏、甘草、熱地黄、骨皮、人参、蜜等

●単方。二十三種がのっている。

◦黄精。久服軽身、顔色不老、不飢

◦地黄。久服軽身

◦百草花。百病によい、長生、神仙

◦枸杞。久服軽身、不老、耐暑、長寿

●神枕法。秦山老父と漢武帝の故事である。漢武帝が東巡の折り、一人の老翁を見ると背より白い光が数尺も立ち上っているのをみて不思議におもい何か方術があるのかときくと「昔八十五の

時、老衰、死になりそうになり頭毛は白く歯はぬけおちました。そこに道士がやってきて棗を服し水をのみ絶穀するがよいといいその上神枕法を教えてくれました。神枕は三十二のものが入っていますがそのうちの二十四種は二十四気、八つは八風に相当します。私はこの枕のおかげで髪は黒く歯は生え、一日三百里ぐらい歩くのは平気で今では百八十歳ばかり、世を捨てる事もできないでいます」と答えた。武帝はその顔をみると五十歳位と少しも変らないので傍の者にきくとやはり同じという。そこで枕の作り方をきくと、枕は一尺二寸、高さは四寸、中に一斗二升ばかり入り蓋の厚さは二分、三列に四十の孔をあける（一二〇孔、粟大の大きさ）。薬は川芎、当帰、白芷、辛夷、杜衡、白朮、藁本、木蘭、川椒、桂皮、乾姜、防風、人参、苦萸、白茯苓、荊実、肉従容、飛廉、柏実、薏苡、款冬花、白微、秦椒、靡蕪、など二十四種の薬物を入れる。これは二十四気に対応し、加えて烏頭、附子、藜蘆、皀莢、茵草、礬石、半夏、細辛等の八つの強い作用の薬草を使うがこれは八風に対応している。これら三十二種のものを布の嚢に入れ枕の中に入れる。百日もたつと顔はつややかに、一年もすると病気はなくなり、体は香いを出し四年もすると白髪変じて黒くなり歯は生えかわり耳目聡明となり、この法は験あり秘してその人にあらずば伝えられないと云った。帝がそばにいた東方朔にきくと、これは昔女庶―王青―広成子―黄帝に伝えられ、近くは穀城道士が淳于公に伝えたという。帝は翁に謝礼をしようとしたが受けないで「臣が君に対するのは父子のようだから子が知っていても賞を受けるわけにはいかないし、また道を売る者でもありません」というので、帝はやめてさらに諸薬を下賜した（雲笈七籤）。「神枕」については『牧尾良海博士喜寿記念儒仏道三教思想攷』平成三年一九九一、山喜房に著者が詳述している。次いで煉臍法や養老として「老因血衰」「老人治病」「老人保養」（牛乳粥等）がつづく。

以上の処から本書の冒頭から養生法、内丹法（外丹法はない）を記してあることが判明する。

精

●精為身本。『霊枢経』に「男女が相合して人ができる。まずさきに精が生れこれが身体のおおもとになる。また五穀の液体部分は合わさって膏となり骨の空隙に入り脳髄を補益する。それは又下って陰股部にいき、陰気が虚状態だと腰背痛をおこし、下腿も病むようになる。また脳髄は骨を充たし、脳を髄海という。この髄海が働かなくなると耳なり、目まいをおこすようになる」。

●精為至宝。人の精は最も貴重なものだが、それはまた極めて少ない。身全体では中にはせいぜい一升六合位しか動いていなく、これは男子十六歳未満の未だ精を洩らしていないものの量である。一杯になると三升、精が衰えてくると一升にも及ばなくなる。精と気は互に養いあい、気が聚れば精は満ちてくる。気が盛

んだと日毎よく飲食できるが、これは精のためである。十六歳の若者が一回性交すると約半合の精を失ってしまう。これでは益することは何もなく、精が少なくなると体が疲労し力がなくなってしまう。それだから色欲は不節制して精を少なくしないことで、少なくなると気は衰え、気衰えば病気になる。こうなると身も危くなる。精は人の至宝というべきである。『仙書』に「男女の中では精液を最も宝とするものであり、命が惜しければ精を大事にすることである。肝精が固まらないと目がくらみ、眼はみえなくなり、精が不足すると肌肉はやせ衰え、腎精が固まらないと神気が少なくなり、脾気が弱くなくなると歯や髪はおちる。こうなって真精が消耗し疾が出てきていつ死んでもおかしくなくなってくる」。象川翁は「精は気をうみ、気は神をうみ、営衛は非常に重要なものである。養生をする人はまず精を第一の宝とする。精が満たされれば気は壮んとなり、こうなると神も盛んになり身体は健やかに病はなくなり、五臓がよく働き、外には皮膚はつやつやうるおい、顔も若々しくなり、耳目聡明、老いても益々盛んとなる」といい、『黄庭経』には「精室を守る事は急を要し、徒らに洩さぬようしっかり閉じておく。こうして精を宝にしていれば長く生きられる」とある。

●五蔵皆有精。『難経』に「心が盛んなら精汁三合、脾に散って膏が半斤、胆が盛んなら胆汁は三合ある」とある。『内経』に「腎は水を五蔵より受け、六腑の精になりこれを蔵する」とある。腎だけが精を蔵しているのではなく、五臓はみなそれぞれ精を蔵している。男女が交わない時は精は血中にあって形はない。交わった後では欲情が動けば全身に血はまわり命門にきてそこで精となる。

●脈法。『脈法』にいう「男子の脈で微弱で渋るものは子ができなく、精気は冷えきっている」と。また『脈訣』では「精を洩らし白濁していれば尺脈が結しているか、つよく緊張しているかを見るべきであり、濇脈なら傷精という。また精が枯渇し血枯の状態になっている証である」とある。『医鑑』には「わずかな濇脈でも精を傷つける」とある。

●精宣秘密。『内経』に「およそ陰陽の要点は陽がしっかりしているか否かである。陽が強くなると陰気は静かにしていて事はできなくなる。絶陰平陽、精神をいたわって治療するのがよい。陰陽が離ればなれになると精気は絶えてしまう」。註にいう「男女交合の要は陽気を閉じ徒らに洩らさない。そうすると生気は強くなり長生できる。これは聖人の道である。陽が強くて閉じる事もできなくなると陰気が泄瀉されて精気は枯れてしまう。陰気が平静でなごやかで陽気が閉ざされていると精神は日毎に働き治癒に到る」とある。秘精には玉露丸など五種類がある。

●節慾儲精。『内経』に「六十四歳になると精髄が枯れる歳頃になる」とあり『千金方』にある『素女経』には「六十歳になったら精を閉じ洩さぬ事だ」とある。人生四十歳以下では欲情はあ

るが、四十歳以上になると、しきりに気力の衰えを訴えるようになり、多くの病が一時に起きるようになり遂には治しようもなく救いようもなくなる。六十歳を過ぎれば性交渉もできなくなるが心の平穏な者は性の問題はやめにして精を固めるようにする。自制すれば欲望はへり、また欲情が亢まると謹みこれを抑える事が重要である。一度節制すれば欲望は治まるが、そこで一度してしまうと火に油をそそいだように燃え上ってしまう。『仙書』に「欲情が強ければ精を損じ、精を節すれば長生できる。もし欲情が強くなったら「縮陽秘方」を使ってみる。これは水蛭、麝香、蘇合の三味からなり左の足うらのなかほどにぬる。すぐ陰痿になる」。

●錬精有訣。仙家は内腎の一竅を玄関、外腎の一竅を牝戸といっている。西蕃人に長生きの者が多いのはよくみると夜ねていると手で外腎を温めてねているからでこれも一つの方法であろう。

●補精以味。『内経』に「精が不足している者は食べ物で補うとあり、さっぱりした味は補精作用がある」とあり『洪範論』に「うす味の穀物をとるのが最も精を養う。粥をにて中に濃い汁を入れると精は集まり、これを食べると精をうむ。試すと確かに効果がある」。

●遺泄精属心。丹渓はいう「内臓を閉じてしっかりさせているのは腎であり、外に排泄するのは肝である。この二臓にはみな相火がある。これらは皆上の心の君火につながっていて、何か人の体が動くと心は動きまた容易に相火もまた動く。動けば精は自ら動き、相火はより集まってくるが、もし心腎不交の有様になるとこの流れは滑らかでなくなり精が洩れてしまう。聖人は救心、養心を教えている。精を司っているのは心で、精は腎に蔵せられ心腎気虚になると調節がきかなくなり小便をもらすようになる。これを尿精によってなるので漏精という。君火が安温ならば生命は長く、相火がほしいままに動くと精は固まらなくなる。夜つづけて洩すものには坎離丸や黄連清心飲がよろしい」。

●夢泄属心。直指は「邪客が陰神と結び体を守らなくなると、心は夢を蔵して、のちに泄することがある。その徴候は三年位前から気力がなく、情欲を強く抑えていたためにしらずしらずに夢泄してしまう。珍珠粉丸（夢精、遺精に。黄柏、蛤をやいた粉、真珠など）、保精湯（陰虚火動、夜夢精するもの。当帰、川芎、白芍、生地黄、麦門冬、黄柏、知母、蜜等）などを用いる」。

●夢泄亦属鬱。『本事』に「腎気が閉じると精を洩す」とありまた『素問』に「腎は作強の官」とありさらに「腎蔵精、腎がよく働いていれば精気は人を育てられる」とあり人が生きて大きくなるのも、死んでしまうのもみな腎の力による。今腎気が衰えれば精気はなくなる。このような場合はすぐに猪苓丸を服用する。『綱目』に「夢精は鬱滞によるが医師の大半は鬱という事を知らない」とある。

●精滑胞属虚。仲景はいう「下腹がきりきり痛み、陰部は冷た

く、目まい、髪は脱毛、脈は強く虚で遅脈、亡血、男子は失精、女子は夢交をみる。このような場合、桂枝加竜骨牡蠣湯を用いる」とあり『霊枢』には「精が傷つけば骨は弱くなり、泻精も意識しないで洩してしまう。こういう者に耳聾者がいる」とある。

●白淫。張子和は「陰茎がいたみ、強くなると痒くなったり、立ったままになったり、または白い精液のような白いものが識らず識らず出てしまうことがある。これは房室のしすぎで、心火を降すくすり、泻心湯、清心蓮子飲などを服用するのがよい」。

●補精薬餌。人参固本丸、瓊玉膏、延年益寿不老丹。

●単方。地黄、肉蓯蓉、五味子、抱朴子、牡蠣、胡麻、龍骨。

●導引法

●鍼灸法

気

●気為精神之根蔕。東垣はいう「気は神の祖、精は気の子、気は精神のもとである」という。

●気生於穀。『霊枢』に「人は穀気をうけて胃に入れ肺や五臓六腑はみなそれをうけ清なるものは栄、濁なるものを衛になる。この栄衛は脈中により衛は脈外、営は脈内にあって体をめぐる事五十回、休むこともない。そして又互に出合う。陰陽は環って終りがないように相貫いてぐるぐるまわっている。また上焦は五穀を分解し全身にゆき渡らせて毛はつややかにさせる。恰も霧がみなぎっているのがはれるようでこれを気という」とあり『正理』には飲食の熟成したものは益気作用があり穀からうまれる。本来、人には天地陰陽がつくった気があるが、二十歳にもなって元気で欲望は少なく、余り働きすぎでないなら気は長くゆるやかにすごすが、欲が多く、体が労働でつかれすぎると短気短少となり体は弱くなり病がでてきて命も危くなる。

●気為衛於外。『霊枢』に「衛気は筋肉の分かれ目を温め充実させ、皮膚をこまやかに、関節の動きをなめらかにする。衛気が温くなれば体は充分動けるようになる」とある。『内経』に「衛は水穀の強い気で、速くて脈の中に入れない。そこで皮膚の中とか筋肉の分れ目、胸腹の胸膜、腹膜に散る」とある。また陽気は体の外を主る。明け方に人気は生じ日中盛んとなり日が西に傾むと陽気は虚になり、気の門は閉じられる。

　人の気は午前四時頃まず左脚の足心、湧泉穴から流れ、ひるには頭のてっぺんに、次いで右手より脇腹から足に下り、右足の足心でとまる。これは坎离が陰陽の様子を報せているのだ。

●衛気行度。『霊枢』に「衛気は一日に体を五十回廻る。陽はひるに二十五回、陰はよる二十五回巡る。それで早朝陰はなくなり陽がでると陽気はまず目に出る。目を見張ると気は頭に上りさらに下って足太陽経に到り小指の端に至る。別枝は目から下に足少陽経から小指の端に、又別な分枝は下って手太陰経から小指に到り、つづいて次の指の間にうつりこうして身体四肢末梢部まで

気は循環している」。

●またある者はいう。「経脈は上下左右前後二十八脈全身をめぐるがその長さは十六丈二尺、二十八宿の漏刻（時間計をはかる水時計）がひるよるを分ける。それで一日一万三千五百回も息している」と。

●生気之原。『難経疏』に「四十二経脈はみな生気のもとである。この生気のことは腎間の動気で五臓六腑のもと、十二経脈は呼吸の門、三焦のもとで一名守邪之神という。それで気は人のおおもとというのである」といい、また「気海は、生気のもとだが、気海は臍下一寸、もう一つの半田丹といわれているものは一名関元といい臍下三寸にある」といっている。

●気為呼吸三根。『正理』に、人の命は胎胞のうちですでに受けている。生れて臍帯を切るまで真霊の気は臍下に集まる。『荘周』にいう「真人の息は踵でするが衆人の息は喉でする」と。「おもうに気は下焦にあってその息は気は遠く上焦からするからであろう」。

●胎息法。真詮は「人は胎中にあっては口や鼻で呼吸しないでただ臍を通じて母の任脈により息をしている。任脈は肺に通じ鼻で息をしているから母の呼吸の気はみな臍を通して往来している」という。天台は「人は生れる時臍でつらなっている事を想い、初学者は調息する時、気は臍を通して行う事を想い口、鼻で息をしないで胎中で臍で呼吸しているようにする。それにはまず口の気を閉じ臍で呼吸する事八十一または百二十になって初めて口から気を吐く。この時一度に吐くのではなく恰も鴻毛（おおとりの羽毛）を口や鼻の上にはりその鴻毛が動かない位にはく」という。また『養生』に「胎息は胎児が母胎中で息をしているが、気息は上は気関、下は気海に動き口鼻の気でしているのではない」。

●調気訣。彭祖は「和神導気の道は、戸を閉めきった室でゆっくり暖くして帯をゆるめ、枕の高さは二寸半、まっすぐ目を閉じ気は胸式呼吸をし、鴻毛を鼻の上につけその毛が三百回も息した時も動かないようにする。こうなると耳は聞くものもなく、目は見るものもなく心に思うものもなくなり、寒暑も感じなくなる。歳も三百六十歳近くまで生きられ、真人に近くなる。また吐く気を故気、或るいは死気、吸う気を生気という。口鼻と天地間では陰陽死生の気が往来している」。

（つづく）

（『漢方の臨床』63巻6号〔平成28年6月〕）

『東医宝鑑』と道教医学（3）

吉元医院
吉元昭治

●肺生気。『内経』に「肺は気を主り、諸気はまた皆肺に属する」とあり、その註に「肺は六葉あり中に二十四の孔があって陰陽清濁の気を分け分布している」とある。また肺は気を蔵し、気が余れば喘咳となり、気が上るのが不足すると呼吸するのが少なくなる。『霊枢』に「膻中は気の海、気が余れば胸や顔が赤くなり、不足すると気力は少なくなり言葉は少なくなってしまう」という。

●脈法。仲景は「脈浮、汗が玉の如く流れるものは衛気不足である」という。また寸口脈が微で渋るものは衛気が衰え、渋脈の者は栄気が不足している。代脈は気が衰え、細脈は気が少なく、浮脈で脈が時にふれないものは気は絶えようとしている。

●気為諸病。丹溪は「体中を巡るものを司っているのは気である。内に傷なく外に何も感じるものがなければ何んで病が起こるであろう」といっている。浄気が滞れば気逆、気が上にいくと肺は火邪をうけ、炎上して昇ってまた降りてくる事はなくなる。激しく痛み、局方の辛香燥熱の薬を用いて火をおさめるようにする。張子和は「諸病みな気から生じ、諸痛はみな気がもとである」といっている。『万病回春』に「風気を傷つけると疼痛、寒が気を傷つけると戦慄、暑が気を傷つけると悶熱、湿が気を傷つけると腫れもの、燥が気を傷つけると塊りができる」という。『序例』に「人の気は丁度魚が水の中で生きているようなものだ。水が濁っていれば魚はやせ気が充分でない人は病邪に侵される」とある。

●気逸則滞。臞仙は「一日中ひまの人は多くは運動も気力も使わず、腹一杯たべ、坐ったり、ねたりしている。こうしていると経絡は通らず、血脈は鬱滞してくる。貴人は顔つきは楽しそうでも心の中ではそれなりに苦労はある。貧乏人は心の中はひまでも顔つきは苦労しているように見える」。『入門』にいう「気滞、気

結したら軽るいものは動けばよくなるが、重いものは橘皮一物湯（橘皮一両を新たに汲んだ水で煎じてのむ）を用いる」。

●七気。喜・怒・悲・思・慮・驚・恐、又は寒・熱・恚・怒・喜・憂・愁をいう。『直指』に「七情は病をおこし、七気は気結を生じる。七情鬱結して心腹がしばられるように痛むものは七気湯（半麦、人参、甘草）、梅核気のようで咽喉部がつまり喀出できず、又胸痛、胸のつかえ、よだれをたらすものは四七湯（半麦、赤茯苓、厚朴、紫蘇）がよい」。

●九気。『内経』では「九気とは怒・喜・悲・恐・寒・気・逆・驚・労・思」とあり、また、膈気・風気・寒気・熱気・憂気・喜気・驚気・怒気・山の毒気などをいう。これらに当って心腹が刺すように痛み死にそうな者には神仙九気湯（附子、片子、姜、黄甘草）がよい。その他正気天香湯（殊に婦人の場合）。

●中気。余りに喜びすぎて陽を、余り怒りすぎて陰を傷つけ、憂いがちになりふさぎこむ。急におこり出してみたり、そのうちによだれをたらし、牙関緊急の有様となる。いわゆる中風だが多くの人は死んでしまう。この証があったら蘇合香元を口にそそぎ入れその後は症状によって治療する。方氏は「中風の多くは治らない。多くは怒気からおこる。体が温かくよだれをたらしている者は治すことができない」といっている。

●上気。肺が寒熱におかされると上気となる。『内経』に「肺蔵気。気が余れば喘咳上気する」とあり、上気とは吸気が多くなって気が少なくなり、息が荒くなる。蘇子香気湯（麹、蘇子、陳皮、当帰、厚朴、甘草等）などがある。

●下気。『綱目』に「下気は心経に属すとあり、夏脈は心だから、心脈が不調になると下に気がでるようになる。下気である」とある。また癲病発作をおこし、気が下に出るものは必ず死ぬ。これは真気がかれ絶え、腸や胃、皮膚の孔が塞り穀気が腸胃にまわらず腸胃の中が排泄されてしまうからである。河間はいう「腸胃が鬱結すると穀気は留まって腸胃を通らなくなりげっぷや放屁するようになる」という。

●短気。『明理』に「短気とは、気が短かく又つづかないものをいう。もし気があって上衡しても実なものは気が上衡したものではない。呼吸の回数が多く、つづかず喘しても肩はゆるがず、呻吟しているようで痛みがない者と区別は難かしいが、息がせかせかして短いものが短気である」とあり、仲景は「健康な人が寒熱におそわれ、気が不足した状態で息をしているのは実である」といっている。

●少気。『綱目』に「少気の者は余り話しをしない」とあり、『霊枢』では「肺蔵気。気が不足すれば息もかすかに、息も少なくなる。また肺虚になると少気。息をつぐ事は難かしくなる。また腎は気を生み腎虚になると少気。言葉に力がなく、骨も侵され、動く事ができなくなる。又、膻中は気の海、気が不足すると少気となり、しゃべるのも充分でなくなる」とある。四君子湯、

人参、黄耆湯、益気丸などを使う。
●気病。『入門』にいう「人が天気で血液も臓腑の間を循環しているのに疼痛をおこすのは胃のつまり、胃逆で胃が一杯になり痛む。原因として七情、飲食物が鬱滞して痰飲をおこしたからで辛温のものがよく、つまった痰をとるには辛寒降火の治療がよい。上焦に気滞すると心胸部につかえがあって痛むものには枳橘湯などがよい」。
●気逆。『霊枢』に「清気は陽に、濁気が陰にあり、栄気は脈と同じにうごき衛気は逆行している。ところが清濁が互に干渉すると気が乱れ、心はわずらわしくなり、沈黙し頭を下げ静かに伏せるようになる。こうなると肺が喘々し手で胸をなでるようになる。また腸胃がやられると下痢、嘔吐、四肢がやられると四肢の動きが悪くなり、頭がやられるとのぼせて頭が重く目まいをするようになる」とあり、「散火の法はまず破気剤を与えて気を降せば火は自ら帰る」とある。
●気鬱。気の病の初めはたいした事がないように見える。それが七情、又は天気、或は飲食が適当でなく、津液は流れず、清濁が入りまじり、気がつもって痰気鬱積したり、腹に食べものがたまったりして痛みをおこすようになる。『正伝』に「気鬱は湿滞し、たまると気鬱になり、浮腫、脹満をおこす」とあり『入門』に鬱とは病がかたまり散らないで気鬱が散らないからで二陳湯がよいとある。

●気不足生病。『霊枢』に「邪気があるところみな気血不足しために上気し脳に充分まわらなくなるので耳なりしたり頭はために苦しみ、目はつむっているようになる。また気は下り下痢することもある」。
●気絶候。『霊枢』にいう、「五臓の気が絶えると目がまわり目が見えなくなる。これは意志がまず死にかけたので、こうなると死んでしまう。一日半も死んだような状態になりさらに六腑の気も共に絶えると、陰陽それぞれはなればなれになる。皮膚から汗もでないものは夕に死ぬ」とありまた六府の気が絶え外には上気し、脾はちぢみ気は絶え、内では下痢が止まらないものは手足が動かなくなる。またもし陽気が前に、陰気が後から絶えると死ぬ。チアノーゼ様になり陰気が前に絶え、陽気が後から絶えるものは死ぬ。体が黄色くなり腋の下が温ければ心下の熱である。
●禁忌。『内経』に「長くねていると気を傷つける」とある。『西山経』に「よごれた汚ない気に近づき真気に触ると死気が近づき生気を乱す」とある。人は空腹時死骸を見たり死臭をかいではならない。このような時は酒をのみ毒をちらす。伝染病ではその家の人はみなその毒を防ぐようにする。伝染すると大汗をかく。わるい毒気にあたったからである。
●用薬。『正伝』にいう「男子は陽に属し気は容易に散るが、女性は陰に属し、気多く鬱になり易い。従って男子の気病はいつも少なく女性の気病は常に多い。治療は女性はその血を調べ気の

消耗を防ぎ、男子はその気を調べ血を養う」とある。破枯紙、青木香、元木香、香附子等が用いられる。

●通治気薬。蘇合香元、至聖來復丹。

●単方。人参、木香、香附子、沈香、枳殻、烏薬、檳榔、龍脳、麝香、陳皮。

●六字気訣。嘘肝気、呵心気、呼脾気、呬肺気、吹腎気、嘻三焦気。その法は口から息はき鼻より取り入れる病をとり長寿の方法である。春は嘘で肝を、夏は呵で心を、秋は呬で肺を、冬は吹で腎を、四季を問わず呼は脾を、いつも嘻は心を養う。肝病では三十回大声、小さく十四回呼ぶ。心病では呵を大声で三十回、小さく十回。脾病では大きく三十回呼び小さく十回。肺病では大きく呬を三十回、小さく十回。脾病では大きく呼ぶ事三十回、小さく十回、肺病では小さく吹く事十回、これらはみな導引をしたあとに行うのがよい。

●鍼灸法。

神

●神為一身之主。『内経』に「心は君主の官、神明の出るところ」とある。無名子は「一水、天一生水、人では精、二に火を生じ人では神である」といっている。邵子は「神は心を、心気は腎を、体は首を統率している。形と気が交わって神となる」。『内経』に「太上養神、次に養形、それ故養神する者は必ず体の体型（太り、やせ）、栄衛、血気の盛衰を知らなくてはならない。血気は人の神で謹んで養うべきである」。註にいう「神が安泰ならば寿命はのびる。神が去ると体はおとろえる」とある。

●五味生神。『内経』に「天は五気をもって、地は五味をもって人を養う」とある。五気は鼻より心肺に蔵せられ、五音は音声を明らかに、五味は口より入り腸胃に蔵せられ、味はその蔵せられる処を養っている。五気が和すれば津液を生み、五気、五味が完全に出来上ると神は自ら生れてくる。

●心蔵神。心は神明のよりどころ。中は空虚で直径は一寸位にすぎない。しかし神明があって、万事をスムースにしている。七情六欲が生れるのも心で、心が静かなら神明が通り、事がおきる前に知る事ができる。丁度門戸を出ないのに天下を知るようなものである。心は水のようで絶えまなくつづき、清らかで洞窟の底まで見えるようにすんでいる。これを霊明といい、静かで強く元気を固め万病も起らないでいられ長生できる。もしあるおもいがめばえてそればかり思っていると外に馳せ、気が散り内には血気に従って行くとか、栄衛の流れが昏乱して百病が相次いでおこるようになる。これらはみな心によっておこるのである。『内経』に「心臓蔵神、神が余りあれば笑いが止まらず、神が不足すると悲しみがわく」とある。

●人身神名。『黄庭経』に「肝神龍烟字含明、形長七寸、青、錦をまとい、鳳玉鈴状のひょうたんのようなものを懸けその色は

青紫色をしている。心神は丹元字守霊、形長九寸、丹錦をひらひらさせそれはまだ開花しない水蓮のよう、その色は赤。脾神は常在字魂停、形長七寸六分、黄錦の衣をまとい金色で掩っているようだ、その色黄。肺神は皓華字虚成、形長八寸、白い錦をまとい、その黄雲の帯は岩をも掩う花笠のようで紅白色をしている。腎神は玄冥字は育嬰、形長三寸六分、蒼色の錦をまとい、丸い形の石のような形をしている、色は黒。胆神は龍曜字は威明、形長三寸六分、九色の錦をまとい緑帯をしめ、裾はひさごをかけたようで色は青をしている」とある。『正理』に『黄庭経』にいうとあって「泥丸百節みな神がいて神名は多い。また人には三部がある」とある。三部は上中下部に分れ上部八景は髪、胸、眼、鼻、耳、口、舌、歯神を、中部八景は肺・心・肝・脾・左腎・右腎・胆・咽神。下部八景は腎・大腸・小腸・胴・胃・膈・両脇・左陽神・右陰神、など身中に九宮や、金楼、重門、十二亭などがあり、身外に一万八千、身内に一万八千の神がいて絳宮（心）がコントロールしている。その他三魂、七魄神というのもある。

●五蔵七神。『内経』に「心蔵神、肺蔵魄、肝蔵魂、脾蔵意、腎蔵志」とあり、また「脾は意と智、腎は精と志を蔵すとあり、これを七神という」とある。註に「神は精気がなり変ったもの、魄は精気の助けるもの、魂は神気の補佐である。意は記で忘れないという事、志とは一念し一途にいるものをいう」とある。『霊枢』に「陰陽両精がぶつかりあって出来たものが神で、神に随って往来しているものは魂で、精と共に出入しているものが魄で心に思うことがあるのを意といい、意が存在するものを志といい、考えて物事を処理するのを智という」。

●蔵気絶則神見於外。ある人が読書ばかりしてそれを苦にして食事をとるのも忘れていた。ある日、そこに紫色の着物を着た人が前に立ち思い苦しむ事はよくない、思い余れば死ぬ事もあるという。そこで貴方は一体どなたですかときくと自分は穀神である。その思いつめるのを絶てば食べられるようになるというのでそうするともとのように戻ることができたという。ある無錫（江蘇省）の旅人が酒色におぼれ病になる。たえず両脇に女性をかかえ、美しい衣服をきせ、その頭の毛は腰までふさふさたれているが医師にみてもらってはいなかった。これは腎神が絶えて神が体を守らずこのような有様になったのである。

●脈法。七情は脈を傷つける。喜べば散、怒れば促、憂えば渋、思えば沈、悲しめば結、驚けばふるえ、恐れれば沈脈となる。喜は心を傷つけて脈は虚、思は脾を傷つけて脈は結、憂は肺を傷つけ脈は渋、怒は肝を傷つけ脈は濡、恐れれば腎を傷つけ脈は沈脈、驚けば胆を傷つけ脈は動、悲しみは心包を傷つけ脈は緊になる。癲疾の脈は脈搏が大きく滑、しばらくすると小さく堅くなる。こうなると急死して治らない。脈が虚なれば治すこともできる。実ならば死ぬ。癲病の脈は洪大、長、滑、堅実で痰が心にたまり狂ってしまうようになる。また大堅ならば癲狂である。

『霊枢』に「脈急で甚だしいものは癲狂、癲疾だとある。人が恐怖にさらされると脈は糸のように細くつながり顔色は白く、恥ずかしくなると脈は浮。顔色は白くなったり赤くなったりする」という。

●神統七情傷為病。心は神を蔵し身体の君主。七情（喜・怒・憂・思・悲・驚・恐）を統率している。また魂神は意、魄神は志をもって神としている。『霊枢』に「おそれたり、ほしいままにしていると神が傷つけられる、すると恐れが生じて茫然自失の有様になって、筋肉はやせ力なく、毛はやつれ若死してしまう。冬に脾が憂愁すれば意が傷つけられたまま恢復しないでとり乱し四肢の動きもままならず毛はやつれ若死する。春に肝が、悲哀にさいなまれて動いていると魂が傷つけられ、狂忘不精になる。不精になると性器は縮み筋肉がぴくぴくしてきて胸側の骨は上下できなくなり毛はやつれ若死にする。秋に肺が喜楽の極まりなくつづくと魂魄を傷つける。こうなると狂になり狂になると意の人はなくなり皮膚は焦げたような色になり、毛はやつれて若死する。夏に腎が盛んになると、怒りが止まらなくなり、志を傷つける。そうなると喜も傷つけられる。前いった事を忘れ腰や背を曲げ延しも難かしくなり毛はやつれて若死する。真夏に恐れがあると傷つけられてよくならず、精が傷つけられ、こうなって骨は萎縮し、精をかき、自然に下すようになる。五蔵が精を蔵しているからであり、傷つけてはいけない、傷つけば体を守れず陰虚になる。陰虚になると気もなくなりやがて死ぬ」。『内経』に「五精のうち精気が心にあっては喜、肺では悲、肝では憂、脾では畏、腎では恐である」とある。『霊枢』に「志意は精神が統べるところで魂魄を救うには寒温を適宜に喜怒を和らげる。志意が和らげれば精神は正しく、魂魄も散らなくなる。悔怒がなければ五蔵は邪を受けない」。

●喜。『内経』に心に志があれば喜となる。心実すれば笑となり笑となれば喜になる。甚だしい喜は陽を傷つけ、喜怒は気を傷つけ、喜怒をそのままにしておくと、寒暑が激しくなり生活にも支しつかえるようになる。皇甫謐は「喜は心に生れて肺にできる。心と肺を余りにきびしくしすぎると両者ともに傷つくようになる」という。『霊枢』に「喜楽が極まりなく強くなると魄を傷つけてしまう。魄は肺神である」とある。

●怒。『内経』に肝に志があり怒であるとあり、激しい怒りは陰を傷つける。又、ひどい怒りは形気を絶えさせ血は上にのぼり気は下にとどまる。甚だしいと血を吐いたり下したりする。昔の賢人の詩に「もし怒りが激しくもえ上れば徒らに自分を傷つける。それでそれには触わらぬ事だ、競ったりしない事だ、心を清涼にする事だ」とあり。柳公度はよく養生をして八十歳ばかりになっても、歩く事は軽ろやかであった。そこでどうしてそうなのかときくと、「自分には何も術はない。ただ日頃元気をかりて喜怒の助けにし、気海はいつも暖かくしているだけだ」と答えた。

七情は人を傷つけるが、怒が激しいと肝木が脾土に勝ち脾が傷つけられて他の四臓もまた傷つけられる。治方には香附末、甘草末をまぜてのむのがよい。

●憂。『内経』にいう「肺の志は憂である。憂あれば気は沈む」とある。『霊枢』に「愁憂がとけないと意を傷つける。意は脾神である」とある。また愁憂の者は気が閉じ気は流れない。憂になると気が閉塞し脈は絶え体の上下は不通なる。気が固ってしまうと大小便の通りがわるくなり排泄できなくなる。

●思。『内経』にいう「脾の志は思になる。思いがつまると気は結する」とあり註に「脾は心につながっていて散らないと気もまた動けず結する」とある。皇甫謐は「思は脾より発し、心でなる。余りしめつけると二年ばかりで心脾とも傷ついてしまう」とある。

●悲。『内経』にいう「肺の志は悲になる。また心虚になると悲しみがわき憂になる。また精気が肺で悲になると肝虚におち入る。肺気が悲になると気を消すようになる」とあり『霊枢』に「悲哀が動けば魂を傷つけ、体はつきて生を失うに到る」とある。

●驚。『内経』に「血が陰に、気が陽に合わさると驚狂になる」とある。『内経』の註に「動悸するのは心が跳動するからである」とある。『綱目』に「驚とは心が俄かに動いて安らかになくなったもので、悸とは心が跳動して恐驚したため」とある。『三因』に「驚悸は大いに驚いてなるもので名づけて心驚胆慴（慴、おそれる）病といい病は心胆経にありその脈は大いに動く。朱砂安神気、鏡心丹加味温胆湯などを用いる。その他鎮心丹、辰砂妙香散、朱砂膏等の朱砂を用いる方剤がでてくる」。

●恐。『内経』に「腎の志は恐、また胃も恐となる」とありその註に「胃熱があると腎気は弱くなる。それで恐となるとあるが、また精気は腎で恐になる。心虚になると腎気が働き恐になる」とある。『霊枢』に「恐になると気は下る」といい註に「上焦と下焦の気がうまくかみ合わず気が流れなくなるからだ」とある。張子和は「肝臓の血が不足すると恐になるのはおそらく肝胆が実すると怒となり虚すれば恐になるからだ」という。『綱目』に「恐と驚とは似ているが驚は自分は知らず、恐は自分で分っているのだ」とある。驚は音がひびいただけで驚き、恐は自分で分っていて人の助けがいり、一人で臥起が出来ないで、そばに人がいると恐れはなく、夜、燭光がないと恐れる。

●怔忡。戴氏は「怔忡は心中躁動し不安、怖れいつも誰れかにつかまえられるような感じがある。多くは金もうけに汲々とし貧をさげすむが、期待通り行かない時におこる」。『綱目』に「怔忡とは心動し安らかでないものをいう」とあり、心虚し痰が鬱積すると耳に過大な音が、目には異物を目撃するようになり危機に会うと志が失われおそれるようになる。これは驚悸のため心虚をきたし、停水する。こうなると胸中に虚気が滲透し、水は上にいく。すると心火はこれに対して安んじていられず人はせかせかし

た有様になる。また怔忡は心中おそれがあり動揺しいつも安静にしていたく驚悸が長いとなる。痰が下、火は上にあり逆転してくる。安神補心湯、四物安神湯、茯苓飲子等が治療としてある。

●健忘。『霊枢』に黄帝の問いに岐伯が「人がよく物忘れするのは、上気不足し下気が余って腸胃が実して、心肺虚になり、虚したため栄衛が下に留り、上に昇らないためよく忘れるのです」と答えている。また、腎盛になって怒りが止まないと志を傷つけ、志が傷つけられればその前にいった事を忘れるようになる。心の官は思、脾の官もまた思を主っている。思慮過多となれば心は傷つき、血は消耗し、神は散るようになる。脾がいる処が傷つけられるので胃気は衰え心と脾の三者がおかしくなって急に物忘れするのである。治療はまず心脾の血が少なくなり次いで神をかくようになるからで定志丸、帰脾湯、朱砂読書丸等を用いる。

●癲癇。黄帝の問いに岐伯が答えて「母胎中に母が大いに驚き、気が上り下におりず精も気と共に上ればその子は巓症になる」といっている。めまいしてくらくらするのは心気不足し、胸に熱がたまり、熱実、痰熱が互に反応し風をおこす。こうなって風と火が入り乱れもだえる。これを風眩という。痰が横膈膜の間にあるうちはめまいといってもわずかだが痰が横膈膜より上にあるとめまいが激しく地面に倒れて人が名をよんでも答えられないようになる。癲癇というが大人は癲、子どもは癇という。しかし実際は同じ事である。人事不省になった者は邪気逆上し陽気は分かれ頭の中で気は乱れ、脈は頭中の孔竅を塞ぎ、耳は聞えず、目も見えなく人を識別できないで昏倒するのである。その病が頭巓（てっぺん）にあるので癲症という。癇に五癇がある。すなわち肝は鶏癇、心は馬癇、脾は牛癇、肺は羊癇、腎は猪癇というが病状がこれら動物に似ているから名付けられているが、その実体は痰・火・驚の三者のかかわりだけである。清心除熱し心竅に迷走した痰をとれば心によく大吐、大下すればよくなる。癲癇発作時声を出し、意識がもどらず吐いたり、よだれをたらす。一方中風、寒や暑にあたる又は尸厥の時は倒れても声を出さないし、意識があるときよだれのないものは再発することはない。癲は異常であり、一日中よくしゃべっていた者が急に無言になり発作をおこすとうめき倒れ目つきは異常になりめまいし、牙関緊急になり大声を出しよだれを流し泡をふき人事不省となってしばらくすると覚醒する。精神異常、痴呆、言語が正規を失して狂っている者は凶狂である。

●癲狂。『内経』に黄帝と岐伯の問答で、「怒狂の者は、陽に発する。陽気は暴れ易くまた収まり難いのでよく怒となるので陽厥という」と岐伯が答えると重ねてその療法を聞いている。「まず食事をさせない、食べてしまうと陰に入り気は陽になるからで食を奪うのがよい。癲者は怒り狂となり陰は陽に勝てず脈は流れるように早く力がない。衣服を着たがらなく言葉も善悪をわきまえず、親しい人もおろそかにする。これは神明が乱れたからであ

る」といった。また帝は「陽明病は甚だしいと着物をなげすて走りだし、歌ったり、数日も食べなかったり、或いは垣根をこえ、屋上に登ったり普段は誰れもしない事をするのは何故か」ときくと岐伯は「四肢は諸陽の本、陽が盛んなら四肢は実、実ならば高い場所に登れ、陽が盛んならば妄言、罵倒し、邪が陽に入り狂となる」といっている。

軽るいものは声を出して歌ったり、踊ったりしているが甚だしくなると、衣服をぬぎ裸になって走ったり、垣根や屋根にのぼったり、大声を出し水火も恐れず人を殺そうとさえする。これは痰火がつまり盛んとなったためである。陽虚陰実は癲、陰虚陽実は狂で又、陽が盛んなら狂、狂者は走りながら声を出し、陰盛ならば癲癇者は目がくらんで倒れ人事不省に陥いる。狂とは妄言、妄走で、癲とは倒れて意識不明になるものをいう。火盛癲狂には当帰承気湯、三黄瀉心湯、黄連瀉心湯、痰火鬱塞するものには心清心滾痰丸などを使う。又辰砂寧志丸、辰砂散など朱砂を用いる方もある。癲者で転倒し錯乱状態になった者は癲と狂とを兼ねている。

●脱営失精証。『内経』にいう「かつて位が高かった者が賤しい身分になったのを脱営といい、かつて金持ちであったのが貧乏人になったのを失精という。邪病になったわけではないのに、体力は日毎にへり、気虚、無精になる。病が深まると無気になり血も不足となる。また栄衛不調になる。飲食しても味なく、心疲れし、やせてくる。加減鎮心丹、昇陽順気湯などを用いる」。

●五志相勝為治。『内経』にいう「肝の志は怒になる。怒は肝を傷つけ悲しみをうむ。心の志は喜となり喜は心を傷つけ恐は喜に勝つ。脾の志は思で、思、脾を傷つけ熱は思に勝つ。肺の志は憂いで、憂いは肺を傷つけ喜は憂に勝つ。腎の志は恐で恐は腎を傷つけ、思は恐に勝つ」とある。丹溪は「五志の火鬱は痰となり癲狂をおこし人事不省になる。怒が肝を傷つけると憂をおこし、憂をとくのは恐である。喜の余り心を傷めたものは恐がおさめる。思で脾を傷つけたものは怒でこれをおさめるのには喜でこれをとく。憂で肺を傷めたものは喜が勝ち恐でこれをおさめる。腎を傷つけられたものは思が勝つ。憂でこれをおさめる。胆が傷つけられたものは憂の勝ち、怖でこれをおさめる。心包を傷つけたものは恐が勝ち怒でこれをおさめる。この方法はただ賢人ができるだけである」とある。ある婦人が空腹なのに食事をとろうとしなくて、絶えず暴言怒動、周囲の者を殺そうとさえする。医者に診てもらうが効かない。ある冠をかぶった人がやって来てこの有様をみて、「これは薬では治し難い」といって二人の婦人に化粧させ人形使いの人形のように踊らした。するとその婦人は大笑いし次の日も又同じ事をすると又大笑いした。こうして数日たつと怒りもおさまり食事もとるようになり何等薬ものまないで治ってしまった。その後一子をもうける。臨機応変に事に当るのが重要である。又ある婦人が結婚後、夫は商売で二年ばかり留守をし

た。婦人は夫の帰りを待ちわび、食事もとらずただねたきりになった。ぼやっとしているだけで、病気はなく、気結状態となる。薬も効なく喜ばさせても怒らさせても駄目であった。そのうち夫が帰るとケロリとして治ってしまった。これは脾気が結して食事もとらない、怒は肝木に属し怒は木気、これが昇って脾気をつくからである。

●神病不治証。『内経』に「神（精神状態）がしっかりしていれば生きられ、神がなくなると死ぬ」とある。「神を失うものを失神といい昏乱状態になる」と。『霊枢』に「癲疾で嘔吐多く泡をふいて下に洩すものは治らない」とある。「癲癇で発作をおこしたりさめたり、さめても食事をとらず迷痴状態のものは死ぬ。癲疾者で経過が早く狂死しそうなのは治らない」とある。

●神病用薬訣。人を司っているのは心で、その心を養っているのは血である。心血が虚し神気が働かなくなると驚悸の初まりとなる。驚とは恐怖、悸とは怔忪（おどろきおそれる）健忘になると心脾二臓の蔵血が少なくなり神がおかしくなるからである。養血安神の方法をとる。狂は痰化実盛、癲は心血不足、望みだけが高くて達成できない者に多い。痰か火が動いてなる。治療としては癇は吐、狂は下、癲は安神養血、痰火を降す方法がよい。癲狂がなかなか治らないものは三聖散を用いて吐かせた後に三承気湯を用いて大いに下す。河間はいう「五志が極端になるとみな火になり、神は狂気になり病熱者に多い」と。張子和は「劉河間は喜怒悲思恐などは火をやわらげることを第一とする。疲れたものは動きを傷つけられる。動きは陽に属するので心火をやわらげる方法を第一とするといった」という。

●神通活薬餌。牛黄清心元（心気不足し神志不安定だが喜怒がない時、或いは癲狂となり精神昏乱した時など）、その他平補鎮心丹、安神丸等。

●単方。朱砂、水銀、黄丹、人参、黄連、蜘蛛糸（七月七日にとり衣服に入れる。健忘によい）、麝香、牛黄、紫河車（胎盤）、等二十二種。

●鍼灸法

おわりに

『東医宝鑑』は韓国を代表する医書の一つで約四〇〇年のものである。それまで『郷薬集成方』『医方類聚』等の書があったが、なにしろこの時よりまた二〇〇年位の前の書である。それまで唐宋金元より明代までの中国医学直輸入であったが、韓国独自の書の発刊がまたれた。当時の尚宗は再度郷薬の採集、検討と医書の集収、整理を企てた。当時国は貧しく薬物に対する智識も乏しく医師の社会的地位は相対的に低く儒者に重きをおく文治政治の時代であった。著者の許俊が宮廷医でもあり儒学を修める儒医でもあった。

本書ではまず「調摂修養」（養生）を行い、それで効なければ

薬物を使用する事をいっている。

精気神はいままでも何回ものべているように道教、ひいては道教医学の基礎でもある。精気神がバランスよく保たれていれば健康であるという。この書の冒頭の内景篇を知るだけで当時、中国医学（明から入っていたが）、道教の影響があった事が分る。しかし何分、儒教第一の国だから道教的雰囲気は薄らえ『方薬合編』のような実際的な医療になっていく。『東医宝鑑』より古い『医方類聚』（図3）の五臓六腑図は『道蔵』の「五蔵六府補泻図」と全く同じであり、また『方薬合編』も五行、五味が冒頭にある。なお治療的には草木類が多く、「神」の部分に朱砂を用いるのがでてくる。内丹・外丹といえば前者が主である。

本書は、中国医学と道教医学が交差して、朝鮮という舞台で花を咲かせたものといえよう。

（おわり）

（『漢方の臨床』63巻7号〔平成28年7月〕）

著者略歴

昭和 3年5月	東京市神田に生まれる
昭和25年3月	順天堂医学専門学校　卒業
昭和25年4月	国立東京第一病院　実地修練
昭和26年4月	順天堂大学医学部　産婦人科学教室　入局
昭和37年3月	同退局
	この間　医学博士　助手兼講師
昭和38年7月	東京都小平市に吉元病院を開設
	次いで吉元医院に改称、現在に到る
昭和60年7月	順天堂浦安病院　産婦人科（漢方鍼灸外来）
平成11年3月	同退職
	この間　非常勤講師

米国カリフォルニア州鍼灸師、
ドイツ鍼アカデミー名誉会員、
香港港九中医師公会名誉会長を歴任

道教と医学 論文集（第1巻）

2020年11月10日　第1刷発行

著　者　吉元 昭治
発行者　谷口 直良
発行所　㈱たにぐち書店
〒171-0014　東京都豊島区池袋2-68-10
TEL. 03-3980-5536　FAX. 03-3590-3630
たにぐち書店.com